基层医院
实用影像检查技术

U0212262

主　审　余建明

主　编　陈晶　王红光

副主编　胡鹏志　张永县　陈险峰

编　者（以姓氏笔画为序）

王　佳（华中科技大学同济医学院附属协
　　　　和医院）

王　雄（海口市人民医院）

王红光（河北医科大学第四医院）

牛延涛（首都医科大学附属北京同仁医院）

邬玉芹（海口市人民医院）

孙　超（北京大学人民医院）

李　博（河北医科大学第四医院）

李长清（海南省人民医院）

李昌宪（四川大学华西医院）

杨　光（海口市人民医院）

吴慧钊（河北医科大学第三医院）

何海波（中南大学湘雅三医院）

张　武（中南大学湘雅二医院）

张永县（首都医科大学附属北京同仁医院）

张宗锐（首都医科大学附属北京同仁医院）

陈　红（海口市人民医院）

陈　晶（海口市人民医院）

陈险峰（武汉亚洲心脏病医院）

罗　红（石家庄市第四医院）

赵应满（海南省人民医院）

胡鹏志（中南大学湘雅三医院）

宫官仲（河北医科大学第四医院）

徐同江（应急总医院）

郭　哲（河北医科大学第三医院）

郭森林（首都医科大学附属北京同仁医院）

康一鹤（河北医科大学第四医院）

康天良（首都医科大学附属北京同仁医院）

梁友发（中南大学湘雅三医院）

彭　松（中南大学湘雅三医院）

彭　莉（华中科技大学同济医学院附属同济
　　　　医院）

韩　磊（中国医学科学院阜外医院）

解　钊（河北医科大学第四医院）

编写秘书　张　武（中南大学湘雅二医院）

人民卫生出版社
·北　京·

图书在版编目（CIP）数据

基层医院实用影像检查技术 / 陈晶, 王红光主编
. —北京: 人民卫生出版社, 2020.9
ISBN 978-7-117-30591-4

Ⅰ. ①基… Ⅱ. ①陈…②王… Ⅲ. ①影像诊断
Ⅳ. ①R445

中国版本图书馆 CIP 数据核字（2020）第 186552 号

人卫智网	www.ipmph.com	医学教育、学术、考试、健康,
		购书智慧智能综合服务平台
人卫官网	www.pmph.com	人卫官方资讯发布平台

基层医院实用影像检查技术

Jiceng Yiyuan Shiyong Yingxiang Jiancha Jishu

主　　编：陈　晶　王红光
出版发行：人民卫生出版社（中继线 010-59780011）
地　　址：北京市朝阳区潘家园南里 19 号
邮　　编：100021
E - mail：pmph @ pmph.com
购书热线：010-59787592　010-59787584　010-65264830
印　　刷：三河市宏达印刷有限公司（胜利）
经　　销：新华书店
开　　本：787 × 1092　1/16　印张：25
字　　数：608 千字
版　　次：2020 年 9 月第 1 版
印　　次：2020 年 12 月第 1 次印刷
标准书号：ISBN 978-7-117-30591-4
定　　价：98.00 元

打击盗版举报电话：010-59787491　E-mail：WQ @ pmph.com
质量问题联系电话：010-59787234　E-mail：zhiliang @ pmph.com

主 审 简 介

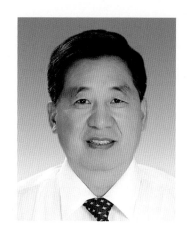

余建明 华中科技大学同济医学院附属协和医院三级教授、硕士生导师、主任技师。中华医学会影像技术分会第七届主任委员,"医学影像技术学科建设终身成就奖"与首席专家和伦琴学者,中国医学装备协会普通放射装备专业委员会副主任委员,全国卫生专业技术资格考试专家委员会委员;全国行业职业教育教学指导委员会委员,全国卫生人才评价培训研究和管理专家,《中华放射学杂志》副总编辑。

国家卫生和计划生育委员会"十三五"规划教材(供医学影像技术专业用)第一、二届专家评审委员会主任委员,中国科学院教材建设专家委员会·全国高等医药院校规划教材《医学影像学》《医学影像技术(案例版)》编审委员会主任委员。湖北省医学会放射技术分会第三~七届主任委员,湖北省放射医学质控影像中心第一届副主任。

以主编和副主编身份参与国家级本科规划教材28本,专著15部。以第一作者或通信作者在权威和核心期刊发表论文90余篇。主办国家继续教育项目18项。在《中华放射学杂志》发布影像检查技术专家共识4项。华中科技大学《医学影像技术学》精品课程负责人。部省级科研课题8项,湖北省科学技术进步奖二等奖1项,武汉市科学技术进步奖三等奖1项。

主 编 简 介

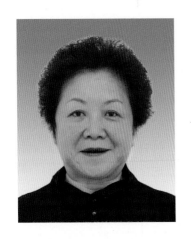

陈晶 硕士生导师，主任技师，海口市人民医院放射科主任。海南省"省优"专家，中华医学会影像技术分会全国委员兼影像技术管理委员会主任委员，海南省医学会影像技术专业委员会主任委员，中国医学装备学会CT工程技术专业委员会常务委员，中国医学装备学会CT应用专业委员会委员，海南省医学会放射专业委员会副主任委员，海南省放射诊断质量控制中心副主任等。

从事影像技术工作和应用，对全身血管CTA/CTV、各种异常心律下冠脉CTA等影像学特殊检查理论和技术有较深的造诣，"直接法下肢CT静脉血管成像"及"泌尿系结石成分分析"等技术已形成国内特色并多次在全国专业会议上进行大会交流。以第一作者及通信作者发表论文32篇，发明国家实用新型专利2项，主持省、市级课题10项，副主编规划教材及专业系列丛书4部，参编专业书籍6部。获得省、市科研奖项及中南大学新技术、新项目奖励15项。海南省影像技术专业委员会自成立以来，连续5年荣获海南省医学会的先进集体和先进个人，她所带领的科室荣获2017年海口市"工人先锋"荣誉称号。2019年5月，海南省级I级临床重点专科。2019年7月，被海南省放射医学影像大数据分析与服务工程研究中心聘为中心主任。

主编简介

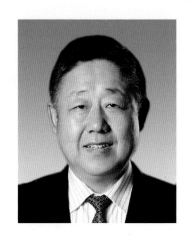

王红光 主任技师，国家医学影像技术临床实践技能培训基地（河北省）特聘教授，河北医科大学第四医院放射科技师长，河北医科大学医学影像学院医学影像成像理论教研室主任。中华医学会影像技术分会委员及介入影像技术专业委员会副主任委员，中国医学装备协会医学装备计量测试专业委员会常务委员、CT 工程技术专业委员会常务委员，河北省医学会影像技术学分会候任主任委员，河北省临床医学工程学会医学影像技术与管理分会主任委员。

全国高等学校医学影像技术专业教材评审委员会委员。河北医科大学影像学院学术／学位委员会及教学工作指导委员会委员。获河北省科技进步奖三等奖 3 项、河北省优秀教学成果奖三等奖 1 项。以副主编身份参与由人民卫生出版社出版的国家卫生和计划生育委员会"十三五"规划教材暨全国高等学校教材《医学影像设备学》。

副主编简介

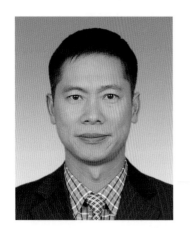

胡鹏志 医学博士,硕士生导师,副主任技师,中南大学湘雅三医院放射科副主任,中华医学会影像技术分会委员、PACS 专业委员会主任委员,湖南省医学会影像技术专业委员会主任委员。

从事医学影像技术临床、教学、科研 20 多年,发表专业文章 30 多篇,以主编、副主编和编委身份参与全国多部影像技术专著的编写工作。担任《中华放射学杂志》《中华放射医学与防护杂志》编委。主持省部级科研课题 2 项,参与国家级科研项目 8 项,参与湖南省重大科技项目研究。

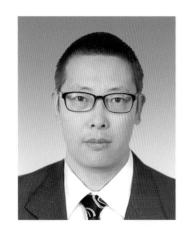

张永县 主管技师,首都医科大学附属北京同仁医院放射科技术组副技师长。北京医学会放射技术分会青年委员、CT 学组委员,中国医学装备协会普通放射装备专业委员会委员,中国辐射防护学会放射卫生分会委员,中华医学会影像技术分会辐射防护专业委员会委员兼副秘书长。

参编《医学影像技术学术语详解》《医学影像技术学·CT检查技术卷》、全国医用设备使用人员业务能力考评教材《医用影像设备(CT/MR/DSA)成像原理与临床应用》等多部专著。参与起草中华人民共和国卫生行业标准 WS/T 637—2018《X 射线计算机断层摄影成年人诊断参考水平》。

副主编简介

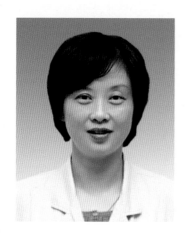

　　陈险峰　教授，主任技师，武汉亚洲心脏病医院放射科技师长，武汉医学会放射技术分会常务委员，湖北省医学会放射技术分会常务委员，中华医学会影像技术分会委员。

　　熟练掌握 CT 机各项性能，对超高端 CT 心血管检查技术具有较深研究，并在国内具有领先地位。自 2005 年至今，使用不同厂家的中、高端 CT 完成近 10 万例成人和婴幼儿心、脑血管及外周血管 CT 检查。在冠心病、先心病和大血管的扫描技术及图像后处理等方面都有丰富的临床实践经验。发表学术论文 10 余篇，主编教材 1 部，参与编写影像相关教材多部，发明专利 1 项，多次获得"全国优秀技师"称号。

前　言

　　《基层医院实用影像检查技术》是基于目前基层医院放射科技师技术水平参差不齐及影像质量难以保证的工作背景，为提高基层医院影像质量进而提高诊断水平而编写。本书以"三基"（即基础理论、基本知识和基本实践技能）和"五性"（即思想性、科学性、先进性、启发性和适应性）为编写原则，以临床常规的影像检查技术为重点，内容涵盖放射科检查技术的各个环节，专门介绍了 X 线、CT、MRI、DSA 成像技术及临床应用，PACS 及图像质量控制的一般知识，放射防护、交叉感染及放射科护理安全知识。本书配以大量图谱，内容通俗易懂，使用方便，特色鲜明，实用性强，同时也注重影像检查技术服务的人文关怀、本学科的新技术研究及应用进展。

　　由于作者水平有限，书中一定存在不少缺点、错误，恳请读者批评指正，以便改进。

陈　晶　王红光

2020 年 1 月 15 日

目　录

第一章 X线检查技术规范

第一节 X线的产生原理及X线摄影条件基本要素

一、X线的产生

自1895年11月8日德国物理学家威廉·康拉德·伦琴（德语：Wilhelm·Konrad·Röntgen，英语：William·Conrad·Roentgen）发现X线以来，经过科学家们反复研究，从理论上弄清了X线是在真空条件下，高速飞驰的电子撞击到金属原子内部，使原子核外电子发生跃迁现象而释放的一种能，X线的产生是能量转换的结果。现在所用的人工X线辐射源，都是利用高速电子撞击靶物质产生的。可见，产生X线必须具备三个基本条件：

（一）电子源

X线管灯丝通过电流加热后，随时提供足够数量的电子。

（二）高速电子流

灯丝加热产生的电子能以高速撞击阳极靶面必须具备两个条件：一是在X线管阴极与阳极之间施加高电压，两极间的电位差使阴极电子向阳极高速运动。二是X线管必须具备高真空度，使高速运动的电子不受气体分子的阻挡而降低能量，同时保护X线管灯丝不致因氧化而被烧毁。

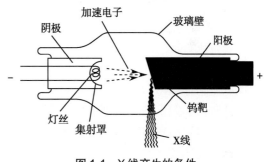

图1-1 X线产生的条件

（三）使电子骤然减速的阳极靶面

经受高速电子撞击产生X线，并形成高压电路的回路，见图1-1。

二、X线的特性

X线的本质是在均匀的、各向同性的介质中，直线传播的不可见电磁波，是一种波长很短的电磁波，除具有电磁波的通性外，还有以下特性：

（一）物理特性

1. **穿透性** X线具有一定的穿透能力，其穿透性（penetrability）不但与其能量有关，还与被照物质的原子序数、密度及厚度有关。X线管管电压越高，产生的X线波长越短，穿透能力越强。X线对人体不同组织穿透性的差别是X线透视、摄影及CT检查的基础。

1

2. **荧光效应**　荧光效应（fluorescence effect）是指荧光物质在 X 线照射下被激发产生可见的荧光。如：钨酸钙、氰化铂钡、银激活的硫化锌等。暗室透视用的荧光屏、摄影用的增感屏、影像增强器（image intensifier，II）的输入 / 输出屏、非晶硅探测器的荧光物质等都能在 X 线激发下产生荧光。

3. **电离作用**　当 X 线照射气体或其他物质时，具有足够能量的 X 线光子不但能够击脱物质原子的轨道电子产生一次电离，脱离原子的电子再与其他原子碰撞，还会产生二次电离。诊断 X 线机上的电离室限时器就是根据气体电离形成电离电荷易被收集的原理制造而成。电离作用（ionizing effect）是 X 线放射治疗的基础，但对人体正常组织也会产生损伤。

4. **热作用**　X 线照射物质时，X 线能量绝大部分转变为热能，使物体产生温度升高。利用 X 线的热作用（heating effect）可以测定吸收剂量。

（二）化学特性

1. **感光作用**　X 线能使很多物质产生光化学反应，如可使感光材料感光。人体 X 线摄影、X 线照射量及其分布测定等，都是利用了感光作用（photosensitivity）的特性。

2. **脱水、着色作用**　某些物质如荧光屏、增感屏、铅玻璃、水晶等经 X 线长期照射后，因结晶水脱掉而变色。如：碘仿经 X 线照射后，能将碘析出而沉淀。

（三）生物效应

X 线照射生物体能够产生电离和激发作用，使生物细胞产生抑制、损伤甚至坏死。人体不同组织对 X 线敏感程度不同，会产生不同反应。放射治疗就是利用 X 线生物效应治疗疾病。X 线对人体正常组织也会产生损伤，因此，在临床诊断和治疗中，必须注意非受检部位及非治疗部位的屏蔽防护，同时放射工作人员也应注意自身特别是敏感部位的防护。

三、X线摄影条件基本因素

（一）管电压

管电压（tube voltage）是指加在 X 线管阴极与阳极之间的电压，X 线管电压决定 X 线对物体的穿透力。对不同组织，不同体厚按计算公式求得，管电压千伏值 = 体厚 × 2 + 基数，体厚以厘米计算，基数因部位结构不同、X 线机性能不同而异，一般约为 20～30。在试验曝光条件时，若投照某部位的照片影像显示穿透力不足，可适当加大基数值，若显示穿透力过强，可适当降低基数值，以与 mAs 值配合，得到满意的 X 线照片密度为宜。

（二）管电流

在 X 线曝光过程中，流过 X 线管的电流值，与摄影时间的乘积组成管电流（tube current）量（mAs），决定照片的密度。

（三）摄影距离

焦点至探测器的距离为摄影距离（focus detector distance，FDD），俗称焦 - 片距（focus-film distance，FFD）、源 - 像距（source-image distance，SID）等。

（四）照射野

通过 X 线管窗口的 X 线束入射于被照体的曝光面大小。

四、X线自动曝光控制

X 线自动曝光控制（automatic exposure control，AEC）技术采用某种对 X 线敏感的检测器,把X线剂量转换成电流或电压,该电流或电压正比于X线剂量率,时间积分后的电压就正比于所接受的X线剂量。把积分电压与一个正比于图像密度的设定电压进行比较,由一个门限检测器给出剂量到达设定值的曝光终止信号以切断高压,这就形成了自动曝光控制。目前包括三种基本控制方式:

（一）光电管式自动曝光控制

摄影时,X线照射探测器的同时照到荧光材料上,使其产生荧光,荧光经反射后传输给光电管或光电倍增管,输出信号经放大后变为控制信号,这种控制信号正比于光电管或光电倍增管所接受的光强度,也正比于探测器所接受的X线剂量。当曝光时间达到某一定值时,便由门限检测器给出曝光结束信号,切断高压,就形成了自动剂量控制,即光电管式自动曝光控制(photoelectric tube type automatic exposure control)。

（二）电离室式自动曝光控制

电离室式自动曝光控制(ionization type automatic exposure control)的探测器为平行板电离室,X线照射后电离室内气体被电离,产生电离电荷,被收集放大而产生电信号。电离室输出的电流正比于所接受的X线剂量率,经多级放大后,在积分器内进行时间积分,然后送到门限检测器,当积分电压达到预设门限时,X线剂量到达设定值,输出信号触动触发器,发出曝光结束信号,立即切断高压,曝光结束。

（三）平板探测器自动曝光控制

平板探测器自动曝光控制(flat panel detector type automatic exposure control)也称平板探测器自动剂量控制,即在平板上设定一个或几个区域,用户界面也存在模拟的电离室选择区域,通过对透视或摄影时平板探测器采集获得的曝光指数(exposure index,EI)与系统中存储的器官EI(工厂实验室通过模体实际测得)进行比较,自动计算,优化透视或摄影采集的kV、mA、ms、铜滤过等相关参数,从而改变剂量,实现自动亮度控制和自动曝光控制。对设备进行保养时,如设备的透视或摄影采集平板探测器DEXI调整,器官程序中存储的各透视采集模式的平板探测器DEXI值都应随着一起调整。

第二节 X线摄影基础知识

一、解剖学基准轴线和面(解剖学姿势)

（一）解剖学基准轴线

1. **垂直轴** 垂直轴(vertical axis)为从头顶至足底,垂直于地面的轴线。

2. **矢状轴** 矢状轴(sagittal axis)为从腹(背)侧至背(腹)侧,并与垂直轴垂直相交的轴线。

3. **冠状轴** 冠状轴(coronal axis)为从左(右)至右(左),与地面平行且与垂直轴、矢状轴相互垂直的轴线。

（二）解剖学基准面

1. **矢状面** 在前后方向将人体纵切为左右两部分,其断面为矢状面(sagittal plane)。若左右相等,该面为正中矢状面。

2. **冠状面** 在左右方向将人体纵切为前后两部分,其断面为冠状面(coronal plane)。

3. **水平面**　与矢状面、冠状面相垂直,将人体横断为上、下两部分,其断面为水平面(horizontal plane)。

二、X线摄影基准线

(一)头颅摄影基准线

1. **听眶线**　外耳孔与同侧眼眶下缘的连线。听眶线(orbitomeatal line)为解剖学的水平线与水平面平行。又称 Read 氏基线、人类学基线(anthropological base line,ABL)。

2. **听眦线**　外耳孔中点与同侧眼外眦的连线,听眦线与同侧听眶线约呈 12°～15° 角。又称摄影学基线(radiographic base line,RBL)。

3. **听鼻线**　外耳孔中点与同侧鼻翼下缘的连线,听鼻线(acanthiomeatal line)与听眦线约呈 25° 角。

4. **瞳间线**　两侧瞳孔间的连线,瞳间线(interorbital or interpupillary line)与水平面平行。

5. **听眉线**　外耳孔中点与眶上缘的连线,听眉线(glabellomeatal line)与听眦线约呈 10° 角。

6. **眶下线**　两眼眶下缘的连线为眶下线(infra-orbital line)。

(二)X线基准线

1. **中心线**(a centre ray)　X线束中,居中心部分的那一条线。

2. **斜射线**(oblique rays)　X线束中,中心线以外的线。

三、X线摄影方向、体位及命名原则

(一)X线摄影方向及命名原则

1. **矢状方向**(sagittal direction)　X线中心线从被检者身体的前方或后方射入,并与矢状面平行。有前后方向和后前方向。

2. **冠状方向**(coronal direction)　X线中心线从被检者身体的左侧或右侧方向射入,并与冠状面平行。

3. **水平方向**(horizontal direction)　X线中心线与地面平行呈水平方向射入被检部位。

4. **斜方向**(oblique direction)　X线中心线从被检者身体的矢状面与冠状面之间射入。有左前斜方向、右前斜方向、左后斜方向和右后斜方向。

5. **轴方向**(axial direction)　X线中心线与被检部位的组织或器官的长轴平行或接近于平行。

6. **切线方向**(tangential direction)　X线中心线经过球形或弧形被检器官的边缘。

7. **内外方向**(medial-lateral direction)　X线中心线从被检侧肢体的内侧射入,由外侧射出。如尺桡方向、胫腓方向。

8. **外内方向**(lateral-medial direction)　X线中心线从被检肢体的外侧射入,由内侧射出。如桡尺方向、腓胫方向。

9. **背掌方向**(dorsopalmar direction)　X线中心线从被检者手背侧射向掌侧。

10. **背底侧方向**(dorsoplantar direction)　X线中心线从被检者足背侧射向足底侧。

(二)X线摄影体位及命名原则

1. **前后位**(anteroposterior position)　探测器置于被检者背面,X线中心线呈前后方向,自被检者前方射入后方。

2. **后前位**（posteroanterior position）　探测器置于被检者前面，X 线中心线呈后前方向，自被检者后方射入前方。

3. **侧位**（lateral position）　探测器置于被检者一侧，X 线中心线呈冠状方向。被检者左侧靠近探测器，中心线自右侧射入左侧射出称为左侧位。被检者右侧靠近探测器，中心线自左侧射入右侧射出称为右侧位。

4. **右前斜位**（right anterior oblique，RAO）　又称第一斜位。探测器置于被检者前面，右侧靠近探测器，身体冠状面与探测器夹角小于 90°，X 线中心线自左后射向右前。

5. **左前斜位**（left anterior oblique，LAO）　又称第二斜位。探测器置于被检者前面，左侧靠近探测器，身体冠状面与探测器夹角小于 90°，X 线中心线自右后射向左前。

6. **右后斜位**（right posterior oblique，RPO）　探测器置于被检者后面，右侧靠近探测器，身体冠状面与探测器夹角小于 90°，X 线中心线自左前射向右后。

7. **左后斜位**（left posterior oblique，LPO）　探测器置于被检者后面，左侧靠近探测器，身体冠状面与探测器夹角小于 90°，X 线中心线自右前射向左后。

8. **轴位**（axial projection）　X 线中心线与被检肢体、组织或器官的长轴平行或接近于平行，并垂直射入探测器。X 线中心线自上方射向下方为上下轴位。X 线中心线自下方射向上方为下上轴位。

9. **切线位**（tangential view）　X 线中心线经过被检部位边缘，并垂直射入探测器。

10. **立位**（upright position）　被检者身体直立，垂直轴与地面垂直。

11. **蛙形位**（frog position）　被检者双下肢屈曲，并向两侧展开一定的角度，呈蛙形。

12. **坐位**（sitting position）　被检者身体呈坐立的姿势。

13. **仰卧位**（supine position）　被检者腹侧向上，背侧贴于平放的床面上，身体矢状面垂直于床面，冠状面平行于床面。

14. **俯卧位**（prone position）　被检者背侧在上，腹侧贴于平放的床面，身体矢状面垂直于床面，冠状面平行于床面。

15. **侧卧位**（lateral decubitus）　被检者身体一侧在上，另一侧贴于平放的床面上，身体的矢状面平行于床面，冠状面垂直于床面。左侧在下为左侧卧位，右侧在下为右侧卧位。

16. **前凸位**（anterior protruding position）　又称前弓位，被检者身体成弓状向前凸。

四、体表标志（体表解剖标志）

（一）肩胛下角
肩胛下角（angle of scapula）位于肩胛骨最下端，与第 7 胸椎下缘等高。

（二）髂嵴
髂嵴（iliac crest）即髂骨最高处的突起，平第 4 腰椎棘突高度。

（三）髂前上棘
髂前上棘（anterior superior spine）即髂骨前上方的突起，平第 2 骶椎高度。

（四）股骨大粗隆
股骨大粗隆（great trochanter）为股骨上端外侧的突起，平耻骨联合高度。

（五）胸骨颈静脉切迹
胸骨颈静脉切迹（sterna jugular notch）位于胸骨上缘凹陷处，平第 2 胸椎下缘高度。

（六）胸骨角

胸骨角（sternal angle）为胸骨柄与胸骨体的连接处，微向前凸，两侧与第 2 肋骨前端相连，平对气管分叉及第 4、第 5 胸椎椎体交界处。

（七）剑突

剑突（xiphoid）为胸骨最下端，平第 11 胸椎椎体高度。

（八）脐

脐（navel）位于腹正中线上，平第 4 腰椎水平，脐上 3cm 为第 3 腰椎，脐下 3cm 为第 5 腰椎。

五、X 线摄影技术操作原则和步骤

（一）X 线摄影原则

1. 焦点大小的选择　摄影时，在不影响 X 线管负荷的原则下，尽量采用小焦点，以提高 X 线照片的清晰度。小焦点一般用于四肢、鼻骨、头颅的局部摄影。大焦点一般用于胸部、腹部、脊椎等较厚部位的摄影。

2. 焦片距及肢片距的选择　焦点至胶片的距离称为焦 - 片距，肢体至胶片的距离称为肢 - 片距。摄影时应尽量使肢体贴近探测器，并且与探测器平行。肢体与探测器不能靠近时，应根据 X 线负荷相应增加焦 - 片距，同样可收到放大率小、清晰度高的效果。不能平行时，可运用几何学投影原理尽量避免影像变形。

3. 中心线与斜射线的利用　中心线是 X 线束中心的那条射线，它代表 X 线摄影方向。斜射线是中心线以外的部分。一般中心线应垂直于胶片摄影，并对准摄影部位的中心。当摄影部位不与胶片平行而成角时，中心线应垂直肢体和胶片夹角的分角面，利用斜射线进行摄影。

4. 滤过板的应用　主要吸收对成像无用的软射线，减少被检者的辐射剂量。

5. 滤线栅的应用　按照摄影部位的厚度和焦 - 片距离，选用合适的滤线器。体厚超过 15cm 或应用 60kV 以上管电压时，需加用滤线器，并按滤线器使用的注意事项操作。

6. X 线管、肢体、探测器的固定　X 线管对准摄影部位后，固定各个旋钮，防止 X 线管移动。为避免肢体移动，在使肢体处于较舒适的姿势后给予固定。同时向被检者解释，取得密切配合，保持肢体不动。探测器应放置稳妥，摆好体位后迅速曝光。

7. 摄影条件的选择　摄影前必须了解被检者的病史及临床诊断，根据摄影部位的密度和厚度等具体情况，选择较合适的曝光条件。婴、幼儿及不合作的被检者应尽可能缩短曝光时间。

8. 吸气及呼气的运用　被检者的呼吸动作对摄片质量有一定的影响。一般不受呼吸运动影响的部位，如，四肢骨，不需屏气曝光；受呼吸运动影响的部位，如，胸、腹部，需要屏气曝光。摄影前应训练被检者。

（1）平静呼吸下屏气摄影心脏、上臂、肩、颈部及头颅等部位，呼吸运动会使胸廓肌肉牵拉以上部位发生颤动，故摄影时可平静呼吸下屏气。

（2）平静呼吸不屏气用于下肢、手及前臂等部位。

（3）深吸气后屏气用于肺部及膈上肋骨的摄影，这样可使肺内含气量加大，对比更鲜明，同时膈肌下降，肺野及肋骨暴露于膈上较广泛；深呼气后屏气、深吸气后再呼出屏气，这样可以增加血液内的氧气含量，延长屏气时间，达到完全不动的目的。此法常用于腹部或膈下肋骨体位的摄影，呼气后膈肌上升，腹部体厚减薄，影像较为清晰。

（4）缓慢连续呼吸进行曝光时，嘱被检者做慢而浅的呼吸动作，目的是使某些重叠的组织因呼吸运动而模糊，而需要观察的部位可较为清楚的显示。例如胸骨斜位摄影。

9. **照射野** 数字X线摄影中，照射野的大小对图像灰雾引起的噪声影响较屏/胶系统更大，因此，摄影时应尽量缩小照射野。

（二）X线摄影步骤

1. **阅读申请单** 认真核对被检者姓名、性别、年龄、了解病史，明确摄影部位和检查目的。

2. **摄影体位的确定** 一般部位使用常规体位进行摄影，如遇特殊病例可根据被检者的具体情况加照其他体位。如切线位、轴位等。

3. **摄影前的准备** 拍摄腹部、下部脊柱、骨盆和尿路等部位平片时，必须清除肠道内容物，否则影响诊断。常用的方法有口服泻药法，如口服番泻叶或25%甘露醇；或清洁灌肠。

4. **衣着处理** 摄影前除去衣物或身体部位上可能影响图像质量的异物，如发卡、纽扣、胸罩、饰物、膏药等。

5. **焦-片距选择** 按摄影部位要求选好X线管焦点至胶片的距离。如胸部为180cm，心脏200cm，其他部位为90～100cm。

6. **体厚测量** 胸部摄影的千伏值依据人体厚度决定，根据体厚选择摄影条件。

7. **曝光条件（kV、mAs）选定** 根据摄影部位的体位、体厚、生理、病理情况和机械条件，选择大小焦点、千伏、毫安、曝光时间（s）、摄影距离等。

8. **呼吸训练** 拍摄胸部、头部、腹部等易受呼吸运动影响的部位，在摆体位前，做好呼气、吸气和屏气动作的训练，要求被检者合作。

9. **摆体位、对中心线** 依摄影部位和检查目的，摆放相应体位，尽量减少被检者的痛苦。中心线对准摄影部位的中心。

10. **照射野选择** 根据被检者检查部位选择适当大小的照射野，平板探测器的放置应根据临床的要求和摄影方式适当调整。

11. **辐射防护** 做好被检者局部X线的防护，特别是性腺的辐射防护。

12. **曝光及后处理** 曝光准备完成后，再次确认控制台各曝光条件无误后曝光。曝光后对图像进行预审和处理后上传工作站及PACS。

13. **填写申请单** 目前一般要求记录摄影时患者和设备等特殊状况，并签字。也可要求PACS设计备注特殊情况的选项。

第三节　X线影像质量控制的基本因素

一、影像的光学密度与灰度

（一）影像的光学密度

X线影像的密度是指影像的暗度或不透明程度，也称黑化度。可以说X线影像是由不同的黑化度构成。X线影像之所以能被人眼识别观察，正是因为其具有足够的密度和对比度。对X线照片的观察必须通过透射光进行，光线透过具有不同密度的照片后必然造成透过光强的强弱变化。透过照片光强的多少即进入人眼光强的多少，是由照片的阻光能力决定的，这种光透过量的变化可用照片的透光率 T 和阻光率 O 来表示。设入射光强度为 I_0，透过照片的光强度为 I，则透光率为 $T=I/I_0$；阻光率 O 为透光率的倒数，即 $O=I_0/I$。人眼对光强度差别的生理反应符合常用对数级关系。所以，将照片阻光率的常用对数值称为照片的光学密度，用 D 表示：

$$D=\lg\frac{I_0}{I} \tag{1-1}$$

X线照片影像的密度可以用光密度计在照片上直接测出，并以密度值的形式进行数字式读取或用密度曲线进行表达。影像密度应处于人眼观察的可视范围，一般而言，适合人眼观察的 X 线影像密度范围在 0.25~2.0 之间。

（二）影像的灰度

灰度指在照片或显示器上，黑白图像上各点表现出的不同程度的灰色。把白色到黑色之间分成若干级，称为"灰度等级"。表现出的灰度信号的等级差别，称为灰阶。为适应人视觉的最大等级范围，灰阶一般只有 16 个刻度。但是，灰阶的每一刻度内又有 4 级连续变化的灰度，故共有 64 个连续的不同灰度的过渡等级。

二、影像对比度与锐利度

（一）对比度的概念

X线照片影像的形成包含 5 种对比度的基本概念，即物体对比度、X 线对比度、胶片对比度、影像对比度和人工对比度，5 种对比度在成像过程中相互关联。对比度转化的过程也反映出 X 线影像形成原理。

1. **物体对比度**　人体的不同组织结构在物理特性（密度 ρ、厚度）或化学特性（原子序数 Z）等方面的固有差异称为物体对比度。正是因为被照体具有这种固有差异，才会使得其对 X 线的吸收程度不同，所以，物体对比度是人体组织结构在 X 线影像上可见的前提条件。人体组织结构可用气体、脂肪、肌肉和骨等四种主要物质来表示。这四种物质对 X 线的吸收程度亦不相同。

2. **X 线对比度**　强度均匀的 X 线束透过人体时，X 线被部分吸收和散射，高吸收区域透过的 X 线与低吸收区域透过的 X 线形成强度分布的差别，这种透过人体组织后形成的 X 线强度分布上的差异称为 X 线对比度（K_X）。K_X 是对人体不同组织结构的真实反映，说明此时 X 线束已载有人体影像信息。X 线对比度的形成是由被照体的物体对比度和 X 线束的穿透特性决定的，其中，物体对比度是 K_X 产生的根本原因，X 线穿透特性则决定所形成的 K_X 的大小。

3. **胶片对比度**　X 线胶片对 X 线对比度的放大能力称为胶片对比度。它取决于胶片的最大斜率（γ）或平均斜率（$\overline{G}$）。由于 K_X 所代表 X 线强度差异较小，这种差异如果按原始比例（1:1）通过照片转换为光密度，远不能满足人眼分辨人体组织间差异的要求。屏 - 片系统作为 X 线接收器，将采集到的不同强度的 X 线转换为荧光形式，再通过胶片特性曲线，在X 线照片能容纳的范围内进行对比度放大。屏 - 片系统的重要特点之一是大幅度提升 X 线对比度。

4. **人工对比度**　由于人体的心、肝、脾、肾、肌肉等软组织器官的物体对比度几乎相等，所以，在 X 线摄影时产生的 X 线对比度也几乎相等。为了克服软组织器官间物体对比度差的不利因素，可利用其他高原子序数的物质（碘、钡等）或低原子序数物质（空气）作为造影剂，作用于被检体外或被检体腔内，人为地制造出一种反差，以获得良好的影像对比度，这种对比度称为人工对比度。

（二）影像对比度

X 线照片上相邻组织影像的密度差，称为影像对比度。之所以会产生影像对比度，原因在于被照体不同组织间对 X 线吸收程度不同。就影像对比度而言，影像可分为高对比度影像和低对比度影像。

1. 高对比度影像　当影像上相邻组织的密度差大时称为高对比度影像。比如在 X 线影像上将骨骼与软组织之间形成高反差，这种影像就是高对比度影像，有利于对骨折的影像诊断。高对比度影像存在的问题是，在可视密度范围内可分辨的灰阶较少，图像层次少，不易显示出人体组织间密度的微小差别。

2. 低对比度影像　影像密度差较小的 X 线影像称为低对比度影像。低对比度影像的层次更丰富，在影像上能显示出更多的密度，能更有效地反映出人体组织结构的细微变化。低对比度影像存在的问题是，影像组织间密度差异小，兴趣区的密度异常现象表现不如高对比度影像显著。

（三）影像锐利度

锐利度指相邻组织影像界限的清晰程度。若密度值为 D_1 和 D_2 的两个影像相邻，密度差为 K，从密度 D_1 移行到密度 D_2 通过的距离为 H，那么锐利度 S 为：

$$S = \frac{D_1 - D_2}{H} = \frac{K}{H} \tag{1-2}$$

由一种密度过渡到另一密度时，其密度变化的转变程度越慢，密度变化的距离 H 就越长，影像锐利度就小；相邻两部分密度转变过程越明确，即 H 越短，影像锐利度就大。

影像模糊会导致影像边缘不锐利，即影像失锐。造成 X 线影像模糊，锐利度下降的三个基本因素是 X 线源（焦点）、接收系统以及运动。

1. 焦点的几何模糊　X 线管有效焦点是有一定面积的面光源。有效焦点面积越大，图像上的半影越大，图像越模糊。

2. 感光材料模糊　增感屏和影像增强器输入端荧光层中的荧光晶体颗粒受到 X 线照射后，每个颗粒都成为一个独立发光源向外散射荧光，这一现象称为荧光涣散。荧光涣散面积越大，X 线影像清晰度越差。荧光涣散形成的模糊主要与乳剂层厚度、荧光晶体类型、大小、发光率有关。

3. 运动模糊　X 线曝光的瞬间，X 线管、被照体及 X 线接收系统三者均应保持静止，即三者的相互几何投影关系保持不变。如果其中一个因素在摄影过程中发生移动，影像必然出现模糊，称为运动模糊。

X 线影像的总模糊是上述三种不同类型模糊的复合效应。

三、空间分辨力与密度分辨力

（一）空间分辨力

空间分辨力又称高对比分辨力，是指对于物体空间大小（几何尺寸）的鉴别能力。空间分辨力通常用每厘米内的线对数（LP/cm）来表示，或用可辨别最小物体的直径来表示。

数字图像的空间分辨力由像素尺寸决定。如果构成图像矩阵的像素数量多，像素尺寸小，图像的空间分辨力就高。反之，像素数量少，图像空间分辨力就低。

矩阵与像素的关系，可由下式表示：

$$像素尺寸 = 视野大小 / 矩阵大小$$

由上式可知：①当视野大小一定时，矩阵越大像素尺寸越小；②矩阵不变，视野增大像素尺寸随之增大；③一幅图像的像素量是由每个像素大小和整个图像尺寸决定的；④像素数量与像素尺寸的乘积决定视野大小。

从理论上将，像素尺寸减小，像素数量就会增加，图像的空间分辨力就会提高。但是，像素尺寸不能无限制减小，因为像素数量增加就意味着图像数据量增加，这势必会占用计算机更多的内存空间，减缓数字影像重建速度。

（二）密度分辨力

密度分辨力又称低对比度分辨力，指在低对比情况下分辨物体密度微小差别的能力。密度分辨力以百分数表示。如某设备的密度分辨力为 0.35%，即表示该设备能将密度差大于 0.35% 的两种物质分辨出来。决定密度分辨力的主要因素是位深。

数字图像的密度值由计算机二进制数表示。模 / 数转换器是将原始连续的图像密度转换为一系列离散的灰阶水平，此过程就是数字化。将所有的密度值转化为相应的灰阶，黑白之间灰阶值有许多级，这些灰阶等级或灰阶水平由 2^N 决定。N 是二进制的位数，常称为位深。从信息量分析，位深又可称为比特（bit）。比特值越大，表示信息量越大，量化的精度越高；比特值越小，量化精度越低。所以说，比特值决定着图像的密度分辨力。比如，X 线照片的密度范围规定 D_{max} 为 3.0，D_{min} 为 0.2 以下，那么照片的密度范围为 2.8。假如用 8bit 量化，即 N＝8，则 2^8＝256，也就是说从白到黑之间有 256 个灰阶等级，其中每一等级所代表的密度值是 2.8÷256≈0.01，也就是相邻两灰阶等级间密度相差 0.01。若改用 4bit 量化，即 N＝4，则 2^4＝16，即从白到黑之间有 16 个灰阶等级，此时每个灰阶等级所代表的密度值为 2.8÷16≈0.18，意味着相邻两灰阶等级间密度相差 0.18。

由此看来，比特值越大，量化精度越高，图像密度分辨力越好。目前，常见成像设备的位深多为 8、12 或 16。

四、噪声和伪影

（一）噪声

噪声是影响图像质量的不利因素，其在 X 线照片上表现为斑点。这些斑点的实质是 X 线量子的统计涨落在照片上的反映。X 线量子冲击到某种介质的受光面时，会像点一样激起一个随机的图案，没有任何力量可以使它们均匀地分布在这个表面上。假若 X 线量子数无限多，单位面积内的量子数就可以看成处处相等；若 X 线量子数很少，则单位面积里的量子数就会因体位不同而不同，这种量子密度的波动（涨落）遵循统计学规律，故称之为 X 线量子的"统计涨落"。所以，可以采用增加曝光量的方式，使图像中密度的随机波动减小，降低噪声量。

其实，噪声无处不在，不能完全消除。噪声的主要来源有量子噪声、电子元件形成的噪声以及图像重建形成的噪声。除增加曝光量外，也可通过调整滤过板或提高影像接收器的灵敏度,来达到降噪的目的。在图像处理过程中,有时为了提高空间分辨力,采用锐利算法重建图像,此时,损失了一些影像信息,增加了噪声量,换取了边缘增强的效果。

(二)伪影

伪影是指在成像过程中产生的错误图像特征。伪影并不是对被照体特征的真实反映。伪影产生的原因可分为两类:一类是受检者因素,如受检者体表的异物在图像上形成的异物伪影以及受检者在曝光过程中运动在图像上形成的运动伪影。另一类是设备因素,如设备缩光器或探测器表面污渍在图像上形成的伪影以及图像采集方式所产生的伪影。

五、符合医学影像学的诊断要求

X 线照片符合医学影像学的诊断要求是医师作出准确可靠诊断的先决条件。如果 X 线照片质量很差,那么,无论医师的诊断水平多么高超,也难以作出正确诊断。符合医学影像学诊断要求的优质 X 线照片应具有适当的密度、明显的对比度和良好的锐利度等要素。

(一)适当的密度

X 线照片上不同的密度实质是被照体内部结构信息的呈现,不论 X 线照片密度过高还是过低都会给影像诊断带来极大困难,甚至是无法诊断。只有在适当的密度下被照体的内部结构信息才能充分准确地显示。

(二)明显的对比度

当 X 线照片上肢体内部组织与异常变化处存在密度差时方能引起医师眼睛的感觉,进而提出疑问,考虑病变性质。因此,被照体正常组织与病灶间具有明显的对比度是医师作出正确诊断的重要依据,也是优质 X 线照片的必备要素之一。

(三)良好的锐利度

被照体组织器官运动或影像设备不佳等原因都会使 X 线照片影像产生模糊,使相邻组织影像边界不清楚,即影像失锐。影像失锐会降低 X 线影像清晰度,损失影像细节,不利于医师对 X 线影像作出正确诊断。所以,良好的锐利度是优质 X 线照片的必备要素之一。它体现在独立的两种组织或器官相邻存在时,其 X 线的影像界限必须清楚地显示出来,以满足医学影像学的诊断要求。

符合医学影像学诊断要求是对 X 线照片的综合评价,其实质应是照片清晰,即不论是正常组织还是病灶都应在照片上显示清楚。

第四节　普通 X 线检查技术及应用

一、X 线透视检查技术

当一束强度均匀的 X 线穿透人体后,由于人体组织的密度和厚度不同,其对 X 线的吸收程度亦不同,所以透过人体的 X 线强度不同。这种强度不同的透射 X 线便携带了被检者的内部结构信息,称为 X 线信息影像。当 X 线信息影像到达荧光屏上时,会形成黑白对比度不同的影像,医生可观察此类影像对疾病作出诊断,这就是 X 线透视检查。

(一)X 线透视采集的分类

1. **连续式透视**　连续式透视是指透视检查时 X 射线不间断地连续发射。连续式透视时视觉不会出现顿挫感,图像时间分辨率强。但是,采用连续式透视会使被检者所受辐射剂量增加,所以,一般情况下不采用连续式透视。

2. 脉冲式透视　脉冲式透视是指透视检查时 X 射线间断地由脉冲触发。脉冲式透视的帧率通常为 7.5 帧 /s、15 帧 /s 和 30 帧 /s。这些透视帧率可以在控制台上进行选择。因为脉冲式透视极大地降低了被检者的辐射剂量,所以目前大多采用此种方式进行透视检查。

（二）X线透视检查技术的主要应用

X 线透视检查主要应用于胸部透视、腹部透视和盆腔透视。胸部透视即胸透,观察有无片状影、粟粒状影、块状影等,主要用以诊断肺炎、肺结核和肺部肿瘤等。腹部透视主要观察膈下游离气体、气液平面,用以诊断胃肠道穿孔和肠梗阻。盆腔透视主要观察避孕环体位是否准确、有无移位。

（三）X线透视检查技术的优势

在检查过程中受检者可转动身体变换各种体位,使医生能多方位、动态地观察图像。在一定程度上可避免人体内部组织结构重叠对观察病变造成的不利影响,同时可了解器官的动态变化。另外,X 线透视检查费用低并可在短时间内作出诊断。

（四）X线透视检查技术的劣势

X 线透视检查无法记录受检者影像,不利于会诊和疾病前后对照。X 线透视影像清晰度比 X 线摄影差,不利于对疾病作出准确判断。X 线透视的辐射剂量远大于 X 线摄影。目前,X 线透视检查正在被 X 线摄影检查所替代,不再作为主要 X 线检查手段,只在必要时作为辅助检查手段。

二、普通 X 线摄影技术

（一）呼吸系统摄影

1. 胸部后前位

（1）摄影目的:观察胸廓、肺部、心脏、大血管及膈肌形态,测量心脏大小等。是诊断心肺疾病的常规体位。胸部后前位成像见图 1-2。

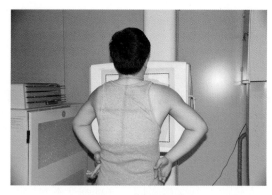

图 1-2　胸部后前位

（2）摄影体位:被检者面向摄影架站立,前胸紧靠平板探测器,两足分开,使身体站稳,身体正中矢状面垂直于平板探测器,头稍向后仰,将下颌搁于平板探测器上缘,平板探测器上缘需超出两肩（超出肩峰2～3cm）。两肘弯曲,两手背放于同侧髋部,两肩尽量内转紧靠平板探测器，使两侧肩胛骨向外拉伸。两肩尽量放平，锁骨呈水平位。嘱被检者深吸气后屏气曝光。

（3）摄影距离：180cm，观察心脏时摄影距离为200cm。

（4）照射野：14英寸×17英寸（1英寸≈2.54cm）。

（5）滤线栅（+）。

（6）中心线：对准第6胸椎高度垂直射入平板探测器。

（7）标准影像显示：①肺门结构可辨；②锁骨、乳房、左心影内可分辨出肺纹理；③肺尖充分显示；④肩胛骨投影于肺野以外；⑤两侧胸锁关节对称；⑥膈肌包括完全；⑦心脏、纵隔边缘清晰锐利。

2. 胸部侧位

（1）摄影目的：观察纵隔病变、心脏侧位及心脏后方和横膈上方的肺部情况、确定肺内病变位置等。胸部侧位成像见图1-3。

（2）摄影体位：被检者侧立于摄影架前，被检侧胸部紧靠平板探测器。胸部腋中线对准平板探测器（探测器）中线，两臂上举，交叉放于头上，使两肩尽量不与肺野重叠。收腹，使身体长轴与平板探测器长轴一致。嘱被检者深吸气后屏气曝光。

（3）摄影距离：180cm，观察心脏时摄影距离为200cm。

（4）照射野：14英寸×17英寸。

（5）滤线栅（+）。

（6）中心线：对准第6胸椎水平经腋前线垂直射入平板探测器。

（7）标准影像显示：①第4胸椎以下椎体清晰可见，并成侧位投影；②从颈部到气管分叉部，能连续追踪到气管影像；③心脏、主动脉弓移行部、降主动脉影像清晰；④胸骨两侧缘重叠良好；⑤可观察各心室的大小。

3. 胸部前弓位

（1）摄影目的：检查肺尖部病变，对于前后位被肋骨和锁骨遮蔽的空洞和病灶显示清晰，对叶间积液和右肺不张显示较清晰。胸部前弓位见图1-4。

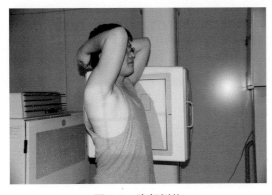 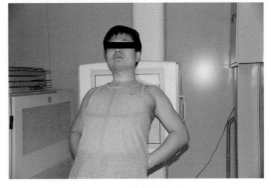

图1-3　胸部侧位　　　　　　　　　　图1-4　胸部前弓位

（2）摄影体位：被检者背靠摄影架站立，身体正中矢状面垂直探测器并对准其中线。两足分开，使身体站稳。肘部弯曲，手背放于髋部，身体稍离开摄影架，上胸向后仰，使上背部紧靠探测器，腹部向前挺出，胸部冠状面与平板探测器成30°角。两肩尽量内旋。探测器上缘须超出肩部约7cm。嘱被检者深吸气后屏气曝光。

（3）摄影距离：180cm。

（4）照射野：14英寸×17英寸。

（5）滤线栅（+）。

（6）中心线：对准胸骨角与剑突连线中点垂直射入平板探测器中心。

（7）标准影像显示：此体位显示肺部前凸位影像，常用来观察肺尖与锁骨上或肋骨重叠的病变。

（二）循环系统摄影

1. 心脏大血管右前斜位（第一斜位）

（1）摄影目的：观察心脏及肺部病灶部位与邻近器官的关系。心脏大血管右前斜位见图1-5。

（2）摄影体位：被检者站立于摄影架前，先面向平板探测器，头部稍后仰，左手高举抱头。右前胸紧靠平板探测器，右肘弯曲，手背放于髋部，右肩内转，左前胸离开平板探测器，使躯干与平板探测器成60°角。平板探测器上缘超出肩部。被检者吞服钡剂后，平静状态下屏气曝光。

（3）摄影距离：200cm。

（4）照射野：14英寸×17英寸（1英寸≈2.54cm）。

（5）滤线栅（+）。

（6）中心线：对准第7胸椎垂直射入平板探测器。

（7）标准影像显示：①胸部呈斜位投影，心脏大血管投影于胸部左侧，不与胸椎重叠，胸椎投影于胸部右后1/3处；②心脏、升主动脉弓影像清晰可见，胸部周边肺纹理能追踪到；③肺尖显示清楚，食管的胸段钡剂充盈良好。

2. 心脏大血管左前斜位（第二斜位）

（1）摄影目的：观察心脏、大血管影像及肺部病灶部位。心脏大血管左前斜位见图1-6。

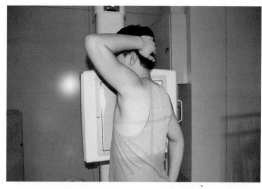
图1-5　心脏大血管右前斜位

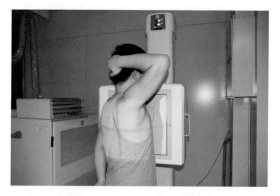
图1-6　心脏大血管左前斜位

（2）摄影体位：被检者站立于摄影架前，先面向平板探测器，头部稍后仰，右手高举抱头。左前胸紧靠平板探测器，左肘弯曲，手背放于髋部，左肩内转，右前胸离开平板探测器，使躯干与平板探测器成70°角。平板探测器上缘超出肩部。

（3）摄影距离：200cm。

（4）照射野：14 英寸 ×17 英寸。

（5）滤线栅（+）。

（6）中心线：对准第 7 胸椎垂直射入平板探测器。

（7）标准影像显示：①胸部成斜位投影，心脏大血管于胸椎右侧显示，胸椎投影于胸部左后方 1/3 偏前处；②下腔静脉基本位于心影底部中央显示；③胸主动脉全部展现，边缘清晰；④胸部周边肺纹理可追踪到，肺尖显示清晰。

（三）消化系统摄影及泌尿系统摄影

1. 腹部前后立位

（1）摄影目的：检查泌尿系阳性结石、腹部异物及胃肠道病变等。腹部前后位立位见图 1-7。

（2）摄影体位：被检者背向摄影架站立，两足分开，使身体站稳。两臂外展，身体正中矢状面对准平板探测器中线。平板探测器上缘包括横膈，下缘包括耻骨联合。嘱被检者呼气后屏气曝光。

（3）摄影距离：100cm。

（4）照射野：14 英寸 ×17 英寸（1 英寸 ≈2.54cm）。

（5）滤线栅（+）。

（6）中心线：对准耻骨联合与剑突连线中点，垂直射入平板探测器。

（7）标准影像显示：①两侧膈肌、腹壁软组织及骨盆腔均对称性的显示在图像上，椎体棘突位于照片正中；②膈肌边缘锐利，胃内液平面及肠内液平面应能明确显示；③肾、腰大肌、腹膜外脂肪线及骨盆影像显示清晰。

2. 尿路仰卧前后位

（1）摄影目的：用于检查泌尿系阳性结石，腹部异物等。尿路仰卧前后位见图 1-8。

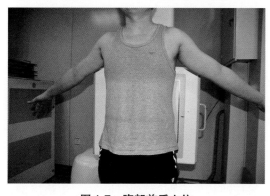 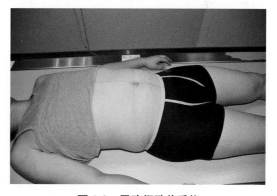

图 1-7　腹部前后立位　　　　　　　图 1-8　尿路仰卧前后位

（2）摄影体位：被检者行检查前应清洁灌肠。被检者仰卧于摄影床上，身体正中矢状面对准台面中线。两臂放于身旁，下肢伸直，头部用枕头稍垫高。平板探测器上缘超过剑突，下缘包括耻骨联合下 2.5cm。嘱被检者呼气后屏气曝光。

（3）摄影距离：100cm。

（4）照射野：14 英寸 ×17 英寸。

（5）滤线栅（+）。

（6）中心线：对准剑突和耻骨联合连线中点垂直射入平板探测器。

（7）标准影像显示：①腹部包括在照片中，脊柱位于照片正中；②两侧膈肌、腹壁软组织及骨盆均对称显示；③肾区、输尿管走行区及膀胱区可清晰显示有无阳性结石。

（四）骨骼系统摄影

1. 颈椎正位

（1）摄影目的：观察第3～7颈椎正位影像。颈椎正位见图1-9。

（2）摄影体位：被检者站立在摄影架前，两臂下垂置于身旁，身体正中矢状面对准台面中线，头部后仰，听鼻线垂直台面，平板探测器上缘超过枕外隆凸，下缘包括第1胸椎。嘱被检者屏气后曝光。

（3）摄影距离：100cm。

（4）中心线：X线球管向头侧倾斜10°～15°角，经甲状软骨下缘射入平板探测器中心。

（5）滤线栅（+）。

（6）照射野：8英寸×10英寸（1英寸≈2.54cm）。

（7）标准影像显示：①显示第3～7颈椎正位影像，第3～7颈椎与第1胸椎显示于照片正中；②颈椎棘突位于椎体正中，横突左右对称；③颈椎骨质、椎间隙与钩椎关节显示清晰；④第1肋骨及颈旁软组织包括在照片内；⑤气管投影于椎体正中，边界易于分辨；⑥下颌骨显示于第2、3颈椎间隙高度。

2. 颈椎侧位

（1）摄影目的：观察第1～7颈椎侧位影像、颈部软组织、甲状腺软骨等。颈椎侧位影像见图1-10。

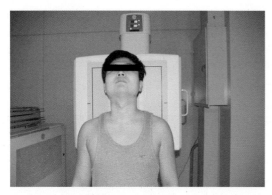 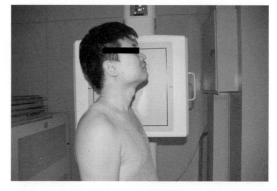

图1-9　颈椎正位　　　　　　　　　图1-10　颈椎侧位

（2）摄影体位：被检者侧立于摄影架前，颈部长轴与平板探测器长轴平行，头稍后仰，两肩尽量下垂，平板探测器上缘超出枕外隆凸，下缘包括第2胸椎。嘱被检者深呼气后屏气曝光。

（3）摄影距离：100cm。

（4）照射野：8英寸×10英寸。

（5）滤线栅（+）。

（6）中心线：经甲状软骨平面颈部的中点，垂直射入平板探测器。

（7）标准影像显示：①全部颈椎侧位影像，第1～7颈椎显示于照片正中；②各椎体前后缘均无双缘现象；③椎体骨质、各椎间隙及椎间关节显示清晰；④下颌骨不与椎体重叠；⑤气管、颈部软组织层次清楚。

3. 颈椎斜位

（1）摄影目的：观察近探测器侧的颈椎椎弓根及椎间孔影像。颈椎斜位影像见图1-11、图1-12。

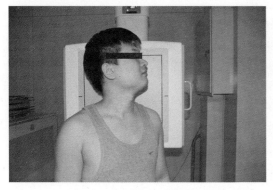
图1-11　颈椎左后斜位

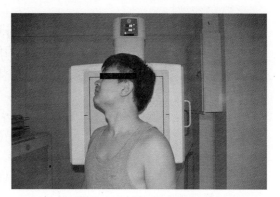
图1-12　颈椎右后斜位

（2）摄影体位：被检者站立于摄影架前，颈部长轴与平板探测器长轴平行，被检侧靠近平板探测器，使颈部和躯干与台面成45°角，平板探测器上缘包括枕外隆凸，下缘包括第2胸椎。

（3）摄影距离：100cm。

（4）照射野：8英寸×10英寸。

（5）滤线栅（+）。

（6）中心线：对准甲状软骨水平垂直射入平板探测器。

（7）标准影像显示：①显示颈椎斜位影像，第1～7颈椎显示于照片正中；②近探测器侧椎间孔、椎弓根显示清楚，椎间孔显示于椎体与棘突之间，椎弓根投影于椎体正中；③椎体骨质清晰可见，椎间隙清晰；④下颌骨不与椎体重叠。

4. 第1、2颈椎张口位

（1）摄影目的：检查第1～2颈椎骨质病变及寰枢关节有无脱位等情况。第1、2颈椎张口位见图1-13。

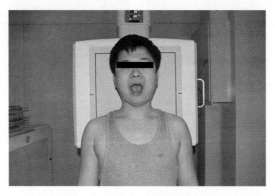
图1-13　第1、2颈椎张口位

（2）摄影体位：被检者仰卧于摄影床上或站立于摄影架前，双臂放于身旁，头颅正中矢状面与台面垂直，头稍后仰，口尽量张开，使上颌齿与乳突尖连线垂直于台面。上、下牙的中点置平板探测器中心。屏气时曝光。

（3）摄影距离：100cm。

（4）照射野 5 英寸 ×7 英寸。

（5）滤线栅（+）。

（6）中心线：经两嘴角连线中点垂直投射至平板探测器中心。

（7）标准影像显示：①第 1、2 颈椎于上、下齿列之间显示，第 2 颈椎位于正中；②上、中切牙牙冠与枕骨底部相重，第 2 颈椎齿突不与枕骨重叠，清晰显示；③齿突与第 1 颈椎两侧块间隙对称，寰枕关节呈切线状显示。

5. 胸椎前后位

（1）摄影目的：观察第 1～12 胸椎正位影像，可清晰显示椎体附件及椎旁软组织。胸椎前后位影像见图 1-14。

（2）摄影体位：被检者仰卧摄影床上，身体正中矢状面垂直并对准台面中线，两臂下垂或上举抱头，平板探测器上缘包括第 7 颈椎，下缘包括第 1 腰椎。

（3）摄影距离：100cm。

（4）照射野：7.5 英寸 ×14 英寸。

（5）滤线栅（+）。

（6）中心线：对准胸骨角与剑突连线中点垂直射入平板探测器。

（7）标准影像显示：①上部胸椎及第 7 颈椎或下部胸椎及第 1 腰椎；②棘突序列位于椎体正中，两侧横突、椎弓根对称显示；③各椎体椎间隙清晰锐利，椎骨纹理显示清晰。

6. 胸椎侧位

（1）摄影目的：观察胸椎侧位影像，为胸椎检查的常规体位。胸椎侧位影像见图 1-15。

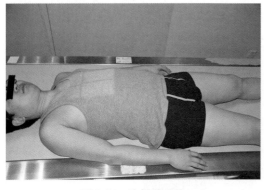
图 1-14　胸椎前后位

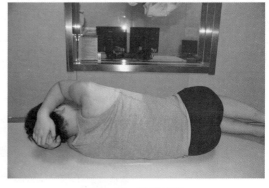
图 1-15　胸椎侧位

（2）摄影体位：被检者侧卧摄影床上，双臂屈曲抱头，双下肢膝部弯曲以支撑身体，冠状面与台面垂直，腰部用棉垫垫平，脊柱对台面中线，使脊柱长轴与台面平行。

（3）摄影距离：100cm。

（4）照射野：7.5 英寸 ×14 英寸。

（5）滤线栅（+）。

（6）中心线：对准第 6～7 胸椎处垂直射入平板探测器（如腰部不用棉垫，中心线应向头侧倾斜 5°～10°角）。

（7）标准影像显示：①第 3～12 胸椎呈侧位显示，略有后凸弯曲，不与肱骨重叠；②椎体各缘呈切线状，椎间隙清晰；③肺野部分密度均匀与椎体部分对比协调；④椎体及其附件结构清晰，骨纹理显示清晰。

7. 腰椎前后位

（1）摄影目的：为腰椎检查的常规体位，观察各椎体、横突等的骨质结构。腰椎前后位影像见图 1-16。

（2）摄影体位：被检者仰卧摄影床上，身体正中矢状面垂直并对准台面中线，两髋及膝关节屈曲，使腰部靠近台面。嘱被检者屏气后曝光。

（3）摄影距离：100cm。

（4）照射野：7.5 英寸×14 英寸。

（5）滤线栅（+）。

（6）中心线：对准第 3 腰椎（脐上 3cm 处）垂直射入平板探测器。

（7）标准影像显示：①照片包括第 11 胸椎至第 2 骶椎；②椎体序列于照片正中，两侧横突、椎弓根对称显示；③第 3 腰椎椎体各缘呈切线状，椎间隙清晰。

8. 腰椎侧位

（1）摄影目的：为腰椎检查的常规体位，观察各椎体侧位、棘突的骨质结构。腰椎侧位影像见图 1-17。

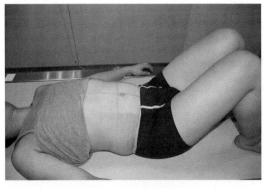

图 1-16　腰椎前后位

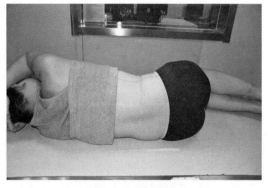

图 1-17　腰椎侧位

（2）摄影体位：被检者侧卧摄影床上，双臂上举抱头，脊柱对台面中线，两髋及膝屈曲，使身体冠状面与台面垂直。腰部软组织与台面之间垫以棉垫，使腰椎与台面平行。嘱被检者屏气后曝光。

（3）摄影距离：100cm。

（4）照射野：7.5 英寸×14 英寸。

（5）滤线栅（+）。

（6）中心线：对准第 3 腰椎，垂直射入平板探测器。

（7）标准影像显示：①腰椎各椎体无双边像；②椎体骨皮质和骨小梁清晰可见；③椎弓根、椎间孔和邻近软组织可见；④椎间关节、腰骶关节及棘突可见。

9. 腰椎斜位

（1）摄影目的：检查椎弓及上下关节病变。腰椎斜位影像见图1-18。

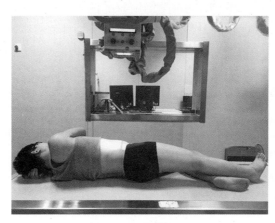

图1-18　腰椎斜位

（2）摄影体位：被检者仰卧于摄影床上，身体后倾，使冠状面与台面成45°角，近台面侧的髋部及膝部屈曲，对侧下肢伸直支撑身体。平板探测器上缘包括第11胸椎，下缘包括上部骶椎。

（3）摄影距离：100cm。

（4）照射野：11英寸×14英寸。

（5）滤线栅（+）。

（6）中心线：对准第3腰椎垂直射入平板探测器。

（7）标准图像显示：①第1~5腰椎呈斜位，位于照片正中；②各椎弓根投影于椎体正中或前1/3处，被检侧椎间关节呈切线状位于椎体的后1/3处；③椎间隙显示良好；④与椎体重叠的椎弓部结构显示清晰。

10. 骶尾骨前后位

（1）摄影目的：为骶尾骨检查的常规体位，主要观察骶尾骨的骨质及周围软组织情况。骶尾骨前后位影像见图1-19。

（2）摄影体位：被检者仰卧摄影床上，身体正中矢状面对准台面中线，头部及两肩用枕头垫高，双下肢伸直，平板探测器上缘包括第4腰椎，下缘超出耻骨联合。

（3）摄影距离：100cm。

（4）照射野：8英寸×10英寸。

（5）滤线栅（+）。

（6）中心线：向头侧倾斜15°角，经耻骨联合上方3cm射入平板探测器。

（7）标准影像显示：①照片包括全部骶尾骨及腰骶关节，骶中嵴位于照片正中；②骶椎孔及骶髂关节对称；③无肠内容物与骶尾椎重叠，骶尾骨纹理清晰可见。

11. 骶尾骨侧位

（1）摄影目的：为骶尾骨检查的常规体位，主要观察骶尾骨的骨折等情况。骶尾骨侧位影像见图1-20。

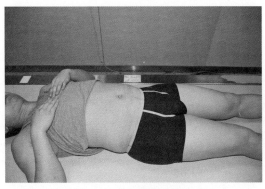

图 1-19　骶尾骨前后位

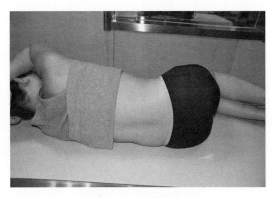

图 1-20　骶尾骨侧位

（2）摄影体位：被检者侧卧摄影床上，身体冠状面与台面垂直，骶尾骨长轴与平板探测器长轴平行。两髋及膝部弯曲，平板探测器上缘包括第5腰椎，下缘包括全部尾骨。

（3）摄影距离：100cm。

（4）照射野：8英寸×10英寸。

（5）滤线栅（+）。

（6）中心线：对准尾骨中点垂直射入平板探测器。

（7）标准影像显示：①骶尾椎及腰骶关节位于照片正中，边界清晰，各椎体易于分辨；②骶椎两侧无名线应重叠；③腰骶关节及骶尾关节间隙清晰。

12. **脊柱左、右侧曲位**

（1）摄影目的：观察脊柱侧方屈曲的活动范围，评估脊柱的柔韧度，从而制订合理的手术方案。脊柱右侧曲位投照见图1-21～图1-24。

（2）摄影体位：被检者仰卧于摄影床上，颈、胸部及双下肢身体向同侧尽量弯曲，人体冠状面平行于平板探测器，骨盆居中且摆平。

（3）中心线：对准剑突与肚脐连线中点垂直射入平板探测器。

（4）摄影距离：115cm。

（5）滤线栅（+）。

（6）照射野：14英寸×17英寸。

（7）标准影像显示：影像包括颈、胸、腰、骶尾椎且位于图像正中，左、右侧凸起处脊柱椎间隙张开，脊柱各骨骨小梁清晰显示。

13. **骶髂关节前后位**

（1）摄影目的：为骶髂关节常规体位，主要观察骶髂关节骨质情况。骶髂关节前后位见图1-25。

（2）摄影体位：被检者仰卧摄影床上，身体正中矢状面对准台面中线，下肢伸直，两臂屈肘，手置胸前。平板探测器上缘超出髂骨嵴，下缘包括耻骨联合。

（3）摄影距离：100cm。

（4）照射野：10英寸×12英寸。

（5）滤线栅（+）。

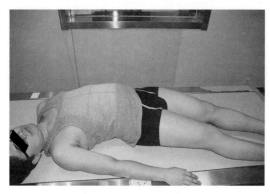

图 1-21　脊柱右侧曲位

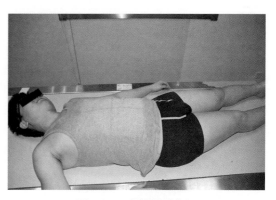

图 1-23　脊柱左侧曲位

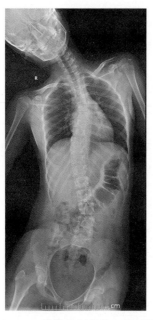

图 1-22　脊柱右侧曲位 X 线图像

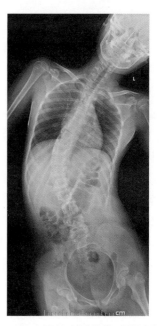

图 1-24　脊柱左侧曲位 X 线图像

（6）中心线：向头侧倾斜 25°～35° 角，对准耻骨联合上缘（耻骨联合上方 3cm），射入平板探测器中心。平板探测器上缘包括髂骨嵴，下缘包括耻骨联合。

（7）标准影像显示：两侧骶髂关节影像。

14. 骨盆前后位

（1）摄影目的：为骨盆的常规检查体位，观察骨盆及其周围软组织情况。骨盆前后位影像见图 1-26。

（2）摄影体位：被检者仰卧于摄影床上，身体正中矢状面对准台面中线。双足内旋，使两侧踇趾内侧相互接触，两足跟分开，骨盆摆平，从两侧髂前上棘连线中点下方 3cm 处射入平板探测器中心，平板探测器上缘包括髂骨嵴，下缘包括耻骨联合。嘱被检者屏气时曝光。

（3）摄影距离：100cm。

（4）照射野：14 英寸 × 17 英寸。

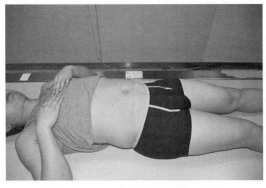

图 1-25 骶髂关节前后位

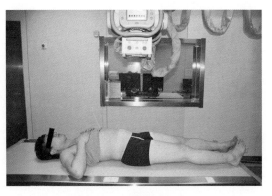

图 1-26 骨盆前后位

（5）滤线栅（+）。

（6）中心线：从两侧髂前上棘连线中点下方 3cm 处垂直射入。

（7）标准影像显示：①照片包括全部骨盆及股骨近端，左右对称，骨盆腔位于照片正中；②耻骨不与骶椎重叠，两侧大粗隆内缘与股骨颈重叠 1/2；③两侧髂骨翼与其他骨密度均匀，骨纹理清晰可见。

15. 髂骨斜位

（1）摄影目的：主要观察髋臼病变，可清楚显示从坐骨切迹到坐骨结节的整个后柱，后柱的后外缘和髋臼前缘，可观察后柱以及前唇或前壁骨折。髂骨斜位示意图见图 1-27、图 1-28。

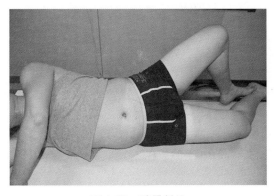

图 1-27 髂骨斜位

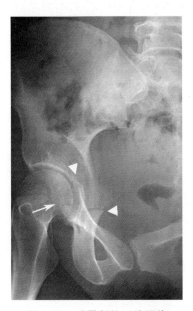

图 1-28 髂骨斜位 X 线图像

（2）摄影体位：被检者仰卧于摄影床上，下肢伸直，患侧髋关节靠近台面，使髂骨尽量平行于平板探测器，健侧髋关节抬高，身体冠状面与床面呈 35°～45°。

（3）中心线：对准患侧髂前上棘内 5cm 处垂直入射。

（4）摄影距离：100cm。

（5）滤线栅：（+）。

（6）照射野：10英寸×12英寸。

（7）标准影像显示：①影像包括髋关节、同侧耻骨、坐骨及髂骨；②髂骨呈正位显示，髋臼前缘、坐骨切迹、坐骨结节清晰显示；③髂骨翼及髋关节各骨骨小梁清晰显示。

16. 闭孔斜位

（1）摄影目的：主要观察髋臼病变，有利于显示髋臼前柱、髋臼后缘、闭孔组成骨等，可观察前柱以及后唇或后壁骨折。闭孔斜位见图1-29、图1-30。

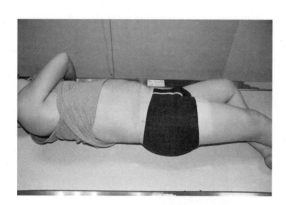

图1-29　闭孔斜位

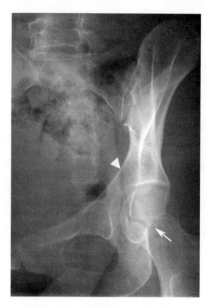

图1-30　闭孔斜位X线图像

（2）摄影体位：被检者仰卧于摄影床上，健侧膝关节稍屈曲，患侧髋关节抬高，下肢伸直，身体冠状面与台面呈35°～45°角。

（3）中心线：对准患侧髂前上棘内5cm处垂直入射。

（4）摄影距离：100cm。

（5）滤线栅：（+）。

（6）照射野：10英寸×12英寸。

（7）标准图像显示：①照片应包括髋关节、同侧耻骨、坐骨及髂骨；②髂骨近似为侧位影像，髂嵴、耻骨支、髋臼后缘及闭孔清晰显示；③髋关节关节间隙及各组成骨骨小梁清晰显示。

17. 骨盆入口位

（1）摄影目的：观察骨盆环的连续性，真实显示骨盆入口，更好地显示骨盆前后方移位，以及外力所致的内旋和外旋移位及髋臼骨折等。骨盆入口位见图1-31、图1-32。

（2）摄影体位：被检者仰卧于摄影床上，人体正中矢状面垂直于台面，并与平板探测器中心重合，两下肢伸直，下肢及双足内旋10°～15°。

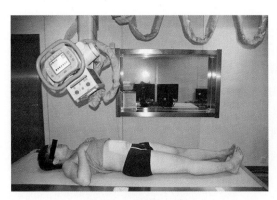

图 1-31 骨盆入口位

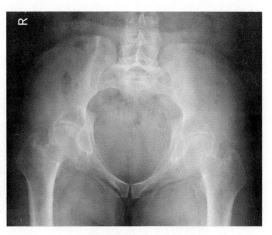

图 1-32 骨盆入口位 X 线图像

（3）中心线：向足侧倾斜 35°～45°，经脐下 3cm 处入射。

（4）摄影距离：100cm。

（5）滤线栅：（+）。

（6）照射野：14 英寸 ×17 英寸。

（7）标准影像显示：①骨盆诸骨左右对称，骨盆腔位于照片正中；②两侧耻骨上下支重叠，骨盆环呈心形；③髂骨翼及骨盆其他组成骨骨小梁清晰显示。

18. 骨盆出口位

（1）摄影目的：由于消除了骶骨与骨盆环的夹角，更有利于显示骶骨正位以及骶髂关节与后半骨盆的体位关系，并可显示前半骨盆上下移位以及耻骨、坐骨形成的骨盆出口等。骨盆出口位见图 1-33、图 1-34。

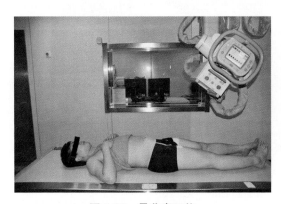

图 1-33 骨盆出口位

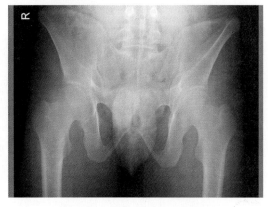

图 1-34 骨盆出口位 X 线图像

（2）摄影体位：被检者仰卧于摄影床上，人体正中矢状面垂直于床面，并与探测器中心重合，两下肢伸直，下肢及双足内旋 15° 角。

（3）中心线：向头侧倾斜 35°～45°，经耻骨联合上 3cm 处入射。

（4）摄影距离：100cm。

（5）滤线栅（+）。

（6）照射野：14英寸×17英寸。

（7）标准影像显示：①骨盆各骨左右对称，显示于照片正中；②骶骨及骶髂关节呈正位显示，耻骨联合与骶骨部分重叠，耻骨上下支清晰显示，两侧闭孔呈长椭圆形且左右对称，盆腔内无肠内容物影响；③髂骨翼及骨盆其他组成骨骨小梁清晰显示。

19. 手后前位

（1）摄影目的：观察指、掌、腕诸骨后前位影像和拇指的斜位像。手后前位影像见图1-35。

（2）摄影体位：被检者在摄影床旁侧坐，肘部弯曲成直角，手掌紧靠平板探测器，将第3掌骨头放在平板探测器中心。各手指稍分开，前臂处放一沙袋固定。

（3）摄影距离：100cm。

（4）照射野：5英寸×8英寸。

（5）滤线栅（－）。

（6）中心线：对准第3掌骨头，垂直射入平板探测器。

（7）标准影像显示：①包括全部掌指骨及腕关节，第3掌指关节位于照片正中；②五指以适当的间隔呈分离状显示；③第2～5掌指呈正位，拇指呈斜位显示；④掌骨至指骨远端，骨纹理清晰可见。

20. 手侧位

（1）摄影目的：观察手内异物及拇指病变。手侧位影像见图1-36。

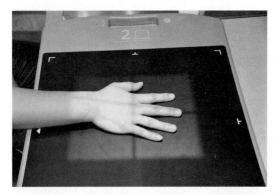　　　　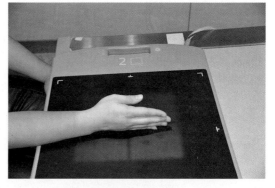

图1-35　手后前位　　　　　　　　　　　图1-36　手侧位

（2）摄影体位：被检者在摄影床旁侧坐，肘部弯曲，约成直角，小指和第5掌骨紧靠平板探测器，使手掌和平板探测器垂直。拇指前伸，前臂处放一沙袋固定。

（3）摄影距离：100cm。

（4）照射野：5英寸×8英寸。

（5）滤线栅（－）。

（6）中心线：对准第2掌骨头，垂直射入平板探测器。

（7）标准影像显示：第2～5掌指骨呈侧位像，诸骨相互重叠，拇指呈正位显示。

21. 手掌下斜

（1）摄影目的：重点观察第1～3掌指骨病变。手掌下斜位影像见图1-37。

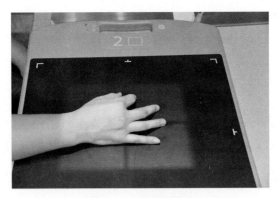

图 1-37　手掌下斜位

（2）摄影体位：被检者在摄影床旁侧坐，肘部弯曲，约成直角。将小指和第 5 掌骨靠紧平板探测器外缘，手放成侧位。然后将手内转，使手掌与平板探测器约成 45° 角。各手指均匀分开，稍弯曲，各指尖触平板探测器面上。

（3）摄影距离：100cm。

（4）照射野：5 英寸×8 英寸。

（5）滤线栅（-）。

（6）中心线：对准第 5 掌骨头，垂直射入平板探测器。

（7）标准影像显示：①全部掌指骨及腕关节包括在照片上，呈斜位投影；②各掌指骨纹理清晰可见，软组织层次显示良好；③大多角骨与第 1 掌指关节间隙清晰。

22. **手舟骨斜位**

（1）摄影目的：结合手舟骨位，进一步明确腕舟骨骨折及错位情况。手舟骨斜位见图 1-38、图 1-39。

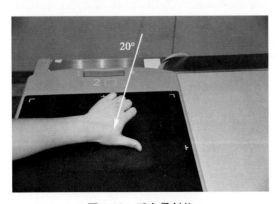

图 1-38　手舟骨斜位

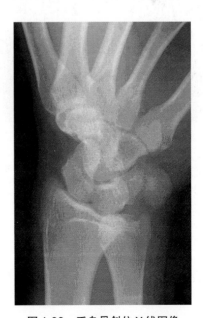

图 1-39　手舟骨斜位 X 线图像

（2）摄影体位：被检者坐于摄影床一侧，拇指尽量伸直外展，余四指呈半握拳状，掌心向下，拇指近端及桡骨远端贴近探测器中心，使尺侧抬高，前臂冠状面与探测器平面约呈45°角。

（3）中心线：向头侧倾斜20°，对准第1掌骨基底下鼻烟窝处射入探测器中心。

（4）摄影距离：100cm。

（5）滤线栅（−）。

（6）照射野：5英寸×8英寸。

（7）标准影像显示：腕舟骨呈半椭圆型，稍许与大多角骨重叠，诸掌骨近端与诸腕骨及尺桡骨远端呈斜位显示，骨小梁清晰显示。

23. 腕关节后前位

（1）摄影目的：观察腕骨、腕关节及尺桡骨远端病变。腕关节后前位影像见图1-40。

（2）摄影体位：被检者在摄影床旁侧坐，肘部弯曲，约成直角。腕关节放于平板探测器中心，手半握拳，使腕部掌面靠近平板探测器。

（3）摄影距离：100cm。

（4）照射野：5英寸×8英寸。

（5）滤线栅（−）。

（6）中心线：对准尺、桡骨茎突连线的中点，垂直射入平板探测器。

（7）标准影像显示：①腕关节诸骨在照片正中，包括尺桡骨远端及掌骨近端；②掌腕关节及桡腕关节间隙显示清晰；③骨纹理及周围软组织显示清晰。

24. 腕关节侧位

（1）摄影目的：观察腕关节及腕部诸骨病变。腕关节侧位影像见图1-41。

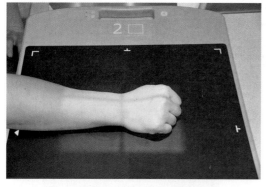

图1-40　腕关节后前位

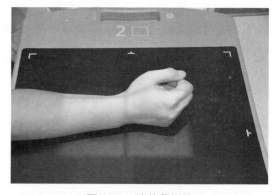

图1-41　腕关节侧位

（2）摄影体位：被检者手指微握，腕部成侧位，尺侧在下，垂直探测器的照射区中部，使尺骨茎突位于照射野中心。

（3）摄影距离：100cm。

（4）照射野：5英寸×8英寸。

（5）滤线栅（−）。

（6）中心线：对准桡骨茎突，垂直射入平板探测器。

（7）标准影像显示：①腕关节呈侧位显示；②尺桡骨远端重叠良好；③骨纹理及软组织显示良好。

25. 腕部外展位

（1）摄影目的：检查舟骨病变。腕部外展位影像见图1-42。

（2）摄影体位：被检者坐于摄影床一端，患臂侧伸，掌面向下，然后外旋，平板探测器垫高20°角，将腕关节平放于平板探测器中心，手掌尽量向尺侧偏移。

（3）摄影距离：100cm。

（4）照射野：5英寸×8英寸。

（5）滤线栅（－）。

（6）中心线：对准尺骨与桡骨茎突连线中点垂直射入平板探测器。

（7）标准影像显示：舟骨正位影像。

26. 尺桡骨前后位

（1）摄影目的：观察尺、桡骨及前臂软组织病变。尺桡骨前后位影像见图1-43。

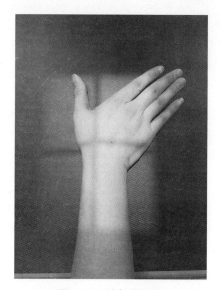

图1-42 腕部外展位

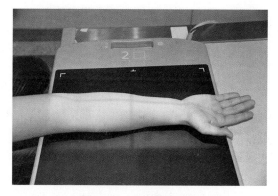

图1-43 尺桡骨前后位

（2）摄影体位：被检者坐于摄影床前，前臂伸直，手掌向上，背面紧靠平板探测器，腕部轻度外旋，前臂长轴须与平板探测器长轴平行。平板探测器上缘包括肘关节，下缘包括腕关节。

（3）摄影距离：100cm。

（4）照射野：7.5英寸×14英寸。

（5）滤线栅（－）。

（6）中心线：对准前臂中点，垂直射入平板探测器。

（7）标准影像显示：①显示尺、桡骨正位影像；②腕关节或肘关节呈正位显示；③骨纹理及周围软组织清晰可见。

27. 尺桡骨侧位

（1）摄影目的：观察尺、桡骨及前臂软组织病变。尺桡骨侧位影像见图1-44。

（2）摄影体位：被检者侧坐于摄影床旁，肘部弯曲，约成直角。前臂摆成侧位，尺侧紧靠平板探测器,桡侧向上。肩关节放低,尽量与腕和肘关节相平。平板探测器上缘包括肘关节,下缘包括腕关节。

（3）摄影距离:100cm。

（4）照射野:7.5英寸×14英寸。

（5）滤线栅(-)。

（6）中心线:对准前臂中点,垂直射入平板探测器。

（7）标准影像显示:①显示尺、桡骨侧位影像;②腕关节、肘关节呈侧位显示;③骨纹理及周围软组织清晰可见。

28. 肘关节前后位

（1）摄影目的:检查肘关节、肱骨远端、尺桡骨近端病变。肘关节前后位影像见图1-45。

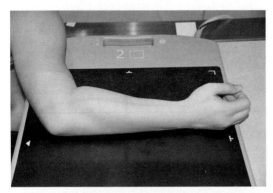
图1-44　尺桡骨侧位

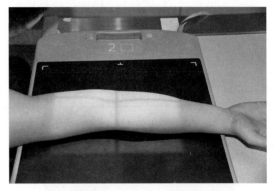
图1-45　肘关节前后位

（2）摄影体位:被检者面向摄影床正坐,前臂伸直,手掌向上。尺骨鹰嘴突放于平板探测器中心,肘部背侧紧靠平板探测器,肩部放低,尽量与肘关节相平。身体稍向患侧倾斜,上臂及前臂尽量靠近台面。

（3）摄影距离:100cm。

（4）照射野:8英寸×10英寸。

（5）滤线栅(-)。

（6）中心线:对准肘关节,垂直射入平板探测器。

（7）标准影像显示:①图像包括肱骨远端和尺桡骨近端,肘关节关节间隙位于图像正中;②肘关节呈切线位显示;③鹰嘴窝位于肱骨内外髁正中偏尺侧;④肘关节各骨纹理及周边软组织显示清晰。

29. 肘关节侧位

（1）摄影目的:检查肘关节、肱骨远端、尺桡骨近端病变。肘关节侧位影像见图1-46。

（2）摄影体位:被检者侧坐于摄影床旁,肘部弯曲,约成直角。手掌面向被检者,拇指向上,肩部放低,与肘关节相平。上臂与平板探测器长轴平行。

（3）摄影距离:100cm。

（4）照射野:8英寸×10英寸。

（5）滤线栅(-)。

（6）中心线:对准肘关节间隙,垂直射入平板探测器。

（7）标准影像显示：①肱骨远端和尺桡骨近端约呈90°；②尺骨与肱骨的关节间隙显示明确、锐利；③肱骨外髁重叠，呈圆形；④肘关节各骨纹理清晰，周软组织层次分明。

30. 肱骨前后位

（1）摄影目的：检查肱骨及上臂病变。肱骨前后位影像见图1-47。

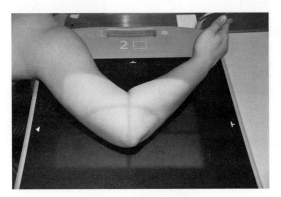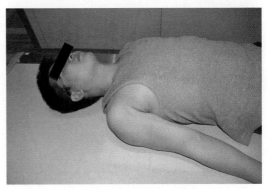

图 1-46　肘关节侧位　　　　　　　　　图 1-47　肱骨前后位

（2）摄影体位：被检者仰卧于摄影床上，手臂伸直稍外展，手掌向上。对侧肩部用沙袋垫高，使被检侧上臂容易靠近平板探测器。平板探测器上缘包括肩关节，下缘包括肘关节。平板探测器长轴与肱骨平行。

（3）摄影距离：100cm。

（4）照射野 7.5 英寸×14 英寸。

（5）滤线栅（－）。

（6）中心线：对准肱骨中点，垂直射入平板探测器。

（7）标准影像显示：①肱骨正位影像；②肱骨骨纹理及周围软组织显示良好。

31. 肱骨侧位

（1）摄影目的：检查肱骨及上臂病变。肱骨侧位影像见图1-48。

（2）摄影体位：被检者仰卧于摄影床上，对侧肩部用沙袋垫高，被检侧上臂紧靠平板探测器。手臂与躯干分开，肘关节弯曲，前臂内转，使肱骨内、外上髁相互重叠，成侧位姿势。平板探测器上缘包括肩关节，下缘包括肘关节。平板探测器长轴与肱骨平行。

（3）摄影距离：100cm。

（4）照射野：7.5 英寸×14 英寸。

（5）滤线栅（－）。

（6）中心线：对准肱骨中点，垂直射入平板探测器。

（7）标准影像显示：①肱骨侧位影像；②肱骨骨纹理及周围软组织显示良好。

32. 肩关节前后位

（1）摄影目的：为肩部检查的常规体位，主要观察肩部的骨折等。肩关节前后位见图1-49。

（2）摄影体位：被检者仰卧于摄影床上或站立于摄影架前，肩胛骨喙突对台面中线，头部转向被检侧，使被检侧肩部紧靠台面。被检侧手臂伸直，手掌向上。平板探测器上缘超出肩部，外缘超出上臂。

（3）摄影距离：100cm。

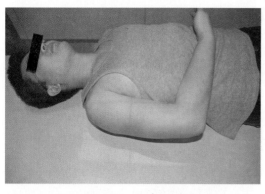

图 1-48　肱骨侧位

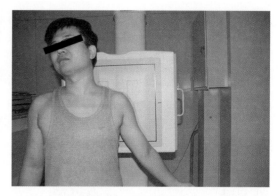

图 1-49　肩关节前后位

（4）照射野：10 英寸 × 12 英寸。

（5）滤线栅（+）。

（6）中心线：对准喙突，垂直射入平板探测器。

（7）标准影像显示：①图像包括肩关节各骨，肩关节位于图像正中；②肩关节盂前后重合，呈切线位显示，关节间隙清晰；③肱骨小结位于肱骨头外 1/3 处；④肱骨头、肩峰、锁骨骨纹理显示清晰，周围软组织层次清晰。

33. 冈上肌出口位

（1）摄影目的：观察肩峰形态、骨质厚度及肩峰到肱骨头之间的距离，间接评估冈上肌损伤程度。冈上肌出口位见图 1-50、图 1-51。

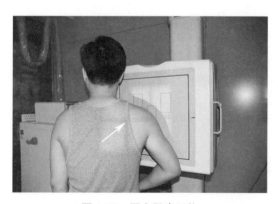

图 1-50　冈上肌出口位

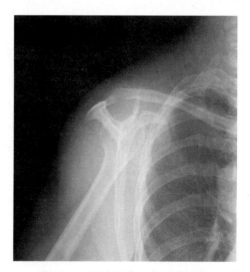

图 1-51　冈上肌出口位 X 线图像

（2）摄影体位：被检者站立于摄影架前，面向平板探测器，患侧肩关节与之紧贴，身体冠状面与探测器呈 35°～40°角，患侧肘关节屈曲、外展。

（3）中心线：经肩峰垂直入射。

（4）摄影距离：100cm。

（5）滤线栅（+）。

（6）照射野：10 英寸 × 12 英寸。

（7）标准影像显示：肩峰、肱骨头及锁骨远端骨小梁清晰显示，肱骨头位于冈上窝正中，肩峰形态完整清晰显示。

34. 锁骨后前位

（1）摄影目的：检查锁骨骨折等情况。锁骨后前位影像见图1-52。

（2）摄影体位：被检者俯卧于摄影床上或站立于摄影架前，两肩放平，头转向健侧。被检侧锁骨中点放于平板探测器中心。

（3）摄影距离：100cm。

（4）照射野：10 英寸 × 12 英寸。

（5）滤线栅（+）。

（6）中心线：对准肩胛骨上角，垂直射入平板探测器。

（7）标准影像显示：锁骨位于图像正中，锁骨骨纹理及周围软组织层次清晰。

35. 足前后位

（1）摄影目的：观察全部跖骨、趾骨、前部跗骨正位图像。部分距骨及跟骨与胫腓骨重叠。足前后位影像见图1-53。

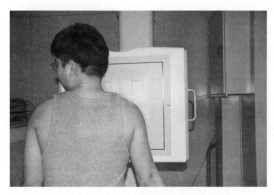
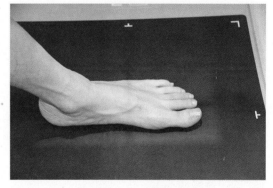

图 1-52　锁骨后前位　　　　　　　图 1-53　足前后位

（2）摄影体位：被检者坐于摄影床上，对侧下肢伸直或弯曲，被检侧膝关节弯曲，足底部紧靠平板探测器。平板探测器前缘包括足趾，后缘包括足跟。第 3 跖骨底部放于平板探测器中心，并使平板探测器中线与足部长轴平行。

（3）摄影距离：100cm。

（4）照射野：6 英寸 × 10 英寸。

（5）滤线栅（−）。

（6）中心线：向足跟侧倾斜 15° 角，对准第 3 跖骨基底部射入平板探测器中心。

（7）标准影像显示：①图像包括趾及跗骨，第 3 跖骨基底部位于图像正中；②跗骨到趾骨远端骨纹理清晰；③舟距关节与骰跟间隙清晰可见。

36. 足侧位

（1）摄影目的：用于足部异物的检查。足侧位影像见图1-54。

（2）摄影体位：被检者侧卧于摄影床上，被检侧靠近台面，足部外侧缘紧靠平板探测器，足部摆成侧位。膝部稍弯曲，使足底部与平板探测器垂直。平板探测器上缘包括足趾，下缘包括足跟，使平板探测器中线与足部长轴平行。

（3）摄影距离：100cm。

（4）照射野：6英寸×10英寸。

（5）滤线栅（−）。

（6）中心线：对准足部中点，垂直射入平板探测器。

（7）标准影像显示：足部和踝部各骨的侧位像，距骨、趾骨相互重叠。

37. 足内斜位

（1）摄影目的：检查跗骨及距骨、趾骨，除第1、2跖骨重叠外其余均能展开。足内斜位影像见图1-55。

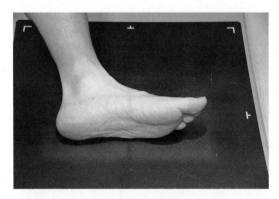
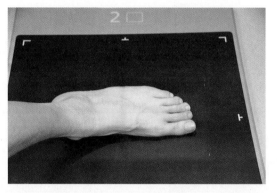

图1-54　足侧位　　　　　　　　　　　　　图1-55　足内斜位

（2）摄影体位：被检者坐于摄影床上，被检者膝部弯曲，足底部紧靠平板探测器。然后将被检者下肢内倾，使足底部与平板探测器约成30°角。

（3）摄影距离：100cm。

（4）照射野：6英寸×10英寸。

（5）滤线栅（−）。

（6）中心线：对准第3跖骨基底部垂直射入平板探测器中心。

（7）标准影像显示：①全足骨呈斜位，第3、4跖骨基底部位于图像正中；②第1、2跖骨部分重叠；③距跟关节、楔舟关节及第3、4跗跖关节间隙清晰；④全足骨纹理显示清晰。

38. 足籽骨轴位

（1）摄影目的：观察籽骨的体位与形态。足籽骨轴位见图1-56、图1-57。

（2）摄影体位：被检者俯卧于摄影床上，被检侧足尖踏紧平板探测器，足跟上收，跖趾关节尽量屈曲。

（3）中心线：对准籽骨垂直入射。

（4）摄影距离：100cm。

（5）滤线栅（−）。

（6）照射野：6英寸×10英寸。

（7）标准影像显示：籽骨位于籽骨沟上方、籽骨嵴两侧，籽骨与第1趾骨没有重叠，籽骨骨质清晰显示。

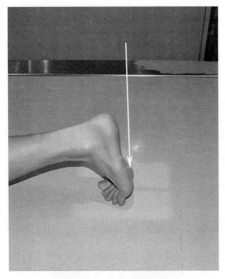

图 1-56 足籽骨轴位

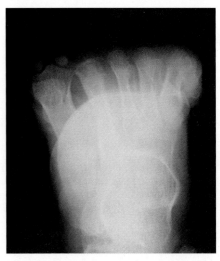

图 1-57 足籽骨轴位 X 线图像

39. 跟骨轴位

（1）摄影目的：观察跟骨骨折及错位等。跟骨轴位影像见图 1-58。

（2）摄影体位：被检者坐于摄影床上，对侧膝部弯曲，被检侧下肢伸直，踝关节放于平板探测器中心并极度背曲，可用一绷带绕于足部，嘱被检者向后拉住。

（3）摄影距离：100cm。

（4）照射野：6 英寸 × 10 英寸。

（5）滤线栅（-）。

（6）中心线：向足底倾斜 35°～45° 角，对准第 3 跖骨底部（通过跟骨），射入平板探测器中心。

（7）标准图像显示：显示全部跟骨轴位影像。

40. 跟骨侧位

（1）摄影目的：检查跟骨及跟距关节病变。跟骨侧位影像见图 1-59。

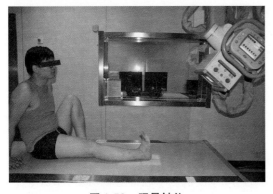

图 1-58 跟骨轴位

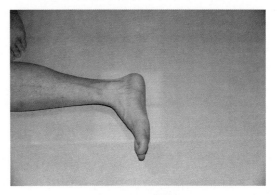

图 1-59 跟骨侧位

（2）摄影体位：被检者仰卧于摄影床上，被检侧靠近台面，对侧足放于被检侧足的前上方，被检侧足部外侧紧靠平板探测器，跟骨放于平板探测器中心，膝部弯曲，并用沙袋垫高，使跟骨摆平不动。

（3）摄影距离：100cm。

（4）照射野：6英寸×10英寸。

（5）滤线栅（−）。

（6）中心线：对准跟距关节，与平板探测器垂直（对准内踝下2cm处）。

（7）标准影像显示：①图像包括踝关节及部分距骨、跟骨位于图像正中；②距骨下关节面呈切线位显示，关节间隙清晰；③跟骨骨纹理显示清晰。

41. 水平跟底轴位

（1）摄影目的：主要用于显示踝关节背伸受限的被检者跟骨轴位各解剖结构。水平跟底轴位见图1-60、图1-61。

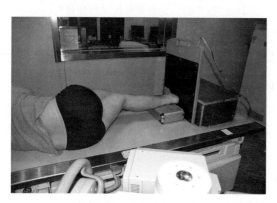

图1-60　水平跟骨轴位

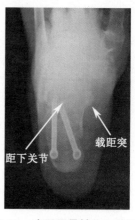

图1-61　水平跟骨轴位X线图像

（2）摄影体位：被检者侧卧于摄影床上，患侧膝关节呈侧位状态，小腿伸直或稍向前倾，放于5cm高的长方形支架上，外踝或内踝与之紧贴，平板探测器竖放且垂直于床面，足底尽量贴近平板探测器。

（3）中心线：X线为水平方向，对准后跟下方1cm处向跟底方向倾斜入射，倾斜角度根据侧位跟骨长轴线与足底平面夹角而定。如果夹角大，中心线向足底方向倾斜角度大；如果夹角变小，中心线向足底方向倾斜角度小。倾斜角度范围在40°～45°。

（4）摄影距离：100cm。

（5）滤线栅（−）。

（6）照射野：6英寸×10英寸。

（7）标准影像显示：①显示跟骨轴位像；②距下关节面、载距突及跟骨内外侧突解剖结构清晰显示；③跟骨长宽比例正常；④跟骨骨小梁清晰显示，周围软组织层次可见。

42. 踝关节前后位

（1）摄影目的：观察踝关节及胫腓骨远端病变。踝关节前后位影像见图1-62。

（2）摄影体位：被检者坐于摄影床上，对侧膝部弯曲，被检侧下肢伸直，将踝关节放于平板探测器中心。足稍跖屈并稍内旋，小腿长轴与平板探测器中心线平行。

（3）摄影距离：100cm。

（4）照射野：6 英寸×10 英寸。

（5）滤线栅（－）。

（6）中心线：对准内外踝连线中点上方 1cm 处，垂直射入平板探测器。

（7）标准影像显示：①踝关节位于照片下 1/3 中央，关节面呈切线位；②胫腓联合间隙不超过 0.5cm；③踝关节骨纹理清晰锐利，周围软组织层次清晰。

43. 踝关节外侧位

（1）摄影目的：观察踝关节及胫腓骨远端病变。踝关节外侧位见图 1-63。

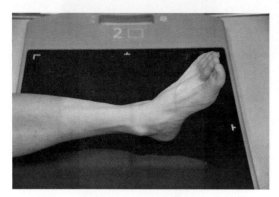 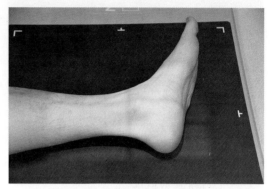

图 1-62　踝关节前后位　　　　　　　　图 1-63　踝关节外侧位

（2）摄影体位：被检者侧卧于摄影床上，被检侧靠近台面，对侧足放在被检侧足的前上方，被检侧膝关节稍屈曲，踝部外侧紧靠平板探测器。膝部用沙袋垫高，足跟摆平，使踝关节成侧位，将内踝上方 1cm 处放于平板探测器中心，小腿长轴与平板探测器中线平行。

（3）摄影距离：100cm。

（4）照射野：6 英寸×10 英寸。

（5）滤线栅（－）。

（6）中心线：对准内踝上方 1cm 处，垂直射入平板探测器。

（7）标准影像显示：①距骨滑车面内外缘重合良好；②腓骨小头重叠于胫骨正中偏后；③踝关节位于图像下 1/3 处；④踝关节各骨骨纹理及周边软组织显示清晰。

44. 踝穴位

（1）摄影目的：主要观察下胫腓联合有无分离，评价踝关节的稳定性。踝穴位见图 1-64、图 1-65。

（2）摄影体位：被检者仰卧或坐于检查床上，下肢伸直踝关节背屈至中立位，小腿和足内旋 20°。

（3）中心线：对准外踝下胫腓联合处垂直入射。

（4）摄影距离：100cm。

（5）滤线栅（－）。

（6）照射野：6 英寸×10 英寸。

（7）标准影像显示：图像包括胫腓骨远端及距骨，胫骨不与腓骨远端重叠，距骨与内外踝间隙清晰显示。

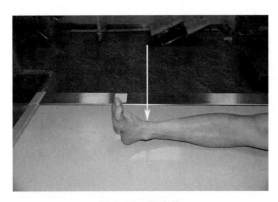

图 1-64　踝穴位

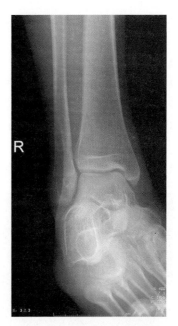

图 1-65　踝穴位 X 线图像

45. 胫腓骨前后位

（1）摄影目的：观察胫腓骨及小腿病变。胫腓骨前后位见图1-66。

（2）摄影体位：被检者坐于摄影床上，下肢伸直，足尖朝上呈中立位。平板探测器上缘包括膝关节，下缘包括踝关节。使小腿长轴与平板探测器中线平行。

（3）摄影距离：100cm。

（4）照射野：7.5 英寸×17 英寸。

（5）滤线栅（-）。

（6）中心线：对准小腿中点，垂直射入平板探测器。

（7）标准影像显示：主要显示胫腓骨的前后位影像及邻近关节的前后位影像。胫腓骨骨纹理及周围软组织显示清晰。

46. 胫腓骨外侧位

（1）摄影目的：观察胫腓骨及小腿病变。胫腓骨前后位影像见图1-67。

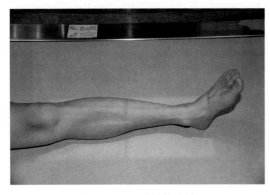

图 1-66　胫腓骨前后位

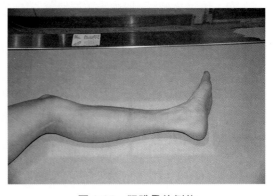

图 1-67　胫腓骨外侧位

（2）摄影体位：被检者侧卧于摄影床上，被检侧靠近台面，对侧髋和膝部屈曲，将小腿置于被检侧前方。被检侧下肢伸直，小腿外缘紧靠平板探测器，平板探测器上缘包括膝关节，下缘包括踝关节。小腿长轴与平板探测器长轴中线平行。

（3）摄影距离：100cm。

（4）照射野：7.5英寸×17英寸。

（5）滤线栅（－）。

（6）中心线：对准小腿中点，垂直射入平板探测器。

（7）标准影像显示：显示胫腓骨与邻近关节的侧位影像，胫腓骨骨纹理及周围软组织显示清晰。

47. 膝关节前后位

（1）摄影目的：检查膝关节及其邻近组织病变。膝关节前后位影像见图1-68。

（2）摄影体位：被检者坐于摄影床上，下肢伸直。平板探测器放于被检侧膝下，髌骨下缘对平板探测器中心，小腿长轴与平板探测器中线平行。

（3）摄影距离：100cm。

（4）照射野：6英寸×10英寸。

（5）滤线栅（－）。

（6）中心线：对准髌骨下缘（髌骨下缘1cm），垂直射入平板探测器。

（7）标准影像显示：①图像包括股骨两髁，胫骨两髁及腓骨小头，关节面位于图像正中；②腓骨小头与胫骨有少量重叠；③膝关节骨纹理及周围软组织显示清晰。

48. 膝关节外侧位

（1）摄影目的：检查膝关节病变及髌骨骨折等情况。膝关节侧位影像见图1-69。

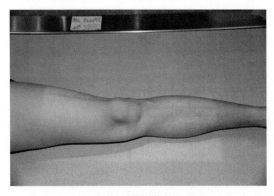 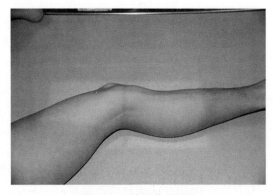

图1-68　膝关节前后位　　　　　　　　图1-69　膝关节外侧位

（2）摄影体位：被检者侧卧于摄影床上，被检侧靠近台面。对侧下肢屈曲置于被检侧前方，被检侧膝部稍弯曲。膝部外侧缘紧靠平板探测器，髌骨下缘放于平板探测器中心，平板探测器前缘须超出皮肤1cm。髌骨与平板探测器垂直。

（3）摄影距离：100cm。

（4）照射野：6英寸×10英寸。

（5）滤线栅（－）。

（6）中心线：对准胫骨上端（膝关节间隙），垂直射入平板探测器。

（7）标准影像显示：①膝关节间隙位于照片正中，股骨内外髁重叠良好；②髌骨呈侧位显示，髌骨与股骨间隙分离明确，关节面锐利；③膝关节骨纹理及周围软组织显示良好。

49. 膝关节应力位

（1）摄影目的：测量双侧膝关节内（外）侧关节间隙的差值，间接判断膝关节内（外）侧副韧带损伤程度。膝关节应力位见图1-70、图1-71。

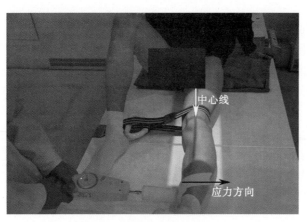

图1-70　膝关节应力位

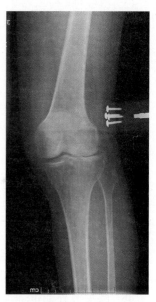

图1-71　膝关节应力位X线图像

（2）摄影体位：被检者仰卧或坐于摄影床上，患侧下肢伸直，足尖稍内旋，使用固定带把股骨固定在摄影床一侧，应力检查器的胫骨半圆形压板向胫骨远端近踝关节处的内（外）侧面施压，平板探测器置于患侧膝关节下方，使其长轴与下肢长轴平行。

（3）摄影距离：100cm。

（4）照射野：6英寸×10英寸。

（5）滤线栅（-）。

（6）中心线：对准髌骨下缘垂直入射。

（7）标准影像显示：①影像包括股骨远端、胫腓骨近端及周围软组织，关节面于影像正中；②关节间隙呈切线位清晰显示；③膝关节诸骨小梁清晰显示，周围软组织层次可见。

50. 膝关节抽屉实验应力位

（1）摄影目的：根据胫骨前（后）移程度，间接判断膝关节前（后）交叉韧带损伤程度。膝关节抽屉实验应力位见图1-72、图1-73。

（2）摄影体位：被检者仰卧或坐于摄影床上，患侧下肢伸直，足尖稍内旋，在胫骨近端下方垫5cm厚长方形硬垫子，使用应力检查器的股骨半圆形压板向股骨远端（胫骨近端）的前方施压，平板探测器置于患侧膝关节外侧，使其长轴与下肢长轴平行，健侧髋关节和膝关节屈曲，避免遮挡X线束入射。

（3）摄影距离：100cm。

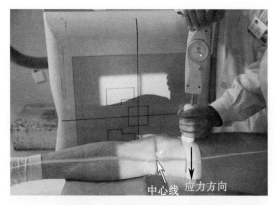

图 1-72 膝关节抽屉实验应力位

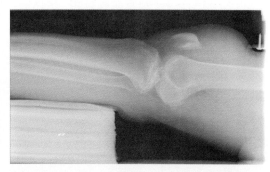

图 1-73 膝关节抽屉实验应力位X线图像

（4）照射野：6英寸×10英寸。

（5）滤线栅（－）。

（6）中心线：对准患侧股骨内髁中点水平方向入射。

（7）标准影像显示：①影像包括股骨远端、胫腓骨近端、髌骨及周围软组织，膝关节间隙显示于影像正中；②股骨内外髁重叠，关节间隙清晰显示；③膝关节诸骨小梁清晰显示，周围软组织层次可见。

51. **髌骨轴位**

（1）摄影目的：观察髌骨病变。髌骨轴位影像见图1-74。

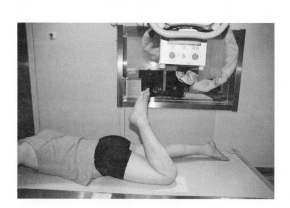

图 1-74 髌骨轴位

（2）摄影体位：被检者俯卧于摄影床上，被检侧膝部极度屈曲，被检者用绷带牵拉足背部，尽量使小腿与大腿紧密靠拢，股骨保持后前位姿势，将髌骨置于平板探测器中心。对侧下肢伸直。

（3）摄影距离：100cm。

（4）照射野：6英寸×10英寸。

（5）滤线栅（－）。

（6）中心线：通过髌骨后缘和股骨间隙，垂直射入平板探测器。

（7）标准影像显示：髌骨位于图像正中，髌骨骨纹理及周围软组织显示清晰。

52. 髌骨轴位(利用专利辅助装置)

(1)摄影目的:观察髌骨骨折、髌骨运行轨迹以及髌骨与股骨髁间窝的对应关系,评估髌骨的稳定性。髌骨轴位见图1-75、图1-76。

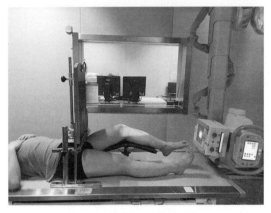

图1-75　髌骨轴位(辅助装置)

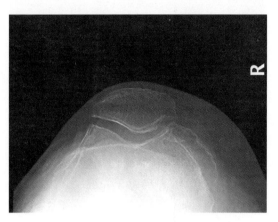

图1-76　髌骨轴位(辅助装置)X线图像

(2)摄影体位:被检者仰卧于摄影床上,患侧膝关节屈曲放在膝关节角度支架上,使用量角器测量膝关节真实屈曲的角度(15°、30°、60°),再调整前后两个托板并旋转顶丝进行固定,探测器放在膝关节外侧,根据膝关节侧位图像测量髌骨后关节面与水平面夹角,确定拍摄髌骨轴位时中心线倾斜角度。然后被检者保持不动,拍摄髌骨轴位,将平板探测器固定于支撑组件的固定架上,尽量靠股骨远端近髌骨的一侧,以减少图像放大、失真。

(3)摄影距离:100cm。

(4)照射野:6英寸×10英寸。

(5)滤线栅(-)。

(6)中心线:第一次投照对准髌骨后缘与腘窝折线中点水平方向入射,第二次投照向头侧倾斜且平行于髌骨后关节面水平方向入射。

(7)标准影像显示:髌骨呈轴位显示,髌骨骨小梁清晰显示,髌股关节面完整显示,髌骨与股骨、胫骨没有重叠。

53. 股骨前后位

(1)摄影目的:观察股骨及大腿软组织病变。股骨前后位影像见图1-77。

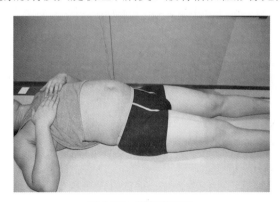

图1-77　股骨前后位

（2）摄影体位：被检者仰卧于摄影床上，下肢伸直，足稍内转，使两足姆趾内侧互相接触。平板探测器放于被检侧大腿下面，大腿长轴与平板探测器中线平行，上缘包括髋关节，下缘包括膝关节。

（3）摄影距离：100cm。

（4）照射野：7英寸×17英寸。

（5）滤线栅（+）。

（6）中心线：对准股骨中点，垂直射入平板探测器。

（7）标准影像显示：图像为股骨及膝关节正位影像。股骨及膝关节骨纹理显示清晰，周围软组织层次清晰。

54. 股骨侧卧侧位

（1）摄影目的：观察股骨及大腿软组织病变。股骨侧卧侧位影像见图1-78。

（2）摄影体位：被检者侧卧于摄影床上，被检侧靠近台面，对侧髋部和膝部弯曲，放于被检侧下肢的前方。被检侧髋部伸直，膝部稍弯曲，平板探测器放于大腿外侧缘下方，大腿应与平板探测器中线平行。

（3）摄影距离：100cm。

（4）照射野：7英寸×17英寸。

（5）滤线栅（+）。

（6）中心线：对准股骨中点，垂直射入平板探测器。

（7）标准影像显示：图像为股骨及膝关节侧位影像。股骨及膝关节骨纹理显示清晰，周围软组织层次清晰。

55. 髋关节前后位

（1）摄影目的：为髋关节常用体位，常用来观察股骨颈骨折等。髋关节前后位影像见图1-79。

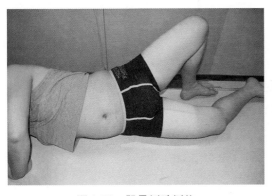 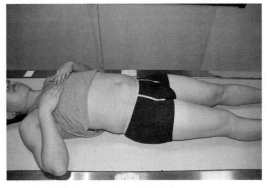

图 1-78　股骨侧卧侧位　　　　　　　　图 1-79　髋关节前后位

（2）摄影体位：被检者仰卧于摄影床上，被检侧髋关节放于台面中线。下肢伸直，足稍内倾使两侧姆趾内侧互相接触。股骨头放于平板探测器中心。

（3）摄影距离：100cm。

（4）照射野：10英寸×12英寸。

（5）滤线栅（+）。

（6）中心线：对准股骨头，垂直射入平板探测器。

（7）标准影像显示：①图像包括髋关节、股骨近端等；②股骨头位于图像正中。大粗隆内缘与股骨颈重叠1/2，股骨颈显示充分；③股骨颈及闭孔无投影变形；④髋关节骨纹理显示清晰，坐骨棘明显显示。

56. 髋关节后前斜位（谢氏位）

（1）摄影目的：观察股骨头有无向后脱位。髋关节后前斜位见图1-80、图1-81。

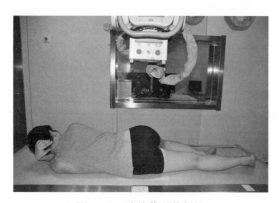

图1-80　髋关节后前斜位

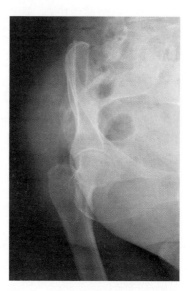

图1-81　髋关节后前斜位X线图像

（2）摄影体位：被检者俯卧于摄影床上，健侧髋部抬高，身体冠状面与床面成35°～40°角，上肢、膝关节向上及前方屈曲以支撑身体，同侧前臂环抱于头部，下肢伸直。

（3）中心线：对准股骨大粗隆内5cm处垂直入射。

（4）摄影距离：100cm。

（5）滤线栅（+）。

（6）照射野：10英寸×12英寸。

（7）标准影像显示：①髋臼为圆形，股骨头为轴位，颈部缩短，大粗隆突向后方，骨盆内壁在前，坐骨在后，便于分辨股骨头脱位情况；②髋关节关节间隙及各组成骨骨小梁清晰显示。

（五）胸廓

1. 胸骨后前斜位

（1）摄影目的：胸骨检查的常规体位，主要观察胸骨的骨质情况。胸骨后前斜位影像见图1-82。

（2）摄影体位：被检者俯卧于摄片床上，右侧抬高约25°～30°，平板探测器上缘包括胸骨颈切迹，下缘包括剑突。嘱被检者深吸气后屏气曝光。

（3）摄影距离：100cm。

（4）照射野：10英寸×12英寸（1英寸≈2.54cm）。

（5）滤线栅（+）。

（6）中心线：对准第5胸椎水平右侧约10cm垂直射入平板探测器。

（7）标准影像显示：胸骨柄、体部及剑突的正位影像，胸骨骨纹理清晰可见。

2. 胸骨侧位

（1）摄影目的：常用来检查胸骨病变。胸骨侧位影像见图1-83。

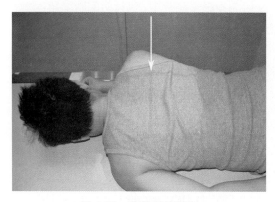

图1-82 胸骨后前斜位

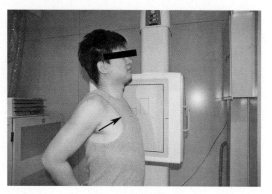

图1-83 胸骨侧位

（2）摄影体位：被检者站于摄影架前，呈完全侧位，两臂交叉位于背部，胸部向前挺出，两肩尽量后倾。平板探测器上缘超出胸骨颈静脉切迹，下缘包括剑突，胸骨长轴对平板探测器中线。嘱被检者深吸气后屏气曝光。

（3）摄影距离：100cm。

（4）照射野：10英寸×12英寸。

（5）滤线栅（+）。

（6）中心线：对准胸骨中点，垂直射入平板探测器。

（7）标准影像显示：胸骨柄、体及剑突的侧位影像。胸骨骨纹理清晰可见。

3. 膈上肋骨前后位

（1）摄影目的：检查膈上肋骨病变，为肋骨检查常用体位。膈上肋骨前后位影像见图1-84。

（2）摄影体位：被检者站于摄影架前，背向平板探测器，身体正中矢状面对平板探测器中线，平板探测器上缘超出第7颈椎，两肘弯曲，手背放于髋部，两臂及肩部尽量内转，使肩胛骨影像不致与肋骨重叠。嘱被检者深吸气后屏气曝光。

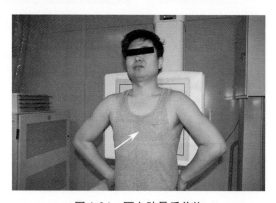

图1-84 膈上肋骨后前位

（3）摄影距离：100cm。

（4）照射野：14英寸×17英寸。

（5）滤线栅（+）。

（6）中心线：对准第7胸椎垂直射入平板探测器。

（7）标准影像显示：①第1～6前肋与第1～9后肋投影于照片中，包括两侧肋膈角；②纵隔后肋骨边缘也应清晰显示；③以上肋骨骨纹理显示清晰。

4. 膈下肋骨前后位

（1）摄影目的：观察近膈肌及膈下部分肋骨病变。膈下肋骨前后位影像见图1-85。

（2）摄影体位：被检者仰卧于摄影床上，身体正中矢状面对台面中线。两臂放于头旁或身旁，平板探测器上缘包括第5胸椎，下缘包括第3腰椎。嘱被检者呼气后屏气曝光。

（3）摄影距离：100cm。

（4）照射野：14英寸×14英寸。

（5）滤线栅（+）。

（6）中心线：对准脐孔，通过第3腰椎间隙，向头侧倾斜10°～15°角射入平板探测器。

（7）标准影像显示：①第8～12肋骨在膈下显示并投影于腹腔内；②第8～12肋骨骨纹理显示清晰。

5. 膈上肋骨后前斜位

（1）摄影目的：腋中线肋骨呈斜面像，可清晰观察骨质改变。膈上肋骨后前斜位影像见图1-86。

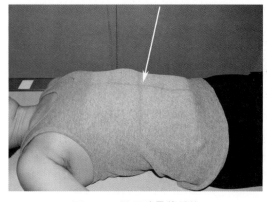　　　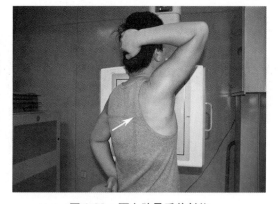

图1-85　膈下肋骨前后位　　　　　　　图1-86　膈上肋骨后前斜位

（2）摄影体位：被检者立于摄影架前，面向平板探测器，两足分开，健侧手臂上举，被检侧肘部屈曲，身体向被检侧倾斜45°，被检侧胸腋部靠近平板探测器，平板探测器上缘超过肩部，脊柱至胸腔外侧缘中点对准平板探测器中线。嘱被检者深吸气后屏气曝光。

（3）摄影距离：100cm。

（4）照射野：11英寸×14英寸。

（5）滤线栅（+）。

（6）中心线：对胸骨颈静脉切迹与剑突连线中点，垂直射入平板探测器。

（7）标准影像显示：为全部肋骨的斜位影像。肋骨骨纹理及周围软组织显示清晰。

（六）头部

1. 头颅后前位

（1）摄影目的：头颅检查的常规体位，图像显示为头颅的正位影像。头颅后前位见图1-87。

（2）摄影体位：被检者俯卧于摄影床上，两肘弯曲放于头两侧，头颅正中矢状面对准台面中线并垂直于台面，前额和鼻部紧贴台面，下颌内收，听眦线垂直台面，平板探测器上缘超出头顶3cm。

（3）摄影距离：100cm。

（4）照射野：10英寸×12英寸（1英寸≈2.54cm）。

（5）滤线栅（+）。

（6）中心线：对准枕外隆凸，垂直射入平板探测器。

（7）标准影像显示：①图像包括全部颅骨及下颌骨升支；②矢状缝及鼻中隔影像居中，眼眶、上颌窦、筛窦等左右对称显示；③顶骨及两侧颞骨的影像对称；④颞骨岩部上缘位于眼眶正中，内听道显示清楚；⑤颅骨骨板及骨质显示清晰。

2. 头颅侧位

（1）摄影目的：用于观察颅内及颅骨病变。头颅侧位影像见图1-88。

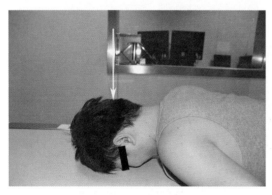

图1-87 头颅后前位

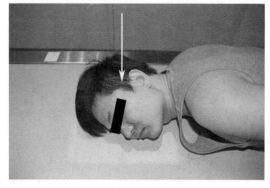

图1-88 头颅侧位

（2）摄影体位：被检者俯卧于摄影床上，头侧转，被检侧紧靠台面，对侧肘部弯曲，用前臂支撑身体，头部矢状面与台面平行，瞳间线与台面垂直，平板探测器上缘超出头顶3cm，下缘包括部分下颌骨。

（3）摄影距离：100cm。

（4）照射野：10英寸×12英寸。

（5）滤线栅（+）。

（6）中心线：对准外耳孔前、上方各2cm处，垂直射入平板探测器。

（7）标准影像显示：①头颅侧位影像，图像包括全部颅骨及下颌骨升支；②蝶鞍位于图像正中偏前，蝶鞍各缘呈半月状阴影，无双边影；③前颅窝底线重叠为单线，两侧乳突外耳孔、下颌骨小头基本重叠；④听眦线与图像长轴平行；⑤颅骨内、外板和板障及颅缝显示清晰。

3. 颅底颌顶位

（1）摄影目的：检查颅底骨质病变。颅底颌顶位影像见图1-89。

（2）摄影体位：被检者仰卧于摄影床上，用棉垫将腰背部垫高约15cm，髋及膝屈曲，足踏摄影床上以支撑身体。头后仰，使顶部触及台面，听眦线平行于台面，正中矢状面垂直并重合台面中线。平板探测器上缘超出额部4cm，下缘包括枕骨隆凸。

（3）摄影距离：100cm。

（4）照射野：10英寸×12英寸。

（5）滤线栅（+）。

（6）中心线：与听眦线垂直，经两下颌角连线中点射入平板探测器。

（7）标准影像显示：①图像包括全部脑颅骨及面颅骨，鼻中隔与齿突连线位于图像正中；②下颌小头距离颅外板相等，不与外耳道重叠；③两侧岩骨前缘位于颅底正中；④颅底诸孔、颈动脉管、岩骨及蝶鞍边缘清晰显示。

4. 下颌骨侧位

（1）摄影目的：用于检查下颌骨的常规体位，主要观察下颌骨骨折等。下颌骨侧位影像见图1-90。

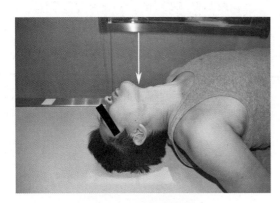

图1-89　头颅颌顶位

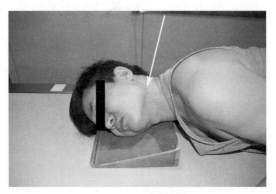

图1-90　下颌骨侧位

（2）摄影体位：被检者仰卧于摄影床上，被检侧肩向下牵拉，前臂伸直沿躯干平放。健侧身体抬高，臀部后移，下肢屈曲以固定身体。头侧转，使被检侧下颌贴近平板探测器，垫一片盒架，使额高头低（倾斜15°角）。下颌骨下缘与平板探测器下边平齐，平板探测器中心对被检部位中心。

（3）摄影距离：100cm。

（4）照射野：8英寸×10英寸。

（5）滤线栅（+）。

（6）中心线：向头侧倾斜15°～25°角，经对侧下颌角后下1cm处射入平板探测器中心。

（7）标准影像显示：为一侧下颌骨侧位影像，包括体部、升支、关节突、喙状突。下颌骨骨纹理显示清晰。

5. 鼻旁窦瓦氏位

（1）摄影目的：检查上颌窦、额窦等的情况，为鼻旁窦的常规检查体位。鼻旁窦瓦氏位影像见图1-91。

（2）摄影体位：被检者坐立于摄影架前，额部贴近台面，头向后仰，头颅正中矢状面垂直并重合台面中线，听眦线与台面呈37°角，平板探测器中心对鼻尖。

（3）摄影距离：100cm。

（4）照射野：8英寸×10英寸。

（5）滤线栅（+）。

（6）中心线：经鼻根部（鼻前棘）垂直射入平板探测器。

（7）标准影像显示：①两侧上颌窦对称显示与眼眶以下，呈倒置三角形；②颞骨岩部投影于上颌窦下方；③后组筛窦及额窦显示良好。

6. 鼻骨侧位

（1）摄影目的：为鼻骨检查的常规体位，主要观察鼻骨骨折。鼻骨侧位见图1-92。

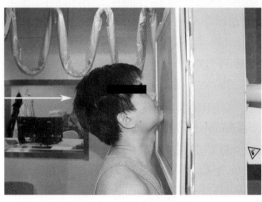
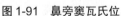

图1-91　鼻旁窦瓦氏位

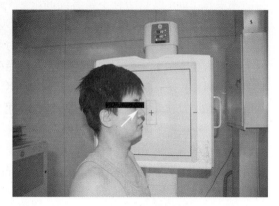

图1-92　鼻骨侧位

（2）摄影体位：被检者俯卧于摄影床，头颅成标准侧位，正中矢状面与平板探测器平行，瞳间线与台面垂直。平板探测器中心对准鼻根下1cm。

（3）摄影距离：100cm。

（4）照射野：5英寸×7英寸。

（5）滤线栅（+）。

（6）中心线：经鼻根下1cm处垂直射入平板探测器。

（7）标准影像显示：鼻骨显示在眼眶骨影像前方，鼻骨位于图像正中，鼻骨骨纹理及周边软组织显示良好。

三、乳腺X线检查技术

（一）乳腺X线摄影

乳腺X线摄影是指通过低能X射线获得乳腺影像的方法。早在1937年，德国Salomon即开始进行乳腺癌X射线诊断的研究。稍后美国Warren采用细颗粒胶片及增感屏技术对乳腺标本及术前被检者进行X射线摄影，以期提高照片清晰度与对比度。与此同时，德、美、法等国的学者各自独立地对乳腺X射线诊断问题做了细致研究。Warren及Dominguze（1930）首先发现乳腺肿瘤在X射线片上可出现钙化。Seabold（1931、1933）报道了月经周期中乳腺X射线上亦可呈现周期性变化。Vogel（1932）讨论了慢性囊性乳腺炎与乳腺癌之间的X射线鉴别诊断问题。Ries（1930、1938）首先报道乳腺导管造影。但是上述这些研究，均采用普通钨靶X射线机，所摄照片大部分质量欠佳，影像模糊，缺乏清晰对比，致使大部分学者的热情很快冷却下来，认为乳腺X射线摄影难以达到临床诊断要求，前景暗淡。

1960年，美国Egan在Fletcher教授指导下，经三四年时间的摸索，创造了高毫安秒、低千伏及无增感屏的投照方法（即所谓Egan投照法），使照片的清晰度与对比度有了明显提高，在600例1000次的投照中，获得了惊人的诊断正确率，使乳腺的X射线诊断研究又开始风靡起来。

为了解决普通钨靶X射线机波长过短（0.2Å），穿透力过强，不利于用作软组织摄影的问题，1970年法国首先推出专供乳腺及其他软组织摄影的钼靶（平均X射线波长为0.7Å）X射线机，这是乳腺X线诊断中最关键性的一次突破。用乳腺X线机摄取的照片，其对比度与清晰度较Egan投照法有了显著提高，一些微细结构和小病灶能在照片上清晰显示，使乳腺X线摄影检查已成为今日诊断乳腺病变最有效、最可靠的手段。

1. **投照基本方法**　乳腺的投照体位有头尾位、侧位、内外斜位、点压摄影、局部放大摄影或全乳放大摄影等。一般常规乳腺摄片应包括双乳以利于对比，通常采用内外斜位及头尾位，必要时辅以侧位、外内斜位、局部加压摄影及全乳或局部放大摄影等。一般投照原则是：病变部位应明确被包含在胶片内；病变部位应尽可能贴近胶片。操作时应力求最大限度显示乳房各部分结构，乳头应处于切线体位，避免乳房皮肤产生皱褶而使其影像与皮肤局限性增厚相混淆。

乳房呈锥形，前部薄，底部厚，乳腺X线摄影使用软X射线，穿透力较弱，若投照时对乳房不加压迫，必然会造成前部曝光过度而底部曝光不足，因而在乳腺摄影时，必须用压迫板对乳房施加压迫，形成比较均匀一致的厚度再曝光。压迫减少了射线穿透的组织厚度，这样在减少乳腺所受辐射剂量的同时，也减少了散射线，提高了图像对比度，增加了影像锐利度，同时分离了乳腺构造的重叠部分，提高了组织间的对比度，有利于诊断。应注意，加压时动作要轻柔，逐渐增压，压力不宜过高，以免引起疼痛或严重不适。对于乳房较大且致密的被检者不宜超压强力压迫，以免引起疼痛。

2. **摄影条件**　乳腺X线摄影的摄影条件随乳房大小及致密程度而定。一般摄影条件的范围是：电压22～35kV，30～300mAs。头尾、侧、内外斜位的摄影条件略有不同。

对于青春期、妊娠期及哺乳期的妇女，多数未婚、未育或产后未曾哺乳的育龄妇女以及乳房有明显致密增生的妇女，乳房的腺体组织较厚而致密，摄影条件宜增加（30～35kV、100～300mAs）；月经期的腺体因腺泡增生，小叶周围充血、水肿，摄影条件宜稍增加，年老松弛及断乳后退化的脂肪型腺体，因乳房的腺体组织已被大量的脂肪组织或结缔组织所替代，摄影条件宜降低（25～30kV，50～100mAs）。摄片时应注意两侧同时投照，每一侧均进行内外斜位及头尾位投照，以便读片时两侧进行比较，准确判断病变部位及病变性质，同时也有利于隐匿性乳腺癌的检出。若两侧乳房因生理或病理原因失去对称性，则应根据具体情况调整摄影条件。此外，乳房摄影条件亦应随压迫后的厚度而作适当增减，一般以5cm厚度作为基准，若乳房较大，压迫后超过5cm厚度，宜增加2～4kV；反之则相应减小。

现在生产的乳腺X线机大都设有自动曝光及手动曝光两种系统，对于中等及较大乳房，电脑控制自动曝光系统均能投照出优质的乳腺片，但对乳房较小的被检者，则显得曝光不足，因而需人为手动设置摄影条件，一般为22～30kV，30～50mAs。

3. **被检者体位**　投照时，被检者可取立位、坐位、侧卧位或俯卧位。立位投照比较方便，但体位容易移动，特别是年老、体弱或情绪紧张的妇女，容易因身体颤动而影响图像质量。此时，宜采用坐位或侧卧位投照。侧卧位投照被检者较舒适，体位不易有移动，尤其对年老、体弱被检者在投照侧位像时，卧位能暴露出较多的乳腺组织，但被检者上、下床及摆位较费时间，故一般较少采用。俯卧位投照须设计一特殊床面，床面上设置一或两个圆孔，被检者俯伏其上，使乳房因重力关系自圆孔处下垂，即可摄得较多的乳腺组织。俯卧位投照较适合小而松弛的乳房，但一般亦很少采用。

总之，立位和坐位是常规体位，侧卧位及俯卧位只在特殊情况下采用。

4. 投照体位

（1）头尾位：亦称上、下位或正位，为标准投照位。在头尾（cranio-caudal，CC）位上要确保在内外侧斜（medio-lateral oblique，MLO）位中可能会被遗漏的组织能显示出来，特别是乳腺内侧组织。因此在 CC 位上应显示出所有的内侧组织及尽可能多的外侧组织。见图 1-93。

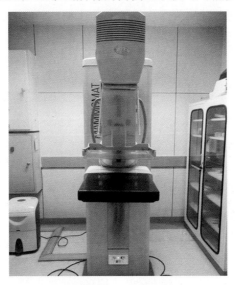

图 1-93　CC 位机架体位

CC 投照时具体步骤如下：

1）技师站在受检乳房内侧，注意乳房内侧组织。见图 1-94。

2）用手托起乳房下方皱褶（inframammary fold，IMF）至乳房自然可允许移动的高度，此移动距离为 1.5～7cm。见图 1-95。

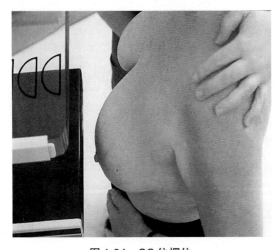

图 1-94　CC 位摆位

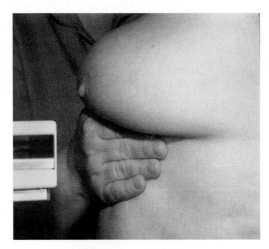

图 1-95　CC 位摆位

3）提升含暗盒或影像接收器的托盘，使其与已抬高的 IMF 缘接触。令被检者稍前倾，使乳腺组织尽量离开前胸壁。将一手放在乳腺下方，另一手在上方，轻柔地将乳腺拉离胸壁，并将乳头置于影像接收器中央。此两手轻拉方法可将乳腺组织拉离胸壁，可最大量地投照出乳腺的上方及下方组织。见图 1-96。

4）一手置乳房后缘抵住肋骨，使乳房保持此体位，使被检者头部转向非检侧，此时被检者可靠在乳腺机上，近胸壁的上方乳腺组织可被显示。

5）转动被检者直至影像接收器紧贴胸骨，此动作需将对侧乳房提起置于影像接收器托盘的拐角而不是放在托盘的后方，此手法可使乳腺后内方组织显示。

6）令被检者将非检侧手臂向前握住机架上的手柄，技师的手臂放在被检者后背，手放在检查侧的肩上，使被检者肩部放松，同时轻推被检者后背，防止其乳房从托盘上滑出。见图 1-97。

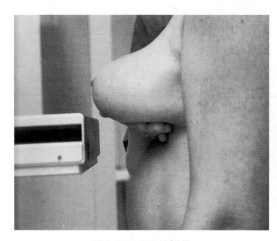 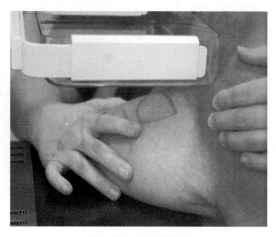

图 1-96　CC 位摆位　　　　　　　　　　　图 1-97　CC 位摆位

7）用手指牵拉锁骨上皮肤，以缓解最后对乳房压迫时的皮肤牵拉感。

8）对乳房实施压迫，在进行压迫时，固定乳房的手向乳头方向移动，同时向前平展外侧乳腺组织，消除皮肤皱褶。成像一侧的手臂下垂，肱骨外旋，亦有助于消除皮肤皱褶。如仍有皮肤皱褶，可用手指在压迫板与托盘之间滑动展平外侧的皮肤皱褶。压迫要达到使乳腺充分扩展、伸开的程度。

一张优良的 CC 位乳腺片应包含：所有的乳腺内侧组织均可见；乳头位于影像中心；可见胸大肌影（约 30% 病例中可见）或后乳头线（posterior nipple line，PNL）测量值在 MLO 位上测量的 1cm 以内。见图 1-98。

（2）内外侧斜（MLO）位为标准的投照位，如摆位操作得当，可使全部乳腺组织得以显影。在此体位中，影像接收器平面须与水平面呈 30°～60° 角而使之与胸大肌平面平行。X 线束从乳腺的内上向外下方向投射。接收器平面的角度须根据每个被检者体型加以调整，以求获得最大量的乳腺组织影像。高而瘦的被检者所需的角度为 50°～60°，矮胖被检者为 30°～40°，中等身材被检者所需的角度为 40°～45°。同一被检者左、右乳投照所需角度基本相同，极少数被检者可有差异。有些单位在胶片上记录 MLO 投照时所需的角度以利于下次检查时采用。见图 1-99。

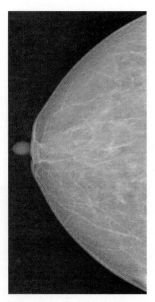

图 1-98 CC 位标准 X 线图像

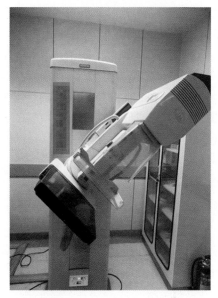

图 1-99 MLO 位机架体位

MLO 投照时具体步骤如下：

1）被检者面向机架，身体受检侧靠近托盘，非检侧转离，足部与片盒近胸壁侧呈 45° 夹角。应用可推动组织向固定组织推移的原理，提升检查侧的乳房，然后向前、内方向牵拉乳腺组织及胸大肌。此时被检者受检侧的手应放在机架的手柄上。见图 1-100。

2）调节影像接收器托盘的高度，使它的拐角恰好在腋窝后方、皱褶的背阔肌前方、胸大肌后方，但不可超过肩部。

3）将受检侧手臂放在影像采集器托盘后方，肘部屈曲以松弛胸大肌。

4）向影像接收器方向旋转被检者，使托盘边缘代替技师的手，向前承托乳腺组织及胸大肌，然后用手牵拉乳房离开胸大肌以免组织重叠。见图 1-101。

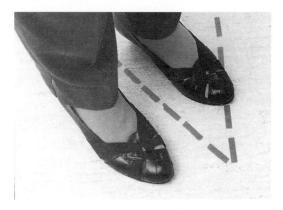

图 1-100 MLO 位摆位

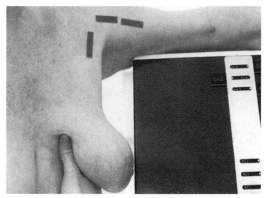

图 1-101 MLO 位摆位

5）开始用压迫板，其上角应稍低于锁骨，技师的手逐渐撤离投照区域，在撤离过程中，手仍持续在乳头下方承托乳房前部。手的此种组合动作称之为"向外及乳头向上操作法"。技师应将乳头推向影像接收器托盘顶部，直至压迫器能保持乳房在此种体位为止。如果承托的手撤离过早,乳房就会下垂,导致乳腺组织不能充分分离。"向外及乳头向上操作法"亦不能过分强调。见图 1-102。

为避免非检侧乳腺的影响,可让被检者将非检侧乳腺推向外侧。

6)最后一步是将接收器前方的腹部组织向下牵拉,以便展开乳腺下方皱褶。

一张优良的 MLO 位乳腺片的标准应包含:胸大肌充分显示,上部比下部宽,呈向前方外凸形,延伸至或低于后乳头线(PNL);深部和表浅乳腺组织被充分分离;乳房无下垂;仔细观察无运动模糊;乳腺下方皱褶被展平;可见到所有的乳腺后方组织,如乳后脂肪。见图 1-103。

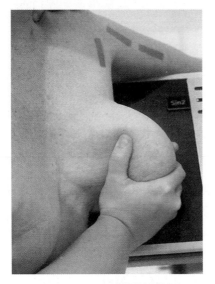
图 1-102　MLO 位摆位

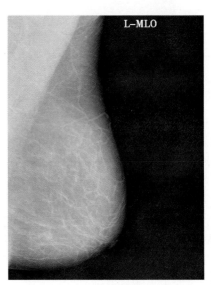
图 1-103　MLO 位标准 X 线图像

如向外及乳头向上操作法操作不当,将会造成乳房下垂。

(3)其他辅助投照位:除头尾位(CC)及内外侧斜位(MLO)两个标准投照位外,另有多种辅助投照体位,有助于进一步评价乳腺肿块或其他异常。

1)90°侧位:亦称真正侧位、纯粹侧位,是最常用的辅助投照位。90°侧位与头尾位结合构成三角形定位,可对乳腺病变精确定位。若 MLO 位上见到异常而 CC 位上见不到,或 CC 位上见到而 MLO 位未见,则首先应确定它是否真正异常、是否为重叠组织、是否为胶片或皮肤上的人工伪影。有时稍改变角度重拍 MLO 位或拍 90°侧位即可提供这些信息。

根据 MLO 位及 90°侧位上病灶体位与乳头距离的变化,可用来确定病灶位于乳房的外侧、中央或内侧。例如,如 90°侧位上病变相对于乳头的距离有上移或较 MLO 上的体位高,表明病变位于乳房内侧;如 90°侧位上病变相对于乳头距离下移或低于 MLO 上的体位,则病变位于乳房外侧;如 90°侧位上的病灶体位与 MLO 位上的体位无明显移动,则病变位于乳房中央。

90°侧位亦可用来发现液平面,如钙乳的重力依赖性钙化。

90°侧位可分为内外侧(mediolateral,ML)位和外内侧(lateromedial,LM)位,目的是提供最短的"目的物"至影像接收器的距离,以减少几何模糊。由于大多数乳腺癌位于外侧,与外内侧(LM)位相比较,最为适宜的侧位是内外侧(ML)位。

　　ML 位具体操作步骤如下：机架旋转 90°呈水平位，受检侧手臂外展 90°跨越托盘置于其后方，肘屈曲，手握手柄，使胸大肌放松；将托盘上角放在腋窝背阔肌前方；运用可移动组织向固定组织推动原则，牵拉乳腺组织及胸肌向前向内；轻轻牵拉乳腺使其离开胸壁，同时提起乳房使其向外、向上；开始向托盘方向旋转被检者并开始压迫；当压迫板经过胸骨后，继续使被检者旋转，直至乳房呈真正的侧位且位于托盘中央；继续加压，直至乳腺组织绷紧；最后，轻轻向下牵拉腹部组织，使乳房下皱褶展平，X 线束自内侧向外侧投射。见图 1-104。

　　LM 位的具体操作步骤如下：机架旋转 90°，影像接收器顶部处于胸骨上切迹水平，被检者胸骨紧贴托盘边缘，颈部前伸，下颌放在托盘顶部，肘部屈曲以松弛胸肌；牵拉可移动的外、下方组织向上并拉向中线；令被检者开始向托盘方向旋转；下降压迫板经过背阔肌；继续旋转被检者，直至乳房处于真正的侧位和托盘中心；抬高受检侧手臂，超过托盘；轻轻牵拉腹部组织，使乳房下方皱褶展平。见图 1-105。

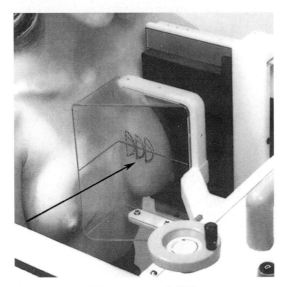 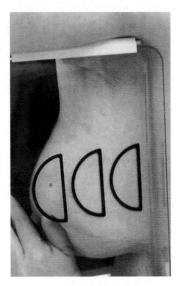

图 1-104　ML 位摆位　　　　　　　　　图 1-105　LM 位摆位

　　2）点片摄影：点片压迫投照操作简单，值得较为频繁应用，它对致密组织区域内模糊或有可疑发现的评价特别有帮助。与全乳压迫相比，点片压迫可使局部感兴趣区域压得更薄，使乳腺组织能更好地分离。有不同大小的点片压迫装置，特别是较小的点片压迫器能更有效地进行局部压迫。

　　点片压迫位的具体操作步骤如下：技师首先要测量异常区域距乳头的距离，以便确定小的点片压迫器的放置体位，至少要做 3 个测量。在原始 CC 位乳腺片上，首先测量从乳头向后至异常区的距离；第 2 个测量是从乳头向内侧（或外侧）至感兴趣区距离；第 3 个测量是从感兴趣区至表面皮肤的距离。在 MLO 或 90°侧位的乳腺片上 3 个测量点分别是测量从乳头向后至可疑异常区的距离、从乳头向上（或向下）至感兴趣区距离、从感兴趣区至皮肤缘距离。

　　必须要注意，在估算测量时，技师须用手模拟乳房压迫，因为从乳腺片上获得的测量值均是在乳腺压迫下取得的。

　　点片压迫位通常宜结合微焦点放大摄影以提高乳房细节的分辨率。

3）放大位（M+）：放大位可更精确地评价局部致密或肿块的边缘及其他结构特征，因而有助于鉴别良性与恶性病灶。放大位对显示钙化的数目、分布及形态最为有效。放大位还可能发现常规投照位上未能被发现的异常。放大位投照所用X线球管的焦点应为0.1mm或更小，以消除因投照物至胶片距离的增加导致几何学模糊。投照时需要一个放大平台，使被压乳房与影像接收器分开，以达到1.5~2倍的放大。放大倍数越大，所需焦点越小。乳腺放大摄影时，由于乳腺与影像接收器之间有较大空气间隙及应用微焦点，使得曝光时间较长，被检者需较长时间静止不动。乳腺与影像接收器之间的较大空气间隔可以防止一定量的散射线抵达胶片。所以放大摄影不需要用滤线器。此外，所用峰值电压（peak voltage，kVp）应增加（×2），以减少曝光时间及可能的被检者挪动。这种方法与标准体位比较，对比度稍差，辐射剂量增加且易引起运动模糊等问题，使用前应充分考虑其适应证。见图1-106。

4）外侧头尾（exaggerated craniocaudal，XCC）位：是相对于重视乳内侧的CC位的补充，将CC位摄影中的乳腺外侧作为重点的摄影方法。XCC位的操作步骤与CC位基本相同，摆位时要注意包括尽可能多的乳腺外侧组织。

5）扩大头尾（exaggerated craniocaudal，XCCL）位：扩大头尾位可显示出乳腺外侧深部的病灶，它可显示乳腺的腋窝部，包括大部分腋尾部乳腺组织，通常在标准CC位上这些组织是无法显示的。XCCL位的具体操作步骤如下：开始按标准头尾位摆位；在提升完乳房下方皱褶后，旋转被检者直至乳房外侧紧贴影像接收器托盘；将乳腺的外侧与乳头面向影像接收器托盘的对角；如肩部稍有阻挡压迫板，可将球管向外侧旋转5°角，以保证压迫板可越过肱骨头；不要向下牵拉肩部，双肩应处于同一水平。

6）乳沟（cleavage，CV）位：亦称乳谷位或双乳压迫位，是为了显示乳腺后内方深部病变。被检者头部转向非检侧方向，技师站在被检者背后，弯曲双臂环绕被检者并前伸触及被检者双乳；或站在前方受检乳房内侧。技师无论是站在被检者前方还是后方，都必须确保提起双侧乳房的下方皱褶，并将双乳置于影像接收器托盘上。必须记住牵拉双乳内侧组织向前，以便于乳沟成像。如果用自动曝光技术，则感兴趣乳房必须放在光电管上而乳沟稍偏离中心；如自动曝光探测的光电管位于乳沟开放体位的下方，则须用手动曝光技术。见图1-107。

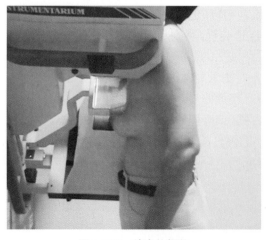

图1-106　放大位摆位

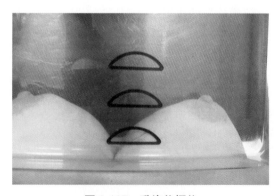

图1-107　乳沟位摆位

7）腋尾（axillary tail，AT）位：腋尾位亦称为 Cleopatra 位，即以斜位投照方式显示乳房的整个腋尾部及外侧大部。旋转机架的角度使影像接收器托盘与腋尾平行。转动被检者，使腋尾部紧贴托盘，受检侧手臂置于托盘顶部后方并将肘部弯曲，手握手柄，轻轻牵拉乳腺腋尾部，使之离开胸壁，置于托盘上。技师用手将腋尾固定在此体位，同时慢慢对乳腺进行加压。

8）切线位（tangential，TAN）：切线位是用于显示临床上可触及而乳腺片上却被周围致密腺体组织包围而模糊不清的病变，是改善病变显示最有效的方法。投照时，应先在可触及肿块或乳腺片上异常区表面放置一铅标志（BB）。旋转机架及转动被检者，使 X 线束与肿块或 BB 标志呈切线，此手法可使肿块直接处于皮下脂肪层上而使病变得以显影。切线位也可用来证实乳腺 X 线片上所见的钙化是否位于皮肤内。用含有不透 X 线的罗马数字带孔板或含有多孔的压迫板作为引导，将铅标志 BB 直接正确放置在感兴趣区皮肤表面，标志的正确放置（是乳腺的上方还是下方，内侧还是外侧）十分重要。旋转 C 形臂或乳腺组织（或两者），直至 BB 处于 X 线束的切线位。此方法与点压摄影一起应用效果更好。

9）旋转位：用来分离重叠的乳腺组织，目的是证实有无异常，使病变显得更为清楚，或对仅在某一个标准位上见到的异常进一步确定其部位。旋转位是在显示病变的投照位上进行重新摆位。技师将手放在乳房两侧，沿相反方向"旋转"乳房，用压迫器使乳房保持在此旋转体位。旋转方向，如向外侧旋转（RL）、向内侧旋转（RM）、向上旋转（RS）及向下旋转（RI），均应在照片上标明。

10）尾头（FB）位：亦称下上位或反 CC 位。由于缩短了目标物至胶片的距离，从而使位于乳房最上方的病变能更清晰地显影。因为压迫装置来自下方，FB 位能包含乳腺上部后方固定的乳腺组织，故能显示出较靠后的组织。亦可用于穿刺定位，提供抵达下部病变的较近途径；还可最大限度地显示瘦体型小乳腺、男性乳房、驼背妇女及装有起搏器的受检者的乳腺组织。然而，有腹水或大腹便便的男性或女性，无法行 FB 位投照。

投照时，机架旋转 180°，被检者面向 X 线机，腿放在球管旁。提升乳房下方皱褶，调节球管高度，使乳腺的上缘与影像接收器紧密相贴。技师的双手置于乳房的上、下方轻轻牵拉乳腺组织离开胸壁，并将乳房置于托盘中央压迫器缓慢加压。

11）外内斜（LMO）位：亦称反斜位，它与常规的内外斜（MLO）位正好相反，X 线束是从乳房的外下方射向内上方。由于缩短了乳腺内侧组织的物 - 片距，减少了几何模糊，故可改善乳腺内侧组织显影。与投照 MLO 位时一样，影像接收器须与胸大肌平面平行，此时可显示出理想的乳腺组织量。在此投照位时，乳房的放置比较舒适，所以对胸部凹陷、近期作过开胸手术、装有心脏起搏器的被检者、男性乳腺、瘦体型小乳腺，可以有较多的乳腺组织显影。

LMO 位的具体操作步骤如下：旋转机架至适当角度，使 X 线束自外下至内上方向；调节托盘高度，将乳房放在托盘中央；令被检者前倾，使影像接收器托盘边缘抵住胸骨；轻柔牵拉乳房向上向外离开胸壁，确保所有乳腺内侧组织位于托盘前部；开始向影像接收器方向旋转被检者；移动压迫装置越过背阔肌，直到所有乳腺组织均位于中心后停止旋转被检者；乳房被充分压迫后，轻轻向下牵拉腹部组织，打开乳房下方皱褶；被检者手臂上抬放在托盘顶部，肘屈曲。

12）上外向下内斜（SIO）位：SIO 位有时被误称为"反斜位"，投照时中心线直接自乳房的上外方射向下内方，并非是 MLO 位的反方向。作为全乳的投照，可用于显示乳腺内侧及位于内侧上部肿块。由于在拍摄时与腋尾（AT）位呈 90°，故可作为 AT 位时发现但 CC 位或 XCCL 位未被发现的病变的活检定位。

13）丰乳后乳房：用盐水或硅植入后乳房的影像检查是个特殊问题，是对放射医师和放射技师的挑战。常规的 CC 及 MLO 位需要手动设置曝光参数，而压迫量则受制于植入物的可压迫性。对包括植入物投照位压迫的目的是为了减少移植物边缘的模糊，用轻微的压迫足以防止曝光时植入物移动，乳腺组织不会被紧绷。丰乳被检者除包括植入物位外，还应投照修正的头尾位和内外斜位或 90° 侧位。

为拍摄推移植入物位，将假体向后向上方向推向胸壁，同时把乳腺组织轻轻牵拉到假体前方，并置于影像接收器上，用压迫器使其保持在这个体位上。它可以比植入体包括在压迫野内时使前方乳腺组织获得更大的压迫。拍摄 CC 位时，假体上方及下方组织，以及全部前方组织应向前牵拉。拍 MLO 位时，假体内、外侧组织，以及植入物前部组织，应随着前部组织向前牵拉。

CC-ID 位的具体摆位步骤如下：令被检者尽量弯腰前倾，以便前方组织与假体分离，轻拉乳腺组织向前，同时用手指将植入物向后推。一旦乳腺组织被前拉，被检者即可站直；当植入物被推移后，请被检者将另一只手放在影像接收器边缘与肋骨之间的缝隙内；将乳腺组织放在托盘上，被检者应感觉到托盘边缘顶住其手指，保持乳腺组织向前；使被检者前倾身体紧靠在手上，此姿势可使植入物向上及向后移动，因为托盘的边缘已顶住植入物后部下方，可撤去握住植入物下方的手；对前方组织施加压迫，同时缓慢将手指移向两侧，如用压舌板，可使此最后步骤更易操作。在施压之前，用压舌板边缘顶住已被移位的植入物，然后将压舌板上翻，使其与胸壁平行；应用压迫板，一旦乳房受压，即可撤出压舌板，此时压迫装置已代替压舌板将假体保持在后方。

MLO-ID 位的摆位步骤如下：首先行包括植入物的 MLO 位，使被检者体会 MLO 摆位时的感觉；令被检者前倾，轻拉乳腺组织向前，同时用手指将植入物推向后，一旦组织被前拉，被检者即可站直；被检者手放在手柄上，影像接收器拐角位于腋后方，犹如包括植入物的 MLO 投照；将乳房靠在托盘边缘，询问被检者，感觉到托盘边缘是顶在乳房还是肋骨，如感到顶在乳房，则开始操作下一步骤，如顶在肋骨，则应重新操作，因植入物没有被充分推移；被检者身体倾斜，紧贴影像接收器，此时可见移植物向上向内隆起，表明托盘已将移植物向内向上移位，所以可将手撤出；应用压迫器，同时滑出手指，如 CC-ID 投照，用压舌板更易操作，用压舌板顶住已移位的植入物，上翻压舌板使其与胸壁平行，技师用空出来的手牵拉更多的上部组织进入到投照野内；应用压迫器，一旦乳腺组织已达理想的压迫，即可滑出压舌板。压迫器现已代替压舌板使假体保持向内及上方移位。

如 90° 侧位 ID 位可显示出更多的乳腺组织，则 90° 侧位 ID 位可代替 MLO-ID 位。对无症状而有丰乳植入物妇女的筛查应同时拍摄包括植入物位及推移植入物位。虽然对丰乳妇女的筛查是为了检出早期乳腺癌，但亦应考虑为诊断性检查。因此，摄片时放射科医师必须在场，回答问题，需要时应亲自检查，决定是否需其他投照位。

上述植入物推移投照的操作，对胸壁后植入物，即位于胸大肌后的植入物较为容易。但对于肌肉前植入物，即腺体下或乳房后植入物，常难以推移。对那些乳房组织发育不良的被检者，推移植入物的操作亦十分困难。如植入物不能充分推移，则在常规 CC 位和 MLO 位植入物推移投照后应附加90°侧位。

14）乳腺切除术后乳腺摄影：乳腺切除后，手术侧拍片的价值有争议。赞同者建议投照的部位包括切除侧皮肤的MLO位，任何关心区域的点片位，以及腋部位。

15）腋窝摄影：该体位主要是为了更清晰地显示腋窝淋巴结和腋窝部分病变。让被检者受检侧倾斜20°～30°，受检侧的上臂外展90°抬起，使部分上臂和肋骨及全部腋窝进入照射野。

5. X线的应用价值和限度　乳腺X线摄影主要用于乳腺疾病普查和乳腺癌的早期发现、早期诊断。乳腺导管造影主要适用于有乳头溢液的被检者。乳腺X线摄影操作简单，价格相对便宜，诊断准确，如果熟练掌握正确的投照技术和诊断技能，能够对乳腺癌做出早期诊断，已成为乳腺疾病首选的影像学检查方法，并被用于50岁以上妇女乳腺疾病的普查手段。尽管乳腺X线摄影检查目前是诊断乳腺疾病的主要手段，但在某些方面尚存在局限性，即使在最佳的摄影和诊断条件下，仍有5%～15%乳腺癌因各种原因而呈假阴性。如致密型乳腺、乳腺手术后或成形术后的乳腺癌以及由于乳腺X线片本身的局限性等。乳腺X线摄影的另一个局限性是关于良、恶性病变的鉴别诊断问题。美国依据X射线普查而建议活检的妇女中只有25%～29%为乳腺癌，低的阳性预期值是乳腺X线摄影公认的另一局限性所在。尽管如此，乳腺X线摄影至今仍是乳腺疾患最基本的影像学检查方法。乳腺病变的检出是依靠病变与正常乳腺之间密度差及病变形态学表现，但乳腺病变和其他系统病变相同，也存在"同病异影，异病同影"的诊断难题。因此，必须了解乳腺疾病各种影像学表现的病理基础，并同临床资料相结合。

6. 乳腺X线摄影技术的进步　目前，乳腺X线机在功能和性能上与初期相比又有了明显提高。在功能和性能上达到了创新水准，最主要包括：

（1）在发生器上采用恒定电势高频反相器，最大限度保证了有效X射线输出。

（2）在X射线球管方面，阳极靶轨迹材料目前用了钼、铑或钼合金，配以铝、钼或铑过滤板，加快了阳极靶的旋转速度，增加了热容量，缩小了焦点（大焦点0.3mm，小焦点0.1mm）；根据乳房大小及致密程度，自动采用钼或铑滤波，保证了对致密型乳腺亦能有高清晰、高对比度照片，并减少乳腺组织的辐射剂量。

（3）数字化乳腺摄影（digital mammography）有CR和FDP数字乳腺X线摄影两种。由于数字成像，可输入计算机进行图像后处理和伪彩编码，提高照片的清晰度和对比度，从而提高诊断的准确性，并可与HIS/RIS系统联网，实现医院内和远程图像管理、传送及光盘储存。

（4）乳腺DSA（mammographic digital substraction angiography）。大多数乳腺有较丰富的血运，而通常的乳腺血管造影术具有创伤性，且操作较复杂，限制其广泛应用。目前已初步研究出在乳腺X线机上完成DSA，操作简便，经静脉内注入造影剂后可显示直径100μm的乳腺血管，极大地帮助了乳腺癌的检出和定性。

（5）立体定位和立体定位活检（stereotactic localization and stereotactic needle biopsy）。由于乳腺癌普查工作广泛开展，已有越来越多的临床"阴性"的微小病灶被检测出来，这就需要X射线医师对这些小病灶进行定性活检，一旦证实恶性，就需做病灶定位，以便外科医师行区段切除。

目前各厂家设计的立体定位系统均采用直观的笛卡儿坐标计算系统在X、Y和Z平面中确定病灶的精确体位,定位精确度 0.1~0.2mm 之间,所获得的标本材料足以令病理医师作出正确诊断。

(6) 乳腺断层摄影(digital breast tomosynthesis)采用自动门架(motorized gantries)技术,可获取乳腺上一个弧度范围内的断层数据,这种断层与常规断层不同,只是 X 线组件做弧形运动,探测器不动,随后这些断层数据可重建成三维容积图像,可降低常规投影 X 射线照片中组织重叠造成的一些成像结果难以解释的问题。其优势在于提高致密型乳腺的癌症检测率;更高效地诊断乳腺良性结果,从而降低活检数量。更重要的是能更前瞻性地对被检者进行诊断,对乳腺癌早期筛查有很大优势。降低乳腺 X 射线摄影术筛查的召回率。乳腺断层摄影是目前国内外研究较多的一项新技术,具有广阔的临床应用前景。

(二)数字乳腺 X 线摄影的 CAD

医学影像的计算机辅助检测(computer aided detection, CAD)技术是计算机技术在医学领域中应用的重大进展,其研究主要集中于对胸部及乳腺 X 线摄影图像的计算机辅助检测。所谓 CAD 是指通过影像学、医学图像处理技术以及其他可能的生理、生化手段,结合计算机的分析计算,辅助放射科医师发现病灶,提高诊断的准确率。

由于乳腺腺体组织与肿瘤组织在 X 线摄影条件下缺乏良好的对比,早期体积较小的肿瘤易漏诊,CAD 技术可选择性加强图像中某些信息,压制另一些信息,使某些视觉难以分辨的结构达到人眼可分辨程度,从而在一定程度上扩大了人眼视域,利于发现早期肿瘤。CAD 技术实际上包括两方面的含义:即计算机辅助检测(computer aided detection,简称 CAD 或 CADe)和计算机辅助诊断(computer aided diagnosis,简称 CADx 或 CADi)。前者重点是检测,计算机把异常的征象标注出来,并提供常见的影像处理技术,不进行诊断。计算机辅助检测是计算机辅助诊断的基础和必经阶段,而计算机辅助诊断是计算机辅助检测的延伸和最终目的。采用 CAD 系统有助于提高医师诊断的敏感性和特异性。因此,有人称 CAD 技术为医师的"第三只眼",需要明确的基本概念是辅助诊断,而不是自动诊断。

1. **CAD 的使用方法**　当 CAD 用于胶片乳腺 X 线摄影时,每幅胶片需要通过专用的扫描仪转换成数字图像后再判读,这一过程会增加时间和检查费用,同时会有部分的图像信息丢失。对数字乳腺 X 线摄影,CAD 仅需操作按钮完成,不增加其他费用。当使用 CAD 系统时,放射科医师首先要解读全部影像,再激活 CAD 对可疑病变区做标记。随后,放射科医师要认真检查标记区域,确定病变的有无。

乳腺 X 线检查,尤其是全数字化乳腺 X 摄影技术,是当今公认的乳腺癌诊断的"金标准",对乳腺癌的早期检出率达 80%~90%,但这意味着仍有 10%~15% 乳腺癌被漏诊。这些漏诊病例有 70% 左右可以在回顾阅片中发现异常。分析漏诊的原因,可分为两类:Ⅰ型(主观漏诊),大量阅片造成视觉疲劳和注意力降低,忽略一些微小病灶,或由于阅片者个人经验的差异造成一定程度的漏诊;Ⅱ型(客观漏诊),病变无典型的恶性肿块或微钙化表现。

CAD 可以降低由于人为因素而漏诊癌灶的比率。这种下降趋势是由于 CAD 系统都有很高的假阳性率。一项在实际临床筛查背景下进行的研究显示,CAD 增加了癌灶检出的数目,在一年中癌灶的检出从 41 个增加到 49 个,增长率为 19.5%。8 个被 CAD 额外检出的癌灶中有 7 个癌灶含有钙化,这与多数研究结果相一致,即对观测误差而言,CAD 对钙化的检出比对肿块检出更敏感。同样由于 CAD 系统有很高的假阳性率,在实际工作中增加了被检者被召回的概率,但它与额外检出的癌灶数目成比例,因此这一概率的增加被认为是合理的。尽管双阅片是另一种已知减少癌灶遗漏的方法,但CAD被认为是几乎最好和花费很少的方法。在国外尽管医疗保险总是拒付双阅片中额外一名医师的费用,但他们乐于支付使用CAD的额外费用。

研究表明,CAD可以检测到88%～96%乳腺X线诊断阳性的乳腺癌病变;对于初次漏诊而有经验的放射科医师再次阅片阳性的病例,CAD检出率为63%,其检测能力优于两个初级放射科医师独立或两者联合对病变的检测能力。对于漏诊病例,30%单纯表现为微钙化,21%表现为微钙化合并肿块,47%单纯表现为肿块,其中64%的肿块大于11mm,57%的微钙化面积大于11mm,表明CAD主要是针对I型漏诊。"双阅片"虽然比单人阅片加CAD软件对病变检出及诊断更准确,但是它是一项耗时、耗资的方法,我国人口众多,医疗资源不足,很难开展,因此可以考虑在合适的情况下采用CAD软件来辅助提高乳腺癌的检测敏感性。

2. CAD技术对乳腺癌X线摄影检查的价值 CAD检测系统的效能评价指标有:

(1)真阳性率(敏感性)是CAD系统对异常病灶的检出能力,取决于对已知病变作出确切标记的百分比。敏感性越高,发现异常的能力越强。

(2)假阳性率是CAD系统发现的假病灶,取决于在已知病变部位以外所做的错误标记数量,一般以每幅图像或每一病例错误标记的数量表示。假阳性率和敏感性是相关的,系统的敏感性越高,出现的假阳性率也就会越高。

(3)可重复对同一幅影像图像用CAD系统进行处理,可能每次探测的结果都会有所不同。

CAD软件对微钙化的检测较肿块更为敏感。组织学分析显示30%～50%的乳腺癌伴有微钙化。因此,微钙化团簇是早期乳腺癌的重要征象之一。微钙化是指乳腺组织内微小的钙沉积,在乳腺X线片上显示为小亮点,直径<20μm～1mm,但仅在直径大于0.5mm时肉眼才能识别,所以,需要计算机辅助诊断系统来协助放射科医师进行早期诊断。应用CAD系统后,乳腺X线摄影检测乳腺癌敏感性可提高20%以上。Freer研究指出,应用CAD软件可以提高早期乳腺癌检测的敏感性,而没有增加回访率和活组织检查的阳性预测值。特别是在致密型乳腺组织中,常常可检测到人眼所不能分辨的微小钙化灶。数字乳腺X线摄影技术的应用,进一步推动CAD技术的应用。辅助应用CAD系统可以提高乳腺癌检测敏感性,已被认为是乳腺X线成像的理想配套技术。在欧美得到广泛应用。

3. 乳腺密度对CAD乳腺癌检测效能的影响 乳腺密度是影响乳腺X线摄影敏感性的重要独立因素。在脂肪型乳腺中,X线摄影检查仅仅有2%漏诊,而在致密型乳腺中,乳腺癌漏诊率达52%。

随着乳腺密度增高,乳腺X线摄影检查漏诊机会增加。在致密型乳腺中,乳腺X线摄影的敏感性明显降低,仅为30%～48%,其应用受到了限制。近年来乳腺癌发病率日益增高和年轻化。随着乳腺密度的增加,乳腺X线摄影敏感性下降而乳腺癌的发病率却相应增高。

多项研究结果肯定了CAD系统在乳腺癌X线检测中的作用,可以提高乳腺癌检测敏感性。Brem研究结果显示,增高的乳腺密度不会影响CAD系统对乳腺癌检测的敏感性。在各型乳腺中CAD对表现为微钙化的乳腺癌均能检出,有较高敏感性。而对于表现为肿块的乳腺癌,应用CAD后,肿块型乳腺癌在非致密型乳腺中检出率较高(89%),在致密乳腺中的检出率为83%。

4. CAD 对放射科医师的影响 尽管多数研究结果肯定了 CAD 系统在乳腺癌 X 线检测中的作用。但部分文献报道,应用 CAD 后,敏感性下降,且假阳性率明显提高,CAD 系统的应用并没有改变乳腺癌的检出率。有学者认为,有经验的放射科医师应用 CAD 软件前后对乳腺癌微钙化检测的敏感性和特异性均没有统计学差异。Haiart 和 Henderson 通过比较放射科医师、放射科技师及临床医师的敏感性、特异性,认为应用 CAD 后,三组敏感性相近,特异性明显不同,放射科医师最高。更多的研究结果显示,CAD 作用明显依赖参与诊断者的经验,对初级放射科医师的作用更加明显。CAD 的作用主要是向放射科医师指出可能病变区域,再由放射科医师作出最后诊断结果。

关于应用 CAD 软件能否提高乳腺癌检测的敏感性,不同的研究结果也不相同。其原因可概括为:①研究所包括的病例数目和病变大小不同,肿块及微钙化比例不同;②阅片使用的显示器分辨率的差异;③参与研究的放射科医师数目和医师个人能力的差异;④参与者使用 CAD 软件熟练程度的差异;⑤选用不同版本 CAD 软件的差异;⑥研究是否遵从双盲和独立原则的差异等。

放射科医师在应用 CAD 软件过程中,约有 97% 的标记被排除,过多的假阳性标记会增加放射科医师二次阅片的工作量,分散他们的注意力,对于初级放射科医师,这种作用尤为明显,使其自信心受挫,且过多的假阳性标记使一些不易明确诊断的病变需要再次摄片或行局部点压放大摄影,给被检者带来了更大的经济及精神压力,从而限制了 CAD 软件的临床应用。根据制造商的经验,每幅图像 3 个假阳性标记将不能被使用者接受。软件性能明显影响观察者的检测能力,性能好的 CAD 软件有助于医师的诊断活动,而性能差的软件则使医师的能力下降。随着软件技术发展,CAD 的假阳性标记有望降至更低水平。

5. CAD 问题及展望 目前 CAD 的研究焦点几乎均集中于钙化及肿块影的检测上,两者的检测方法不能互相借用,缺少对同一受检对象的系统化研究和比较。对乳腺癌的其他 X 线征象,如皮肤、乳头、导管等相关的一些重要特征,几乎未见涉及。虽然 CAD 在临床应用中已经取得了一些令人鼓舞的成绩,但这些都还只是停留在小样本且大多是回顾性分析的基础上,普遍存在假阳性率过高的缺点,缺乏更具说服力的大样本前瞻性研究。鉴于一些早期癌的肿块影很小,或者由于乳腺组织过于致密,其在 X 线上常表现为很低的信噪比和复杂的背景结构。因此对于肿块特别是细小肿块的检测分析仍是该领域研究最困难的任务之一。目前得到的乳腺 X 线图像多为二维的平面图,能否融合其他技术得到三维立体图像,使得计算机能从多个角度去分析肿块特征,从而提高诊断的准确性是进一步研究的方向。此外,没有统一的 CAD 系统评价标准,原因之一是不同的 CAD 系统采用了不同的数据采集进行训练和测试。CAD 是国际上较成熟的产品,其厂商主要集中在美国、欧洲等少数国家,并且已经建立了标准的高分辨率乳腺图像数据库,这对于比较和评价不同的检测方法提供了极大的便利条件。但国内尚没有建立起反映东方女性特点的可靠的数字乳腺 X 线图像数据库,这亦是我国研究者所面临的一项艰巨而紧迫的任务。

(三)乳腺特殊检查技术

1. 导管造影检查

(1)乳腺导管造影发展史:早在 1930 年,Ried 首次对一例乳腺脓肿被检者实施了乳腺导管造影检查。1937 年 Hicken 对此造影术进行了较为详细的研究,报道了正常、正常变异及病理所见。1964 年 Funderburk 报道用水溶性碘作造影剂,获得良好效果,证实对乳头溢液被检者为一安全、有效的诊断方法。有学者于1974年报道乳腺导管造影的初步体会。1977年欧阳墉介绍了70例乳腺导管造影，比较详细地叙述了操作体会及各类乳腺疾患的造影表现。乳腺导管造影术适应于任何有乳头溢液的被检者。对于某些乳腺癌的被检者，虽无乳头溢液，亦可考虑作乳腺导管造影检查。急性乳腺炎被检者，因碘刺激可加重炎症反应，故不宜作此项检查。

（2）检查方法：被检者取仰卧位或坐位。用75%的乙醇常规消毒并擦拭乳头，轻挤患乳，使乳头有少量液体流出，识别出溢液的导管口，然后轻轻捏起乳头，轻柔地将顶端已磨钝的细注射针头或顶端剪成斜坡状的细塑料管插入到溢液的导管口内，深约1cm，接上1ml容量针管，先作抽吸，如有液体流出，可证明体位正确，确系在病变的乳导管内，即可缓慢注入造影剂，至被检者有胀感为止。一般需注入0.5～1ml。注毕拔除针头，迅速摄CC位、ML位片。拍摄乳腺导管造影片常采用放大摄影，放大1.5倍或1.7倍，以利于分支导管病变的观察，检测出早期导管系统的癌瘤。见图1-108。

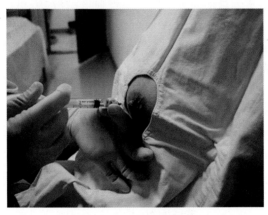

图1-108 乳腺导管造影

（3）造影剂：所用造影剂可选择碘油或水溶性碘制剂。碘油具有良好对比，吸收、流出较慢，可比较从容地摄片，缺点是吸收、排出过慢，个别病例碘油在腺泡内可长期潴留，甚至长达2年之久，因而导致异物反应性肉芽肿，特别是当碘油被注入到间质时更易发生；碘油的黏稠度较高，细小的分支导管不易充盈，且注射时比较费力，易导致注射过程中针头移位而使造影失败；若溢液较多，由于油、水不溶，碘油被分割成小珠状，会影响病变观察。鉴于碘油造影剂的上述缺点，近年较普遍采用水溶性碘做造影剂。由于它的黏稠度低，注入容易，注射时不会导致体位挪动，且易与溢液融合，不会形成碘珠，细小的末梢分支导管亦能充分充盈，一旦首次造影失败，碘水可很快吸收，半小时后可再次进行造影检查。缺点是密度对比不如碘油，造影剂注入后需迅速拍片，否则会影响显影效果。

（4）适应证：任何一侧性血性或浆液血性乳头溢液被检者。大多数妇女在乳腺或乳头用力挤压后，可能会出现少量溢液，通常并无临床意义，而自发性溢液多系病理改变，按其性质可细分为血性、浆血性、浆液性、水样、乳汁样、黏稠或脓样。用血红蛋白测试棒可快速测出溢液是否为血性，而血性溢液多为导管内乳头状瘤、导管增生或癌所致。据文献报道，在乳头溢液被检者中，由癌瘤引起的比例，占3.2%～33.3%，其中以血性溢液的比例较高。浆液性溢液多由大导管乳头状瘤引起，极少数由癌引起。仅有少数报道水样溢液意味着癌。

乳汁样溢液常为双侧性,多系内分泌原因或服用激素类药物所致。黏稠溢液多见于更年期或青年女性性腺功能低下者,亦见于乳腺导管扩张症。脓性溢液则多为炎症所致,亦见于导管扩张症。

对乳腺导管造影的临床价值仍存有争议。某些外科医师直接切除溢液的导管而不做术前乳腺导管造影,而另一些外科医师则愿做术前乳腺导管造影,将其作为"路标",在术前明确病因及确定术式。必须指出,乳腺导管造影并非一完美的诊断手段,它的假阴性率及假阳性率约各占20%。故多数学者认为,即使乳腺导管造影正常,对乳头血性溢液被检者亦应作手术切除;仅少数人认为,如导管造影及溢液细胞学检查均正常,则只需临床随访观察,不必活检或手术。

(5)禁忌证

1)非血性或浆液血性乳头溢液。

2)双乳多支导管的任何性质的乳头溢液。

3)妊娠的第6及第9个月期间可能出现良性血性溢液,并可持续到绝经期,不必做乳腺导管造影。

4)活动期乳腺炎乳腺导管造影可导致炎症加重,不宜做乳腺导管造影检查。

5)对碘过敏被检者。

6)过度虚弱、焦虑、不能配合的被检者。

7)严重乳头内陷或乳头、乳晕区曾有手术史的被检者,此时乳导管可能已被切断、变形。

(6)并发症:乳腺导管造影是一简便、安全的方法,文献中尚无出现严重并发症的报道。其潜在并发症可能有:

1)迷走神经反应:操作过程中发生导管迷走神经反应虽罕见,但应注意在操作的全程中,医师不能离开被检者,一旦发生即可及时处理。

2)造影剂外渗:多系导管被刺破后所致,造影剂多聚集在乳晕下区域,由于造影剂的量少,一般不会造成任何危害,0.5~1h后即可完全被吸收。若使用碘化油作造影剂,则可能长期潴留并形成异物肉芽肿。

3)炎症或乳腺炎:严格消毒可避免发生,一旦发生应立即内科治疗。

(7)造影表现:正常乳导管呈树枝状分支复分支,充盈造影剂,在分支过程中逐渐变细,最后终止于腺泡。从乳头开口处深入,初为较狭窄的主乳管,走行约2~3cm后,有一梭形膨大,称为壶腹部,为乳管内乳头状瘤的好发部位,其后为大乳管,走行一段距离后,开始分支复分支为若干中导管、小导管及末梢导管等,终止于腺泡,每支末梢导管可与10~100个腺泡相通。末梢导管、腺泡及小叶内间质组成乳腺小叶,是乳腺的基本单位。正常乳导管的管径因人而异,无统一标准。弥漫的导管扩张可见于乳腺分泌性疾患,偶尔,在导管系统可见小囊肿。见图1-109、图1-110。

乳头状瘤是造成乳头血性溢液最常见的原因,在X线片上可能阴性,但在乳腺导管造影上可表现为导管内一个或多个局限性圆形、卵圆形或分叶状充盈缺损,边缘光滑、锐利。由于它产生大量的分泌物,使乳头状瘤与乳头之间的导管有明显扩张,亦可造成导管扩张、扭曲及管壁不规则。偶尔,较大的肿瘤可完全堵塞导管,造成堵塞端杯口状充盈缺损及肿瘤与乳头之间导管扩张。其他良性病变,如肉芽肿、顶泌汗腺化生等,亦可造成相似表现,难以鉴别。

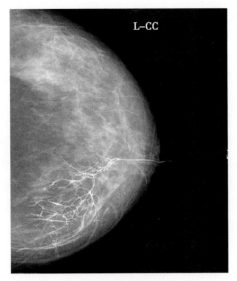

图 1-109　乳腺导管造影（CC 位）

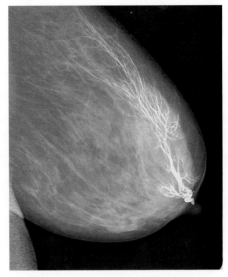

图 1-110　乳腺导管造影（ML 位）

　　导管癌在乳腺导管造影片上表现为导管不规则充盈缺损、导管壁不规则、管腔不规则狭窄、导管突然截断等。

　　（8）操作注意事项

　　1）病变导管口的选择必须正确，若误插入正常导管口，可造成假阴性表现。若无把握，不妨多检查几支乳腺导管。

　　2）操作时切勿将小气泡注入乳腺导管内，否则可造成假性充盈缺损，影响正常诊断。可先在针头内或塑料管内充满造影剂。

　　3）若乳头溢液量较多，在注入造影剂前务必将溢液尽量抽净，以免造影剂被溢液冲淡而影响对比。

　　4）针头不宜插入过深，不然很易刺破管壁发生造影剂外溢而导致造影失败。

　　5）注射造影剂时应缓慢、轻柔，若注射时感到有阻力，且被检者主诉有痛感，则表示插管不当，造影剂有外溢进入间质，应立即停止注射。经拍片证实确系外溢，如所用的是水溶性碘造影剂，应等待半小时左右再行重新检查；若用的是碘油宜一周之后再行检查。

　　6）对少数临床上无溢液的被检者需作造影检查时，可根据可疑病变的方位选择造影的导管口。如病变在外上方时，可选择外上方的乳管开口作造影检查。为提高造影的阳性率，应多检查几支导管。

　　7）如插管失败，应请另一医师进行尝试。如 B 超下见到扩张的导管，不妨在 B 超引导下插管。如导管已被刺破，则应在 1～2 周后重新安排造影检查。

　　8）造影剂可选择碘化油或水溶性碘制剂。碘化油具有良好对比，吸收、流出较慢，可比较从容地摄片，但亦有不少缺点。例如：它在腺泡内可长期潴留，个别甚至达 2 年之久，并可导致反应性肉芽肿；一旦因导管刺破而进入间质很难排出；碘化油的黏稠度较高，注射时较费力，可导致针头移位，使造影失败；因黏稠度高，细小分支不易充盈；如溢液较多，由于水、油不融，碘油被分隔成小珠状，影响诊断等。故近年多采用水溶性碘作造影剂，它的黏稠度较低，较易注入，易与溢液融合不形成碘珠，细小的末梢分支导管亦能充分充盈，但对比度较碘化油略低。此外,亦有少数人使用阴性造影剂,如过滤后的空气、二氧化碳等,或先注入碘水,再注入空气,作双重对比造影。但由于乳导管比较细小,双重对比效果多不佳。

2. 乳腺影像学引导定位及活检技术 通过乳腺X线摄影机引导进行乳腺术前穿刺定位或乳腺穿刺活检,目前主要有两种方式,二维手动定位穿刺和三维立体自动定位穿刺。前者对机器设备要求较低,只要带有专用有孔压迫板即可,但对医师的操作技术要求较高。后者对机器设备及穿刺器械要求较高,价格昂贵,各家可根据实际情况选用。

值得注意的是,乳腺术前穿刺定位或乳腺穿刺活检对乳腺诊断水平要求较高,必须能够较为准确地确定乳腺内局限性病变的存在,尤其是那些临床不能扪及的乳腺微小病变。因此,建议这些操作由有经验的放射诊断医师进行,投照技师直接配合医师工作。穿刺成功后还需病理科医师进行细胞学和组织学诊断,乳腺外科医师进行必要的手术切除。乳腺术前穿刺定位或乳腺穿刺活检需要放射科、病理科、乳腺外科密切协作才能取得成功。

乳腺术前穿刺定位

1)适应证:在两个投照方位图像上确定乳腺内有临床不能扪及的病灶(如结节、钙化),且怀疑为恶性,临床欲作切除活检,或虽疑为良性,但临床欲作手术切除的病例。该方法能帮助外科医师准确定位切除不能扪及的乳腺病灶,并能帮助病理科医师对切除标本定位活检,尤其是对确诊微小乳腺癌并行保乳手术具有重要意义。

2)禁忌证:有出血倾向的被检者;穿刺局部区域皮肤感染。

3)并发症:基本无并发症,仅个别被检者穿刺针放入过深。

4)准备:照明灯、消毒手套、乙醇棉球、敷料、带内芯为可弹开金属钩丝(hookwire)的穿刺针。常用的钩丝根据其尖端形态分为两种:单钩型和双分叉型。见图1-111。

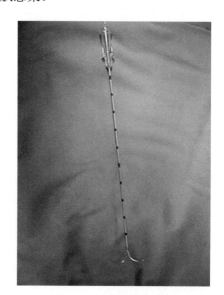

图1-111 分叉型穿刺针

5)检查程序

①首先拍摄患侧乳腺CC位和ML位,观察病变,确定穿刺进针方向和深度(有经验的操作者可免去再拍摄CC位和ML位这一步骤,而在已有的近期乳腺摄影头尾位和内外斜位像上确定穿刺进针方向和深度)。如病变体位在乳腺外上、内上象限,则采用CC位从上向下进针;如在外下象限则采用LM位从外向内进针;如在内下象限则采用ML位从内向外进针。

②对X线检查台、专用有孔压迫板和常规乳腺压迫板消毒。见图1-112。

③被检者取坐位(有穿刺专用床也可采用俯卧位),常规皮肤消毒,在选定的方位上用有孔压迫板压迫乳腺后摄影(注意压力不能太大,以能固定乳腺为原则,通常采用80～100N,确定穿刺点。注意应调节控制台有关程序,使拍摄后压迫板不要自动松开)。

④放射科医师戴消毒手套,将可弹开金属钩丝内芯回抽藏匿于针鞘内,垂直进针,进针深度根据穿刺前的测量初步确定。然后,拍摄图像,观察针尖与病灶的体位关系,可作适当调整,确认针尖正对病灶后,松开压迫板。

⑤将乳腺连穿刺针（注意穿刺针不能移动）退出投照区，换上常规压迫板，改为与刚才投照体位垂直的方位压迫乳腺，投照，核定穿刺针针尖的体位，使针尖在病灶内。见图1-113。

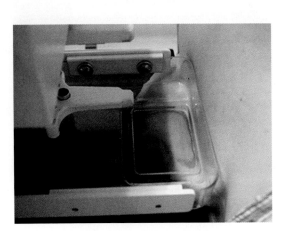

图1-112　乳腺定位穿刺

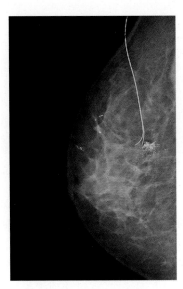

图1-113　穿刺针定位像

以上③～⑤步骤可在带有三维立体定位系统的乳腺X线摄影机上进行，对病灶行左右分别倾角15°的投照后自动计算进针深度后将穿刺针插入预定体位（具体方法见"核心钻取组织活检"中的描述）。

⑥将穿刺针穿刺至病灶，定位准确后释放钩丝内芯，摄片确认。

如使用三维立体定位系统行金属钩丝定位，应注意穿刺区域皮肤张力不能太小，以免穿刺过程中理论上钩丝到达病灶靶点后，由于皮肤回弹使钩丝远端实际不到位。解决办法是有孔压迫板压迫乳腺压力要适当加大，通常应超过二维穿刺时的压力，使皮肤张力加大，减少组织回弹。必要时可根据乳腺质地和皮肤弹性，在理论进针深度的基础上继续进针3～10mm，使针尖准确到达病灶靶点。动作宜快，乳房加大压迫时间不能太长。摄片确定针尖到达病灶靶点后释放钩丝内芯的技巧是单钩型应先轻轻送钩丝内芯向针鞘远端，遇阻力时停止，然后用一手固定内芯，另一手外拔针鞘，注意内芯不能与针鞘同向或相向移动。针鞘拔出后X线摄影留证。双分叉型首先必须固定针鞘向内推送钩丝内芯约5mm，摄影确认钩丝释放定位准确（如果定位不准可回拉双分叉钩丝内芯入针鞘后，再定位），然后用一手固定内芯，另一手外拔针鞘，注意内芯不能与针鞘同向或相向移动。针鞘拔出后X线摄影留证。

⑦用消毒纱布覆盖露在皮肤上的钩丝尾部并用胶布固定后送外科行乳腺局部手术。见图1-114。

⑧外科所切除标本（连金属钩丝）在送病理科行快速切片组织学检查之前，常规行标本乳腺X线检查，目的是观察外科是否切除图像所见病灶，可向手术医师提出相关建议。同时，也可向病理科医师提出首先检查标本何处最好。见图1-115。

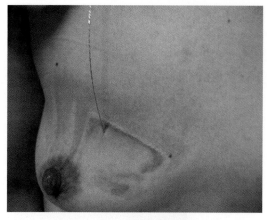

图 1-114　乳腺穿刺定位

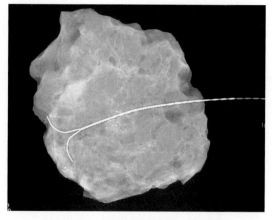

图 1-115　带穿刺针标本 X 线图像

6）检查后注意事项：强调钩丝露出皮肤部分应使用清洁敷料覆盖胶布固定，避免钩丝移动。通常放置钩丝后立即外科手术，特殊情况时 24h 之内必须手术。放射科定位医师应向外科手术医师描述定位深度、方位，便于后者确定最短捷的活检手术入路。应告诉手术医师使用的钩丝类型，单钩型钩丝不能在术中向里推送，双分叉型钩丝应注意避免外拽以免定位钩丝移位（过深或滑脱）。

3. 乳腺穿刺活检术

（1）细针抽吸细胞学检查

1）适应证：在两个投照体位图像上均显示的乳腺局限性病灶，为确认其是否为恶性，或虽然怀疑为良性实体性病灶，但为了核实，均可作细针抽吸细胞学检查。但是，由于仅凭乳腺细胞学检查难于做出病理学诊断，因此，细针抽吸细胞学检查应用受限。

2）禁忌证：有出血倾向的被检者。穿刺局部区域皮肤感染。

3）并发症：偶有局部血肿。

4）准备：照明灯、消毒手套、乙醇棉球、敷料、9 号有内芯穿刺针、50ml 注射器、生理盐水、玻片、试管。

5）检查程序：①对不能扪及肿块的病例，乳腺 X 线摄影机二维定位方式与前述乳腺术前穿刺定位相同；②针尖到达预定体位后，套上装有生理盐水的 50ml 针筒，深浅约 5mm 来回抽动穿刺针，并同时用力抽吸，反复十余次后，保持负压拔出穿刺针。局部皮肤用消毒纱棉覆盖；③穿刺针针尖处吸出物涂玻片两张立即送病理科行细胞学检查。穿刺针反复用 10ml 生理盐水冲洗，冲洗液放入干净试管内送病理科离心后行细胞学检查；④能被扪及的肿块可在常规消毒后直接穿刺抽吸送检。注意可移动的肿块应适当固定后穿刺。

6）检查后注意事项：涂片及冲洗液应立即作病理细胞学检查，以防细胞萎缩、坏死，影响细胞学诊断。

（2）核心钻取组织活检

1）适应证：在乳腺两个不同投照方位图像上怀疑为恶性肿瘤的病例，可采用乳腺组织钻取活检。此方法可以获得乳腺组织，病理报告准确性明显优于细针抽吸细胞学检查。

2）禁忌证：有出血倾向的被检者。穿刺局部区域皮肤感染。

3）并发症：局部出血及血肿形成。

4）准备：照明灯、消毒手套、乙醇棉球、敷料、乳腺专用活检枪（带有凹槽的穿刺针）、弯盘（放置标本用）。

5）检查程序：①使用安装三维立体定位系统的乳腺X线摄影机对病灶沿穿刺路径最短方向的投照方位（如头尾位或内外位或外内位）摄影、校正；②在此方位基础上分别倾角±15°投照选取穿刺目标点（病灶），计算机自动计算进针深度后，机架恢复至穿刺路径最短方向的投照方位状态；③对穿刺点皮肤消毒、局部麻醉，皮肤作5～7mm切口，将乳腺专用的具有钻取或截取组织的活检针安装到穿刺架上，经切开的皮肤切口穿刺至目标病灶；④分别倾角±15°投照确定穿刺针针尖准确到达目标点，获得乳腺病灶组织（真空核心钻取活检至少应向病灶靶点上、下、左、右四个方向取材）；⑤对标本按方位编号后送病理科行石蜡切片组织学检查。对于微小病灶，为避免活检去掉钙化或小结节等病灶标志，活检结束穿刺套针拔出之前，应放入专用的、物理化学性质稳定的金属标记物，便于在活检病理报告为乳腺癌时，进一步行乳腺摄影引导下的术前穿刺定位，由外科扩大切除病灶。活检手术结束应对乳房局部加压包扎、卧床观察6h，无异常24h后方可解除临床观察。

由于精度的关系不推荐使用乳腺X线摄影机二维定位方式进行核心钻取组织活检。除非对大乳房活检截取组织区域远离其下方的乳腺机台板，否则，应禁用乳腺X线摄影机手动二维定位方式进行扳机式活检枪穿刺活检，原因是定位精度不够，更危险的是击穿乳房，损坏其下方的成像板。

6）检查后注意事项：活检后若确定为乳腺恶性肿瘤，应尽快手术，并进行必要的化疗和放疗，降低因损伤局部血管、淋巴管造成肿瘤转移的可能性。

4. 乳腺囊肿穿刺注气造影检查

1）适应证：结合X线乳腺摄影、超声检查及临床，高度疑为乳腺单纯性囊肿的病例，确定囊肿及观察囊壁是否有肿块，并进行囊液引流。需要指出的是，在超声引导下行乳腺囊肿穿刺注气造影更便利一些，抽液注气后立即作乳腺摄影进一步观察。一般选择较大的囊肿在X线摄影机引导下行乳腺囊肿穿刺注气造影。

2）禁忌证：有出血倾向的被检者。穿刺局部区域皮肤感染。

3）并发症：偶有局部血肿。

4）准备：准备照明灯、消毒手套、乙醇棉球、敷料、6号注射针或蝶翼状针头及后接塑料管、20ml注射器、试管。

5）检查程序：①不能清楚扪及的囊肿首先应拍摄头尾位和侧位，以确定穿刺进针方向和深度。如囊肿体位在乳腺外上、内上象限，则采用头尾位从上向下进针；如在外下象限则采用从内位自外向内进针；如在内下象限则采用内外位从内向外进针；②对X线检查台、压迫板消毒；③被检者取坐位，常规皮肤消毒，在选定的方位上用有孔压迫板压迫乳腺后摄影确定穿刺点。注意：压迫压力宜小，大约为60N；④放射科医师戴消毒手套，使用6号针头（为避免直接套接针筒时针头移位，可采用后接塑料管的蝶翼状针头，即临床输液常用的针头）垂直进针，进入囊肿后有液体流出，套上20ml针筒抽吸，抽吸液注入干净试管内送病理科行离心细胞学检查；⑤注意保持针头深度固定，再注入相当于抽吸液总量80%～90%的干净空气到乳腺囊肿内，局部皮肤用消毒纱棉覆盖；⑥再摄头尾位和侧位，观察乳腺囊肿内壁情况；⑦张力较高的囊肿或较大的囊肿可被扪及，则常规消毒后在门诊下穿刺抽液注气，再摄乳腺X线图像观察囊肿内腔。

5. **淋巴管造影检查** 乳腺淋巴管造影是淋巴管穿刺注射造影剂,摄影显示淋巴系统形态学,观察淋巴管分布情况、阻塞部位和程度的一种检查方法。但是目前乳腺淋巴管造影应用较局限,主要原因是很难整体清楚显示乳腺淋巴管状况。

1)适应证:①鉴别淋巴水肿与静脉性水肿;②鉴别原发性淋巴水肿与继发性淋巴水肿;③确定乳腺癌淋巴结受罹状况;④确定乳腺副乳淋巴分布,便于术前确定副乳范围。

2)造影方法:经常规消毒后,利用健侧乳房作为对照,于每侧乳房的乳晕及肿瘤周围的腺体组织内分别注射泛影葡胺等水溶性碘造影剂 15～20ml。注药方法采取直接和间接两种方式。直接法为用亚甲蓝作为标志物注入乳晕区 0.25～0.5ml,3～5min 后即可见蓝色细条状浅表淋巴管,待皮下淋巴管吸收着色后用 27～30 号针头穿刺淋巴管,自管内直接注造影剂后即刻摄影,其后 2h、6h、12h 分别摄影观察,直至淋巴系统显影满意为止。间接法为将药物注入乳晕区和肿瘤周围组织内,待其吸收显影后摄影。摄影时间较直接法延后。

3)异常表现:①原发性淋巴水肿,淋巴管瓣膜缺如或功能不全,淋巴管扩张迂曲;②继发性淋巴水肿,淋巴管中断,远端淋巴管扩张、迂曲,数目增多且不规则。转移性淋巴结可见淋巴结内充盈缺损,边缘呈虫蚀状。

4)并发症:①切口感染,淋巴瘘;②全身性反应发热、恶心、呕吐,由于造影剂过敏,个别可能产生周围循环衰竭;③局部淋巴管反应性炎症使淋巴水肿加重;④造影剂可能由于压力增高通过吻合侧支进入静脉,引起肺栓塞。

四、口腔 X 线检查技术

(一)牙齿排列与名称

在投照口腔牙齿之前要充分了解牙齿的基本结构及特点,选择合适的体位及投照方法。

人在一生中生长两次牙齿,即乳齿及恒齿。

1. **乳齿** 出生 6 个月开始萌出,至 2 岁前后即可出齐,共 20 个。见图 1-116。

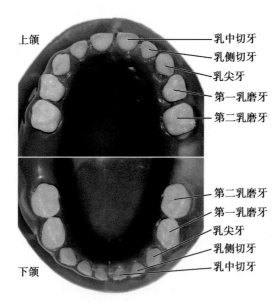

图 1-116 乳齿分列图

2. **恒齿** 乳齿在 6 岁前后开始逐渐自然脱落,原体位有恒齿生出,约到 25 岁换成一副恒齿,共 32 个。见图 1-117。

但第三白齿出现较晚甚至终生不萌出,为埋伏牙,有的生长受阻,称为阻生齿。

牙齿可分三个部分:暴露在口腔内的部分称为牙冠;包埋在牙槽骨内者为牙根;被牙龈包围的部分称为牙颈,牙根的尖端称为根尖;牙冠的咀嚼面称为咬合面。

牙齿在切面观,其中间的空腔称髓腔,腔内含有齿髓。牙齿的实质部分为釉质、牙本质及骨质。见图 1-118。

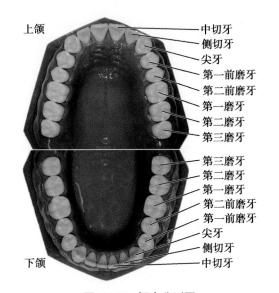

图 1-117　恒齿分列图

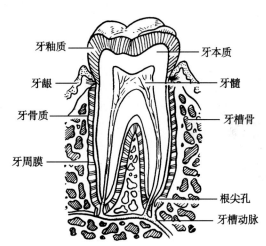

图 1-118　牙齿的结构

(二)普通口腔X线机

随着科技发展,口腔摄影技术越来越先进,摄影机由原来的普通牙科 X 线机发展为数字化 X 线设备。普通口腔 X 线机是拍摄牙及其周围组织的 X 线设备,主要用于拍摄根尖片、咬合牙片和咬翼片。其优点是体积小,输出功率小,功能简单,便于技术人员操作。

1. **基本结构** 常见牙片机有壁挂式和座式两种机型。壁挂式牙片机固定于墙壁上或悬吊于顶棚上。座式压片机又分为移动式和相对固定式。移动式牙片机底座装有滑轮,可多方向滑动;不可移动式牙片机则固定于地面某一体位见图 1-119。

牙片机由机头、活动臂和控制系统三部分组成。机头由 X 线管、高压发生器等组成;活动臂由数个关节和底座组成;控制系统是对 X 线管曝光参数进行调整的电脑控制系统。

2. 在使用普通牙科 X 线机时,要遵循操作规程,确保机器设备安全。操作原则如下:

(1)接通电源打开牙片机开关。

(2)根据拍摄部位选择摄影条件。

(3)对被检者摆位,按要求放置好探测器,将 X 线管对准摄影部位后开始曝光。

(4)曝光完毕后将机头复位,擦洗探测器。

(5)下班前关闭牙片机电源及总电源。

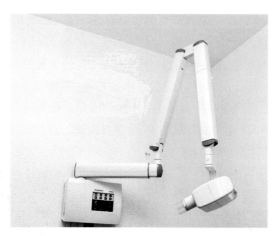

图 1-119　普通牙片机

3. 注意事项

（1）X线管在连续使用时应间歇冷却，管头表面温度应低于 50℃，过热易造成阳极靶面损坏。

（2）使用时应避免碰撞和震动。

（3）发现异常立即停止检查，避免伤害被检者及设备。

（4）维护和保养：定期检查设备，保持机器整洁，经常检查导线及接地装置防止绝缘层漏电；定期校准管电压及管电流，调准各仪表的准确度。

（三）数字化口腔全景X光机

数字化全景X光机具有全自动的数字全景剂量控制曝光系统，独有的自动语音提示功能告知X线曝光全过程。全自动的面部软组织轮廓显示系统确保面部软组织轮廓得以清楚显示。

专业的口腔影像处理软件和真实的种植计划模拟系统，使被检者资料、曝光参数、影像处理工具等均可同时显示。分辨率高，图像清楚，操作简便。

1. 数字化口腔X线设备的组成及工作原理　数字化口腔X线机可分为直接和间接数字成像系统。前者以CCD系统为代表，后者以CR系统为代表。

1）CR系统：它以成像板（imaging plate，IP）作为载体，见图 1-120。

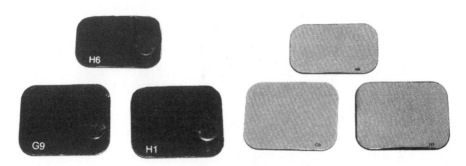

图 1-120　成像板

IP发射的荧光量依赖于一次激发的X线。IP较传统的屏/胶系统具有很好的宽容度。影像板与一般牙片大小相同,容易放入口中。摄影时,透过人体的X线以潜影形式存储于影像板中,通过激光扫描激发影像板中的潜影释放,用光探测器记录影像板释放出来的荧光,实现光电转换,再经模/数转换后成为数字影像。

2) CCD系统:利用CCD传感器接受X线信号,传感器面积如牙片大小,厚度为5mm左右,中间或边缘有一连接线,见图1-121。

传感器边缘圆钝光滑,以避免划伤被检者口腔黏膜。传感器上有一稀土屏闪烁体将X线信号转变成光信号。经光纤将可见光信号传递给光纤另一端的CCD摄像头,CCD将光信号转化成电信号,电信号输送给计算机影像处理器。影像处理器再将CCD传来的信号经过12位模/数转换器转换成为数字影像,影像可以在计算机上完成后处理、存储、管理和输出等。

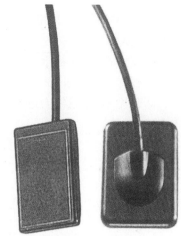

图1-121　传感器

2. 数字化牙片机的操作步骤及注意事项

（1）操作步骤

①接通电源,打开数字影像系统和数字牙片机开关。

②对被检者摆位,将CCD传感器或IP放置在配置的塑料袋内,然后放入被检者口内需拍摄的部位,在X线机控制板上选择适当的曝光参数并调整摄影角度。

③按下曝光控制开关,CCD系统将直接在监视器上显示影像,CR系统则须将IP取出放入激光扫描仪扫描后显示。

④在计算机上录入被检者姓名、年龄、性别、ID号等资料。

⑤根据需要调整影像亮度、对比度等后打印。

⑥下班后关闭机器电源及总开关。

（2）注意事项

①数字化X线摄影系统对环境要求比较苛刻,要严格控制室内温度及湿度。

②保持机器整洁,干燥无灰尘。

③注意通风散热,定期检查主机内散热风扇是否正常运行。

④严格按照机器的开关顺序操作,使用设备时要轻柔,避免传感器受损或连线断裂。

⑤定期对影像板校准。

⑥选择正确的曝光条件,尽量减少噪声的产生。

⑦保证装有IP的塑料袋一次性使用,防止交叉感染。

⑧影像资料及时归档以免遗失。

⑨妥善保管RVG探头及IP,以防损坏。

⑩出现故障及时报修。

（四）局部摄影

牙齿X线摄影是将专门制作的牙片放入被检者的口腔中,X线从面部摄入口中,经牙齿、牙龈及牙槽骨等组织到达牙片进行摄影的方法。牙片按摄影部位分为根尖片,咬合片和咬翼片三种。

1. 根尖片

（1）适应证：主要用于龋齿、牙髓钙化、牙内吸收、根尖周围病、牙发育异常、牙周炎、牙外伤、牙根断裂、较深部的修复体、种植体及某些系统病变累计牙周骨病变等的检查。

（2）禁忌证：无特殊禁忌，但开口困难者、严重颅脑损伤及因严重系统病变或其他病情严重无法配合者不宜拍摄牙片。

（3）操作程序及方法：最常用的根尖片摄影方法为根尖片分角线技术。其具体操作如下：

①被检者体位：被检者坐在专用口腔治疗椅上，成直立坐姿。摄影上颌前牙时，头稍低，使前牙唇侧面与地面平行。摄影下颌前牙时，头稍后仰，使前牙唇侧与地面垂直。

②胶片分配：成年人进行全口牙齿检查时，需用14张3cm×4cm胶片，其分配方法见图1-122。

儿童进行全口X线检查时，一般用10张2cm×3cm胶片，其分配法见图1-123。

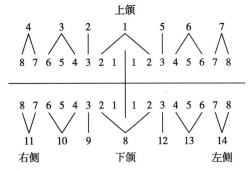

图 1-122　成年人进行全口牙齿胶片分配

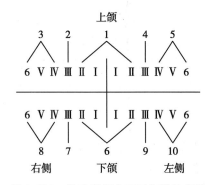

图 1-123　儿童进行全口牙齿胶片分配

③胶片放置及固定：胶片放入口内应使胶片感光面紧靠被检牙的舌侧面。摄影前牙时，胶片竖放，边缘要高出切缘7cm左右，摄影12时，应以1的切缘为标准；摄影后牙时，胶片横放，边缘要高出颌面10cm左右。留有边缘的目的是使图像形成明显的对比度及避免牙冠影像超出胶片。胶片放好后嘱咐被检者用手指固定或用持片夹固定。

④中心线：中心线的角度使X线中心线与被检牙的长轴和胶片之间的分角线垂直。为了精确显示每颗牙的长度，应根据每个牙根的情况采用不同的X线中心线摄影角度。表1-1为目前临床工作中最常应用的X线中心线摄影角度，可显示比较正确的牙影像。

X线中心线与被检牙长轴和胶片之间夹角的分角线的角度称为垂直角度，应尽量成直角摄影。X线中心线向牙近、远中方向所倾斜的角度称为X线水平角度。由于个体差异，牙弓形态可有较大区别，X线水平角必须随着被检者牙弓形态进行调整。其目的是使X线与被检牙的邻面平行，以避免牙影像重叠。

⑤X线中心线与体位：摄影根尖片时，X线中心线需通过被检侧牙根的中部。摄影上颌牙时，X线中心线通过部位分别为摄影上中切牙通过鼻尖；摄影上单侧中切牙及侧牙通过鼻尖与摄影侧鼻翼连线中点；摄影上单尖牙时，通过摄影侧鼻翼；摄影上前磨牙及第一磨牙时，通过摄影侧自瞳孔向下的垂直线与听鼻线的交点；摄影第二磨牙及第三磨牙时，通过摄影侧自外眦向下的垂线与听鼻线的交点，及颧骨下缘；摄影下颌牙时，X线中心线均沿下颌骨下缘上1cm的连线，然后对准被检侧牙的部位射入。

表 1-1 摄影上、下颌牙齿时 X 线倾斜平均角度(垂直角度)

部位	X 线倾斜方向	X 线倾斜角度
上颌切牙位	向足侧倾斜	42°
上颌单尖牙为	向足侧倾斜	45°
上颌双尖牙及第一磨牙位	向足侧倾斜	30°
上颌第二、三磨牙位	向足侧倾斜	28°
下颌切牙位	向头侧倾斜	−15°
下颌单尖牙位	向头侧倾斜	−18°~20°
下颌双尖牙及第一磨牙位	向头侧倾斜	−10°
下颌第二三磨牙位	向头侧倾斜	−5°

⑥注意事项:如果牙齿排列不整齐、颌骨畸形或口内有巨大肿物,妨碍将胶片放入口内正常体位,可根据牙的长轴与胶片所处的体位改变 X 线投射角度。如遇腭部较高或口底较深的被检者,胶片在口内体位较为垂直,X 线中心线倾斜角度应相应减少;而全口无牙,腭部低平、口底浅的被检者,胶片放置体位较平,X 线倾斜角度应加大。儿童因牙弓发育尚不完全,X 线倾斜角度应增加 5°~10°。

2. 咬翼片

(1)适应证:主要用于检查邻面龋齿、髓石、牙髓腔的大小,邻面龋与髓石是否穿通及穿通程度、充填物边缘密合程度、牙槽嵴顶部病变及儿童滞留乳牙根的体位、恒牙胚的部位和恒牙根吸收类型等。

(2)禁忌证:同根尖片。

(3)操作程序及方法

1)切牙位

①被检者体位:坐于牙科椅上,听鼻线与地面平行,头矢状面与地面垂直。

②胶片由 3cm×4cm 根尖片改制而成。拍摄时请被检者张口,将胶片长轴与切牙长轴平行,放于上下颌切牙舌侧,胶片长轴位于两中切牙之间,短轴在上颌切牙下缘,请被检者用上下切牙缘咬住翼片。

③中心线:以 8°角对准两中切牙之间,通过上下颌切牙缘上方 0.5cm 处射入,并使 X 线水平方向与被检侧牙邻面平行。

2)磨牙位

①被检者体位:坐于牙科椅上,听口线与地面平行,头矢状面与地面垂直。

②胶片由 3cm×4cm 根尖片改制而成。拍摄时请被检者张口,将胶片短轴与磨牙长轴平行,放于上下颌磨牙舌侧,将翼片放于被检侧牙颌面上,请被检者用正中颌位咬住翼片。

③中心线:以 8°角对准胶片中心,通过上颌牙面上方 0.5cm 处射入,并使 X 线水平方向与被检侧牙邻面平行。

3. 咬合片

(1)适应证:主要用于上下颌骨骨质病损、骨折等检查。

(2)禁忌证:同牙根尖片。

（3）操作程序及方法

1）上颌咬合片摄影方法

①被检者体位：坐于牙科椅上，听鼻线与地面平行，头矢状面与地面垂直。

②胶片：6cm×8cm胶片。胶片长轴与头矢状面平行，放于上下颌牙之间，请被检者与正中颌位咬住翼片。

③中心线：向足侧倾斜65°角对准头矢状面，由鼻骨和鼻软骨交界处射入胶片中心。

2）下颌咬合片摄影方法：下颌咬合片摄影有口底咬合片摄影和颏部咬合片摄影，两者体位相同。

①被检者体位：坐于牙科椅上，头部后仰，头矢状面与地面垂直，使胶片与地面呈55°角。

②胶片：6cm×8cm胶片。将胶片放于上下颌牙之间且尽量向后放置，胶片长轴与头矢状面平行，并使胶片长轴中线位于两下中切牙之间，请被检者用正中颌位咬住翼片。

③中心线：中心线以0°对准头矢状面，由颏部射入胶片中心。

（五）口腔全景体层摄影

又叫口腔曲面体层摄影，一次曝光就可以在一张图像上获得全口牙齿的体层影像，见图1-124。

1. 成像原理　两个大小相同的圆盘，以 O_1、O_2 为中心，沿箭头方向以相同的角速度 ω 旋转，自右方X线球管发出一束细的X线通过 O_1、O_2，在旋转圆盘的 O_1 到 γ 的 α_1 点放置被照体，在 O_2 到 γ 的 α_2 点放置探测器，使得X线管和探测器做相对相反运动，其速率 V 相同。即 $V=$ 角速度 × 到中心点的速度 $=\omega \cdot \gamma$。因为角速度相等。所以被检牙列部分与探测器的相对速度等于零。这样在 α_1 点的牙列部分能够清晰地显示在探测器上，α_1 点以外的被检者身体部分与探测器速度不同，影像模糊，见图1-125。口腔全景影像见图1-126。

2. 成像方式　口腔曲面摄影有单轨旋转体层、双轴体层和三轴体层三种方式。目前多用三轴体层摄影，被检者静止不动，探测器与X线机头做相对运动。

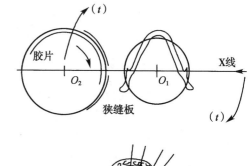

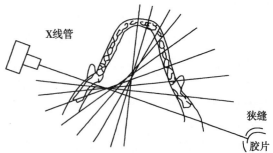

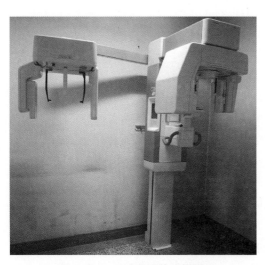

图1-124　口腔曲面体层摄影机　　　　图1-125　口腔曲面体层摄影原理

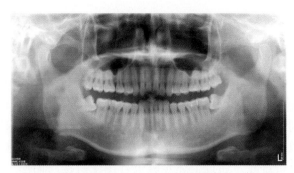

图 1-126　口腔全景影像

3. 摄影方法

（1）适应证：主要用于上下颌骨外伤、畸形、肿瘤、炎症及血管性病变、牙及牙周组织疾病（阻生齿、牙周炎等）、错颌畸形、颞下颌关节功能紊乱以及观察牙发育及萌出状况。

（2）禁忌证：有呼吸、循环障碍及严重颅脑损伤或其他危及生命体征的被检者。

（3）操作程序及方法：曲面体层摄影可分为上颌、下颌及全口牙位三种，以全口牙位最为常见。

1）全口牙位曲面体层：摄影时，被检者取立位或坐位，颈椎呈垂直状态或稍向前倾斜，下颌颏部置于颏托正中，用前牙切缘咬在 K 板槽内，头矢状面与地面垂直，听眶线与听鼻线的分角线与地面平行，用颏托及头夹将头固定。层面选择在颏托标尺零位。

2）上颌骨位曲面体层：嘱被检者下颌颏部置于颏托上，头矢状面与地面垂直，听眶线与地面平行。层面选择在颏托标尺向前 10～15mm 处。

3）下颌骨位曲面体层：摄影时，被检者下颌颏部置于颏托正中，上、下切牙缘咬在 K 板槽内，层面选择在颏托标尺向前 10mm 处。

4）曝光条件：70～90kV，15mAs。数字全景曲面体层机选择程序后，根据被检者个体差异适当增减默认曝光条件。

第五节　X 线特殊检查及应用

一、X 线图像拼接摄影技术

脊柱侧弯是一种好发于青少年的常见骨骼畸形，其常规最简单有效的检查方法是摄取全脊柱 X 线正、侧位片；髋、膝关节置换作为应用成熟的人工关节置换手术，双下肢全长正位片是其术前、术后重要的影像学资料。通过全景 X 线摄影获取完整的解剖结构影像、正确的解剖径线测量和角度测量，已成为放射科日常投照工作的重要内容。X 线图像拼接摄影（auto image paste）技术可使影像科技师及临床医师获得高质量的全景 X 线图像，数字 X 线图像拼接摄影技术能真实客观地显示全脊柱或四肢长骨的完整图像，操作方便可靠，为骨关节疾病的诊断、手术计划的制订和评估提供准确的影像信息。

（一）数字 X 线图像拼接摄影技术的基本原理

为了帮助临床医师重构出人体长骨的全景图像，Yaniv 等人于 2004 年提出 X 线图像拼接技术理论。X线图像拼接摄影技术的基本原理为通过多幅解剖连续图像进行局部重叠区域的图像配准。图像配准技术分为基于面积法和基于特征法。基于特征法的图像配准一般包括特征检测、特征匹配、空间坐标转换和图像混合4个步骤。特征检测是通过自动或手动方式将图像中的突出特征像素（如轮廓线、交叉点、线条、角度等）检测出来。特征匹配是计算两幅图像中检测所得的特征点的相似性，并找出相对应的候选匹配点。空间坐标转换是根据找到的对应匹配点坐标来估计空间变换模型中的未知参量，将目标图像坐标投射到参考图像坐标中。图像混合是将两幅局部重叠的图像进行像素混合，使重叠区两端的像素取值缓慢过渡。通过上述步骤进行图像拼接，即便是存在亮度和对比度不一致的情况，也能够较准确地拼接，得到脊柱或下肢的全景图。普通X线摄影由于胶片尺寸的限制，进行拼接时需要多次分段曝光，无法准确进行临床测量；CR技术应用IP配合IP专用支架进行长距离摄影，通过图像后处理工作站的全景拼接软件生成脊柱或双下肢全长图像，图像密度均匀性、拼接质量及临床测量能够达到医疗需要，但CR图像的空间分辨力和信噪比不及DR图像；使用MRI进行全脊柱拼接成像，能够获得密度均匀性好且拼接准确的理想全脊柱影像，但MRI检查受扫描孔径的限制，被检者不能进行直立位等负重体位检查，而且MRI检查费用昂贵，金属植入物为检查禁忌证，不适合矫形被检者多次复查。

随着近年来DR平板探测器技术和计算机后处理技术迅猛发展，DR全景拼接在图像拼接技术方面有很大提高。DR拼接技术的采集方式有两种：一种为平行采集，X线球管垂直上下移动的同时，DR平板探测器跟随X线球管实现同步移动；一种为转角采集，X线球管相对静止在一个感兴趣区中心体位，当DR平板探测器在上下做垂直运动的同时，X线球管向被检者足侧或头侧转动角度。这两种方式只要有合适的图像拼接软件进行后处理，都可以满足临床诊断和治疗的需要。

（二）DR数字X线图像拼接摄影系统的组成及操作过程

DR数字X线图像拼接技术实质为DR平板探测器技术的高级应用，DR数字X线图像拼接摄影系统的组成即为DR的系统组成。根据临床需要和被检者个体情况，DR数字X线图像拼接摄影可在被检者立位或仰卧位进行，以Discovery XR650数字化X线摄影系统立位拼接为例介绍DR数字X线图像拼接摄影系统的组成及操作过程。

Discovery XR650数字X线摄影系统以转角采集的方式进行数字X线图像拼接，其拼接过程需定义顶部和底部覆盖区域，确定覆盖区域后，系统将计算创建拼接图像所需的图像数量。在采集过程中，X线球管和平板探测器自动移动至合适体位以采集曝光数据。曝光将始终从覆盖区域的顶部（头侧）开始，然后向下（足侧）移动。Discovery XR650数字X线摄影系统立位拼接摄影时的总体配置见图1-127，其立位及仰卧位的采集图示见图1-128、图1-129。

1. 首先将被检者安全置于定位器（图1-130）上，在适当的体位锁定定位器，定位器锁定在壁架前面的平板探测器处。锁定定位器可以确保其与接收器之间的合适距离，并且在采集过程中不会移动以及保证被检者不会滑落。

2. 从Worklist（工作清单）中选择被检者（或添加被检者）。

3. 从Select Protocols（选择协议）界面选择Auto Image Paste（自动图像拼接）程序。

4. 选择检查部位（全脊柱或上、下肢）。

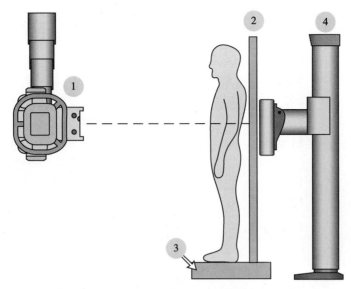

图 1-127 立位摄影时壁架自动拼接的总体配置
1. X射线管；2. 被检者定位器；3. 提升板；4. 壁架

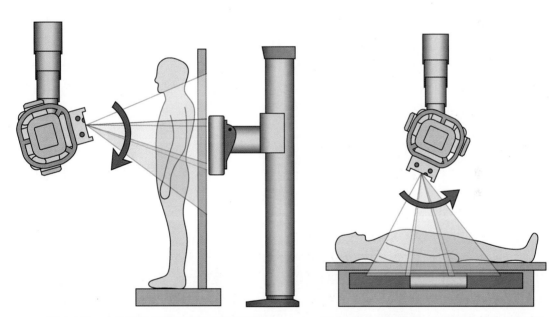

图 1-128 立位数字 X 线图像拼接采集图示　　图 1-129 仰卧位数字 X 线图像拼接采集图示

　　5. 使用被检者定位器内置的标尺确定 COI（检查中心）值，在准直器的控制屏幕上通过按下［+］和［-］按钮输入 COI 值（图 1-131），常规为 8～12cm。

　　6. 定义覆盖区顶部（图 1-132）。指示被检者闭眼后打开准直器灯，保护被检者眼睛免受准直器激光指示灯伤害。将 X 线球管向头部旋转一定角度，激光指示灯对准将要进行检查的解剖区域顶部，并按下准直器控制屏幕上的［HEAD］（头部）按钮。

　　7. 定义覆盖区底部（图 1-133）。将 X 线球管向足侧旋转一定角度，将激光灯对准进行检查的解剖区域底部，按下准直器控制屏幕上的［FOOT］（脚部）按钮。

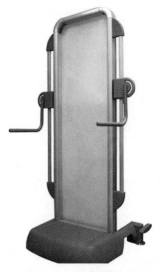

图 1-130 立位被检者定位器

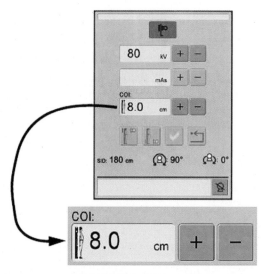

图 1-131 在准直器的控制屏幕上输入 COI 值

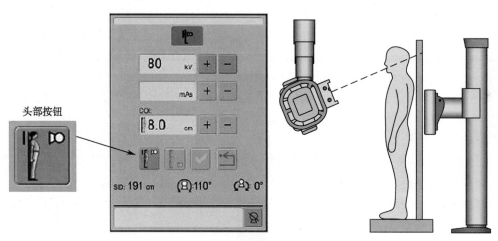

头部按钮

图 1-132 定义覆盖区顶部

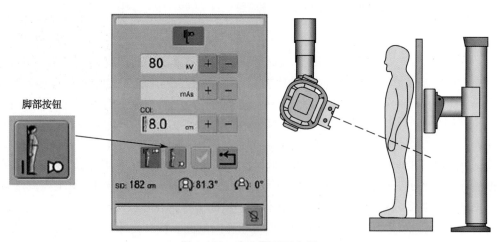

脚部按钮

图 1-133 定义覆盖区底部

8. 按住曝光按钮直至完成所有曝光，曝光结束后系统将自动拼接原始图像，如对自动拼接图像不满意，可以使用手动方式对原始图像进行图像配准拼接。

9. 对拼接满意的全景图像进行胶片打印。

（三）DR 全景图像拼接技术的特点

1. 在 DR 设备上实现全景图像拼接技术简便易行，如果 DR 系统没有自带全景图像拼接功能，可以在后处理工作站中使用第三方图像拼接软件对原始图像进行拼接。

2. 与 CR 系统和传统屏 - 片系统相比，DR 系统拥有最高的量子检测效率（detective quantum efficiency，DQE）和最大的曝光条件宽容度，受益于其强大的图像后处理技术如灰阶处理、边缘增强、组织均衡以及对明暗和对比度的可调节性，DR 全景图像拼接技术可以较小的 X 线曝光剂量获得高质量的全景拼接影像。

3. DR 全景图像拼接技术检查操作简便快捷，拼接成功率高，医疗费用低廉，其拼接的影像准确、清晰、密度均匀、拼接处过渡自然，可高质量满足临床需要。

（四）DR 全景图像拼接技术的主要临床应用

1. **脊柱全长拼接成像**

（1）脊柱侧凸等脊柱畸形被检者。脊柱侧凸畸形在我国青少年中发病率、致残率较高，如没有早期积极治疗会发展成严重畸形，影响心肺功能。全景 X 线检查是脊柱侧凸畸形的常规影像学检查方法，还可以实现多个功能位检查。DR 全脊柱拼接成像技术可以清晰显示全脊柱的整体视图、脊柱侧凸的部位和程度、椎体发育异常的程度、胸廓畸形的程度，可进行脊柱侧凸弯角的准确测量，已成为脊柱畸形被检者的首要影像学检查方法（图 1-134）。

（2）老年脊柱退行性变和 / 或老年骨质疏松症被检者。随着我国老年人口的增长，老年脊柱退行性变被检者逐年增多，脊柱广泛发生骨赘、终板硬化、棘突增生、椎小关节增生等改变；老年骨质疏松症被检者常因骨质疏松引起胸椎或腰椎压缩性骨折，椎体塌陷，合并退行性改变造成脊柱后凸和 / 或侧凸畸形及脊柱不稳，需要进行脊柱全长正侧位 X 线摄影以明确患椎数目、椎体压缩程度及退变情况等（图 1-135）。

2. **上肢、下肢全长拼接成像**　人工膝关节、髋关节置换术在术前要观察股骨角、胫骨角和膝外翻角等解剖角度，测量股骨头中心到踝关节中心的下肢力线，并观察双膝关节和踝关节关节面是否平行，这些都需要完整的负重位全下肢图像作为测量依据。DR 双下肢全长拼接（图 1-136）可使用专用大尺寸胶片打印，图像与被检者下肢实现 1∶1 的比例，影像真实可靠；检查价格低廉、投照方便快捷，被检者体位摆放简单易行，可视被检者身体耐受情况行主动负重（立位）或被动负重检查，DR 双下肢全长拼接已成为下肢关节置换及骨肿瘤假体置换术前的常规影像学检查项目。同样，双上肢全长拼接为小儿骨科肘内、外翻畸形等上肢矫形手术提供了高质量的影像学资料（图 1-137）。

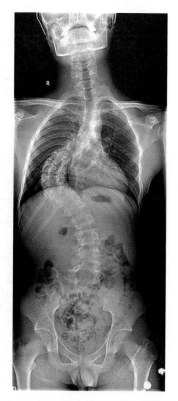

图 1-134　DR 全脊柱拼接正位影像

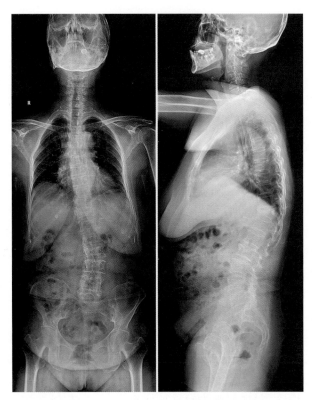

图 1-135　DR 全脊柱拼接正位、侧位影像

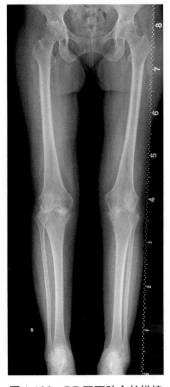

图 1-136　DR 双下肢全长拼接

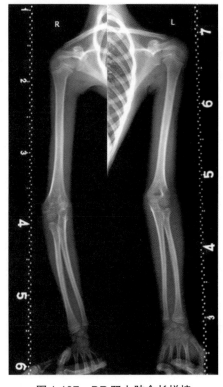

图 1-137　DR 双上肢全长拼接

二、X线图像融合摄影技术

对于骨关节、呼吸等系统来说，DR平片是确诊解剖形态异常重要而简便的检查方法，但由于DR显示的是结构复合图像，相关病变常因组织重叠而显示不清，X线片只适用于观察解剖形态及晚期骨关节病，对早期继发骨质改变显示不佳。CT图像无前后组织重叠，密度分辨力高于DR平片，显示骨质改变更为精细，多平面重组技术可多方位显示观察区的解剖异常并进行角度、径线等测量，但辐射剂量较高，使用受到限制。MRI、MRA可任意角度扫描成像以观察兴趣区的解剖形态异常，又可直接显示软骨、盂唇等软组织，组织分辨率最高，但检查费用高并有若干检查禁忌证，限制了其临床应用。X线图像融合摄影技术即数字合成X线体层成像能够克服组织重叠，获得较高质量的断层图像，应用于骨关节、呼吸、泌尿等系统成像可以较X线片更好地观察解剖复杂部位和深在部位的组织结构。与CT、MRI相比，数字合成X线体层成像观察骨质病变的空间体位更加直观，空间指向性高，X线辐射剂量小，医疗成本低，无检查禁忌证，其检查空间开阔，不受检查孔径限制。数字合成X线体层成像可作为常规DR检查首选的延伸和补充手段，观察病变的断层影像。

数字合成X线体层成像实质上是DR应用的高级拓展，是数字平板探测器与传统断层技术的结合，其核心结构为平板探测器，平板探测器起到了传统断层中暗盒的作用。荷兰的Ziedesdes plante's在20世纪30年代就从理论上证明：可以从一系列离散的多角度投影数据重建出任意层面的图像。但受实现条件所限，直到1969年才由Garrison等人使用比较原始的设备开始实践他的理论。随后研究人员使用不同方法和仪器来重建图像，如：幻灯法、影像增强器法、编码孔法等，取得了一些成果。1972年Grant创造了"tomosynthesis"一词，意为可以回顾性重建任意体位的层面图像。由于CT的发明，数字合成X线体层成像系统的研究曾一度中断。但最近十几年随着计算机处理能力的提高以及数字平板探测器的研制成功，又重新激发了研究人员对数字合成体层成像的兴趣。研究者使用高性能电子计算机，仅使用一组有限角度内的离散投影数据，进行后处理即可重建出物体任意深度的层面图像。

（一）传统X线体层摄影基本原理

传统X线体层摄影通过摄取与人体纵轴相平行的某一层面组织结构来获得断层影像。摄影时，X线球管与胶片进行同步反向运动（运动轨迹可以是直线、圆、椭圆或内圆摆线等），使支点层面上下结构的投影因不能与胶片运动同步而弥散成模糊影像，以达到去除上下组织结构与兴趣结构重叠的目的。运动支点的高度决定了指定层的体位，一次成像运动只能获得一个层面的影像，因此患者检查时间较长。传统X线体层摄影的最大缺点是受层外结构模糊影像干扰，影响指定层结构显示。20世纪90年代CT广泛应用于临床后，由于其卓越的层面成像能力，传统X线体层摄影的临床作用逐渐被取代。

（二）数字合成X线体层成像系统的组成及成像原理

数字合成X线体层成像系统设备按球管与平板探测器的相对体位可分为两类：以通用医疗（GE）为代表的固定式数字化X线摄影系统和以岛津及西门子为代表的基于数字胃肠机的合成X线体层成像系统。前者的X线球管在某一受限角度范围内移动，而平板探测器保持固定，进行一系列的低剂量曝光后系统可重建一系列与探测器平行的层面，这些层面显示了不同深度的解剖结构，并删除了重叠及重合结构，显示不同层面的解剖结构。后者

X线球管和平板探测器做类似传统体层摄影的直线相对运动,球管持续脉冲曝光,平板探测器连续接收原始数据,通过计算机后处理重建出感兴趣区内任意层面的二维图像。

数字合成X线体层成像系统主要由主机、X线发生装置、X线机辅助装置、后处理工作站、胶片打印机组成。采集原始数据后,主要以位移叠加算法、二维滤波反投影算法、迭代算法进行后处理重建,见图1-138、图1-139。

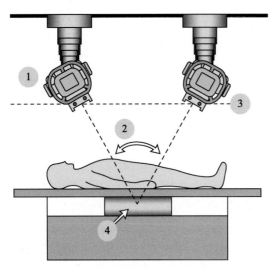

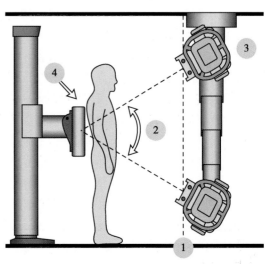

图1-138　数字合成X线体层成像过程(仰卧位)及组成

1. 扫描开始时的射线管体位;2. 采集扫描;3. 扫描结束时的射线管体位;4. 扫描床接收器

图1-139　数字合成X线体层成像过程(站立位)及组成

1. 扫描开始时的射线管体位;2. 采集扫描;3. 扫描结束时的射线管体位;4. 壁架接收器(垂直体位)

(三)数字合成X线体层成像的特点

1. **设备简单**　作为DR的高级应用易与常规DR融合。

2. **纵断面层成像**　其成像平面平行于平板探测器,被检者仰卧位投照时为冠状面成像,侧卧位投照时为矢状面成像,空间分辨力较CT、MRI的横断面图像高,空间指向感强,可更直观地显示被检组织器官的空间体位关系。

3. **容积成像**　通过连续重建的层面图像观察感兴趣区内的三维信息。

4. **回顾性重建**　当X线球管通过弧形路线运行时,系统进行多个低剂量曝光,后处理可以重建扫描范围内任意层面的组织结构。

5. **特殊功能位检查**　数字合成X线体层成像的检查床空间开阔,可以设计多种特殊功能体位进行检查,而CT、MRI则受到检查孔径的限制。

6. **检查剂量**　远较CT为低,辐射危害小,图像空间分辨力高,无金属伪影。

(四)数字合成X线体层成像的临床应用

1. **胸部成像**　受重叠解剖结构的影响,胸部平片在诊断结节疾病、气道疾病以及观察纵隔结构时有困难,临床曾使用传统体层摄影产生层面图像来避开重叠组织以显示小的病变。但由于兴趣层面的精确定位困难以及高分辨率CT广泛应用,逐渐淘汰了这项检查。然而CT带来高清晰胸部图像的同时也带来了相当高的辐射剂量和费用。数字合成体层成像以比 CT 小得多的辐射剂量和医疗成本,产生较高质量的断层图像,亦有放射医师认为,胸部冠状面的数字合成体层影像比 CT 更容易与胸部平片作比较。

2. **骨关节成像** 数字合成体层影像克服了组织重叠对图像的影响,实现了亚毫米取层,使得微小骨折也不易漏诊,能够清楚显示结构复杂部位及关节内的隐蔽骨折;关节炎易引起关节间隙的变化、骨质增生或破坏,放射学上常规采用二维投影即平片检查,缺乏三维信息。数字合成体层成像很适合做关节评价。

3. **乳腺成像** 乳腺 X 线摄影是早期检出乳腺癌最有效手段。但在 X 线片上,由于腺体组织的重叠会影响到病变的检出与诊断。数字乳腺断层摄影是一项新的数字乳腺摄影方法,它是由一系列从不同角度拍摄所获得的低剂量 X 线图像经重建后合成的断层图像。这项技术在获得的三维图像基础上,克服了传统乳腺摄影需要压迫乳腺所带来的不适,以及重叠组织所隐藏的癌灶。数字乳腺断层摄影可以降低复检率,增加活检患者的选择性,提高癌灶的检出率,有效降低由于组织重叠而造成的误诊,减少被检者因"假阳性"病变所带来的不必要焦虑。

4. **泌尿系成像** 腹部平片(KUB)和静脉尿路造影(IVU)是泌尿系统常用的检查方法,普通 X 线数字摄片由于腹腔内脏器及其内容物、脊柱、骨盆等重叠干扰,有时候对泌尿系统解剖结构和病变显示不是很清楚,达不到诊断目的。而数字合成体层 X 线影像可以消除腹部重叠伪影的干扰,能有效地观察肾脏排泄功能及输尿管、膀胱蠕动情况。寻找最佳时机和最佳体位摄片,清楚显示病变及解剖结构,并减少了摄片数量,提高了造影速度,能避开肠中气体及肠内容物重叠的影响,对肠道准备不满意及疑诊肾实质病变被检者尤为有效,还可对病灶大小、范围进行测量。

5. **其他应用** 人工耳蜗植入术后影像评估、血管造影、肠道气钡对比造影等多个应用。

(五)数字合成 X 线体层成像操作技术(以 Discovery™ XR650 系统的 VolumeRAD 为例)

1. **数字合成 X 线体层成像参数**

- patient size(被检者体型)
- receptor(接收器)
- Cu filter(Cu 过滤器)
- focal spot(焦点)
- patient side(被检者体侧)
- patient position(被检者定位)

见图 1-140。

2. **数字合成 X 线体层成像操作步骤**

VolumeRAD 采集包括两个主要部分:①跟踪,用于确定曝光设置和被检者定位的标准 DR 摄影;②扫描,跟踪完成后,X 线球管通过弧形路线运行,系统进行多个低剂量曝光,采集原始图像。

(1)输入被检者信息:根据检查申请单在登记程序的"工作列表"屏幕中,单击[ADD PATIENT](添加被检者)输入被检者信息,确保输入正确的被检者名称、ID 号、出生日期和性别信息,单击[SAVE](保存)或[START EXAM](开始检查),或者直接使用通过 HIS/RIS 生成的被检者信息。

(2)体位摆放:因数字合成 X 线体层摄影实质为 DR 摄影的高级应用,被检者体位摆放

功能	说明
Start Height（开始高度，mm） 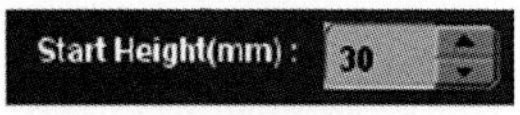 Start Height(mm)：30	选择重建第一个层面时距离床面或探测器盖的距离
End Height（最终高度，mm） 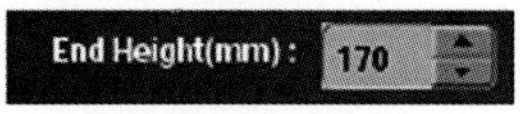 End Height(mm)：170	选择重建最后一个层面时距离床面或探测器盖的距离
Slice Interval（层间距，mm） 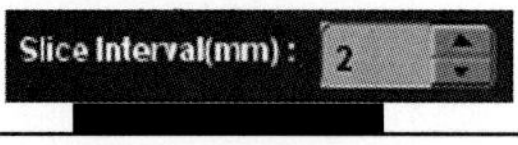 Slice Interval(mm)：2	选择 范围为1~50mm
Sampling Factor（采样系数） 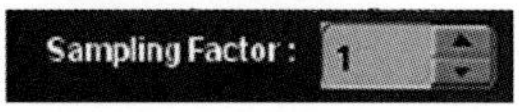 Sampling Factor：1	选择每个层面所用的数据量。 正如传统层面成像一样，层面厚度（n）由扫描角度决定。 VolumeRAD采样系数为1。VolumeRAD允许用户在标称层面（n）的任何一侧包含额外的数据用于重建层面。 每个真实层面会创造出很多"虚拟"层面。接着，系统对来自真实层面之上和之下虚拟层面的信息取平均。Sampling Factor（采样系数）决定了用于创造真实层面的虚拟层面数。 "采样系数"始终是一个奇数。"采样系数"的最大可选范围由"起始高度"、"最终高度"和"层面间距"这三个参数决定。 注意：改变"采样系数"并不会改变层面的总数
# of slices（层面数目） # of slices：71	显示根据"起始高度""终止高度"和"层面间距"这三个参数计算出来的层面数目。调整这些参数可以改变层面的数目
Anatomy（解剖部位）	显示解剖区
View（视图）	显示解剖视图。例如，前−后
图像类型：	显示此次检查的图形类型（即VolumeRAD）
Patient size（患者体型）	显示患者体型。如，体型较大的成人、体型较小的儿童等

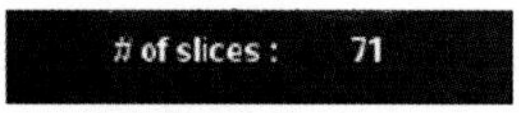

图 1-140　数字合成 X 线体层成像参数说明

方法同常规 DR 摄影，对被检者进行标准体位摆放，即进行胸部数字合成 X 线体层摄影时，摆放胸部前后位或后前位。

（3）选择适当的数字合成 X 线体层成像参数：常规操作时，每个部位的成像参数已由生产厂家预设在系统中，直接调用即可，成像参数包括管电流、管电压、曝光时间等。

（4）图像后处理重建：按住曝光按钮不放，直到扫描结束，查看显示器中开始出现原始图像，接着将出现处理后的重建层面。可对一个层面做出任何调整（对比度、亮度、旋转等）。

（5）打印胶片。

第六节　造　影　检　查

造影检查是将造影剂引入人体的某个组织器官或者其周围而产生一些明显对比，用来观察人体组织器官的形态与功能的一种检查方法。

人体组织器官因存在密度差异而造成对 X 线的吸收程度不同，形成具有影像密度对比的 X 线影像。当某些组织器官的密度与邻近组织器官或病变的密度相同或相似时，透过人体后的 X 线缺乏对比，在照片上不能辨别它们的影像。因此想到可以采用人工的方法将某种物质引入体内,改变组织和器官与邻近组织的对比度,以显示其形态和功能。1906 年有人发明了钡餐造影检查胃肠,此后各种各样的造影方法和造影剂相继出世。造影检查是一种常用的 X 线检查方法。目前,尽管有了对组织器官分辨能力比普通 X 线强 100 倍的电子计算机 X 线断层扫描(CT),但造影检查仍不失为一种重要的辅助检查方法。

一、造影剂

造影剂(contrast agent)是为增强影像观察效果而注入(或服用)到人体组织器官的化学制品。这些制品的密度高于或低于周围组织,形成的对比用于某些器官图像的显示。

20 世纪 50 年代,三碘苯——著名的泛影酸被发现,由此产生的各类造影剂至今仍在广泛使用,这是现代造影剂史上的第一个飞跃。目前仍在使用的离子型造影剂的碘成分几乎全是由它衍生出来的。20 世纪 60 年代末,瑞典放射学家 Almen 提出了非离子型造影剂概念,并于 1971 年报道了第一个非离子型单体造影剂——甲泛葡胺(Metrizamide, Amipaque),非离子型单体造影剂的出现是现代造影剂史上的第二个飞跃。甲泛葡胺具有渗透压低[485mmol/L(485mOsm·kg)]及耐受性好等优点,但其性能不稳定。第一代造影剂很快被第二代非离子型单体造影剂所取代。20 世纪 70 年代末,非离子型二聚体造影剂开始研制,以进一步降低渗透压。其中碘曲仑被证实具有无限水溶性,300mgI/ml 时与体液等渗,且机体耐受性很好。其缺点是相对分子质量太大(相对分子质量为 1 626),黏稠度较高。非离子型二聚体的出现被视为现代造影剂史上第三个飞跃。同类的尚有碘克沙醇,性能与碘曲仑相似。

(一)造影剂的分类

造影剂可分为两大类,原子量高、比重大的高密度造影剂和原子量低、比重小的低密度造影剂。

高密度造影剂 常用的高密度造影剂有硫酸钡和碘剂。

(1)硫酸钡:一般用于消化道造影检查,由纯净的医用硫酸钡粉末加水调制成混悬液。硫酸钡的浓度通常以重量 / 体积(W/V)表示,根据检查部位和目的不同,所用硫酸钡浓度也不同。

(2)碘剂:碘剂的种类很多,可分为三大类,即无机碘化物、有机碘化物以及碘化油或脂肪酸碘化物。

1)无机碘化物:一般用 12.5% 的碘化钠水溶液。可用于瘘管、尿道、膀胱或逆行肾盂造影。用于膀胱造影时,可稀释 1 倍的浓度。

2)有机碘化物:亦为水溶性碘制剂。种类繁多,又分为:①离子型,离子型造影剂按结构分为单酸单体和单酸二聚体,离子型造影剂的不良反应发生率高,机体耐受性差;②非离子型,非离子型碘造影剂较离子型毒副作用小,可用于各种血管造影及经血管的造影检查,非离子型造影剂不良反应发生率低,机体耐受性好;③非离子型二聚体,多用于椎管内脊髓造影。

3)碘化油或脂肪酸碘化物:碘化油可用于支气管、瘘管及子宫输卵管造影。碘苯酯为脂肪酸碘化物,是一种油状液体,因其对组织的刺激性小,故适用于椎管及脑室造影,近年来已渐被非离子型二聚体的碘曲仑代替。

造影剂还可按药物的渗透压分类,即高渗、低渗和等渗三种。等渗的药物机体耐受性好,过高过低均有不同程度的刺激反应。

（二）造影剂常见不良反应及其处理

造影剂的不良反应通常是指碘造影剂的不良反应,在此只介绍碘造影剂的常见不良反应及其处理。

碘造影剂的不良反应主要包括:特异质反应和物理 - 化学反应。其中特异质反应就是通常所说的个体过敏反应,与使用剂量无关,难以预测和防止。物理 - 化学反应是指碘造影剂本身固有的物理、化学性质对人体肾脏、心脏和甲状腺等脏器的毒性反应,反应的发生与被检者相关脏器的基础状态、造影剂的固有性质、注射剂量等相关,可以预测或防止。

1. 反应机制

（1）特异质反应:数十年的研究表明,造影剂反应中的荨麻疹、血管性水肿、喉头水肿、支气管痉挛、严重血压下降及突然死亡等表现均属特异质反应,其发生与下列因素有关。

1）细胞释放介质:无论是离子型还是非离子型造影剂均能刺激肥大细胞释放组胺。通过测定尿液中组胺或其代谢物发现有造影剂反应的被检者含量明显高于无造影剂反应者。

2）抗原抗体反应:造影剂是一种半抗原,其造影分子中的某些基团能与血清中的蛋白结合成为完整抗原。有许多研究结果证实造影剂反应中部分是抗原 - 抗体反应。

3）激活系统:造影剂尤其是离子型高渗造影剂可导致血细胞及内皮细胞形态和功能改变,并可导致组胺、5- 羟色胺、缓激肽、血小板激活因子等介质释放。

4）胆碱能作用:造影剂能通过抑制乙酰胆碱活性产生胆碱能样作用,研究结果表明许多类型的碘造影剂均有类似作用,所以此作用被认为主要是碘本身在起作用。

（2）物理 - 化学反应:物理 - 化学反应的发生率及严重程度与所用造影剂的量有关,造影剂反应中常见的恶心、呕吐、潮红、发热及局部疼痛等均由此所致,其有关因素如下。

1）渗透压:由于目前常用的部分造影剂渗透压明显超过血液,很容易产生各种损害。①内皮和血脑屏障损害,高渗的造影剂注入血管后,细胞外液渗透压突然急剧增加,细胞内液快速排出,导致血管内皮细胞皱缩,细胞间连接变得松散、断裂,血脑屏障受损,造影剂外渗至脑组织间隙,使神经细胞暴露在造影剂的化学毒性危险中;②红细胞损害,高渗使得红细胞变硬,呈棘细胞畸形,结果红细胞不易或无法通过毛细血管,引起微循环紊乱;③高血容量,除了使细胞内液排出外,高渗造影剂还使组织间液进入毛细血管,从而造成血容量快速增加,可达 10%～15%,导致心脏负荷增加,但随着造影剂外渗至血管外及渗透性利尿作用,血容量很快恢复正常;④肾毒性,虽然造影剂诱发的肾功能衰竭总的发生率较低（<1%）,但在原有肾功能不全被检者中可达 10%～20%,60% 造影剂诱发的肾病被检者有氮质血症基础,因此在使用造影剂尤其是使用大剂量造影剂前需检查肾功能情况,并尽量选择渗透压较低的造影剂;⑤心脏毒性,除了造影剂所致的高血容量外,在选择性冠状动脉造影（coronary angiography,CAG）中,高渗透性可直接作用于窦房结引起心动过缓,高渗透性会造成房室间传导、室内传导和复极化作用减弱,引起心电改变,使心律不齐和心室颤动的发生率增加;⑥疼痛与血管扩张,在外周血管造影中,虽然高渗造影剂所致内皮损害是一过性的,但产生的血管性疼痛却是非常明显的。除了和渗透压有关外,这也和造影剂的疏水性及离子性有关。造影剂可直接作用于小动脉平滑肌,引起局部动脉扩张,产生热感及不适。

2）水溶性:造影剂只有和周围的液体充分混合,才不会被机体视为异物。理想的造影剂应具有无限的水溶性,但由于碘原子具有高度疏水性,因此难以达到无限的水溶性。离子型造影剂中的水溶性来自阳离子的盐,而非离子型造影剂中的水溶性则来自包绕碘原子的多个羟基侧链。一般来说单体的离子型造影剂水溶性比非离子型高,但非离子型二聚体造影剂碘曲仑却具有极高的水溶性。水溶性大小可用分配系数表示,分配系数越小,水溶性越高。

3)电荷:离子型造影剂是由具有造影作用的含碘阴离子及不具有造影功能的阳离子组成,前者带有负电荷,而后者则带正电荷。电荷可增加体液的传导性,扰乱电离环境和电解质平衡,进而影响正常生理过程。造影剂的电荷对其水溶性及疏水性起着较大的作用,并可增加造影剂与蛋白的结合。

4)黏稠度:黏稠度由溶质颗粒的浓度、形状、与溶液的作用及溶质颗粒之间的作用所决定,与温度变化成反比,但与碘浓度成正比,如300mgI/ml 在 37℃时,碘曲仑的黏稠度为9.1cps,碘海醇为6.1cps,当碘曲仑280mgI/ml 时其黏稠度与非离子型单体造影剂碘海醇300mgI/ml 相似。注入造影剂后可使血液 - 造影剂混合物黏稠度增加,从而可使血流减慢。这种情况只有在高切变力状态(如大动脉)及低切变力状态(静脉和毛细血管循环)才有可能出现,但对提高显影清晰度却有利。为此,尽管非离子型二聚体造影剂与单体类造影剂相比黏稠度较高,但综合其显影效果及反应而言,前者是后者所无法比拟的。

5)化学毒性:化学毒性除与造影剂分子本身固有生物化学特性有关外,更与其分子中疏水区与人体生物大分子相互结合有关,可引起机体功能紊乱,影响其正常功能,如使蛋白皱缩、红细胞变形等,即所谓的"疏水效应"。第一代非离子型造影剂甲泛葡胺由于大量引入疏水基团且又未能遮掩,故化学毒性很大,很快被淘汰。此后的非离子型造影剂中亲水的羟基能有效地遮盖疏水核心,因而毒性明显降低。

2. **高危因素**

(1)有造影剂过敏史;

(2)过敏体质,如:湿疹、荨麻疹、神经性皮炎、哮喘、食物及花粉过敏;

(3)甲状腺功能亢进(甲亢)、甲状腺肿;

(4)严重心血管病患(如心功能不全、冠脉硬化、近期心梗、长期心律不齐和严重高血压等);

(5)体弱、脱水;

(6)严重肾脏疾病;

(7)严重肝脏疾病;

(8)严重糖尿病;

(9)严重肺部疾患(呼吸功能不全、肺动脉高压和肺栓塞等);

(10)脑损伤(新近脑血管损伤、惊厥、颅脑外伤);

(11)副蛋白血症(Waldenstrom's 巨球蛋白血症、浆细胞瘤);

(12)嗜铬细胞瘤(有出现高血压危象的危险);

(13)65 岁以上老人及婴、幼儿;

(14)过度焦虑;

(15)近期使用过造影剂;

(16)使用 β 受体阻断药(易引起支气管痉挛及可能发生难以治疗的心动过缓);

(17)长期使用钙离子拮抗剂(易导致心动过缓和血管扩张);

(18)使用白介素 -2 和 / 或干扰素治疗;

(19) 使用双胍类降血糖药（易导致肾功能不全、高乳酸性血症）；

(20) 镰状细胞贫血。

3. 造影剂不良反应的预防

(1) 碘过敏试验：由于特异质反应与使用剂量无关，目前尚无完善的方法预防造影剂过敏反应，尤其是重度过敏反应的发生。而碘过敏试验本身就存在危险，除非产品说明书注明特别要求，一般无需碘过敏试验。

(2) 尽可能使用非离子型碘造影剂：临床实践表明，非离子型碘造影剂不良反应的发生率要低于离子型碘造影剂，非离子型二聚体碘造影剂则具有更高的安全性，因此对于具有高危因素被检者应尽量使用非离子型碘造影剂。

(3) 对高危被检者进行预处理

1）造影前预先使用抗组胺 H_1、H_2 药；

2）造影前预先使用糖皮质激素；

3）对甲亢、甲状腺肿被检者除非必要，不要使用含碘造影剂，如必须使用可提前应用抗甲状腺药；

4）稳定心血管及呼吸系统功能；

5）维持水、电解质及酸碱平衡；

6）避免使用肾脏毒性药物；

7）嗜铬细胞瘤被检者，预先使用 α 受体阻滞剂，避免发生高血压危象；

8）避免短时间内重复进行造影检查。

(4) 减少造影剂用量与给药速度：碘造影剂不良反应中的物理 - 化学反应的发生率及严重程度与所用造影剂的量有关，因此在允许的范围内尽量减少造影剂的用量，减缓给药速度可有效减少或减轻造影剂不良反应。

4. 造影剂不良反应的处理

(1) 使用造影剂检查室必须常备的抢救用品

1）检查室必备的器械：装有复苏药品和器械的抢救车；必须备有医用氧气管道、氧气瓶或氧气袋；血压计、吸痰设备、简易呼吸机等。

2）检查室必备的急救用药：1:1 000 肾上腺素；组胺 H_1 受体阻滞剂（抗组胺药，如异丙嗪、苯海拉明）；地塞米松；阿托品；生理盐水或林格液；抗惊厥药（如地西泮等）

(2) 急性不良反应：急性不良反应是指造影剂注射后 1h 内出现的不良反应。在碘造影剂不良反应中，急性不良反应占 90% 以上。因此使用造影剂后，患者需留观至少 30min，高危患者应留置观察更长时间。

1）恶心、呕吐：症状呈一过性采用支持疗法；症状为重度、持续时间长的应考虑采用适当的止吐药物。

2）荨麻疹：散发的、一过性荨麻疹建议采用包括观察在内的支持性治疗；散发的、持续时间长荨麻疹应考虑采用适当的肌内或静脉注射 H_1 受体拮抗剂，但用药后可能会发生嗜睡和 / 或低血压；严重的荨麻疹考虑使用肾上腺素（1:1 000），成人 0.1～0.3ml（0.1～0.3mg）肌内注射；6～12 岁患儿注射 1/2 成人剂量；6 岁以下患儿注射 1/4 成人剂量。必要时重复给药。

3）支气管痉挛：氧气面罩吸氧（6～10L/min），定量吸入 β_2 受体激动剂气雾剂（深吸 2～

3 次）。给予肾上腺素，血压正常时肌内注射 1∶1 000 的肾上腺素 0.1～0.3ml（0.1～0.3mg），有冠状动脉疾病或老年被检者使用较小的剂量；患儿用量 0.01mg/kg，最多不超过 0.3mg。血压降低时肌内注射 1∶1 000 的肾上腺素 0.5ml（0.5mg），6～12 岁患儿采用 0.3ml（0.3mg）肌内注射；6 岁以下患儿肌内注射 0.15ml（0.15mg）。

4）喉头水肿：氧气面罩吸氧（6～10L/min）；肌内注射 1∶1 000 肾上腺素，成人剂量为 0.5ml（0.5mg），必要时重复给药；6～12 岁患儿肌内注射 0.3ml（0.3mg）；6 岁以下患儿肌内注射 0.15ml（0.15mg）。

5）低血压：单纯性低血压，抬高被检者双下肢，氧气面罩吸氧（6～10L/min）。用普通生理盐水或林格液快速静脉补液，无效时肌内注射 1∶1 000 肾上腺素，成人剂量为 0.5ml（0.5mg），必要时重复给药；6～12 岁患儿肌内注射 0.3ml（0.3mg）；6 岁以下患儿肌内注射 0.15ml（0.15mg）。迷走神经反应（低血压和心动过缓），抬高被检者双下肢，经氧气面罩吸氧（6～10L/min）。静脉注射阿托品 0.6～1.0mg，必要时于 3～5min 后重复用药，成人总剂量可达 3mg（0.04mg/kg）；患儿剂量 0.02mg/kg（每次最大剂量 0.6mg），必要时重复给药，总量不超过 2mg。用普通生理盐水或林格乳酸盐快速静脉内补液。

6）全身过敏样反应：向心肺复苏小组求助；必要时行气道吸引；出现低血压时按上述处理低血压的方法处理给予抗组胺药物。

（3）迟发性不良反应：迟发性不良反应是指造影剂注射后 1h 至 1 周内出现的不良反应。造影剂给药后可出现各种迟发性症状（如恶心、呕吐、头痛、骨骼肌肉疼痛、发热），但许多症状与造影剂应用无关，临床须注意鉴别。与其他药疹类似的皮肤反应是真正的迟发性不良反应，通常为轻度至中度，并且为自限性。迟发性不良反应一般只需对症治疗，方法与其他药物引起的皮肤反应治疗相似。

（4）迟发性不良反应：晚迟发性不良反应是指在造影剂注射 1 周后出现的不良反应，或可引起甲状腺功能亢进，偶见于未经治疗的 Graves 病或结节性甲状腺肿被检者、年老和 / 或缺碘者。

（5）碘造影剂血管外渗

1）原因：①与技术相关的原因，使用高压注射器，注射速率过快；②与被检者有关的原因，不能有效配合、被穿刺血管情况不佳、淋巴和 / 或静脉引流受损。

2）碘造影剂血管外渗的处理：①轻度外渗，多数损伤轻微，无需处理；嘱咐被检者注意观察，如外渗加重应及时就诊；对个别疼痛明显者，局部给予普通冷湿敷；②中、重度外渗，这可能造成局部组织肿胀、皮肤溃疡软坏死和间隔综合征。建议对于中、重度外渗被检者的处理措施：抬高患肢，促进血液回流；24h 内使用 50% 硫酸镁保湿冷敷，24h 后改硫酸镁保湿热敷；或者用黏多糖软膏等外敷；用 0.05% 的地塞米松局部湿敷；碘造影剂外渗严重者，在用药物基础上口服地塞米松 5mg/ 次，3 次 /d，连用 3d。

二、普通造影检查技术及应用

（一）消化道 X 线造影检查技术

消化系统的器官包括食管、胃、小肠、结肠及肝、脾、胰等脏器和胆道系统。它们均由肌肉、结缔组织、腺体等构成，密度大致相同，无良好的天然对比，通过引入造影剂后才能观察。以下介绍消化系统常用的几种造影检查。

1. **下咽造影**　下咽造影较少单独使用，常在食管造影检查时进行透视观察，发现异常或临床有特殊要求时可点片摄影。因造影剂由口腔通过下咽部进入食管入口的速度很快，通常需采用连续点片摄影或者动态透视录像的方式进行记录。

（1）适应证

1）吞咽困难，咽部异物感；

2）吞咽功能紊乱；

3）观察下咽周围病变与下咽的关系。

（2）造影剂：一般使用钡剂，浓度不宜过低，以免因通过速度较快钡剂不易附着于黏膜造成检查失败。

（3）造影检查方法：被检者立于诊断床前，口服造影剂，取正、侧位检查，嘱被检者吞咽钡剂的同时进行连续点片摄影，此时为下咽部充盈像。吞咽钡剂后取相同体位嘱患检者屏气同时鼓气点片，此时为下咽部黏膜像（图 1-141、图 1-142）。

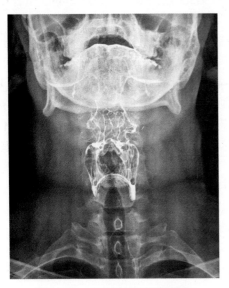

图 1-141　下咽造影正位黏膜像

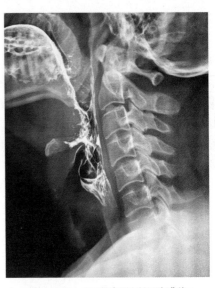

图 1-142　下咽造影侧位黏膜像

2. **食管造影**　食管造影（esophagography）可以单独做，也可以在上消化道造影时检查。无绝对禁忌证，但静脉曲张大出血后做造影检查时应慎重。一般不需对被检者作任何准备。

（1）适应证

1）吞咽不适及吞咽困难；

2）门脉高压症；

3）食管异物及炎症；

4）食管肿瘤；

5）观察食管周围病变与食管的关系。

（2）造影剂：应根据不同目的和要求，以及被检者吞咽困难的程度调成不同浓度的钡剂，一般为 60%～250%（W/V）20～60ml。必要时可使用低张药物行食管低张双重造影。有食管气管瘘者应选用碘造影剂。

（3）造影检查方法：被检者立于诊断床前，口服钡剂，颈段食管取正、侧位检查，胸腹段食管则取左前斜及右前斜位进行观察（图1-143、图1-144）。钡剂通过食管的同时，转动被检者，从不同体位进行透视，当病变暴露最清楚时摄取点片或常规摄取左前斜位片及右前斜位片（图1-145）。

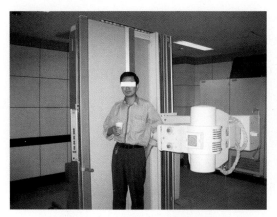

图1-143　食管造影左前斜位

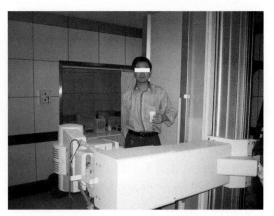

图1-144　食管造影右前斜位

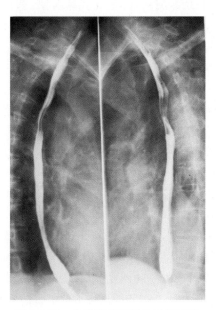

图1-145　食管造影双斜位X线图像

3. **上消化道造影**　上消化道造影检查（upper gastrointestinal series）是消化道疾病常用的检查方法，是指十二指肠及以上部分的消化道造影，故又称为胃及十二指肠造影，上消化道造影检查的部位包括口咽、食管、胃和十二指肠。目前最多采用的是钡剂，通常与发泡剂合用进行双重对比，能更清楚显示消化道内微小病变。被检者有完全性消化道梗阻、消化道穿孔等禁忌使用钡剂时，可改用水溶性碘制剂进行造影检查，但使用碘剂时胃肠道黏膜涂抹效果较差，会影响诊断准确性，另外还需注意询问被检者有无碘剂过敏史。

（1）适应证

1）消化不良、上腹部不适等症状；

2）体重下降；

3）上腹部包块；

4）上消化道出血；

5）消化道部分梗阻；

6）食管裂孔疝；

7）上消化道术后复查。

（2）禁忌证

1）完全性消化道梗阻；

2）消化道出血急性期；

3）消化道穿孔；

4）被检者体质差、难以耐受检查。

（3）造影剂：产气剂 3～5g，于造影前 5min 用 5ml 水冲服，要尽快吞下，不要嗳气；180%～250%（W/V）硫酸钡 200ml。

（4）造影前准备

1）需停用影响造影或胃肠功能的药物，如碱式碳酸铋、葡萄糖酸钙；

2）钡餐检查前一天晚餐素食，晚餐后禁食（包括不食牛奶、浓茶）；

3）检查当日晨起后禁食、禁水（包括不服用药物）；

4）危重及行动不便的患者检查需有人陪伴。

（5）操作步骤

1）被检者取立位，先做胸部、腹部透视，观察肺部及纵隔有无病变，膈肌的形态、体位及活动度，胃泡的形态，贲门及胃底有否软组织肿块影，胃内如果显示则表示有空腹滞留液。注意小肠有否积气、扩张及气液平面，对肠梗阻的被检者不能做钡剂检查，注意是否有胆系结石、肾结石及其他异常钙化。

2）胸部、腹部透视后，立位口服钡剂观察第一口钡，观察咽部结构和吞咽运动，必要时摄正侧位片。

3）观察钡剂通过食管是否顺利，有无狭窄梗阻、龛影，黏膜柔软度是否正常，钡剂通过贲门的形态，于右前斜位、正位、左前斜位观察，必要时点片。

4）将检查床放平，嘱被检者向右翻转两圈，目的是使钡剂均匀地涂布在胃黏膜表面，形成的气钡双对比。多角度观察胃和十二指肠的形态体位扩张情况及黏膜和蠕动等，并摄点片。

（6）照片程序

1）仰卧右前斜位，观察胃窦、胃小弯及十二指肠气钡双对比；

2）仰卧左前斜位，观察胃底、胃体部气钡双对比；

3）向右翻转至俯卧左后斜位（图 1-146），观察贲门轴位黏膜像（图 1-147），继续向右翻转至俯卧右后斜位，观察胃窦十二指肠球部及降部的充盈相；

4）向右翻转至仰卧或仰卧右前斜位，观察胃窦十二指肠球部、降部水平部及空肠近段，可使用压迫装置将重叠肠管展开（图 1-148）；

5）立位右前斜位或正位，观察胃底及贲门双对比相（图 1-149）。

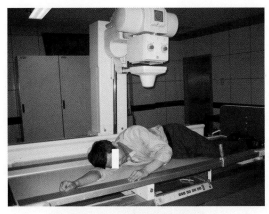

图 1-146 俯卧左后斜位

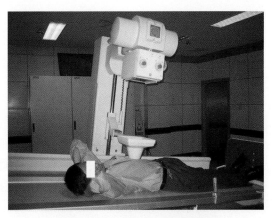

图 1-148 仰卧位使用压迫装置

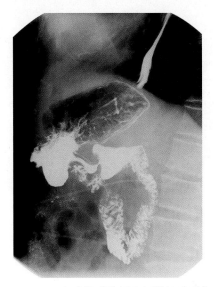

图 1-147 上消化道造影贲门轴位黏膜像

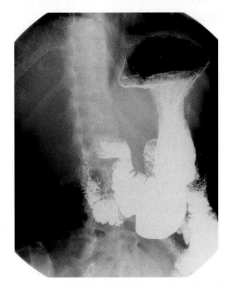

图 1-149 上消化道造影站立正位 X 线图像

4. **小肠造影** 小肠造影又分口服小肠造影和插管小肠造影,口服小肠造影与上消化道造影合称为全消化道造影;插管小肠造影是指经导管直接将造影剂引入十二指肠末端或空肠近端。

(1)适应证

1)小肠炎症、肿瘤;

2)不明原因的慢性腹泻、腹痛、便血;

3)其他疑小肠疾病。

(2)禁忌证

1)胃肠道穿孔;

2)急性出血;

3)小肠坏死;

4)完全性消化道梗阻;

5）十二指肠活动性溃疡。

（3）造影方法

1）一次服钡法（全消化道造影）；

2）多次服钡法；

3）加大量服钡法；

4）加服促排药法；

5）插管法：造影前禁食水 8～12h，对难以配合被检者可于造影前半小时给予镇静药，提高插管成功率。将导管远端置于十二指肠空肠曲，经导管注入 30%～80% 稀钡剂 800～2 000ml，行逐段小肠检查并点片。必要时可注入气体，行气钡双重对比检查（图 1-150）。

5. 结肠造影　结肠造影又称钡灌肠造影，是将肛管插入肛门，灌入稀钡及充入空气使直肠、乙状结肠、降结肠、横结肠、升结肠显影进行气钡双重对比造影检查。

（1）适应证

1）结直肠先天异常；

2）结直肠慢性炎症；

3）结直肠肿瘤。

（2）禁忌证

1）肛裂不能插管者；

2）结肠穿孔；

3）急性溃疡性结肠炎；

4）急性阑尾炎；

5）其他严重全身疾患不能耐受检查者。

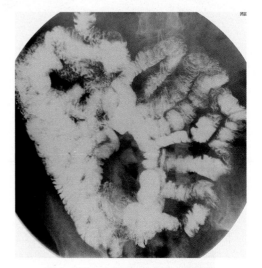

图 1-150　小肠造影正位 X 线图像

（3）造影前准备

1）检查前 1～3d 不吃有渣食物；

2）清洁肠道：目前常用两种方式，可于检查前一日晚 8 点服缓泻药，检查前行清洁灌肠；或于检查当日早 8 点口服甘露醇 250ml，一小时后开始口服糖盐水 1 500ml；

（4）造影剂：浓度为 60%～120%（W/V）硫酸钡，用量 800～1 000ml。

（5）检查方法

1）将钡剂盛入灌肠桶内，上接导管和消毒肛管，肛管端涂滑润油，放出少量钡剂，观察流出通畅情况，并排出管内气体。然后将灌肠桶挂在输液架上，高度距台面 1m，造影剂的温度与体温相仿；

2）被检者取屈膝左侧卧位，将肛管慢慢插入直肠，深度约 10cm（对小儿或老年人，常用双腔气囊肛管，以防小儿不合作，老年人肛门松弛，钡剂外溢）；

3）被检者取仰卧位，右侧略抬高，在透视下徐徐灌入钡剂，当钡剂通过乙状结肠进入降结肠脾曲时，则患者左侧稍抬高，有利于钡剂经横结肠、结肠肝曲、升结肠直达盲肠。一般当钡剂到达横结肠后停止灌肠；

4）换上气囊注入气体，以被检者感觉憋胀为宜，注入气量过小影响气钡双重对比造影效果，注入气量过大会使钡剂通过回盲部进入小肠内，造成影像重叠，同时使肠道穿孔风险增加；

5）让患者翻身、转体，使钡剂充分充盈，并均匀涂布在肠壁上；

6）透视下分段摄片（图1-151、图1-152）。

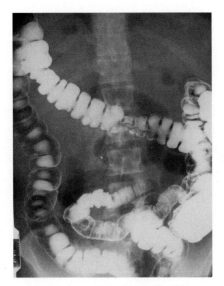 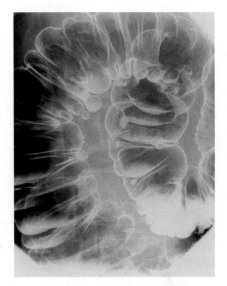

图1-151　结肠造影X线图像　　　　　　图1-152　结肠造影X线图像

（二）泌尿系统X线造影

1. 静脉尿路造影

（1）适应证

1）泌尿系统结石、结核、肿瘤、肾盂和输尿管积液；

2）泌尿系统先天性畸形、肾下垂；

3）泌尿系统外伤；

4）明确腹部肿块与泌尿系统的关系；

5）血尿、脓尿原因待查；

6）无法进行逆行尿路造影者。

（2）禁忌证

1）碘造影剂过敏；

2）严重的心、肝、肾功能不全及其他严重的全身性疾患。

（3）造影前准备

1）患者准备：①造影前2～3d禁用不透射X线药物；②造影前1d进少渣饮食；③造影前清洁肠道，排空尿液；④造影前6h禁食、禁水；⑤碘剂注射前，应按药典规定进行必要处理。

2）造影剂准备：造影剂为76%离子型或相应碘含量的非离子型造影剂，其用量为20～40ml。

（4）摄影前准备

1）认真核对X线摄影检查申请单，了解病情，明确检查目的和摄影部位。对检查目的、摄影部位不清的申请单，应与临床医师核准确认。

2）根据检查部位选择适宜尺寸的胶片与暗盒。

3）X线照片标记（包括患者片号、日期、造影照片的序号、体位左右标记等），要齐全、核准无误。

4）开机预热，拟定并调整摄影条件。

5）清除患者检查部位可能造成伪影的物品等。

（5）摄影体位

1）患者仰卧于摄影床上，双下肢伸直，正中矢状面垂直台面并与暗盒长轴中线重合，两臂置于体侧，必要时可采用头低足高位。

2）在相当骶髂关节水平，利用肾盂造影压迫器、充气气囊或加压腹带，对下段输尿管进行压迫，压力一般为14.7kPa（图1-153）。

3）双肾区造影片上缘包括第11肋骨，下缘包括第3腰椎。

4）双肾区造影中心线垂直对准胸骨剑突与脐连线中点射入胶片中心。

5）全泌尿系统造影片上缘包括膈肌，下缘包括耻骨联合。

6）全泌尿系统造影片，中心线经剑突与耻骨联合连线的中点垂直入射胶片。

7）使用滤线器。

8）摄影距离：100cm。

9）平静呼吸状态下屏气曝光。

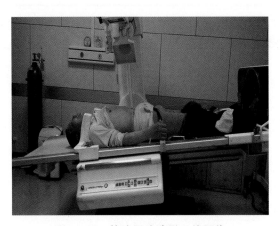

图1-153　静脉尿路造影X线图像

（6）摄影程序

1）造影前先摄取腹部平片。如发现肾区有钙化，加摄腹部侧位平片。

2）造影剂注射后7min、15min，分别摄取双肾区造影片，至双肾显影良好为止。

3）解除腹部压迫，立即摄取全泌尿系统造影片。

4）由摄影技师认真填写检查申请单的相关项目和技术参数，并签名。

（7）并发症：主要为碘过敏并发症，喉头水肿、喉头及支气管痉挛、肺水肿、休克、急性肾功能衰竭等。

（8）注意事项

1）遇造影剂注射30min后，肾盂、肾盏仍显影不佳时，可延迟摄影时间。

2）疑肾下垂者，腹部压迫解除后，即刻同时摄取立位腹部前后位造影片。

3）疑膀胱占位性病变者，解压后，待排尿前摄取膀胱造影片。

4）输尿管加压压力视患者的耐受能力调整。加压期间，若患者出现迷走神经反应和下肢循环障碍时，应立即减压或解压。

5）造影过程中出现碘过敏症状时，应立即终止检查，并进行对症治疗。

2. 逆行尿路造影

（1）适应证

1）静脉尿路造影显影不佳或不显影。

2）肾功能不良。

3）尿路阴性结石。

4）观察邻近病变对泌尿系统有无侵犯。

（2）禁忌证

1）严重血尿。

2）泌尿系统感染。

3）尿路狭窄。

4）碘造影剂过敏。

5）严重的心、肝、肾功能不全及其他严重的全身性疾患。

（3）造影前准备

1）患者准备：①造影前 2～3d 禁用不透射 X 线药物；②造影前 1d 进少渣饮食；③造影前清洁肠道，排空尿液；④造影前 6h 禁食、无须禁水；⑤碘剂注射前，应按药典规定进行必要处理。

2）造影剂准备：造影剂为 30% 离子型或相应碘含量的非离子型造影剂，其用量为 8～10ml。

（4）摄影前准备

1）认真核对 X 线摄影检查申请单，了解病情，明确检查目的和摄影部位。对检查目的、摄影部位不清的申请单，应与临床医师核准确认。

2）根据检查部位选择适宜尺寸的胶片与暗盒。

3）X 线照片标记（包括患者片号、日期、造影照片的序号、体位左右标记等），要齐全、核准无误。

4）开机预热，拟定并调整摄影条件。

5）清除患者检查部位可能造成伪影的物品等。

（5）摄影体位

1）患者仰卧于摄影床上，双下肢伸直，人体正中矢状面垂直台面并与暗盒长轴中线重合，两臂置于身体两侧。

2）胶片上缘包括肾上极，下缘包括耻骨联合。

3）X 线中心线通过剑突与耻骨联合连线的中点垂直射入胶片。

4）使用滤线器。

5）摄影距离：100cm。

6）曝光时机的控制，应遵从检查医生的指令协同进行。

7）平静呼吸状态下屏气曝光。

（6）摄影程序

1）造影前先摄取腹部平片（图 1-154）。

2）经导管缓缓注入造影剂，待检查医生发出指令，即可曝光摄影（图 1-155）。

3）当肾盂、肾盏显影满意后，由临床医生拔出导管，造影结束。

4）由摄影技师认真填写检查申请单的相关项目和技术参数，并签名。

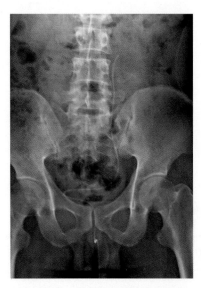

图 1-154　逆行尿路造影 X 线图像

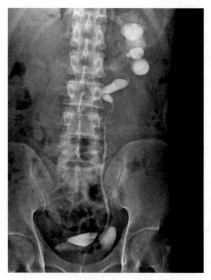

图 1-155　逆行尿路造影 X 线图像

（7）并发症

1）碘过敏并发症：喉头水肿、喉头及支气管痉挛、肺水肿、休克、急性肾功能衰竭等。

2）泌尿系统感染。

（8）注意事项

1）膀胱镜、输尿管导管插入及造影剂注射，均由泌尿科医生准备并操作。

2）造影过程中出现碘过敏症状时，听从临床医生指挥，终止检查，配合治疗。

3. 膀胱造影

（1）适应证

1）膀胱肿瘤、憩室、结石、结核、慢性炎症及其所伴随的挛缩。

2）瘘管。

3）膀胱功能性病变。

4）脐尿管未闭、囊肿、输尿管反流，输尿管囊肿等先天性畸形。

5）膀胱外压性病变。

（2）禁忌证

1）严重血尿。

2）泌尿系统感染。

3）尿路狭窄。

4）碘造影剂过敏。

5）严重的心、肝、肾功能不全及其他严重的全身性疾患。

（3）造影前准备

1）患者准备：①造影前排空膀胱内尿液；②碘剂注射前，应按药典规定进行必要处理。

2）造影剂准备：造影剂为10%～15%离子型或相应碘含量的非离子型造影剂，其用量为200～300ml。

（4）摄影前准备

1）认真核对X线摄影检查申请单，了解病情，明确检查目的和摄影部位。对检查目的、摄影部位不清的申请单，应与临床医师核准确认。

2）根据检查部位选择适宜尺寸的胶片与暗盒。

3）X线照片标记（包括患者片号、日期、造影照片的序号、体位左右标记等），要齐全、核准无误。

4）开机预热，拟定并调整摄影条件。

5）清除患者检查部位可能造成伪影的物品等。

（5）摄影体位

1）膀胱前后位：患者仰卧于摄影床上，双下肢伸直，人体正中矢状面垂直台面并与暗盒长轴中线重合，两臂置于身体两侧。中心线经耻骨联合上4cm处垂直射入胶片中心。

2）膀胱右后斜位：患者仰卧于摄影床上，人体左侧抬高取右后斜位，冠状面与台面约呈45°，耻骨联合左缘5cm处的纵线与台面正中线重合。中心线经耻骨联合上方4cm再向左5cm处垂直射入胶片。

3）膀胱左后斜位：患者仰卧于摄影床上，人体右侧抬高取左后斜位，冠状面与台面约呈45°，耻骨联合右缘5cm处的纵线与台面正中线重合。中心线垂直经耻骨联合上4cm再向右5cm处垂直射入胶片。

4）使用滤线器。

5）摄影距离：100cm。

（6）摄影程序

1）造影前先摄取膀胱区平片。

2）造影剂注入膀胱后，依次摄取膀胱区前后位及膀胱右后斜位、膀胱左后斜位。必要时加摄侧位或俯卧位。

3）根据临床需要，决定膀胱造影照片是否包括外尿道。

4）由摄影技师认真填写检查申请单的相关项目和技术参数，并签名。

（7）并发症

1）碘过敏。

2）有泌尿系统感染可能。

（8）注意事项

1）导尿管等造影器具由泌尿科医生准备及操作。

2）造影过程中出现碘过敏症状时，听从临床医生指挥，终止检查，配合治疗。

（三）子宫输卵管造影

子宫输卵管造影检查是通过导管向子宫腔和输卵管注入造影剂，使用X线来透视和摄片，根据造影剂在输卵管和盆腔内的显影情况分析输卵管的通畅程度、阻塞部位和宫腔形态。子宫输卵管造影是现代妇科检查中的一种常用的检查手段,可以检查出输卵管疾病的原因和发病部位,很多不孕症的女性需通过这种检查手段来找出病因。

（1）适应证

1）不孕症经丈夫精液检查无异常,被检者基础体温（BBT）为双相且黄体功能良好已连续3个月经周期,仍未能受孕者。

2）曾有下腹部手术史如阑尾切除术、剖宫手术;曾有盆腔炎史如淋菌感染、产褥感染。

3）曾有慢性阑尾炎或腹膜炎史,现患子宫内膜异位症等,因不育而诊治,怀疑有输卵管阻塞者。

4）需确定有无子宫畸形及其类型,有无子宫腔粘连、子宫黏膜下肌瘤、子宫内膜息肉及异物等。

5）腹腔镜检查有输卵管腔外粘连,拟作输卵管整形手术的术前检查。

6）多次中孕期自然流产史,怀疑有子宫颈内口闭锁不全者。

7）备孕一年以上,其他检查均正常者。

（2）禁忌证

1）急性和亚急性内外生殖器炎症。

2）严重的心、肺疾患及全身性疾病。

3）宫腔手术后6周内。

4）不能排除妊娠者。

5）月经期、子宫或宫颈有大量或淋漓不净出血时。

6）碘过敏。

（3）并发症

1）静脉回流:可能由于宫内膜为器械损伤,内膜有炎症或注射压力过高、造影剂量过大等。患者在造影中出现咳嗽、胸痛、心悸、烦躁、休克昏迷,可致猝死。因此术前应作好抗过敏、抢救休克准备。

2）感染:原有炎症引起发作,或无菌操作不严致医源性感染,引起子宫炎、附件炎、盆腔炎、腹膜炎等。应注意无菌操作,防止感染。

3）迷走神经反射:由于扩宫时的刺激或造影插管对子宫内腔的刺激可引起迷走神经兴奋,造影中可能出现心率下降、心律不齐、大汗淋漓、面色苍白、恶心、呕吐、胸闷,甚至出现血压下降、晕厥、抽搐等症状。造影操作要注意动作轻柔,插管深度适中。一旦出现迷走神经反射症状,应立即停止操作;如有恶心、呕吐,需置被检者于头低足高位,头偏向一侧,避免误吸;如出现严重的迷走神经反射,使心率下降,血流动力学改变,需使用抗胆碱能药物,抑制迷走神经张力过高。

4）如果术中、术后患者疼痛较重,应当在放射科就地休息观察,必要时留观察室或住院诊治,以免发生意外。

（4）造影前准备

1）造影时间选择自月经净后3d至排卵期前进行,即月经周期中的第7d±4d间。欲了解子宫颈内口情况者,应在排卵期后造影。

2）无急性或亚急性盆腔炎,如两侧附件处无炎性肿块或压痛,体温在37.5℃以下者。

3）白带悬液检查示阴道无滴虫或真菌感染。

4）造影前 3d 及造影后 2 周内,禁性生活及盆浴,以防感染。

（5）造影步骤

1）做造影时被检者排空膀胱后仰卧于 X 光机操作平台上,取膀胱截石位。常规消毒外阴及阴道,铺无菌巾,再次检查子宫体位及大小。

2）用扩阴器扩张阴道,暴露宫颈,用聚维酮碘（碘伏）消毒宫颈和穹窿部,用子宫颈钳固定子宫颈前唇,探查宫腔。将造影剂充盈造影导管,并排除管内空气,然后顺子宫腔方向插入子宫颈管,拉紧子宫颈钳使导管的锥形橡皮头与宫颈紧紧相贴,以防注药时漏出。

3）在 X 线透视下观察造影剂流经宫腔及输卵管情况并摄片。在透视下徐徐注入造影剂,观察其进入子宫及流经输卵管的情况,一般于子宫充盈造影剂、输卵管充盈造影剂及造影剂弥散至盆腔时分别点片摄影（图 1-156）。

4）拔出导管后延迟 20min 观察造影剂在盆腔内弥散情况,摄第四张片。

（6）造影后注意事项

1）造影后 2 周禁性生活及盆浴,预防感染。

2）有时因输卵管痉挛造成输卵管不通的假象,必要时重复进行。

3）造影检查后 1 周内有少量阴道出血,如无其他不适属正常现象,一般无需处理。

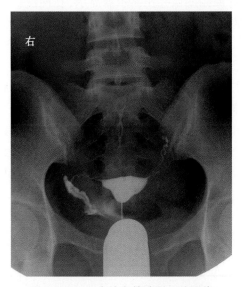

图 1-156　子宫输卵管造影 X 线图像

第二章 CT检查技术规范

第一节 CT成像原理、方式及其特点

一、非螺旋CT与单排螺旋CT

非螺旋CT扫描常被称为逐层扫描（sequences scanning）或轴位扫描（axial scanning），通常是患者和检查床固定的情况下，机架旋转，球管发出X线，同时探测器采集一个层面扫描的原始数据，由计算机重建原始图像并在显示器显示，在两次扫描的间隔时间内移动床位，直至扫描完成整个预定的检查部位或器官。这一过程必须经历四个步骤才能完成，即球管-探测器系统启动加速、X线球管曝光探测器采集扫描数据、球管-探测器系统减速停止和检查床移动到下一个检查层面。

螺旋CT（spiral CT）扫描是在球管-探测器系统连续旋转的基础上，患者随床一起以一定的速度纵向连续运动，同时X线球管连续曝光，探测器实时采集数据，扫描完毕，可根据需要进行不同层厚和层间隔的图像重建。螺旋CT扫描时检查床连续单向运动，球管-探测器围绕患者旋转的轨迹类似一个螺旋管形，螺旋CT在设备结构上主要是利用了滑环技术，球管-探测器系统可连续旋转，并改变了以往非螺旋CT的馈电和数据传输方式，使CT扫描摆脱了逐层扫描的模式，从而提高了CT扫描速度和检查效率。

单排螺旋CT探测器只有一个数据采集通道，CT扫描机架一次旋转只能获得一层图像，故也称单层螺旋CT扫描。

二、多排螺旋CT

多排螺旋CT包括最初的双排、四排探测器的螺旋CT，以及更加先进的16排、64排、128排等探测器的螺旋CT。多排螺旋CT在单排螺旋CT基础上有较大改进。经过多年来的临床使用，其优点和发展前景已得到国际上的一致公认。

单排螺旋CT机X线球管和探测器围绕人体旋转一圈获得一幅人体断面图像，而多排螺旋CT机则旋转一圈可以同时获得多幅图像，有时也被称为多层螺旋CT。多排螺旋CT机的核心之一是探测器和数据采集系统（data acquisition system，DAS）。探测器在z轴方向的数目从一排增加到了几排直至几十上百排，也称多排CT（multirow detector CT，MDCT）。

（一）多排与单排螺旋CT的不同

1. 探测器阵列的不同 单排螺旋CT z轴方向只有一排探测器，多排螺旋CT为具有多组通道的多排探测器阵列，不同厂家的探测器排数和构造不同。等宽（对称排列）型的有GE

公司，如16排1.25mm宽的探测器，覆盖范围最大20mm；Toshiba公司的34排探测器，中心4排0.5mm宽，两侧共有30排1.0mm宽的探测器，最大覆盖范围32mm。非等宽（非对称排列）型的有Siemens和Marconi（Picker）公司，如8排探测器，分别为1mm、1.5mm、2.5mm、5mm各两排，最大覆盖范围20mm。

2. **X线束的不同**　单排螺旋CT通过准直器后的X线束为薄扇形，因为z轴方向只有一排探测器接收信号，所以X线束的宽度等于层厚。多排螺旋CT在z轴方向具有多个通道的多排探测器，X线束的宽度等于所选用的探测器宽度，X线束为厚扇形，覆盖探测器z轴方向的总宽度，最厚可达20mm、32mm、40mm、80mm、160mm，提高了X线的利用率。

3. **数据采集通道的不同**　单排螺旋CT仅有一组通道采集数据，多排螺旋CT可以把多排探测器组合成多组不同的组合，形成数据采集的多组输出通道。多组通道在扫描过程中，同时分别对各自连接的探测器接收的X线所产生的电信号进行采集、输出。

4. **同一扫描周期内获得的图像层数不同**　单排螺旋CT一个旋转周期获得一幅图像，多排螺旋CT一个旋转周期可获得多幅图像。

5. **决定层厚的方法不同**　单排螺旋的层厚选择与非螺旋CT一样，仅通过改变X线束的宽度来完成，线束的宽度等于层厚。多排螺旋的层厚不仅取决于X线束的宽度，而且取决于不同探测器阵列的组合，如同样10mm宽的X线束，可以由每四排1.25mm探测器组成一个5mm探测器通道，获得两层5mm层厚的图像，也可以由每两排1.25mm探测器组成一个2.5mm探测器通道，获得四层2.5mm层厚的图像。对非等宽的探测器阵列，还可以通过后（即探测器前）准直器对某排探测器的部分遮盖来完成层厚的选择。例如，遮盖一半1mm探测器可获得0.5mm的层厚。

6. **图像重建算法的不同**　与单排螺旋CT相比，多排螺旋CT扫描除了数据采集量明显增加之外，数据点的分布也与单排螺旋CT有很大差别。因此，多排螺旋CT扫描的重建算法并不是单排螺旋算法的简单扩充，那样会产生严重的伪影。很多新算法被用来减少伪影和噪声，改善图像质量。各厂家都有自己的特点和独到之处。

（二）多排螺旋CT的技术改进

1. **球管的改进**　Marconi（Picker）/Siemens公司利用飞焦点技术增加信息量，提高图像质量。Toshiba公司则利用阳极接地的方法加大散热率，使球管能延长连续曝光时间，以适应螺旋CT连续扫描较长体位时，需要长时间曝光的需要。GE公司采用了航天散热涂料增加阳极散热率。

2. **高压发生器的改进**　采用固态高压发生器。体积缩小到常规发生器的近1/10，减轻了扫描架转动部分的重量，方便于其上各部件的安排；多排螺旋追求高速扫描，多数已达每周0.5s，目前最快可达到0.28s、0.27s，旋转部分的离心力很大，油浸高压发生器很容易发生漏油而导致损坏，固态高压发生器杜绝了这一隐患。

3. **智能扫描**　对于长范围容积扫描，很可能跨越人体体厚、密度相差悬殊的部位。这时，曝光条件如按照低体厚密度区设计，对高体厚密度区就显太小；按高体厚密度区设计，对低体厚密度区患者就过多接受了辐射。新的智能扫描如自动管电流调制技术能在扫描过程中连续变化扫描条件，对不同密度、体厚的部位使用不同扫描条件；而对同一层面，球管旋转至不同角度可能厚度和密度不同，扫描中也可按设计要求变换参数；使用器官剂量调制（organ dose modulation，ODM）技术，球管旋转至人体前面时降低管电流可用于保护表浅的辐射敏感器官。

4. 驱动系统的改进　扫描架旋转部分的驱动抛弃了各公司都沿用多年的皮带机械传动方式，采用新的电磁驱动或称作直接驱动（direct driving）技术，提高了旋转速度，降低了机械噪声。当然，从单纯提高旋转速度到真正缩短扫描时间之间还需要其他方面的改进才能实现。例如，缩短扫描时间就意味着如果保持原来的图像质量，必须增加球管单位时间X线输出量，增加数据采集速度，提高计算机运算能力等。

5. 探测器的改进　多排与单排螺旋CT比较，重要的改革就是增加z轴方向的探测器排数，以达到多排采样的目的。探测器可通过电子开关灵活的组合成不同层厚，构成多个采集通道，重建出各种层厚的图像。多排螺旋应用的探测器大致可分为两类，等宽型探测器和非等宽型探测器。

以上两类不同排列方式的探测器组合各有利弊。等宽型探测器排列层厚的组合形式较灵活，但是外周的几排探测器只能组合成一个宽探测器使用，其间的间隔会造成有效信息丢失，不如非等宽型探测器的效率高。非等宽型探测器的优势是在宽层厚时，探测器的间隔减少，量子吸收效率较高。不足之处是层厚组合不如等宽型探测器灵活。

（三）逐层扫描和容积扫描

逐层扫描和容积扫描分别表示两种不同的扫描方式。逐层扫描是非螺旋CT扫描的基本方式。在该扫描方式中，扫描1层图像机架一般需旋转360°，称为全扫描。部分扫描机架一般旋转240°采集1层图像。逐层扫描方式的特点是：扫描层厚和层间隔设定后，每扫描1层，检查床移动一定距离，然后做下一次扫描，如此往复循环直至完成预定扫描范围。早期电缆式CT和现在的滑环式CT都可以采用逐层扫描方式，尤其是滑环式CT，它既可做逐层扫描也可做容积扫描。螺旋CT尤其是多排螺旋CT出现后，逐层扫描方式逐渐被螺旋扫描方式替代。目前，逐层扫描方式多用于颅脑、CT引导下介入穿刺等一些检查中，而随着技术发展，近年来新型的高端CT宽体探测器逐层扫描模式又有更加广泛地应用。

螺旋CT扫描通常都采用容积扫描方式，以人体部位的一个器官或一个区段为单位做连续的容积采集。这两种扫描无论在扫描方式上，还是成像质量方面都有较大的区别。

三、双能量CT

双能量CT具有能谱成像（spectral imaging）功能。能谱成像是利用物质在不同X线能量下吸收能量的不同来提供影像信息，获得时空上完全匹配的双能量数据，在原始数据空间实现能谱分析，可以提供双能量减影、物质分离、物质定量分析、单能量成像和能谱曲线分析等功能。

双能量CT实现方式有：双源、单源球管瞬间切换管电压以及双层探测器技术。能量成像比较有代表性的是西门子公司的双能量成像技术和GE公司的能谱成像技术。这两种技术本质上都采用了双kVp成像，只不过实现方式不同。西门子采用的是双球管技术，GE公司采用的是单球管瞬时双kVp技术，飞利浦使用的是双层探测器技术。

双球管技术类型CT通常被称作双源CT，双源CT改变了目前常规CT所使用一个X线球管和一套探测器的CT成像系统，它通过两套X线球管和两套探测器分别采集图像，在双能量CT成像时，两个X线球管分别产生高、低两种不同的辐射能，从而达到双能量CT成像的目的。

GE 公司将单球管瞬时双 kVp 技术的 CT 机称作能谱 CT（如 Discovery 系列与 Revolution 系列）。能谱 CT 仍保留了一个 X 线球管的设计，采用了新型的高压发生器，利用高压发生器在产生辐射时瞬间的能量变化，从而达到双能量 CT 成像的目的。

双球管模式的能量成像中若能量时间分辨率不足可引起运动伪影，但辐射剂量不会增加且具有极高的空间分辨力。单球管瞬时双 kVp 技术的双能量解析过程是在投影数据空间完成的，在准确硬化效果校正的基础上得到准确的能谱成像。

双能量 CT 成像不再局限于单纯的形态成像，可得到包含组织化学成分的 CT 图像，即组织特性图像。已用于临床开展双能量成像组织成分分析，如痛风辅助诊断、结石成分分析、肌腱损伤诊断、鉴别脑出血中的新鲜和陈旧性出血等。

第二节 CT 检查的常用参数

一、扫描类型

CT 扫描类型有非螺旋扫描（逐层或轴位扫描）和螺旋扫描（容积扫描），螺旋 CT 机亦可进行非螺旋扫描。非螺旋扫描检查时间较长，扫描数据通常不适用于重组，但是图像数据无螺旋 CT 重建所需的插值，图像信噪比（signal-to-noise ratio，SNR）较高；螺旋扫描速度快，数据适用于各种后处理。需根据诊断需要选择非螺旋扫描或螺旋扫描。通常颅脑选用非螺旋扫描，胸部、腹部扫描及增强扫描选用螺旋扫描。

二、扫描参数

扫描参数的合理选择是 CT 图像质量的基本保证，扫描时应视不同部位选择不同的参数。管电压（kV）、管电流（mA）、旋转时间（s）、螺距、重建算法等。要在法规允许范围内和满足诊断的前提下合理选择扫描参数，尽量减少患者的辐射剂量。

三、视野

视野（field of view，FOV）分扫描视野（scanning FOV，SFOV）和显示视野（displaying FOV，DFOV）两种。扫描视野是 X 线扫描时确定的范围，即在定位像上制订扫描计划时确定的层面视野大小。显示视野是数据重建形成图像的范围。颅脑扫描视野一般为 25cm，胸腹部扫描视野一般为 50cm。

扫描视野或称有效视野，是扫描前设定的可采集范围。它是由硬件来控制的一项扫描参数，主要由 X 射线球管侧的准直器和滤线器控制。合适的扫描视野可改善显示图像的分辨力，有利于图像观察和病变诊断。

显示视野表示图像显示的直径（cm），是在扫描视野的范围内，通过设定重建后图像的显示范围。显示视野一般指显示器显示或拍摄后照片显示的图像区域范围，是图像重建与重组中的一项参数，在不超过 SFOV 的范围内可以连续调节。对 DFOV 的调节只会改变显示图像的范围，而不会改变数据的信息量，也不会对扫描剂量造成影响。DFOV 可以小于或等于 SFOV，但不能大于 SFOV。在 DFOV 中，必须设定图像中心，一般为感兴趣区或解剖部位的中心。DFOV 和重建矩阵决定了像素的大小。像素大小由 DFOV 除以重建矩阵得到。通过调节 DFOV 可以缩放像素,随着放大倍数的增加,每个像素代表的解剖面积将会减少;随着放大倍数的降低,每个像素代表的解剖结构面积将会增加。

四、矩阵

矩阵(matrix)是像素以二维方式排列的阵列,即数字图像纵横两个方向像素数目的乘积。可有 256×256、512×512、768×768、1 024×1 024 等,目前 CT 中应用最多的是 512×512 矩阵。一般来说,相同的视野情况下,矩阵越大像素越小,构成的图像越细致、清晰,空间分辨力越高。扫描结束后,也可以通过重建的方法改变图像矩阵。

五、准直器

CT 机中的准直器(collimator)一般有两套:一套是 X 射线管端的准直器(或称患者前准直器),由固定的和可调节的几组叶片组成,由高密度金属制成,用以遮挡无用射线,形成扇形 X 线束。在多排螺旋 CT 扫描机中,为了减少焦点半影现象,可调节的准直器叶片,一般都安装在尽可能远离 X 线球管的位置;另一套是探测器端的准直器(或称患者后准直器),位于探测器前方,同样由固定的和可调节的几组叶片组成,固定部分叶片的开口一般都等于或大于扫描中使用的最大层厚。它严格限制了探测器接受照射的实际宽度。

前准直器主要控制患者的辐射剂量;后准直器屏蔽无用射线。经过准直器的 X 线由探测器单元转换成电信号由采集通道输出。一个采集通道可以对应一排探测器,也可以调整为对应数排探测器,即数排探测器接收的信号共同用于重建一层图像。

六、层厚

层厚(slice thickness)是指一幅图像所代表的实际被扫描物体的断面厚度,分为扫描层厚和显示层厚。它是影响图像空间分辨力的一个重要因素。扫描层厚的定义是指实际扫描的厚度,在非螺旋和单排螺旋扫描方式时,所采用的准直器宽度决定了层厚的宽度,即层厚等于准直器宽度。多排螺旋 CT 扫描采集的数据可以通过重建和重组改变图像层厚,称显示层厚。

七、层间隔

层间隔(slice gap)的概念一般用于非螺旋扫描,是指相邻两个层面的中心点之间的距离。

八、重建间隔

重建间隔(reconstruction interval)指螺旋 CT 重建的相邻图像中心在纵轴方向的距离。重建间隔等于层厚时,层面显示无遗漏、无重叠;重建间隔大于层厚时,部分体层层面未显示;重建间隔小于层厚时则为重叠重建。重叠重建可减少部分容积效应和改善 MPR、3D 等后处理的图像质量。重叠重建时重建间隔一般选择为层厚的 30%～50%。

九、螺距

螺距(pitch)是指扫描旋转架旋转 1 周检查床运行的距离与 X 线准直宽度的比值。螺距是一个无量纲的比值。当螺距为 1 时,曝光剂量、重建使用的数据量与非螺旋扫描持平。

当螺距大于1时，重建使用的数据量小于非螺旋扫描，X线剂量减少，图像信噪比降低，但是扫描速度加快。当螺距小于1时，X线剂量增加，图像质量提高，但是扫描时间延长。当在短时间(如一次屏气)需要大范围扫描时，可使用较大的螺距。

单排螺旋CT的螺距定义：扫描机架旋转1周检查床运行的距离与射线束宽度的比值。该比值是扫描旋转架旋转1周床运动的这段时间内，运动和层面曝光的百分比。在单排螺旋CT扫描中，床运行方向(z轴)扫描的覆盖率或图像的纵向分辨力和螺距有关。

多排螺旋CT螺距的定义基本与单排螺旋相同：即扫描旋转架旋转1周时检查床运行的距离与全部射线束宽度的比值。但在单排螺旋CT扫描螺距等于1时，只产生1幅图像(不考虑回顾性重建设置因素)；而多排螺旋CT扫描螺距等于1时，根据不同的CT机，可以同时产生4幅、8幅、16幅或更多图像。

十、旋转速度

随着CT设备的不断进步，X线球管旋转速度也越来越快，目前多数CT机旋转速度达到0.5s/周，高端CT机可达0.35s/周、0.28s/周、0.27s/周。

扫描速度快，可以减少患者运动伪影和因运动而产生的漏扫；腹部增强扫描时，保证了多期扫描的延迟时间，结果更准确；时间分辨率提高，结合心电门控技术，更加适用于心脏大血管、冠状动脉等动态器官的检查；在对急、重症被检者检查时，更适用于多部位与大范围的快速检查。减慢扫描速度，曝光时间长，X线剂量增加，可以增加信噪比，提高图像质量。

十一、心电门控

心电门控(cardiac gating)技术分为前瞻性心电门控和回顾性心电门控两种。前瞻性心电门控采用心电触发(triggering technique)技术，根据心电监控预设的扫描时机，在被检者心电图R波的间期触发序列扫描，触发方式既可以选择R-R间期的百分比，也可以选择绝对毫秒值。回顾性心电门控是在记录心电监控信号的同时，采集一段时间、全部心动周期的扫描数据，采用回顾性图像重建的方法，将心电周期相同时期的数据用于图像重建。心电门控技术主要用于心脏成像。

十二、机架倾斜角度

当被检组织器官的扫描层面与水平面不垂直的时候，需将机架倾斜一定角度进行扫描。目前多数CT机机架前后倾角可达±30°。很多CT机扫描架倾斜角度功能只可在非螺旋扫描模式下进行，也有的CT机不能倾斜角度。

十三、算法

算法是指能够由计算机用于一些特殊计算的数学表达式。图像重建算法即图像重建时所采用的数学函数。CT图像是数字化的图像，图像重建的数学演算方式有多种，根据显示图像的特点可分为标准算法、软组织算法、肺组织算法和骨算法等。要根据检查组织的不同和诊断需要，选择合适的算法，通常CT设备内已预设。

第三节 CT图像特点和影响图像质量的因素

一、CT图像特点

与普通X线摄影图像相比，CT图像主要有以下几个方面的特点：CT获得真正的断面图像，层厚准确，图像清晰，密度分辨力高，无层面外结构的干扰，并可进行多平面重组等后处理。同时CT值是通过物质的X线衰减值计算的，因此图像可做定量分析。但CT图像的极限空间分辨力仍不如普通X线摄影。

二、影响CT图像质量的因素

图像质量直接关系到检查是否能够提供准确的诊断信息。例如，肺部低剂量CT检查时，图像噪声很大，但应用于肺部本身具有高对比度的肺部结节的观察时，仍符合诊断要求。因此，图像质量的评价需要在具体临床需求下进行。

图像质量客观评价有助于将一个成像系统与另一个成像系统进行比较，或者是同一系统不同时间的比较。客观评价法可以评价一个系统可靠检测和准确描述微小差异的程度。图像质量主观评价是要看它是否符合临床需求，一般由有资质的诊断医生对数个图像细节进行评分。

许多因素会影响CT图像对实际物体扫描的真实表达。为了评估图像对真实解剖学的影响，图像质量两个主要客观指标是空间分辨力和密度分辨力。空间分辨力（spatial resolution）又称为高对比度分辨力（high contrast resolution），是在高对比度情况下（DCT>100HU）区分相邻最小物体的能力。密度分辨力是表征系统区分具有相似密度物体的能力，又称低对比度分辨力。

1. **空间分辨力** 空间分辨力常用的测量方法有线对模体图像测量法、分辨成排圆孔法和调制传递函数（modulation transfer function，MTF）测量法。

CT成像系统的空间分辨力依赖于原始数据的质量和图像重建的算法。影响原始数据的参数主要是CT成像的几何因素：矩阵大小、DFOV、SFOV、像素尺寸、探测器尺寸、图像层厚、图像重建增量、球管焦点尺寸、螺距因子和被扫描体运动情况等。

矩阵尺寸和DFOV决定像素尺寸。像素尺寸是图像空间分辨力的重要影响因素。其中运算关系为：

$$像素尺寸 = DFOV/矩阵大小$$

在CT扫描过程中，矩阵大小一般很少改变。改变DFOV将决定使用多少原始数据来重建图像，DFOV的选择直接影响到产生图像的空间分辨力。常用的靶扫描就是使用小DFOV的技术提高解剖细节的观察（图2-1）。当然DFOV也不能无限缩小，因为CT系统本身有极限的分辨力，一般由探测器的最小尺寸决定。

层厚也是影响图像空间分辨力的因素。一般来说，薄的层厚能产生较锐利的图像，厚的图像产生较平滑的图像。在CT高分辨扫描中，其应用的就是薄层扫描加高分辨算法再使用特定的窗口技术。常见扫描部位有颞骨高分辨扫描和肺高分辨扫描等（图2-2）。

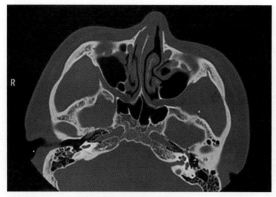
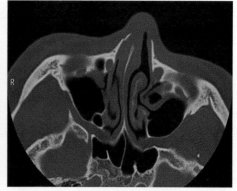

大DFOV（18cm）重建　　　　　　　　　　　　　　小DFOV（13cm）重建

图 2-1　不同 DFOV 重建

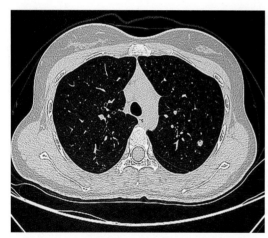
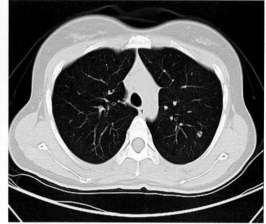

肺部高分辨图像1mm　　　　　　　　　　　　　　肺部常规图像5mm

图 2-2　肺高分辨和常规扫描图像

　　在多排螺旋 CT 中，可以在三维上产生近乎各向同性的薄层图像，加上重叠重建，可以最大限度地保持图像的空间分辨力，同时为图像的三维重建提供好的图像基础。

　　球管焦点尺寸也是影响空间分辨力的因素，小焦点产生图像空间分辨力要优于大焦点。在进行扫描条件选择时，要注意设定的管电流大小对大小焦点的调节，一般低 mA 优先自动选择小焦点，但焦点对空间分辨力的影响相对很小。

　　螺距是螺旋扫描过程中影响空间分辨力的一个重要因素。一般来说，增加螺距会降低图像的空间分辨力。高分辨扫描要求严格的扫描方式，比如颞骨等，对螺距的要求比较严格，要求用较小的螺距（如 0.5）以保留更多的空间信息，同时用重叠重建增加信息，用于多平面重组处理中提高其他断面的空间分辨力。

　　图像重建算法主要是指图像重建过程中采用的不同滤波函数，如平滑算法、锐利算法等，改变图像的滤波函数可影响空间分辨力。采用高分辨力的算法，空间分辨力提高，但同时噪声也增加（图 2-3）。

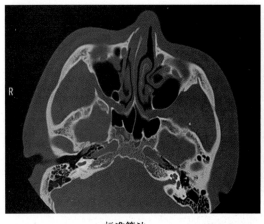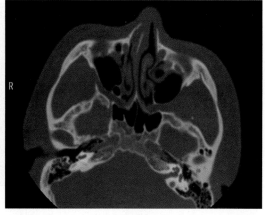

标准算法　　　　　　　　　　　　　　　　　　　骨算法

图 2-3　鼻骨不同重建算法

被扫描体运动会造成 CT 图像模糊,降低空间分辨力。因此,缩短扫描时间可能有助于提高空间分辨力,减少患者运动和非自主运动(如心脏)的影响。在急诊容易躁动的患者扫描中,尽量采用尽可能快的旋转时间和大螺距进行扫描,有利于把握最佳扫描时机,最大限度降低患者运动造成的空间分辨力下降。心脏等非自主运动器官扫描时,需要对扫描模式进行调整,如采用心电门控在心脏相对静止时进行数据采集或重建,用尽可能快的旋转时间和多扇区重建或者采用双球管双探测器同时扫描等措施。另外,目前有 CT 制造商运用特殊的运动伪影软件校正算法如冠脉追踪冻结技术(snapshot freeze,SSF)对扫描欠佳的冠脉计算机体层血管成像(CT angiography,CTA)图像进行运动伪影校正(图 2-4)。

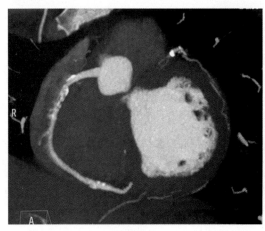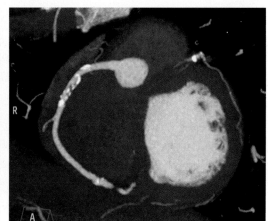

常规重建　　　　　　　　　　　　　　　　　　　应用SSF技术

图 2-4　某公司 SSF 技术

2. **密度分辨力**　密度分辨力(density resolution)又称低对比度分辨力(low contrast resolution),是图像质量评价另一个主要指标。

CT 密度分辨力优于常规 X 线摄影,普遍认为在屏 - 片系统的图像上要观察到一个物体,该物体与背景材料相比至少要有 5% 的对比度差异,而 CT 有很好的低对比分辨能力,可以区分物体与背景 0.5% 的对比度差异。在 CT 中，物体之间的对比差异通常以线性衰减系数百分比来表示，1% 的对比差异大概相差 10HU。

密度分辨力常以百分单位毫米数表示（%/mm），或以毫米百分单位表示（mm/%）。通常 CT 机密度分辨范围为 0.25%～0.5%/（1.5～3mm），大多数 CT 机在头颅扫描时能分辨 0.5%/2mm 的密度差。

密度分辨力主要受 X 线光子的数量（管电流）、扫描层厚、物体的大小（患者的体型）、探测器的敏感性、像素噪声、重建算法、物体的对比度和系统调制传递函数的影响，其中像素噪声是一个最主要的影响因素。

像素噪声定义为匀质水模在限定范围内 CT 值的标准差。该标准差常被用来评价噪声水平，标准差越小，噪声水平越低，密度分辨力越好。

以下因素主要通过影响图像的噪声而影响图像密度分辨力。

（1）光通量：即 X 线通过患者后的光子数量，其数量的多少受曝光条件的影响，即 kVp、mA 和时间。总体而言，曝光条件越高，产生的 X 线光子数量越多。其中 mA 和时间的主要作用是增加 X 线光子的数量，kVp 的主要作用是增加 X 线对物体的穿透力和物体对 X 线形成的衰减差。mA 变为原来的两倍时，信噪比为原来的 1.414 倍。管电压不变，增加 mAs 能增加图像的密度分辨力。扫描条件的选择需要和临床扫描部位相对应。当进行肝脏成像时，肝脏肿瘤和肝脏正常组织的密度相差很小，需要较高的密度分辨力才能保证诊断准确性，这时需要增加 mAs。当进行肺部扫描时，肺部具有良好的天然对比度，扫描条件可以相对设置很低（如低剂量肺部 CT 扫描）。

（2）像素尺寸：像素尺寸越小，该像素获得对应的 X 线光子数越少，噪声水平增加，从而降低了密度分辨力。当对空间分辨力要求不高时，例如观察肝脏，可以适当增加 FOV，使图像中病变对比更好。

（3）层厚：层厚对密度分辨力的影响原理和像素尺寸一样，层厚越厚，对应的光子数越多，噪声水平越低，密度分辨力越高，但同时带来的空间分辨力下降和部分容积效应明显。

（4）重建算法：重建算法中骨算法图像有较好的空间分辨力，而密度分辨力很差，软组织算法有较好的密度分辨力但空间分辨力很差。在工作当中，我们可以通过附加不同重建来解决这对矛盾，用骨算法图像观察高对比结构如骨骼等，用软组织算法图像观察低对比结构如肝脏、脑组织等。

（5）患者体型：在同一技术条件下，大尺寸的患者对 X 线有更多的衰减，所以探测器接收的光子量也相应减少，噪声水平更高，密度分辨力降低。在工作当中要注意根据患者体型调整患者的扫描条件，可以应用自动剂量调制技术来减少获取的图像质量差异。

（6）窗宽窗位：通过窗宽窗位的适当调节可以提高图像对病变的对比度显示，从而提高密度分辨力。

（7）增强扫描：提高密度分辨力还可以通过人工引入造影剂来增加组织之间的对比，从而增加图像的密度分辨力。

3. **时间分辨率**　在 CT 系统中，还有一个影响图像质量的指标就是时间分辨率。它是衡量一个系统获取数据快慢的指标，它与机架旋转速度、探测器通道数量和对信号响应的速度相关。高的时间分辨率对于减少或消除由物体运动产生的伪影特别重要，例如心脏成像和灌注扫描等。

4. **伪影**　伪影是影响 CT 图像质量的重要因素。对常见伪影的识别和分析是保证 CT 正常运行和获取良好影像的基础。伪影是由设备或患者原因所造成的图像中组织结构被错误传递的一种现象。伪影在图像中表现各异，可影响诊断的准确性，有时由于某种原因造成的图像畸变也被归类于伪影。根据产生的原因不同，伪影可以分成两大类：患者造成的伪影和设备引起的伪影。由患者造成的伪影多数为运动伪影。

体内一些不自主器官如心、肺、肠等的运动和检查时患者体位的移动可形成条状伪影；患者身上携带的金属物可产生放射状伪影；在液气平面或软组织骨交界处也可产生条纹状伪影，原因是交界处密度突然下降，产生了高的空间频率分量，使空间采样频率不足所致。

由设备系统性能所造成的伪影是不可避免的，因为没有一台仪器设备是十全十美的。它们都是由于设备运行不稳定所造成的。如由于探测器之间的响应不一致，可造成环状伪影；由于投影数据测量转换的误差，可导致直线状伪影；采样频率较低也可产生直线状伪影；而由于射线硬化，则可产生宽条状伪影。另外，由于患者体位摆放不正确（如未放在扫描范围内），也可产生伪影。

伪影还可以根据出现的形态不同划分，它们有条状伪影、阴影状伪影、环状伪影、带状伪影和某些原因造成的图像畸变，设备因素伪影的表现和产生原因见表 2-1。

表 2-1　设备因素伪影的表现和产生原因

表现	产生原因
条状	数据采样不当；部分容积效应；患者运动；金属物；射线束硬化；噪声；螺旋扫描；机械故障等
阴影状	部分容积效应；射线束硬化；螺旋扫描；散射线；焦外辐射；投影数据不全等
环状和带状	探测器故障

为了最大限度避免图像伪影，应保持环境温、湿度稳定，定期进行空气校正，在操作过程中，嘱咐患者配合好指令，去除被扫描部位的金属异物，尽可能减少呼吸、吞咽等引起的运动伪影和金属异物产生的放射状伪影，同时应用管电流自动调制技术等减少体厚部位如肩部区域剂量不足带来的采样伪影。

影响 CT 图像质量的因素很多，扫描条件、重建参数和采集模式等都影响图像质量。此外，图像质量与辐射剂量密切相关。图像质量的提高通常是以增加辐射剂量为代价的。在 CT 扫描中，影响图像质量的信噪比、像素尺寸、扫描层厚等因素也和辐射剂量之间有相应的关系。制订扫描协议时，应把图像质量和临床需求结合起来，选择恰当的扫描参数，在满足临床诊断的前提下，采用合理的低剂量技术，牺牲部分图像质量，达到低剂量 CT 的目的。

第四节　CT 造影剂的应用

一、增强机制

当人体某些组织器官的密度和邻近组织器官或病变的密度相同或者相似时，普通平扫 CT 不能显示组织器官或者病变的轮廓和内部结构，不能达到诊断的目的，通过造影剂的引入，由于血供不同而导致强化效果不同，提高了对比度，进而显示形态、位置或功能。

二、分类

（一）造影剂按原子量和比重可分为两类：

1. 高密度（阳性）造影剂是指原子序数高、密度大的物质，在 CT 图像上表现为高密度，如碘制剂。

2. 低密度（阴性）造影剂是指原子序数低、密度小的物质，在 CT 图像上表现为低密度。应用于临床的有二氧化碳、空气等。

（二）造影剂按分子结构分为两大类，离子型和非离子型造影剂：

1. 离子型造影剂是一种溶于水后发生电离的造影剂，扰乱了电离环境和电解质平衡，增加血浆蛋白的结合率。离子型造影剂渗透压高，副作用较常见，常用的有泛影葡胺、复方泛影葡胺等。

2. 非离子型造影剂是一种在水溶液中不产生电离的造影剂，没有带电荷的阳、阴离子，不带羧基，在水溶液中不产生带电离子，从而消除了电荷产生的毒副作用。非离子造影剂在苯环上引入了多个含羟基的亲水性侧链，其空间分布对称，包绕在碘原子周围，不但根除了离子毒性，侧链上的羟基还保证了很强的水溶性。既降低渗透压，又降低造影剂的生物活性，从而减少副作用。非离子型造影剂由于水溶性较好，在血液中弥散快，不易聚集，因此很少造成微血管阻塞。

三、应用

目前临床上一般使用非离子型造影剂。CT 增强时一般通过静脉注射造影剂，首选右侧上肢静脉。造影剂用量一般按体重计算，0.8～1.5ml/kg，儿童用量酌减，特殊造影方法可能用到极低或更高的造影剂用量。造影剂过敏者、严重哮喘、严重肝肾功能损害和重度甲状腺疾患（甲状腺功能亢进症，简称甲亢）者禁用造影剂，有其他过敏史者亦应慎用造影剂。

第五节　CT 检查方法

一、CT 检查的适应证和禁忌证

目前 CT 可进行全身各个部位的平扫和增强扫描。除一些特殊人群外，其他有相关临床症状的患者皆可行 CT 检查。造影剂过敏者、严重肝肾功能损害和重度甲状腺疾患（甲亢）为 CT 增强检查的禁忌证，仅能行 CT 平扫。

二、检查前准备

（一）设备准备
进行一项 CT 检查前须保证设备运行状况良好，长时间不用后第一次使用应先预热。

（二）信息核对
CT 操作者核对患者信息，输入患者资料。此项工作在操作台上通过键盘或触摸屏进行（通常有监视器屏幕提示），其包括患者的姓名、性别、出生年月、CT 号等；选择扫描方向，是头先进还是足先进；患者的位置是仰卧、俯卧、左侧还是右侧卧；如果是增强扫描，要注明C+，其他特殊扫描方式必要时也注明。

（三）患者准备

CT扫描前患者的常规准备主要有如下几种：

1．提醒患者，增强扫描最好有家属陪同。嘱患者来检查时携带相关的病史资料或化验单，如既往的病历、超声、X线、放射性核素、MRI和以前做过的CT检查等相关资料或照片，以备参考。有特殊检查要求的患者需要提前做好准备，如空腹、憋尿、肠道准备等。

2．需要做增强扫描的患者应询问其有无过敏、严重哮喘等病史，了解心肾功能，必要时完善相关检查，并记录于检查申请单上，向其解释签署《接受静脉注射碘造影剂知情同意书》的要求。对于部分儿童或神志不清、检查不合作者，使用敷带等协助固定，必要时可在临床医生指导下使用镇静剂。危重患者需要有关医护人员监护。

3．预先让患者了解检查过程，以取得患者的合作，向做胸、腹部CT扫描的患者耐心陈述屏气的重要性，并训练1～2次，直到患者掌握要领为止。

4．扫描前务必除去检查部位的金属饰品、挂件、发夹、衣物上金属挂钩、金属纽扣、金属装饰品、腰带或其他高密度物品等。

5．眼眶CT扫描前嘱咐患者直视前方，闭上双眼，扫描时不眨眼或动眼。

6．喉部CT扫描前嘱咐患者检查过程中不做吞咽动作或咳嗽。

7．胸、腹部、盆腔和胸、腰椎CT扫描者应将双臂上举抱头。

8．腹部、盆腔CT扫描或其他部位需做增强CT的患者一般于检查前空腹4～6h以上。

9．腹部和盆腔CT扫描者应于扫描前确保已进行良好的胃肠道准备。可适量口服阴性造影剂或稀释的阳性造影剂。盆腔CT扫描前应嘱患者饮水，一般要求憋尿后检查。

三、低辐射剂量扫描

常规剂量扫描即常规扫描参数下的扫描，此曝光条件下图像质量较高但辐射剂量也相应较高。

低剂量CT（low dose CT，LDCT）扫描指在保证诊断要求的前提下，调整参数、降低X线剂量进行CT扫描的方法，可以降低被检者的X线吸收剂量，并且减少球管损耗。随着MSCT技术不断发展（例如各种剂量调制技术和迭代重建技术），LDCT在成人胸部健康体检、肺癌普查、肺小结节病变随访、眼眶、鼻窦及儿童颅脑中的应用越来越受到重视。

四、直接延时增强扫描和实时增强监视

直接延时增强扫描是指静脉注射造影剂后按照普通扫描的方法利用经验值设置延迟时间进行扫描的增强扫描。

实时增强监视（实时监测阈值触发增强扫描）是在CT血管造影中应用的一种技术，是指增强扫描时对一定解剖区域（一般为靶血管）的CT值进行监视，并根据CT值的变动来自动触发预定扫描程序。该技术不是一种独立的检查方法，而是在增强扫描，尤其是CT心血管造影检查使用的一种辅助手段，通过软件来协助实施，也称团注追踪法（bolus tracking）。它为增强扫描准确掌握扫描时机提供了可能，可获得高质量的增强图像。

有的患者个体循环时间差异过大,用经验值设置延迟时间可能导致扫描效果不佳,而用实时增强监视法则可以保证扫描时相准确。

还有一种常用的 CTA 确定延迟时间的方法:造影剂团注测试法也叫小剂量时间 - 密度曲线法,其方法是先团注少量造影剂(10~20ml),同时扫描监测层面,然后用软件测量目标血管造影剂达峰时间,再根据达峰时间确定延迟时间后启动扫描序列。

五、CT 灌注成像

灌注(perfusion)是血流通过毛细血管网,将携带的氧和营养物质输送给组织细胞的重要功能。CT 灌注成像(CT perfusion,CTP)是指用 CT 动态增强扫描来分析器官或病变的动态血流变化,并以图形和图像的形式将其显示出来的一种功能性成像技术。随着 MSCT 的进展,现在的灌注不再局限于一层,可以进行全器官灌注成像。原理是经静脉高速率团注造影剂后,在造影剂首次通过受检组织的过程中,对选定层面进行快速、连续扫描,而后利用灌注软件测量所获得图像像素值的密度变化,并采用灰度或色彩在图像上表示,最终得到人体器官的灌注图像。CTP 可以获得扫描层面内每一像素的时间 - 密度曲线(time-density curve,TDC),根据该曲线利用不同的数学模型计算出血流量(blood flow,BF)、血容量(blood volume,BV)、相对组织血容量(relative blood volume,rBV)、造影剂达峰时间(time to peak,TTP)和平均通过时间(mean transit time,MTT)等。

BF 是指单位体积组织在单位时间内的血液供应量,与组织器官或病变的血容量、组织耗氧量、静脉引流和淋巴回流状况等因素有关;BV 值是某一体积组织内血液的含量;rBV 是指单位体积的相对血液含量;MTT 是指造影剂由供血动脉进入组织并到达引流镜面所需时间的平均值。

CTP 是一种定量的检查方法,能反映组织的血管化程度和血流灌注情况,提供常规 CT 增强扫描不能获得的血流动力学信息,反映生理功能变化,属于功能成像范畴。目前应用较多的是脑血流灌注,对缺血性脑梗死的早期诊断具有明显优越性;在肿瘤病变的鉴别诊断和分级诊断以及心肌缺血评估等其他方面的应用也具有较好的应用前景。

六、定量 CT

定量 CT(quantitative CT,QCT)是指利用 CT 检查来测定某一感兴趣区内特殊组织的某一种化学成分含量的扫描方法。依 X 线的能级分单能量 CT 和多能量 CT。最初用于测量骨矿物质含量,监测骨质疏松或其他代谢性骨病被检者的骨矿物质密度。扫描时在被检者胸、腰椎下面放置标准密度校正体模,体模内含数个已知不同密度的溶液或固体参照物。扫描后测量各感兴趣区的 CT 值,通过专用的软件,与参照密度校正并计算出骨密度值。定量 CT 骨密度测量是临床认可的脊柱、髋关节、前臂和全身骨密度(bone mineral density,BMD)的测量方法。QCT 主要用于评估引起骨密度异常的疾病病情和监测疗效,是确定有无骨质疏松的一种常用检查手段,目前大多数 CT 机所做的骨密度测定都是单能定量 CT(single energy quantitative CT,SEQCT)。

随着技术的发展,定量 CT 的应用范围逐渐扩大到冠状动脉钙化结节分析、肺部结节分析和能谱定量分析等。

七、特殊扫描技术

（一）靶扫描技术

是指对较小的感兴趣区进行扫描的方法，又称放大扫描或目标扫描。通常先对检查部位进行常规扫描，在此基础上确定感兴趣区，再缩小扫描野进行靶扫描。靶扫描提高了感兴趣区的像素数目，提高了空间分辨力，主要用于小器官和小病灶的显示，如垂体、内耳、肾上腺、肺内孤立结节的扫描。除了扫描野之外，其他扫描参数与常规扫描相同。随着 CT 设备和技术的发展，目前的高端 CT 已经不需要靶扫描技术就能清晰地显示较小病变。

（二）CT 透视及 CT 导向穿刺活检

CT 快速连续扫描的同时进行高速图像重建和连续图像显示，可以达到近似 X 线透视的实时观察图像的效果，称为 CT 透视，CT 透视主要用于 CT 引导下穿刺活检。CT 导向穿刺活检是在 CT 引导下，将穿刺针刺入病灶内，进行组织活检、抽吸、注入药物等诊断、治疗的手段。CT 透视能在 CT 扫描的同时观察针尖的位置与病灶的关系，操作者可以实时、快速、准确地调整穿刺针的方向和深度，与一般的 CT 引导的穿刺相比，明显提高了病灶穿刺活检的准确性，同时能及时发现和处理穿刺过程中的并发症。不足之处在于术者接受 X 线照射量较大。之前存在的金属伪影和图像显示延迟问题随着 CT 扫描和重建技术的进步已经有所缓解。

（三）能谱扫描

与常规 CT 相比，能谱 CT 提供了多种定量分析方法与多参数成像为基础的综合检查模式，GE 能谱 CT 成像和诊断过程中涉及的参数包括 100 多个连续的单能量 CT 值（如 GE 能谱 40～140keV，西门子 40～190keV），以及由此构成的能谱曲线、多种基物质图像、相应基物质的定量浓度值、有效原子序数。涉及的分析技术有物质分离技术、单能量图像、能谱曲线、虚拟平扫等。临床应用主要涉及头颈部、胸部、腹部、盆腔以及骨和关节等方面的诊断和鉴别诊断。

第六节　人体各部位 CT 检查技术及应用

CT 检查技术的合理应用原则：需要严格掌握 CT 检查的适应证，充分了解临床检查目的及需求；高度重视对 CT 检查患者的防护，增强检查尽量降低患者造影剂的过敏反应和肾脏负担。图像质量以能满足临床需求为目的，避免为了追求过高的图像质量而导致的过度电离辐射。下面分不同部位介绍 CT 检查技术的具体应用。

一、头部

（一）颅脑

1. 适应证

（1）外伤：CT 能迅速、准确地定位颅内血肿及脑挫伤。

（2）肿瘤：直接显示肿瘤的大小、部位、形态、数目及与周围组织的关系有无强化等，对肿瘤的定位、定性有指导价值。

（3）血管性病变：发现脑血管畸形等。

（4）炎症。

（5）先天性畸形及新生儿疾病。

（6）脑实质变性及脑萎缩等。

一般来讲，逐层轴位扫描基本能够满足临床需求；目前的 MSCT 扫描速度快，图像重建迅速，对于意识不清、不配合的患者或需要做多平面重组、三维处理的患者可以选用螺旋扫描。

2. 检查前准备

（1）向患者解释检查过程，解除患者紧张情绪。

（2）去除头部扫描范围内的耳环、发夹等影响检查的金属饰物。

（3）要求患者扫描时保持不动，必要时请患者家属在机房内协助完成检查。对不合作的患者要进行镇静，婴幼儿可待其熟睡时进行检查，也可口服水合氯醛镇静后进行检查。

（4）注意患者敏感部位的屏蔽防护和陪同检查人员的辐射防护。

3. 检查技术 根据临床需求，急性颅脑外伤、急性脑卒中、先天性颅脑发育畸形中的器官源性畸形可以只做平扫；对于怀疑颅内原发或继发肿瘤、感染性病变、脑血管疾病、脑白质病、寄生虫病、先天性颅脑发育畸形中的组织源性畸形（如结节性硬化、神经纤维瘤病等）可在平扫的基础上做增强扫描。

（1）扫描体位：患者仰卧位，头位于头架内，下颌内收，两外耳孔与台面等距。听眦线垂直于检查床，头部正中矢状面与定位灯中线重合，使头部位于扫描野的中心。以听眦线为扫描基线，扫描范围从颅底至颅顶。

（2）扫描参数：管电压 100~120kV，管电流 200~250mA。探测器组合根据设备型号的不同组合为 16mm×1.5mm，32mm×1.2mm，64mm×0.625mm，128mm×0.6mm 等，层厚一般用 5mm，层间隔 5mm。为减少几何失真，颅脑 CT 不建议使用太宽的探测器组合，除非应用于躁动的患者。

（3）增强扫描：增强扫描采用螺旋模式扫描，而扫描层厚、层间隔通常为最小层厚适当重叠，软组织重建模式。增强扫描分为常规增强模式和血管造影模式。

1）常规增强模式：造影剂用量为体重（kg）的 0.8~1.2 倍，采用高压注射器进行团注，速率为 1.5~4ml/s。根据患者体重指数（body mass index，BMI）以及病情情况调整造影剂速率和总量。延迟时间需要根据患者病情进行设置，血管性病变 25s；感染、囊肿 3~5min；转移瘤脑膜瘤 5~8min。

2）血管造影模式：造影剂用量一般为体重（kg）的 0.8~1.2 倍，速率 4~5ml/s。采用智能追踪自动触发扫描模式进行血管成像。感兴趣区（region of interest，ROI）置于主动脉弓层面，阈值为 100~150HU，当 ROI 内 CT 值达到阈值时自动触发扫描。血管扫描的重建层厚为 0.5~0.75mm，层间隔也是 0.5~0.75mm，以利于后期进行三维后处理。

（4）特殊扫描方式：脑血流灌注成像可在脑缺血性卒中的超早期显示病灶，定量分析颅内缺血性病变的程度，动态观察脑血流动力学变化以及病变的位置和范围等。在注射造影剂前先行平扫，以选择最佳灌注扫描层面，目前高端多排螺旋 CT 头部灌注可以包括全脑。①层厚和扫描范围的选择：要尽可能采用较大的扫描野和较厚的层厚，如包括所需检查的器官、一条大的血管（如上矢状窦），以利于参数计算。扫描基线平行于听眦线。选择 120kV，300mAs，扫描时间 0.8s/ 层，层厚（3.75~5mm）×4。②造影剂用量和注射速率：造影剂注射的速度应该是越快越好，通常以大于 5.0ml/s 的速率于肘前静脉注射 40~50ml 左右。③扫描延迟时间：一般扫描延迟时间为 9s，每秒一层，整个扫描时间约 40s 即 40 层。灌注扫描必须关注辐射剂量对患者的危害，不能随意增加扫描次数或提高 X 线剂量；在确保采集数据能满足疾病信息分析的前提下，尽可能减少灌注扫描次数。

常用的特殊扫描还有对细小病灶加做薄层扫描、重叠扫描和细节扫描等。为保证扫描效果，薄层扫描和重叠扫描采用的层厚应小于病灶半径，此外可适当提高扫描条件以减少图像噪声。

4. **图像处理**

（1）窗宽窗位调节显示脑组织的窗宽和窗位分别是 W70～W100 和 C30～C50，显示骨组织的窗宽和窗位分别是 W1200～W4000 和 C200～C700。但观察不同部位和不同病变有时需要采用相应窗口的设置，以适合诊断需要：当病灶与正常组织间密度相近时，可适当调节窗位并调窄窗宽；显示颅脑的图像密度较低（小儿颅脑、脑萎缩等）时，可适当调低窗位；显示颅底层面及颅顶层面时，可适当调高窗位并增大窗宽等。总之，颅脑图像窗口技术的运用原则是：脑组织窗显示各个层面脑白质和灰质间均有一定对比度，骨窗能清晰显示内外板和板障结构，病灶与正常组织间密度相近时可调窄窗宽。

（2）常规三维图像重组：采用薄层数据进行多平面重组，可获得脑组织的冠状面、矢状面等任意角度图像，可以很好地显示肿瘤与周围软组织的相互位置关系。容积再现（volume rendering，VR）可以直观显示增强血管的形态、走行以及动脉瘤等病变，为外科手术的术前路径选择提供支持。

（3）脑血流灌注成像：需要专用软件进行相应后处理。在病变侧及相应对侧部位选取感兴趣区（ROI），获得每一感兴趣区的时间 - 密度曲线。根据数学模型计算局部脑组织的血流灌注量，观察毛细血管内造影剂浓度变化。可测量的参数有脑血速率度（CBF）、脑血容量（CBV）、造影剂平均通过时间（MTT）和造影剂达峰时间（TTP）等，通过测量和计算进行头部灌注量化分析。

5. **检查注意事项**

（1）扫描体位规范：尽量使用头架固定头颅，也可略微倾斜扫描设备机架。扫描的图像应保持左右对称。

（2）快速检查：外伤和危重患者应快速检查，以免耽误最佳治疗时机。脑出血和脑干损伤患者搬动时要注意风险。

（3）密切观察：躁动患者扫描时做好必要的安全措施，要预防患者跌伤。不合作的患者扫描完成后发现图像因患者移动，伪影过大不能诊断时，及时补扫。

（二）鞍区及五官

头部的鞍区检查和五官检查仅以列表形式作参数介绍，仅供参考（表 2-2～表 2-6）。

表 2-2 鞍区平扫参数

适应证	鞍区肿瘤，垂体瘤术后复查等
检查前准备	去除头部扫描范围内金属饰物和异物
kV/mAs	120/（80～220）
旋转时间 /s	1.0
体位	仰卧位
体位方向	头先进
呼吸相	平静呼吸

续表

适应证	鞍区肿瘤，垂体瘤术后复查等
定位像	侧位
扫描范围	鞍区上 5cm →颅底
扫描方向	头→足
探测器组合	32mm×0.625mm/16mm×0.625mm
螺距	0.8
重建层厚 / 间隔	最薄层厚，适当重叠
重建算法	软组织算法 / 骨算法
窗宽 / 窗位（ww/wc）	软组织窗 100～150/30～50；骨窗 1 500～4 000/500～700
图像重组	横断、矢状位：软组织 3mm/3mm；骨算法 2mm/2mm

表 2-3　眼眶平扫参数

适应证	眼部及眼眶外伤、炎症、肿瘤等
检查前准备	去除头部扫描范围内金属饰物和异物
kV/mAs	120/（100～250）
rotation time/s	1.0
体位	仰卧位
定位基准位置	颅顶
定位像	侧位
扫描范围	眼眶顶→眼眶底
扫描基线	听眶线
扫描方向	头→足
探测器组合	32mm×0.625mm/16mm×0.625mm
螺距	0.8
重建层厚 / 间隔	最薄层厚，适当重叠
重建算法	软组织算法 / 骨算法
窗宽窗位（ww/wc）	软组织窗 350/40；骨窗 4 000/700
图像重组	横断、冠状位、双斜矢状位：软组织 3mm/3mm；骨算法 2mm/2～3mm

表 2-4　耳部（颞骨）平扫参数

适应证	先天性耳道畸形，颞骨及乳突炎症、内听道肿瘤等
检查前准备	去除头部扫描范围内金属饰物和异物
kV/mAs	120～140/（80～250）
rotation time/s	1.0
体位	仰卧位
体位方向	头先进
定位像	侧位
扫描范围	乳突顶→乳突下缘
扫描方向	头→足
探测器组合	16mm×0.625mm
螺距	0.8

续表

适应证	先天性耳道畸形，颞骨及乳突炎症、内听道肿瘤等
重建层厚/间隔	最薄层厚，适当重叠
重建算法	骨算法
窗宽窗位（ww/wc）	骨窗 4 000/700
图像重组	横断、冠状位，双斜矢状位：骨算法 1mm/1mm；
备注	软组织病变时加做软组织算法图像或 MRI 检查

表 2-5 鼻窦平扫参数

适应证	鼻旁窦炎症、外伤、肿瘤等
检查前准备	去除头部扫描范围内金属饰物和异物
kV/mAs	120/（80~200）
rotation time/s	1.0
体位	仰卧位
体位方向	头先进
定位像	侧位
扫描范围	额窦上缘→上颌窦底
扫描方向	头→足
探测器组合	64mm×0.625mm
螺距	0.8
重建层厚/间隔	最薄层厚，适当重叠
重建算法	软组织算法/骨算法
窗宽窗位（ww/wc）	骨窗 2 000/200；软组织窗 350/40；
图像重组	横断、冠状位，矢状位：骨算法 2mm/（2~5mm）
备注	软组织病变时重组软组织算法图像

表 2-6 鼻咽平扫参数

适应证	鼻咽炎症、肿瘤、喉息肉、外伤级放疗后损伤等
检查前准备	去除头部扫描范围内金属饰物和异物
kV/mAs	120/80
rotation time/s	1.0
体位	仰卧位
体位方向	头先进
定位像	侧位
扫描范围	颅底顶→口咽部
扫描方向	头→足
探测器组合	64mm×0.625mm
螺距	0.8
重建层厚/间隔	最薄层厚，适当重叠
重建算法	软组织算法
窗宽窗位（ww/wc）	软组织窗 350/40
图像重组	横断、冠状位、矢状位：软组织 3mm/3mm；

注意事项：

1. 以上相应增强检查，造影剂注入 60～70ml，速率 2.5ml/s，一般静脉期扫描延迟时间 50～60s。如需了解血管病变情况，延迟时间设置为 20～25s（动脉期）。

2. 眼部检查时，要求患者闭眼，或尽量保持眼球不动，不能闭眼者，嘱其盯住正前方一个目标。

3. 鼻与鼻窦检查时，患者不能有张口动作。外伤患者出血较多时，必须经临床对症处理后才能进行 CT 检查。

4. 口腔颌面部和咽部做检查时，嘱患者不要做吞咽运动，必要时可训练患者吸气后缓慢用鼻呼出。

5. 咽喉部 CT 扫描时，如欲了解声带活动，可嘱患者发"咿"音。若发现肿瘤可扫描至颈根部，以了解淋巴结受累情况。

二、颈部

1. 适应证

（1）颈部占位性病变和淋巴结肿大，如喉咽部肿瘤及甲状腺病变等。

（2）颈部血管性病变，如颈动脉瘤、颈动脉狭窄或扩张、动脉畸形及大血管栓塞等。

（3）颈部气管病变和外伤。

2. 检查前准备

扫描前取下颈部金属饰物，嘱咐患者扫描时不能做吞咽动作。做喉部检查患者还要训练发持续的"咿"声或瓦氏呼吸，由于发声时声带振动会有运动伪影，因此采用瓦氏呼吸扫描观察声带活动效果较好。

3. 检查技术

（1）扫描体位：患者仰卧，头稍后仰，颈部长轴平行于床面，同时两肩部放松，两上肢置于身体两侧，两外耳孔与床面等距。

1）定位像：先摄取颈部侧位定位像，再根据不同的临床目的设定扫描范围。

2）扫描范围：喉咽部扫描，扫描基线应与喉室平行，可以参考与甲状软骨相邻的椎间隙角度，使扫描线与椎间隙平行。扫描范围从舌骨平面向下扫描至环状软骨下缘，如发现肿瘤，应扫描至颈根部以便了解淋巴结受累情况。

以甲状腺扫描为重点时，扫描范围从舌骨下缘至主动脉弓上缘，机架无需倾斜角度。

颈部其他检查时，患者体位及机架角度同甲状腺检查，范围包括整个病变，必要时应包括整个颈部，以观察淋巴结受累情况。

（2）扫描参数：螺旋扫描，管电压 100～140kV，管电流 200mA，螺距 0.6～1。软组织模式连续扫描，层厚、层间隔 3mm，必要时采用 2mm 层厚、层间隔。三维重建需要薄层，可重建 0.5～1mm 图像。

（3）增强扫描：常规增强扫描可区别颈部淋巴结与颈部血管，了解病变的侵犯范围，有助于对占位性病变的定位和定性。造影剂的注射方案为成人 60～80ml，速率 2.5～3ml/s。儿童按体重用量为 2ml/kg，速率相应减少至 1.0～1.5ml/s。静脉期延迟扫描时间为 50～60s 左右。颈部血管成像扫描范围为主动脉弓上缘至颅底区域。扫描模式采用螺旋扫描模式。智能追踪触发模式追踪造影剂，感兴趣区（ROI）放在主动脉弓层面，阈值设置在 80HU，触发后 4～5s 进行顺血流方向足到头方向扫描。造影剂总量在 50～60ml，速率 4～5ml/s，建议注射造影剂完成后进行 20ml 盐水冲刷,在条件允许的情况下,尽量采用右上肢给药,以减少上腔静脉伪影,并提高造影剂利用率。

4. 图像处理 软组织窗显示一般取窗宽 250～400HU,窗位 30～50HU;若病变侵犯需观察骨组织时,骨窗窗宽 1 000～2 000HU,窗位 200～700HU。平扫与增强的图像均需按照解剖位置进行摄片。病灶小,则可选病灶中心层面进行放大或测量。

图像后处理还可以选用薄层图像进行多平面重组,获得冠状面、矢状面、任意斜面的图像,用于观察肿瘤与血管的相互位置关系,肿瘤对气管的挤压情况等。对于血管成像,可以采用最大密度投影(maximum intensity projection,MIP)、容积再现(volume rendering,VR)等三维重组方式展示。MIP 图像对于观察钙化斑块和粥样硬化斑块形成的狭窄等具有优势。VR 图像可以清晰地展示多方位的血管,并进行旋转观察,对于血管变异、扩张、动脉瘤等具有很高的敏感性。观察颈部气管时,可以采用多平面重组和最小密度投影,观察气管有无狭窄情况以及与周围组织的关系等。选择具有临床意义的三维图像进行打印。

5. 检查注意事项 扫描时嘱患者平静呼吸,不能做吞咽动作。由于甲状腺为射线敏感器官,CT 甲状腺灌注成像多已被 MR 动态成像取代。对于颈动脉血管成像还可以进行时间剪影和能量剪影成像,能够有效避免骨质伪影对评价血管造成的影响。

三、胸部

1. 适应证

(1)纵隔:发现纵隔肿瘤,并能准确地显示其范围、大小和性质,如是恶性肿瘤,可观察有无淋巴结转移及与周围解剖结构的关系等情况。

(2)肺:观察和发现肺、支气管和肺门部位的各种疾病,如肺内的良恶性肿瘤、各类炎症、间质性病变及其他弥漫性病变。对于肺门增大,还能区别是血管性、淋巴结肿大或肿瘤所致。

(3)胸膜和胸壁:准确定位胸腔积液和胸膜增厚的范围、程度等,鉴别包裹性气胸与胸膜下肺大疱;对于胸壁疾病,CT 检查可了解其侵犯范围,与肋骨及胸膜的关系等。

(4)心包和心脏:通过 CT 扫描能明确心包有无积液,尤其是少量积液的存在与否;对于心包肥厚、钙化能了解其程度以及具体部位。通过增强扫描还可以对心脏的原发或继发肿瘤做出一定诊断。

(5)大血管病变:发现和诊断各种胸部大血管病变,包括主动脉瘤、夹层动脉瘤、肺动脉栓塞、大血管畸形等,对病变的程度、范围、并发症均可显示,无创而快速、准确。

2. 检查前准备

(1)认真阅读申请单,了解临床需求及患者病史,认真阅读其他影像资料和临床资料。

(2)训练患者呼吸,嘱其平静吸气后屏气并且每次屏气幅度要一致,向其解释整个检查过程。

(3)去除检查部位的金属饰物和其他高密度异物,如手机、纽扣、硬币、钥匙、项链等。

(4)对于不合作的患者,包括婴幼儿、躁动不安和意识丧失的患者,必要时给予镇静。对呼吸困难不能屏气或者不能麻醉的婴幼儿,扫描时应当采用大螺距螺旋扫描,尽量缩短扫描时间,以减少运动伪影。

(5)对于耳聋及不会屏气的患者,可训练陪伴者在机房内帮助患者屏气。当接收到屏气的呼吸指令时,陪伴者用手捏住患者鼻子,直到听到喘气的口令后松手。

3. **检查技术**

(1)常规平扫

1)扫描体位:患者仰卧,头先进,两臂上举抱头,身体置于床面正中。为了区别少量胸腔积液与胸膜肥厚,可以改为俯卧位,驼背患者或不宜仰卧者也可改为俯卧位。侧面定位线对准人体正中冠状面,常规扫描一个胸部前后正位像作为定位像。扫描范围从肺尖至肺底。

2)扫描参数:常规胸部CT扫描采用螺旋扫描方式,常规重建有纵隔窗和肺窗。

(2)高分辨率成像:高分辨率CT(high hesolution CT,HRCT)指一种通过改变扫描参数和采用高分辨率图像重建算法、减少数/模转换过程中原始数据的阶差,使图像边缘锐利化的一种扫描技术。由于减少了常规扫描层厚的部分容积效应,使微小病灶检出率明显提高。重点观察肺的弥漫性、间质性病变时采用或局部加用高分辨率扫描模式,并改变层厚为1~2mm。一般高分辨率扫描的方式有两种:一是病变广泛、分散时,采用高分辨率模式、层厚1~2mm、层间隔5~10mm做全肺间隔扫描观察肺内病变,并保留扫描的原始资料,用标准模式重建软组织窗图像观察纵隔情况;或是加用软组织或标准模式,层厚/层间隔5~7.5mm的全肺非螺旋扫描。二是病变范围局限或怀疑有局部轻度支气管扩张时,根据非螺旋扫描显示的病变部位局部采用层厚为1~2mm、层间隔为1~2mm的间隔连续扫描。

MDCT常规扫描后,可以直接重建获取HRCT效果的图像,不需要再次扫描。

(3)增强扫描:如果需要确定肺内结节、肿块的性质、肺门血管与淋巴结鉴别和纵隔、心脏肿瘤、胸部大血管病变的诊断时,应采用增强扫描。一般增强扫描都在平扫后进行。增强扫描的注射方法多采用静脉团注法,造影剂剂量为50~90ml,注射速率为2.5~4ml/s,扫描延迟时间为35~45s。扫描范围和参数都同常规平扫。

胸部血管成像分为肺血管成像、胸主动脉成像、上腔静脉成像等。临床怀疑肺栓塞或其他肺血管病变的患者,需做肺动脉CTA。造影剂35~50ml,高端CT可以用更少的造影剂,速率5ml/s,智能追射触发,根据机型不同,感兴趣区可放在上腔静脉或肺动脉干,阈值为80HU。造影剂注射完成后再进行20ml盐水冲刷,以减轻上腔静脉伪影的影响,及保证整个团注过程的完成。也可以用小剂量时间-密度曲线法来确定延迟时间进行扫描。需要注意的是,如果肺动脉末端有充盈缺损,需做第二期,以鉴别血栓。对于怀疑胸主动脉瘤和夹层的患者,可行胸主动脉CTA。造影剂注射方案可采用肺动脉注射方案,不同之处在于,触发感兴趣区放在升主动脉,造影剂用量也需要适当增加。

胸痛三联征的患者增强检查需要采用心电门控扫描模式。因为不仅要得到主动脉、肺动脉的信息,还要明确冠状动脉的情况。采集模式为小螺距螺旋扫描,造影剂注射特点为剂量大、持续时间长,要包含肺动脉期、主动脉期和冠脉期。

4. **图像处理** 胸部CT扫描的图像通常采用肺窗和软组织窗显示和摄影。肺窗有宽窗和窄窗,其窗宽和窗位分别是W1350~W1500、C350~C500和W600~W800、C600,软组织窗用来显示纵隔,其窗宽和窗位是W300~W400、C35~C50。常规摄影要求同时拍摄肺窗和纵隔软组织窗,一般按照扫描顺序拍摄,有病灶的部位可加拍局部放大图像,并进行大小和CT值测量。测量CT值时应注意测量病灶的实质部分,选择病灶的中间层面测量,避免部分容积效应产生的影响。同时做平扫和增强的患者,增强前后CT值测量的部位应尽量保持一致，以便较准确地反映病灶的血供情况。怀疑有骨转移以及累及相邻肋骨、椎骨的病例，须加摄骨窗。

选取薄层图像可进行多平面重组，以便于病灶定位、定性。对于气管异物可采用CT仿真内镜及支气管三维重建，能够多方位显示管腔内外的解剖结构。对于肺动脉和胸主动脉成像，可以选取最大密度投影（MIP）和容积再现（VR）进行重建，对肺栓塞、大动脉炎、夹层、动脉瘤等有辅助诊断的效果。

5. **检查注意事项**　对于怀疑主动脉窦部病变或瓣膜病的患者，增强检查也需要采用心电门控模式以减轻心脏搏动伪影造成的影响。

肺动脉增强CT检查的患者，一定要嘱患者平静呼吸下屏气。若患者过于紧张，屏气过于用力，静脉回速率度将下降，可能影响肺动脉成像效果。

四、腹部

1. 适应证

（1）肝脏、胆囊：①肝肿瘤、肝囊肿、肝脓肿、脂肪肝、肝硬化、胆管占位性病变、胆管扩张、胆囊炎和胆结石等；②鉴别肝脏肿瘤；③评估肝肿瘤的性质、大小、范围及转移情况（肝静脉、门静脉和下腔静脉内有无瘤栓或癌栓形成等）。

（2）脾脏：①确定脾脏的大小、形态、内部结构和先天变异等；②鉴别脾脏良恶性肿瘤、炎症及外伤引起的出血等。

（3）胰腺：①确定急性胰腺炎的类型、炎症渗出范围、有无假性囊肿形成及合并症，为外科治疗提供依据；②显示慢性胰腺炎微小的钙化、结石，为内科保守治疗或手术后随访观察疗效；③确定有无肿瘤，肿瘤的来源、部位和范围；④鉴别外伤后胰腺有无出血。

（4）肾和肾上腺：①确定肾脏有无良恶性肿瘤及其大小、范围、有无淋巴结转移等；②肾脏炎症、脓肿及结石的大小和位置；③CTA诊断肾动脉狭窄及其他肾血管病变；④显示外伤后肾损伤及出血；⑤确定肾上腺有无良恶性肿瘤以及功能性疾病（如肾上腺皮质功能减退等）。

（5）腹部及腹膜后腔：①确定有无良恶性肿瘤如脂肪瘤和平滑肌肉瘤等；②观察有无腹部肿瘤及腹膜后腔的淋巴结转移、炎症和血肿等；③CTA确定有无腹主动脉瘤、夹层、壁内血肿等病变。

（6）胃部：肿瘤术前评价、术后随访，不推荐单独为诊断胃肿瘤进行扫描。

（7）小肠：小肠炎、小肠肿瘤、吸收不良综合征。

（8）结、直肠：①肠梗阻、肠缺血、胃肠道出血；②炎性肠病、阑尾炎、结直肠癌。

2. 检查前准备

（1）检查前少渣饮食，1周内禁服含金属的药物或行消化道钡剂造影。

（2）检查当日禁食4h以上，不进水。

（3）口服温水：检查前15~20min口服温水500~1 000ml，检查前即刻在检查床上再服200~300ml（使胃及十二指肠壶腹部充盈，形成良好对比）。观察肾及肾上腺需在检查前1~2h分段口服温水800~1 000ml，使肠道系统充盈。

3. 检查技术

（1）常规平扫

1）体位：仰卧位，足先进，两臂上举，身体置于检查床正中间，水平线对准人体腋中线。

2）定位像：采用腹部正位像，用于确定扫描基线和扫描范围。

3）扫描范围：肝脏、脾脏从膈顶扫描至脾下角；胆囊及胰腺从肝门扫描至胰腺下缘；肾脏从肾上极扫到肾下极；肾上腺从肾上腺上缘扫描到肾门；腹膜后腔从肝门扫描到髂前上棘；胃部从膈顶扫描到髂前上棘。

4）检查方案：扫描方式为常规螺旋扫描，螺距为 0.984～1.375。扫描参数为管电压 100～120kV，有效管电流 200～300mAs（或自动毫安技术），转速 0.6～0.8s/ 周。根据机型选择不同探测器组合 16mm×1.5mm，32mm×1.2mm，64mm×0.625mm，128mm×0.6mm 等。肝脏、脾脏扫描层厚 5mm，胆管层厚 1.25～3mm，肾脏层厚 3～5mm，肾上腺层厚 1.25～3mm，腹膜后层厚 5mm，胃部层厚 5mm。FOV 为 30～35cm。二次重建层厚可重建为 0.5mm、0.625mm、0.75mm、1mm 等薄层图像，用于工作站进行三维后处理重建。

（2）增强扫描

1）常规增强扫描：腹部增强扫描采用静脉团注造影剂的方法。造影剂浓度为 270～370mgI/ml，速率为 2.5～3.5ml/s，用量 80～100ml。扫描期相和延迟时间：肝脏、脾脏通常采用三期扫描，动脉期延迟 25～30s，门静脉期延迟 50～60s，实质期延迟 120～180s；胰腺增强扫描通常采用双期扫描，动脉期延迟 35～40s，胰腺期延迟 65～70s；肾脏通常行皮质期、髓质期和分泌期扫描，皮质期延迟 25～30s，髓质期延迟 90～110s，分泌期延迟 3～5min。

2）腹部 CTA：用于显示腹主动脉及其分支血管，诊断腹主动脉夹层、腹主动脉瘤、肝血管异常及肾动脉狭窄等。造影剂总量 70～80ml，速率 4.5～5ml/s，采用智能追踪自动触发方式，感兴趣区（ROI）放在腹主动脉上，阈值为 80HU。

3）门静脉及下腔静脉 CTA：造影剂浓度为 270～370mgI/ml，速率为 3.0～4.0ml/s，用量 80～100ml。门静脉延迟时间 50～60s，下腔静脉延迟时间 90～110s。采用自动触发或者小剂量时间 - 密度曲线法，可获得更好的效果。对扫描后获得的薄层轴面进行 MIP 重组。

4）CT 泌尿系统成像：患者膀胱充盈，延迟时间 7.5～30min，注射速率 3.0～4.0ml/s，用量 90～100ml。对扫描后获得的薄层轴面图像 MIP、SSP、VR 重组。

5）肝脏、胰腺灌注成像：以 4.0～8.0ml/s 速率团注造影剂 50ml，同时对器官进行动态增强扫描，利用 Perfusion 软件包对扫描后获得的薄层轴面图像进行计算，得到相应的灌注参数及灌注伪彩图。

6）胃部 CT 检查：空腹 4h 以上，检查前 30min 口服中性造影剂 500～800ml，检查前即刻再口服中性造影剂 200～300ml。推荐行肝动脉期和门静脉期双期扫描。

7）小肠 CT 检查：检查前 1d 服用无渣半流食，晚餐后禁食，晚餐后 30min 口服缓泻剂（硫酸镁或番泻叶），检查当日早禁食。检查前 5～10min 肌内或静脉注射山莨菪碱 20mg 后 30s 扫描（青光眼、前列腺肥大、心动过速等受检者禁用）。小肠 CT 检查方法主要有两种，分别为：①口服造影剂法（肠道造影法），检查前 45～60min 开始分 3～4 次口服 2.5% 等渗甘露醇 1 000～1 500ml，检查前即刻在检查床上再补充口服 300～500ml，完全性肠梗阻患者不宜服用；②鼻 - 空肠管法（灌肠法），一般采用 13F 顶端带球囊的 Maglinte 灌肠导管（有效防止十二指肠胃反流），灌注容量 1 500～3 000ml，灌注速率 80～150ml/min。灌注 2%～3% 含碘造影剂可鉴别肠袢和潜在结肠外肿块以及各种并发症（如腹腔积液、瘘管、吻合口开裂或肠穿孔）。

8）结、直肠 CT 检查：检查前 2d 服用无渣半流食，检查前 1d 晚餐后禁食。晚餐 30min

后口服缓泻剂或清洁胃肠道制剂复方聚乙二醇电解质散,检查当日早禁食。液体可经口服或肛门注入;气体采用空气或二氧化碳,扫描前经肛管注入。需要做仿真内镜检查者,应以气体作为肠道造影剂。检查前 5～10min 肌内或静脉注射山莨菪碱 20mg 后 30s 扫描(青光眼、前列腺肥大、心动过速等受检者禁用)。充气实施过程中受试者采取左侧卧位;充气完毕依次转体(俯卧位、右侧卧位、仰卧位)并在各体位停留 10～15s 后再进行扫描检查。

4. 图像处理　图像采用标准或软组织重建算法,适当调节窗宽和窗位。肝脏、胆管、胰腺、脾脏、肾脏、腹膜后腔及胃部的扫描图像窗宽 200～250HU,窗位 30～50HU;肾上腺窗宽 250～300HU,窗位 30～50HU。

后处理一般采用 MPR、MIP 等技术进行矢状面、冠状面和任意角度斜面重组成像。观察各脏器及病变范围;测量肿瘤大小及与周围血管和组织的相互关系。血管如腹主动脉、肝动脉及腹腔干动脉等可进行 VR 成像,观察扩张、狭窄、斑块情况。

5. 检查注意事项　腹部 CT 检查注意检查前的呼吸训练,减少运动伪影对图像的影响。

五、盆腔

1. 适应证

(1)诊断部分小肠、乙状结肠、直肠、膀胱、前列腺、睾丸、卵巢、子宫肿瘤及其他病变。

(2)在外伤情况下,观察骨折、泌尿生殖器官损伤等。

2. 检查前准备

(1)检查前一日晚餐少渣饮食;检查当日最好禁食 4h 以上。

(2)膀胱充盈:需达到膀胱内有较多尿液,膀胱形态呈类似方形,膀胱壁黏膜皱襞充分展开。

(3)怀疑肠道疾病时,需进行清洁灌肠,使直肠、结肠无较大粪块存留,无气体积聚;必要时可口服阴性或阳性造影剂。

3. 检查技术

(1)常规平扫:取仰卧位,足先进,两臂上举,身体置于床面正中,水平线对准人体腋中线。扫描盆腔正位定位像。扫描范围从髂嵴扫描至耻骨联合下缘。扫描方式为常规螺旋扫描,螺距为 0.984～1.375。扫描参数为管电压 100～120kV,有效管电流 200～300mAs(或自动毫安技术),转速 0.6～0.8s/周。根据机型选择不同探测器组合 16mm×1.5mm,32mm×1.2mm,64mm×0.625mm,128mm×0.6mm 等。急诊受检者可尽量选择较宽的探测器组合以缩短扫描时间。常规重建层厚 5mm。FOV 选择为 30～35cm。

(2)增强扫描:常规采用静脉内团注造影剂的方法,注射速率 2.0～4.0ml/s,造影剂用量 80～100ml。动脉期扫描延迟 25～35s,静脉期延迟 60～75s。扫描参数和模式同常规平扫。

4. 图像处理　采用标准或软组织重建算法。根据器官和病变情况适当调节窗宽和窗位,窗宽 200～350HU,窗位 30～50HU。

容积采集的数据可以用来进行三维后处理。①多平面重组 MPR:子宫、前列腺、直肠等部位的占位病变可进行矢状面 MPR 重组,膀胱、女性附件等部位的占位性病变可选择增加冠状面 MPR 重组。②血管三维后处理:对于需要观察供血动脉或观察占位性病变同血管的关系时,可以进行血管的三维后处理,常用 VR 或 MIP 方式。

六、脊柱

1. 适应证

（1）各种原因引起的椎管狭窄及椎管内占位性病变。

（2）椎间盘变性或病变。

（3）椎骨外伤（如骨折、脱位等），特别是观察碎骨片的情况，金属异物的位置以及脊髓的损伤情况。

（4）椎骨骨病（如结核、良恶性肿瘤等）以及椎旁肿瘤对椎骨的侵犯情况。

（5）椎骨及脊髓的先天性变异。

（6）协助进行介入放射检查。

2. 检查前准备

去除扫描范围内金属异物，并嘱患者检查时勿动。

3. 检查技术

（1）常规平扫

1）体位：仰卧位，身体置于检查床中间。①颈椎扫描：头部略垫高，使椎体尽可能与床面平行，双臂置于身体两侧，双肩尽量向下；②胸椎扫描：患者双手抱头；③腰椎扫描：用专用的腿垫将受检者的双腿抬高，使腰椎的生理弧度尽可能与床面平行。

2）定位像：颈椎和腰椎常规扫描侧位定位像，胸椎扫描正位或侧位定位像。

3）扫描基线：若以观察椎间盘为主，则扫描基线应平行相应的椎间盘。

4）扫描范围：颈椎椎体扫描时应包括全部颈椎，胸椎扫描时应包括全部椎体及椎间盘，腰椎和骶尾椎应包含所有椎体，腰椎间盘常规包括 $L_{2\sim3}$、$L_{3\sim4}$、$L_{4\sim5}$、$L_5\sim S_1$ 共 4 个椎间盘。

5）扫描参数：管电压 120kV。

（2）容积扫描方案：通过容积数据采集，进行三维后处理。

（3）增强扫描：脊柱常规不进行增强扫描；怀疑肿瘤等病变时，需要增强 CT。

4. 图像处理

（1）图像显示：脊柱显示和摄影需同时采用软组织窗和骨窗。

（2）三维后处理

1）椎间盘图像重组：对于容积数据采集的检查，需要重组椎间盘图像，使用 MPR 重组，层面平行椎间隙。

2）VR 图像三维重组：颈椎、胸椎、腰椎可以重组三维立体骨结构图像。

3）MPR 重组：矢状面 MPR 重组，重建层厚和层间隔均为 2～3mm。

七、四肢及关节

1. 适应证

（1）骨折：显示骨折碎片、移位、出血、血肿、异物以及相邻组织等。

（2）骨肿瘤：显示肿瘤部位、形态、大小、范围及血供等，有助于对肿瘤进行定性诊断。

（3）其他骨病：如骨髓炎、骨结核、骨缺血性坏死等，可显示骨皮质和骨髓质形态与密度改变，同时可观察病变与周围组织的关系。

（4）软组织疾病：可利用 CT 密度分辨力高的优势来确定软组织病变的部位、大小、形态以及与周围组织结构的关系。

（5）半月板损伤：显示半月板的形态、密度等。

2. 检查前准备　去除检查范围内金属物品。

3. 检查技术

（1）常规平扫

1）体位：通常检查上肢选择头先进；检查下肢选择足先进；检查四肢骨折或占位时，以病变部位为中心，扫描范围包括邻近的一个关节。①双手及腕关节：仰卧位，头先进，双臂上举平伸，双手间隔 5cm，手指可略分开，手心向下，两中指末端连线与检查床中轴线垂直。②双肩关节、胸锁关节及锁骨：仰卧位，头先进，双上臂自然平伸置于身体两侧，双手手心向上，身体置于床面正中。③肘关节及上肢长骨：单侧肘关节可采用仰卧位，头先进，患侧上臂上举，手心向上，上臂向床面正中靠拢。④双髋关节及股骨上段：仰卧位，头先进，双足尖向内侧旋转并拢，双上臂上举，身体躺平直。⑤双膝关节、踝关节和下肢长骨：仰卧位，足先进，双下肢伸直并拢，足尖向上，双足跟连线与检查床中轴线垂直，双上臂上举。⑥双足扫描：仰卧位，足先进，双下肢弯曲，双足平踏于检查床面，双足纵轴相互平行且平行于检查床纵轴，双足间隔 5cm，双足跟连线垂直于检查床中轴线。

2）定位像：以正位像为主，为了准确定位可以增加侧位定位像。定位像应包含一侧关节及相邻长骨。

3）扫描范围：关节的扫描应包含相邻长骨的一部位，并包含相邻的关节。

4）扫描参数：螺旋扫描，管电压 120kV，管电流 80～100mAs，重建层厚和层间隔为 2～3mm，长骨 CT 扫描可适当增加层厚。重建骨算法和标准算法图像。

（2）增强扫描：采用静脉内团注造影剂的方法，注射速率 2.0～3ml/s，总量为 60～80ml，延迟 60～70s。

（3）上肢与下肢 CTA：上肢与下肢 CTA 用于显示肢体血管病变以及血管与软组织肿块间的关系等。

1）上肢动脉 CTA：①体位，首选仰卧位，上臂上举。无法上举双臂的受检者需要将上臂自然放于身体两侧，双手手心向上，身体置于床正中。②扫描参数，使用螺旋扫描，标准算法重建。重建层厚 1.0～1.5mm，层间隔 0.7～1.2mm。扫描范围需包全病变组织和一个相邻关节。③造影剂注射方案，选择健侧的肘正中静脉，以避免造影剂产生的伪影和静脉血管对动脉血管的影响；需要检查双上臂，可选择足部设置通道。造影剂碘浓度 300～370mgI/ml，注射速率 3.0～5.0ml/s，总量 60～80ml。先采用双筒高压注射器注射 20ml 生理盐水作为试注射，注射造影剂后再注射 30ml 生理盐水冲刷。扫描延迟的经验值为 23～25s。建议采用造影剂智能跟踪技术，监测层面选择主动脉弓层面，ROI 置于主动脉弓，阈值设置为 100～150HU。扫描时需要注意扫描方向，即沿目标血管的血流方向进行扫描。

2）下肢动脉 CTA：①体位，仰卧位，足先进，上臂上举或自然放到腹侧，身体置于床面正中。②扫描参数，采用螺旋扫描，标准算法重建。重建层厚 1.0～1.5mm，层间隔 0.7～1.2mm。扫描范围需从髂嵴到足背，通过设置 X 线管的旋转时间和扫描螺距将曝光时间控制在 20～25s。③造影剂注射方案，选择肘正中静脉团注造影剂，造影剂碘浓度 300～370mgI/ml，总量 80～100ml。采用双筒高压注射器以双速率方案注射。先注射 20ml 生理盐水作为试注射，然后以 3.0～4.0ml/s 的速率注射造影剂 60ml，再以 2.0～3.0ml/s 的速率注射造影剂 30～40ml，最后再注射 20～30ml 生理盐水。扫描延迟的经验值为 30～35s。建议采用造影剂智能跟踪技术,选择腹主动脉髂动脉分叉以上层面,ROI 预置于腹主动脉,阈值为 100～150HU,触发延迟时间为 7s。小剂量时间 - 密度曲线法也可使用。方法为自肘静脉注射 20ml 造影剂,在腘动脉水平进行同层动态扫描,测量腘动脉的时间 - 密度曲线。

3)上肢静脉血管成像:①适应证,上肢静脉血栓、上肢静脉狭窄、上肢静脉瘤、上肢动静脉畸形及中心静脉导管置入前评估。②扫描方案,采用直接法或间接法行平扫及增强扫描,仰卧位,头先进,双上肢紧贴侧胸壁。直接法采用足头向,间接法头足向。扫描范围为下颌至手指近端。管电压 120kV,管电流可采用自动管电流,螺距 0.984。软组织或标准算法重建,重建层厚为 1.250mm,层间隔为 0.625mm。③造影剂注射方案有直接法和间接法。直接法:选取双上肢前臂静脉,以 3.0ml/s 速率注射 200ml 混合液(生理盐水与造影剂按体积比 1∶4 配制,混合均匀),造影剂碘浓度 350～370mgI/ml,注射造影剂后注射 30ml 生理盐水冲管,延迟时间为 40s;间接法:选取健侧前臂静脉,以 3.5～4.0ml/s 速率注射造影剂 120～150ml,造影剂碘浓度 350～370mgI/ml,注射造影剂后注射 30ml 生理盐水冲管,延迟时间为 60～90s。

4)下肢静脉血管成像:①适应证,下肢静脉血栓、下肢静脉曲张、髂静脉压迫综合征、下肢静脉瘤、下肢动静脉畸形等。②扫描方案,采用直接法或间接法行平扫及增强扫描,仰卧位,足先进,双腿稍内旋,膝部并拢绑带固定,双上肢上举。直接法采用足头向,间接法头足向。扫描范围为髂总静脉至足背静脉。管电压 120kV,管电流可采用自动管电流,螺距 0.984。软组织或标准算法重建,重建层厚为 1.250mm,层间隔为 0.625mm。③造影剂注射方案有直接法和间接法。直接法:选取双上肢前臂静脉,以 3.0ml/s 速率注射 200ml 混合液(生理盐水与造影剂按体积比 1∶4 配制,混合均匀),造影剂碘浓度 350～370mgI/ml,注射造影剂后注射 30ml 生理盐水冲管,延迟时间为 40s。用橡胶带绑扎双侧踝部阻断浅静脉直接回流;间接法:选取单侧上肢前臂静脉,以 3.5～4.0ml/s 速率注射造影剂 120～150ml,造影剂碘浓度 350～370mgI/ml,注射造影剂后注射 30ml 生理盐水冲管,延迟时间为 150～180s。

4. 图像处理

(1)图像显示:根据扫描部位和病变情况选择合适的窗宽、窗位。软组织窗宽 200～400HU,窗位 40～50HU;骨窗窗宽 1 000～1 500HU,窗位 300～400HU。

(2)常规三维图像重组:四肢骨关节的检查通常需要进行三维图像重组,有利于显示病变全貌,帮助诊断。CTA 和静脉成像进行 MIP 和 VR 后处理,有助于发现斑块,提高诊断的准确率。

八、冠状动脉

1. 适应证
(1)先天性冠状动脉变异和畸形。
(2)冠状动脉狭窄、闭塞及扩张性病变。
(3)冠状动脉搭桥术前评价及术后复查。
(4)冠状动脉内支架术后复查。
(5)心脏占位性病变诊断,心包疾患诊断。
(6)心功能分析、心脏瓣膜形态及功能评价。

2. 检查前准备
(1)去除患者身上金属物品。

（2）窦性心律且心率稳定者有利于获取最佳成像效果,具体心率/心律要求随CT设备而异。

（3）向患者介绍检查过程及可能出现的反应,消除紧张情绪(必要时可吸氧)。

（4）按要求放置心电电极并连接导线,观察患者的ECG信号和心率,确认屏气状态下R波信号能够被准确识别。心电电极放置方法参见图2-5。

（5）对患者进行屏气训练(吸气量约为75%肺活量),确保扫描期间患者胸、腹部均处于静止状态,并观察屏气状态下的心率波动及心律变化情况。

（6）静脉通道连接高压注射器。

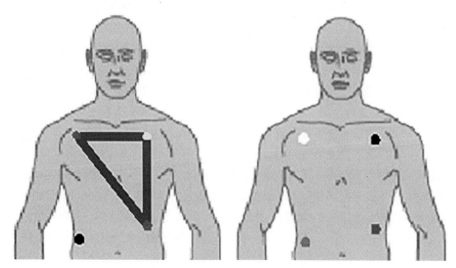

图2-5　心电电极放置方法欧洲标准(左)和美国标准(右)

3. 检查技术

（1）检查体位:去掉外衣和胸部金属饰物,仰卧于检查床上并处于舒适放松状态,双手上举,置于头侧,肘部尽量伸直;体轴中心线偏左侧,根据体厚调整床面高度和身体位置使心脏位于扫描机架的几何中心。

（2）扫描起点:气管隆嵴下1cm;怀疑冠状动脉异位起源或者冠状动脉-肺动脉漏者为肺动脉平面;冠状动脉搭桥术后复查者为锁骨下缘平面;胸痛三联征检查者为主动脉弓平面。

（3）扫描范围:从气管隆嵴下1cm至心脏膈面下方,可参照冠脉钙化积分平扫图像设置;冠状动脉异位起源者、冠状动脉搭桥术后复查者及胸痛三联征检查者应向上相应扩大扫描范围,冠状动脉漏患者应包括漏道下缘(图2-6)。

（4）CTA扫描模式与参数设置:须遵循ALARA原则,根据设备性能和受检者心率/心律情况,在保证影像诊断质量的前提下优先选用低辐射剂量的扫描模式(参考本章第五节),采用可有效降低辐射剂量的综合措施,并根据患者生理病理情况进行个性化扫描参数调整,管电压、管电流设置需参考体重指数(BMI)等相关因素,推荐使用管电流调制技术(心电调制、MiniDose及CareDose4D),合理地降低受检者的辐射剂量(表2-7)。

回顾性心电门控螺旋扫描通常采用智能螺距技术。屏气前后心率变化较大时需要采用人工设置进行修正,避免出现容积数据失门控现象。

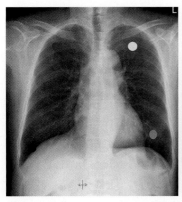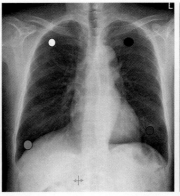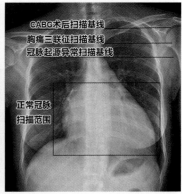

图 2-6　冠状动脉扫描基线

　　前瞻性 ECG 触发序列扫描需根据患者心率和心律情况,预先确定触发扫描的心电时相(或 R 波后 ms)及曝光脉冲的宽度(心电时相范围)。

表 2-7　冠状动脉扫描参数(机型 : SOMATOM Definition)

扫描方式	前瞻性心电触发自适应性序列扫描,曝光时相和时相范围根据心率(HR)设置; HR < 70 次 /min, R-R 间期 70%~75%, HR > 70 次 /min/HR < 70 次 /min 但心律不齐, R-R 间期 35%~75% 或 35%~45%
kV	100kV(BMI < 24); 120kV(24 < BMI < 35); 140kV(BMI > 35)
参考 mAs/rot	346mAs/rot
管电流调制	1)ECG 管电流调制:观察心脏动态图像 / 进行心功能分析,全剂量区根据心率 / 　心律设置在 ED 或 ES; 2)采用 CareDose4D
旋转时间 /s	0.33/0.28
准直宽度 /mm	32×0.6(19.2mm/ 圈) 64×0.6(38.4mm/ 圈)
FOV/mm	180~250
重建层厚 /mm	0.75
重建增量 /mm	0.5
重建算法(卷积核)	B26f
触发时相 / 重建时相	1)机器自动选择重建最佳 ES 和最佳 ED 图像; 2)预设曝光 / 重建时相或 R 波后 ms 重建

4. 造影剂注射方案制定

　　(1)造影剂注射方式:双筒双流多时相注射,注射参数根据设备性能及受检者心率 / 心律设置。

　　造影剂浓度:350~370mgI/ml。

　　1)第一时相注射造影剂 50~75ml(应能保证冠状动脉全程范围内均匀的增强效果,胸痛三联征、冠状动脉搭桥术后复查,需适当增加用量);

2）第二时相注射造影剂／生理盐水混合液 30～40ml；

3）第三时相注射生理盐水 20～30ml。

注：注射速率 4～6ml/s。

（2）扫描延迟时间：一般 15～25s。

团注试验法：以实际注射速率，团注 10～20ml 造影剂后加注 10～20ml 生理盐水，注射 7～10s 后开始低剂量监测扫描，扫描层面设在主动脉窦上方，所测峰值时间与扫描延迟时间之和加 3～5s，为冠脉 CTA 容积扫描的延迟时间。此法临床应用相对较少。

团注跟踪法：监测层面同上，ROI 设于升主动脉或降主动脉，阈值 60～120HU，造影剂注射后 5～8s 开始监测扫描，待 ROI 内 CT 值超过阈值后自动或手动触发 CTA 容积扫描。

在动脉期成像完成后，若左房耳有充盈缺损，应在 20s 之后再次对左房耳进行再次扫描成像，以确定是因为血速率度缓慢造成的没有灌注均匀还是因为血栓造成的充盈缺损。第二次扫描的目的就是鉴别血栓，这种延迟扫描方法常见于房颤患者。

5. 图像质量评估及处理

（1）图像质量评估：①确保冠状动脉和心脏扫描范围的完整性；②冠状动脉 CT 值最佳范围 300～450HU，特别注意冠状动脉远端是否有满意的增强；③图像噪声，测量主动脉根部图像的 CT 值标准差（SD 值）作为图像噪声，<20HU 为优秀，20～30HU 为良好，>30HU 为图像质量差，>40HU 为检查失败（图像不能评估）。推荐目标控制在 20～30HU 以下，推荐使用迭代重建降低图像噪声。

横断面图像按平滑或标准算法重建，选择冠状动脉运动伪影最小的心电时相重建，必要时可针对不同冠脉分支选择最佳重建时相，并可修改重建参数。

（2）常用图像后处理方法：选择性应用 VR、MIP、薄层 MIP（STS-MIP）、MPR、CPR、SSD 及 CTVE。VR 图像有助于了解冠脉的立体形态，MIP 图像可了解冠脉的细小分支及钙化位置，不同视角的 CPR 和 MPR 图像可用于评价管腔形态及分析斑块性质，CTVE 可用于观察管腔内结构，是否存在附壁血栓和管腔狭窄（图 2-7）。冠状动脉的评价需按照 15 节段逐段分析，不同后处理方法的影像相互对照参考，结合原始断面影像进行综合分析，可提高病变的检出率（图 2-8）。

冠状动脉血管成像（coronary CT angiography，CCTA）三维重建和摄片体位推荐参照 CAG 投照角度，但是 CCTA 图像不同于 CAG，以能最清晰显示病变的最佳角度为准。建议按左主干、前降支（包括较粗大的对角支）、回旋支（包括较粗大的钝缘支）和右冠状动脉（包括较粗大的后降支和左室后支）顺序进行三维重建和摄片，并作出文字标记。推荐摄片的窗宽设置为 600～900HU，窗位设置为 250～350HU。对于 CT 对比度高、钙化多或有支架的患者，窗宽适当放宽，窗位适当提高。因横断面图像过多，建议仅对上述三维重组图像和有意义的垂直截面图像进行摄片（2～4 张胶片）。

6. 检查注意事项　检查前严格训练患者呼吸，注意是吸气末屏气，不要深吸气后屏气。患者能否按照要求配合屏气对检查成功与否至关重要，所以一定要和患者进行有效沟通，确认患者能够屏气符合要求后再进行检查。64 排 CT 需控制心率在 70 次 /min 以下，后 64 排 CT 心率控制在 90 次 /min 以下。放置心脏起搏器的患者需确认 ECG 信号可以满足成像要求方可进行检查。

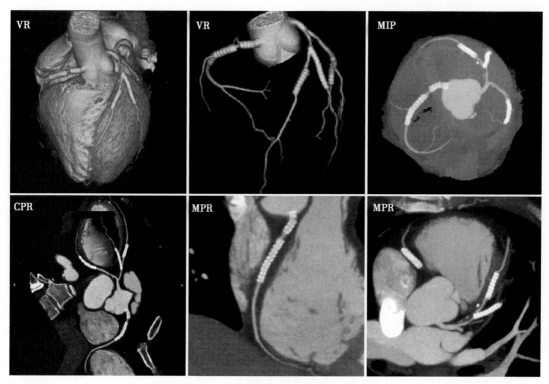

图 2-7　不同后处理方式的 CCTA 图像

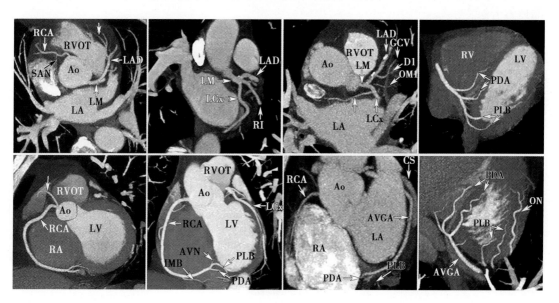

图 2-8　不同节段的冠脉显示图像

　　冠状动脉 CTA 采用回顾性心电门控技术扫描之后，如果患者心律不齐导致图像较差时，可以采用心电编辑技术对原始 ECG 进行各种调整形成调节后 ECG，然后在最佳期相重新重建编辑后的影像。出现房性或室性期前收缩时，可选择删除或忽略期前收缩的信号，然后再通过 R 波调整期前收缩前后的时相采集点，可获得较好效果，推荐使用绝对值时相进行心电编辑。如果心电图干扰信号影响了重建时相,可使用心电编辑技术重新编辑心电图。

造影剂方案的制定要综合考虑患者的体重指数、年龄、心率、心肾功能、外周血管情况;以及造影剂的类型、浓度、速率、总量;扫描设备的扫描模式、进床速度、扫描参数、曝光时间等因素。

九、主动脉

1. 适应证及临床需求

(1)各种类型主动脉瘤诊断与鉴别诊断;

(2)先天性主动脉发育异常的诊断与鉴别诊断;

(3)主动脉及分支狭窄闭塞性疾患的诊断与鉴别诊断;

(4)大动脉炎、川崎病和马方综合征的诊断与鉴别诊断;

(5)主 - 肺动脉异常疾患的诊断与鉴别诊断;

(6)外伤累及主动脉系统的急诊 CT 检查;

(7)主动脉疾患手术或介入治疗术后疗效评估与复查。

2. 检查前准备

(1)去除患者身上金属物品和高密度物品以避免伪影的形成;

(2)对患者进行呼吸训练,嘱患者于吸气末屏住呼吸,不能屏气的重症患者则平静呼吸;

(3)向患者介绍检查过程,消除患者紧张情绪;

(4)了解患者病史、心功能及有无过敏史,根据临床要求由医师和技师共同制定出合理的检查方案。

3. 检查技术(表 2-8)

(1)检查体位:患者仰卧,双臂上举;大动脉炎伴上肢无脉的患者可将患侧前臂紧贴躯干,了解肱动脉侧支供血情况。

表 2-8　主动脉扫描参数

	扫描要求及重建参数
扫描方式	常规采用非心电门控螺旋扫描;重点观察升主动脉、冠状动脉受累情况及心内结构时,可采用心电门控扫描
kV	100～120
mAs/rot	3D 自动管电流调制, NI13.8 CareDose4D, 参考 mAs/rot
旋转时间 /s	0.5～0.6
准直宽度 /mm	64×0.625(40mm/ 圈)VCT 32×0.6(19.2mm/ 圈)DSCT 64×0.6(38.4mm/ 圈)DSCT
螺距	0.984～1.375
FOV/mm	250～380
重建层厚 /mm	0.625/0.75
重建增量 /mm	0.3～0.625
重建算法(卷积核)	软组织 / 标准

（2）扫描范围：一般从胸廓入口至髂内、髂外动脉分叉以远水平，大动脉炎和川崎病患者应包括头臂动脉，怀疑腹主动脉瘤拟行血管内支架介入治疗的患者应下延至股动脉上段水平，外伤患者根据病情确定。

（3）扫描模式的选择：扫描方式主要有心电门控和非心电门控（图 2-9）两种。检查升主动脉时，常采用心电门控触发增强扫描，以消除心脏搏动和主动脉搏动伪影；主动脉全程采用非心电门控的连续容积增强扫描。

心电门控扫描可以有效减少心脏搏动伪影，对于升主动脉的观察较为有利。但缺点在于传统门控扫描层厚薄，螺距小，扫描时间长，辐射剂量大，且受患者心率影响大，若患者有期前收缩（早搏）等心律不齐现象，则图像质量不能保证。心电门控分为回顾性心电门控和前瞻性心电门控，若只需要去除心脏及主动脉根部搏动伪影，则可采取前瞻性心电门控，选择收缩末期成像；若需要观察患者心功能、主动脉瓣的开放关闭情况及室壁瘤的运动情况等，则需要回顾性心电门控扫描。前瞻性心电门控相比于回顾性心电门控最大的优点在于辐射剂量大幅降低。

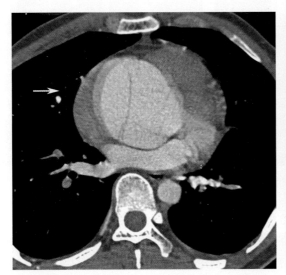 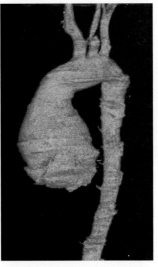

图 2-9　胸主动脉采用非心电门控方式扫描，主动脉根窦部双弧形运动伪影明显（白箭头），
VR 重建胸主动脉显示"阶梯状"螺旋形运动伪影

（4）扫描延迟时间的确定：通常用三种方法保证图像采集和造影剂增强的同步化：

1）固定延迟时间法：由技师凭经验设定一固定的延迟时间进行增强扫描。本法操作简单，易于掌握。对于外周静脉有留置针的患者，延迟时间设置为 20s；大动脉术后如有中心静脉留置管的患者，延迟时间设置为 15s。但由于对所有的患者均采用相同的延迟时间，存在着显而易见的缺陷。此种方法没有考虑患者的心功能情况，对于心功能差的患者，造影剂在大动脉的峰值时间不好把握。目前已不建议使用此法。

2）试验性团注法（test bolus）：是基于对主动脉的实时监测激发正式扫描。试验性注射小剂量的造影剂 15ml，注射速率 4ml/s。然后每隔 2s 采集一幅图像，共采集 20 幅图像，在每幅图像上测主动脉的 CT 值，计算出主动脉的时间 - 密度曲线，曲线峰值对应的时间即为造影剂到达峰值的时间,由此可确定延迟时间。时间-密度曲线得到的延迟时间与主动脉实际到达峰值的时间也不完全相符,试验性团注法需额外加大造影剂的用量,加重了患者肾脏负担,因而有研究者认为试验性团注法价值不大。

3)团注追踪法(bolus tracking):直接监测靶血管的 CT 值,当其到达设定的阈值后直接触发正式扫描。监测扫描的间期为1~3s,即每隔1~3s重复扫描一次监测层面,以监测感兴趣区的强化 CT 值,当其到达150~250HU(根据不同机型设置阈值不同)后自动或人工触发正式扫描。

团注追踪法 CTA 是主动脉疾病的最佳检查方法。同时由于后续盐水的推动作用,造影剂以较快速率从外周静脉到达中心静脉,避免了造影剂的稀释,确保造影剂到达靶血管时的峰值浓度(图2-10)。

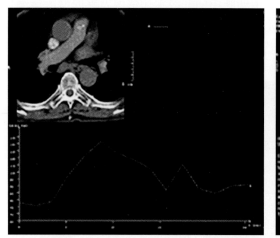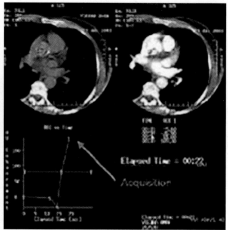

图2-10 时间-密度曲线测量(左)和造影剂跟踪技术(右)

4. **图像处理** 通常显示与拍摄的横断面图像的重建层厚 3.0~5.0mm,注意采用软组织窗拍摄。常用图像后处理方法有多平面重组(MPR)、曲面重建(CPR)、高级三维容积漫游(VRT)、最大密度投影(MIP)、薄层 MIP(STS-MIP)或 CT 仿真内镜(CTVE)。三维重建影像可清晰显示主动脉系统的解剖形态及病变部位、大小及范围,也能清晰显示动脉壁厚度、钙化、动脉瘤内附壁血栓情况,对外科手术有重要的指导意义。VRT 可直观显示主动脉及主要分支的形态,以及与周围器官组织的解剖关系,MPR 和 CPR 可从不同截面观察主动脉管腔和管壁情况,直观显示夹层动脉瘤剥脱的内膜片和动脉瘤内附壁血栓的形态,MIP 可显示血管管腔及管壁钙化情况,CTVE 用于观察动脉腔内或血管内支架内的形态。

5. **检查注意事项**

(1)造影剂速率、总量及静脉通路的选择:对于怀疑左锁骨下动脉狭窄的患者,静脉通道要建立在右侧上肢静脉,可以避免左锁骨下静脉内造影剂浓聚产生的伪影。对于心衰患者,心功能差、肾功能不全,要注意造影剂总量不要过大,以免加重患者心脏或肾脏排泄负担。对于心率快,主动脉瓣大量反流的患者,在注射造影剂时要适当加快速率,提高主动脉造影剂浓度,避免 CT 值过低影响图像质量。

(2)注意延迟扫描的应用:在主动脉 CTA 成像过程中,由于扫描范围大,不仅要关注血管增强的情况，还要密切留意肝脏、肺、纵隔等有无异常强化，如发现肿瘤等异常占位，CTA检查完成后，延迟适当时间再次扫描，为临床提供尽可能多的影像信息。对于腹主动脉瘤患者，如果瘤腔非常大，有可能在CTA成像时充盈不均，或造影剂停留在瘤体造成髂动脉强化不佳。这种情况有两种解决方法：一是在CTA扫描完成后立即追加二次扫描；二是把触发兴趣区放置在瘤体内，并减慢造影剂速度或增加造影剂总量，延长造影剂在目标血管内的通过时间。夹层患者的检查中注意夹层动脉瘤破口较小的情况下，CTA扫描可能仅显示动脉瘤真腔，假腔未显影，此时可立即在相应血管区域进行延迟扫描，以鉴别血管壁内血肿和动脉瘤假腔。

（3）注意辐射剂量的控制：严格控制扫描范围，合理选择扫描模式和扫描参数，注意智能控制软件、迭代重建技术的使用。

十、婴幼儿先心病

1. 适应证及临床需求

（1）左 - 右分流先天性畸形，如房间隔缺损、室间隔缺损、动脉导管未闭、肺静脉畸形引流等；

（2）左心及主动脉发育异常，如主动脉缩窄、主动脉弓离断、主动脉瓣上瓣下狭窄等；

（3）右心及肺动脉发育异常，法洛四联症、肺动脉闭锁合并室间隔缺损、三尖瓣下移畸形等；

（4）心房室及大动脉连接异常、大动脉错位、左室双出口、右室双出口等。

2. 检查前准备

（1）检查前4h禁食；

（2）如果患儿能够配合检查，可告知患儿及家属检查过程及可能出现的反应，消除紧张情绪，不合作患儿酌情使用基础麻醉（麻醉科）或口服镇静剂（10% 水合氯醛）；

（3）屏气训练：可以配合的患儿提前进行呼吸训练以减少运动伪影，不能合作患儿保持平静呼吸状态；

（4）建立可靠的静脉通道，连接高压注射器；

（5）确保氧气、呼吸机、吸引器等抢救设备和急救药品完好无误，可以及时处理突发情况。

3. 检查技术

（1）检查体位：去掉外衣和胸部金属饰物，仰卧于检查床上并处于舒适放松状态，双手上举，置于头侧，肘部尽量伸直；扫描区域以外的辐射敏感器官采用适当的辐射防护；

（2）扫描范围：自胸廓入口至左膈下，必要时根据诊断需要（比如怀疑心下型肺静脉畸形引流需扩大下部范围）调整；

（3）扫描模式与参数设置：须注重婴幼儿的辐射防护，遵循ALARA原则，优先选用低辐射剂量的前瞻性心电触发序列扫描模式，根据患儿的生理和病理特点进行个性化扫描参数设置（低kVp和mA），推荐使用管电流调制技术（CareDose4D），并采用可有效降低受检者辐射剂量的综合措施（表2-9）。

4. 造影剂注射方案

（1）注射方式和注射参数：常规单筒，可酌情采用单速率或双速率注射。造影剂浓度270～320mgI/ml，用量＜2ml/kg，速率0.2～2.5ml/s，根据体重、心胸比和分流量设置。

表 2-9　婴幼儿先心病扫描参数（机型：SOMATOM Definition）

扫描方式	前瞻性心电触发自适应性序列扫描 曝光时相和时相范围根据心率设置，通常为 R-R 间期 45%～50%
kV	70kV（<10kg）；80kV（<18kg）；100kV（>18kg）
参考 mAs/rot	150～200mAs/rot
管电流调制	1）ECG 管电流调制：因婴幼儿心率较快，一般选择 ES 成像 2）采用 CareDose4D
旋转时间 /s	0.33/0.28
准直宽度 /mm	32×0.6（19.2mm/ 圈）或 64×0.6（38.4mm/ 圈）
FOV/mm	100～200
重建层厚 /mm	0.75
重建增量 /mm	0.5
重建算法（卷积核）	B26f
触发时相 / 重建时相	机器自动选择重建最佳 ES

（2）扫描延迟时间：通常采用团注跟踪技术，监测胸主动脉中段层面，ROI 设于降主动脉腔内（图 2-11），阈值 60～80HU，超过阈值后自动或手动触发 CTA 容积扫描。也可把感兴趣区放在体外空气位置，密切观察监测层面 CT 值变化情况，手工触发。

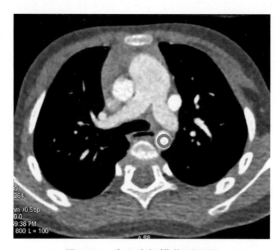

图 2-11　先心病扫描监测层面

5. **图像处理**　根据诊断需要，选择性拍摄心血管结构的横断面、冠状面、矢状面和斜面图像。常用图像后处理方法有 MPR、CPR、VRT、MinIP 等。MPR 可以任意角度重组心血管的断面，可以从不同截面观察心腔和大血管结构；CPR 有利于显示弯曲走行的血管全貌和狭窄 / 扩张程度；VRT 可以形象地显示心脏和大血管的立体结构和空间位置关系；MIP 由于影像重叠，不适用于观察心脏结构，MinIP 可用于重建支气管树，了解气管与心血管的解剖关系，多对象组合重组采用不同伪彩，将不同解剖结构的影像显示在一幅图像上，有利于显示相互的空间位置关系。

6. **检查注意事项**　婴幼儿对电离辐射敏感，检查过程中应尽量降低辐射剂量。检查过程要尽可能的快速,缩短检查时间,以降低对麻醉的要求。检查过程中密切关注患儿的一般生命体征,儿科医师及麻醉医师必须在检查现场。对于一些特殊的先心病,比如心脏占位病变,需要在采集完动脉期的图像后,再采集一期延迟图像,以利于判断病变性质。对于心肌病的先心患儿,曝光采集期相要包括收缩期和舒张期,以便观察心肌情况。

第七节　CT 图像后处理技术规范

一、图像后处理技术

CT 图像的后处理包括二维、三维图像重组处理。传统 CT 的图像后处理是在二维断面图像上运用放大、测量(CT 值、距离、面积和角度)等手段,改善病变的显示效果,并从影像数据中提取量化评价信息,提高病变检出率。随着 CT 成像技术飞速发展,CT 图像的空间分辨力、时间分辨率和密度分辨力均获得显著提高,减少了部分容积效应和运动伪影的影响。特别是 z 轴空间分辨力的提高,可以清晰获取 z 轴方向的影像数据的细节变化。因此,三维医学图像处理作为一个活跃的交叉学科分支应运而生并飞跃发展。CT 图像的三维处理就是通过各种图像后处理手段,以不同的方式精确、直观地观察感兴趣的解剖结构或病变,更有效地利用三维的影像数据信息,为医学影像学诊断和临床治疗提供崭新的、简单易行且实用的显示途径。

1. **CT 图像的三维成像方法**　人眼只能接收二维图像,人有三维概念归功于大脑。三维图像处理,即三维数据可视化(visualization)技术是一个新的研究领域,就是通过不同方法把三维信息“压缩”到二维屏幕上显示,使人看了能够按三维理解,也就是说把不可直接看见的三维图像变成可见的二维图像。

通过断层图像获取体数据的方法:

(1)体素的由来:二维数字图像的基本单位为像素(pixel),三维数字图像的最小基本单位为体素(voxel)。对于 CT 图像,与像素类似,体素的 CT 值代表该体积内所有物质的 CT 值的平均数。

需明确的是,像素并不一定是一个正方形,也可能是一个矩形,这与在不同维度上对图像离散化的空间间隔有关,当在水平方向和垂直方向的间隔相等时,像素才是一个正方形;同样对体素而言,也不一定是一个正立方体,这在 CT 图像上比较常见。由于断层图像(xy 轴方向)的空间分辨力一般要比 z 轴的空间分辨力(层间隔)高,因此直接重构得出的体素往往是一个长方体,这时体素在空间意义上并不是各向同性的(图 2-12)。而在 64 层及更高端的 CT,实现了各向同性。

(2)体数据的获取:已知体素的单位,如何从一组二维的断层图像来获取体数据?只需要按照断层图像的位置顺序将二维断层图像排列起来,形成一个三维矩阵即可,即所需的三维图像。从一组二维图像获取三维图像矩阵的过程称为三维图像的重组(reformat)。

如前所述,这样直接获取的 CT 三维图像数据,z 轴和 xy 轴的空间分辨力有可能并不相同,往往 xy 轴的空间分辨力要优于 z 轴的空间分辨力(z 轴空间分辨力由层厚和层间隔决定),此时获得的体素就是一个长方体体素。当 z 轴的空间分辨力远远低于 xy 轴的空间分辨力时,会增加图像后处理的难度。一般来说,为提高重组图像的质量,更希望尽可能在一个

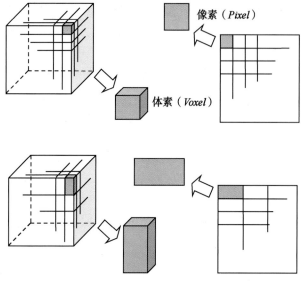

图 2-12　矩形像素和长方体体素

体素各向同性的空间中处理体数据。所以如何通过已知数据，来获取一个在空间维度上体素近似各向同性的三维图像数据便成了一个重要问题。在层与层之间，可以通过增补出近似于原始数据的层面数据，来减小 z 轴上各层之间的间隔，使其尽量达到断层图像空间分辨力的水平，这种方法称为插值（interpolation）。

插值是离散函数逼近的重要方法，利用它可通过函数在有限个点处的取值状况，估算出函数在其他点处的近似值。插值的方式有很多种，有多项式插值、埃尔米特插值、样条插值、三角函数插值等。采用三次样条插值得到的函数有着较高的光滑性，在实际工作中有着广泛的应用价值。在医学影像上，因为计算量巨大，一般使用的是线性插值，也就是分段的一次多项式插值。

用一组二维断层图像进行线性插值来获取不同层面间的近似层面数据的方法是，将每层二维断层图像看作一个二维矩阵（图 2-13），计算在断层图像 I_1 和 I_2 之间的层面 I_0，这里 I_1、I_2 和 I_0 都是矩阵形式的二维数字图像。假设 I_0 与 I_1 距离为 a，I_0 与 I_2 距离为 b。对这两个层面进行插值，来求出近似层面 I_0，公式如下（公式 2-1）：

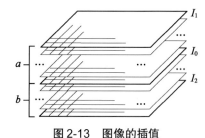

图 2-13　图像的插值

$$I_0 = \frac{bI_1 + aI_2}{a + b} \tag{2-1}$$

实际上，这个基本方法与上述的函数的线性插值是一样的。两幅图像之间可以通过插值的方式得到多幅近似图像，当选好合适的间隔比例时，就可得到扫描轴向上的层间隔与图像的空间分辨力相近似的数据，通过这些数据所组成的三维体数据，在空间三个维度上的分辨率比较接近，可以使后面进行的三维数据的处理和显示达到更佳的效果。

需要明确指出，插值本身没有对原始数据的信息量进行提升。通过插值获取的数据并不是真正的原始数据，只是通过已知数据对原始数据进行逼近，在很大程度上讲，是一个伪层面。因此，通过插值后的层面进行重组图像，所获取的部分信息只是原始数据的近似值。

2. **三维图像的显示方式** 扫描获取的三维体数据是 CT 值组成的一个三维矩阵,它的显示实质上是一个三维数据可视化(visualization)问题。要在显示器上显示这个三维图像,必须通过一些处理,用恰当的手段让它既能符合人类的视觉和思维习惯,又能达到诊断的目的。因此,针对不同的目的和要求,发展出了许多不同的显示方法,为 CT 影像诊断提供了可靠的依据。

(1)投影法:所谓投影法,就是在一定的投影角度下,将需要观察的区域以平行投射的方式投射到对应的投影平面的过程。在这个过程中,任一投影线所经过的所有像素点的值,通过统计运算的方式求取一个投影值,这个值就是该投影线投射到投影平面上的投影点的值(图 2-14)。这种方法运算简单,可通过不同的投影方位来显示不同角度的投影图像,方便快捷。

不同的投影法,最关键的区别在于对同一投影线上的所有像素点采用的统计运算方法的不同。运算方法不同,最终结果大相径庭。应用投影法时,需要选择一个正确的投影运算。就医学影像而言,常用的投影法有最大密度投影(maximum intensity projection,MIP)、最小密度投影(minimum intensity projection,MinIP)、平均密度投影(average intensity projection,AIP)和射线叠加(X-ray summation,RaySum)等方式。不同投影法的原理简介如下。

1)MIP:采用的投影运算就是取最大值。作为投影法,其本质就是取得投影线上全部像素的 CT 值的最大值。MIP 对高 CT 值的组织,比如骨、增强后的血管、钙化等,显示效果较好,对于相对低 CT 值的组织,观测局限性较大。可通过选择不同的投影角度,对组织结构进行多方位观察,但因其投影方向前后影像的重叠导致空间关系不明,高 CT 值组织遮挡低 CT 值组织等问题,对整体结构的观测仍然受限。图 2-15 显示 MIP 的实现过程。

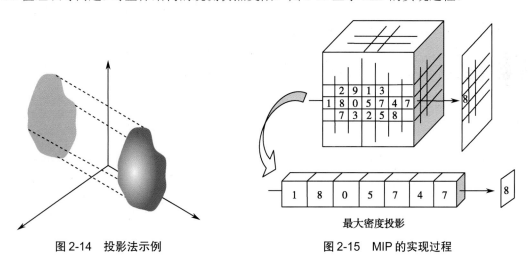

图 2-14 投影法示例　　　　　　　图 2-15 MIP 的实现过程

MIP 应用很广泛(图 2-16A、B、D、E),可清晰显示高 CT 值的组织。通过运算获得的体数据三维矩阵,可以改变不同的投影角度进行观察,使细节部位显示更加清晰,如图中冠状动脉开口、腰椎等部位。

2)MinIP 与 MIP 相似,其采用的投影运算是对投影线上全部像素点的 CT 值取最小值。用于观察 CT 值低的组织,譬如空腔性气管的 CT 值为 -1 000 左右,可通过 MinIP 的方式来观察气管和低密度的肺组织(图 2-16C)。

3）AIP 采用的投影运算是求投影线上全部像素点的 CT 值的平均数,此方式的投影法使用很少。

4）RaySum 方式的投影运算是计算 X 射线在投影线上的衰减率,获得类似于 X 光片的图像(图 2-16F)。而基于三维体数据的投影显示法可在扫描后,根据诊断需求,重现任意体位的投影图像。此外,RaySum 形式的投影法还广泛应用在肠的三维显示中,可以清楚地观测到腔体信息。

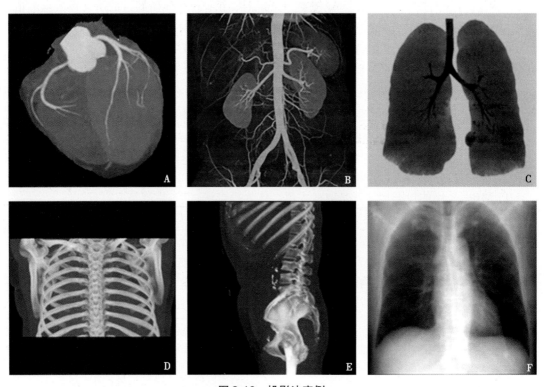

图 2-16　投影法实例
A、B、D、E. 最大密度影;C. 最小密度影;F. RaySum 投影

投影法显示虽可从不同角度观察三维体数据,但仍为一种三维数据的二维显示法。其最显著的缺点就是空间上的重叠和不同 CT 值物体间相互的遮挡,往往会造成伪像,难以简单地通过图像判断三维物体的原貌。通过投影法观测三维图像,必须经过多角度连续观察,观察者自身也要拥有良好的空间想象能力和相应的经验。

(2)表面绘制法(surface rendering):表面绘制法的设计思想是通过一定的算法手段,获取不同物体的外形轮廓数据,将其拟合获取几何意义上的三维曲面,以显示该原始物体在空间上的立体外形表现。表面绘制方式在一定程度上,能够直观清晰地显示出病变的空间关系,为诊断提供重要依据。一般表面绘制法的步骤分以下两个过程:

1）等值面抽取方法:如果轮廓面通过两体素之间的空隙,则将其进一步划分出一些子体素,在轮廓面通过的子体素处生成中心点。图 2-17 显示点元法抽取等值面的过程,通过此方式就能够直接生成与显示设备的像素值大小相等的点元阵列。

2）表面明暗处理:虚拟一个或者若干个光源对抽取出的等值面进行照射,使其表面明暗

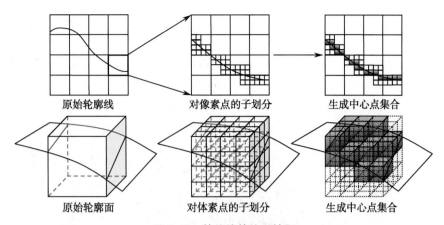

原始轮廓线　　　　对像素点的子划分　　　生成中心点集合

原始轮廓面　　　　对体素点的子划分　　　生成中心点集合

图2-17　等值线等值面抽取

不同,符合人类视觉的感官效果,将其显示在显示设备上。通过不同的明暗阴影,突现要观测的物体表面的空间立体感。这种显示方式被称为表面阴影显示法(shaded surface display,SSD),也称作表面阴影遮盖。

一般,SSD的处理过程是采用光照明模型来计算对象表面的光照强度,例如采用Gouraud模型或者Phong模型来处理环境光、漫反射光和高光对光照强度的影响。Gouraud模型在模拟高光方面有一些缺陷,不能正确模拟,所绘制的画面会诱发马赫带效应;Phong模型克服了这个缺点,但计算量增加。

Phong模型的几何依据是,射向物体表面的光线,其反射光方向与入射方向沿着入射点的法线对称。对多边形顶点处的法向量进行双线性插值,在多边形内构造一个连续变化的法向量函数;根据这一函数计算多边形内各采样点的法向量,并代入光亮度公式,就可得到有多边形近似表示的曲面在各采样点处的光亮度。因此,Phong模型明暗处理也叫法向量插值明暗处理,法向量函数的求取见图2-18。

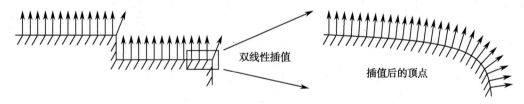

双线性插值　　　　插值后的顶点

图2-18　Phong模型物体表面法向量及其顶点插值后局部法向量示意图

通过计算机模拟,即可得到一个物体的三维立体显示,具体的几何图例如图2-19。

获取三维医学影像的SSD过程如图2-20示。首先,将扫描所得断层图像进行三维重组,获取三维体素数据;然后,通过图像分割的方式,获取需要显示的感兴趣区,并通过计算提取出相应的等值面;最后,引入虚拟光源,使用表面阴影显示法的光亮度公式,计算出等值面表面的光亮度分布,

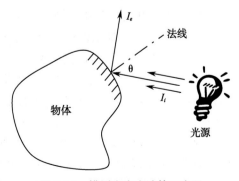

图2-19　模型光亮度计算示意图

并将其显示在显示设备上。通过对不同的感兴趣区进行分割,可以用表面阴影显示的方式来显示一些独立的器官、组织、骨骼等。通过设定阈值的方式,也可以将在医学影像上密度不同的组织区分开来,通过标注不同的伪彩色,以达到在所选择的感兴趣区内多物体混合显示的目的(图 2-21)。

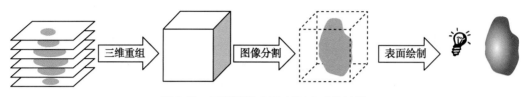

图 2-20　医学影像 SSD 显示方式的过程

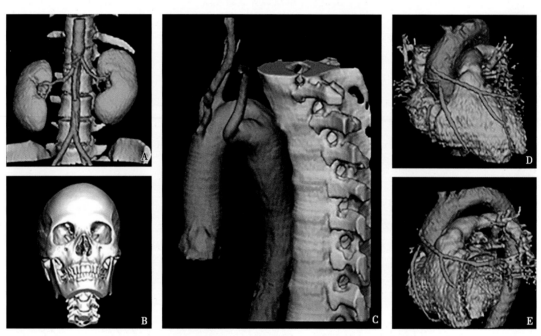

图 2-21　医学影像 SSD 图像
A. 肾动脉；B. 颅骨；C. 主动脉弓；D、E. 冠状动脉搭桥血管

　　表面绘制的方式可以将二维的序列断层图像重组并显示为立体的模型,从而能够提供一种更加直观的空间观察方式。在三维立体绘制法出现以前,通过断层图像来进行立体结构形态变化的分辨需要很好的空间想象能力,而且要求观察者具有丰富的实践经验;投影法的出现方便了三维影像的观察,但因其二维显示的特性,空间上的遮挡会造成一定的假象,影响观察者的判断,往往需要进行多角度观察来去除遮挡的影响,这也需要观察者的空间想象能力和经验;与投影法通过二维平面的方式显示三维数据不同,表面绘制是一种真正意义上的立体显示法,使用虚拟光照明模型来模拟人对空间物体观察的效果,能够简单直观地分辨立体结构的形态变化,无疑是医学影像学诊断的一大福音。

　　表面绘制法,由于仅仅处理结构表面,数据量非常小,因此绘制速度很快,同时还可以应用一些计算机图形学的技术,对于早期在运算速度和资源方面都有限的计算系统而言,是一种非常优秀且快速的三维立体显示解决方案。但其首要缺点是需要预抽取可视化结构的轮廓,抽取过程割裂了结构轮廓和体数据的联系,丢失了体数据的图像信息,比如体素的 CT 值,而这种联系和图像信息在数据测量和观察中是不可或缺的。表面绘制技术将所有对象物体看作一个个被表面分割的封闭范围,绘制过程中仅考虑其形态,不考虑其内部体素点信息。另外,因为是按照确定的轮廓线来进行表面绘制,难以对三维图像做进一步修改和再处理,每次处理都要对等值面重新计算,因此其动态性和交互性较差。最后,由于表面绘制时表面块的离散特性,对于一些微小变化,往往在最终结果上会存在算法上的或者人为上的虚假表面,也就是伪像,影响对三维物体立体形态的正确判断。

(3)容积再现(volume rendering,VR):容积再现是一种体绘制法,是一种基于投射算法的三维体数据图像可视化方法,目前在医学影像三维显示中应用非常广泛。与表面绘制不同,体绘制最初的设计思想就是在进行绘制的同时保留原始体数据的全部信息,其摒弃了传统图形学中必须由面来构造体的约束,不需要预先提取表面轮廓,可直接绘制体数据的三维立体图像,即所获得的三维立体图像保持原始体数据的体素信息,增加图像信息量,可直接通过图像得到原始体数据中任一容积、任一平面或者任一点的数据,便于对局部观测和对各种数值测量。

相对于表面绘制法中每次对图像的再处理都需要重新计算等值面,直接对体数据的绘制简化了图像再处理后的绘制进程,只需对处理后改变了的体数据进行绘制即可,因此可对绘制的图像进行一些交互式操作,比如分割等。同样,在表面绘制中,物体中各体素点并不带有原始信息,无法通过其密度的不同而加以区分;而在体绘制中,可以根据该点体素数值的不同对其进行不同的处理,例如设置为不同的伪彩色和透明度,提高三维立体绘制对于同一物体不同组成部分之间的差异的显示和区分,使其真实性得到显著提升,同时便于观测密度连续变化没有明确界面的物体。在某种意义上来说,体绘制的方式更加接近于我们现实世界里真实物体的显示。

体绘制技术的原理是一种使用特殊投射算法的投影法,与上述传统的二维显示投影法不同,体绘制的目标是对图像进行三维立体显示。在投影过程中,体绘制引入不同的体素特性(如强度、梯度等)函数来生成立体显示,一些体数据的操作,如体空间集合的交、并、差等,也可以被引入到投影过程中。体绘制在算法上可分为两大类——基于图像空间顺序的体绘制算法和基于对象空间顺序的体绘制算法,目前实际应用中的体绘制算法结合了这两类算法。基于图像空间顺序的算法,类似于传统投影法,需要对各个投影线上的体素点集合进行计算,计算方式简单,但必须在内存中保存全部体素的数据;基于对象空间顺序的算法,则需要遍历所有体素,来获取其对于显示的贡献值,这种算法只需要保存当前体素数据在内存中即可,不过由于对象空间的遍历比较复杂,这种算法的计算量要比前者大很多。

体绘制技术在投影过程中使用的投影线投射模型也有很多种,通常按照习惯方式有平行投射法和观测点远景投射法两种。平行投射法所采用的投影线是相互平行的;观测点远景投射法的投影线透过成像面上成像点,以观测点为终点,将投射方向经过的路线上所有体素点按照投影运算规则进行投影,这时候投影线形成的投影域呈一金字塔形状。相对而言,观测点远景投射法的计算量要大于平行投射法(图 2-22)。工作中进行体绘制默认的投影方式是平行投射法。

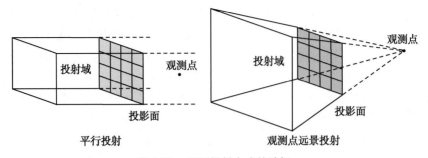

图 2-22 不同投射方式的选择

体绘制法的显示方法也分为两种,一种是透视法,一种是反射法。反射算法是把从观测点沿投射线方向第一个处于绘制参数(强度阈值、梯度阈值、切割面等)约束内的体素作为表面进行绘制;透视算法是把体素作为发光物来进行建模,不涉及显示表面的检测,通过对投射线方向上一组体素集合进行运算,得出绘制输出的像素值。而一些混合型算法,如模糊梯度法等,可以将两者结合起来,将未到绘制参数约束点决定的、反射面之前的投射线上的体素集合进行透视显示,从而显示出明暗不同的表面或者通过不同的透明度来显示出在原始体数据上不同密度的组织。这样的混合算法对实际工作有很重要的意义,通过对不同的密度设置不同的伪彩色和透明度,就能将原始体数据中的结构和信息栩栩如生地显示在三维立体图像观测者面前。

1)透明度曲线:每种物质都有其一定的 CT 值范围,这就为使用不同的 CT 值对应不同透明度提供了可能。在 CT 值范围内,CT 值所对应的透明度值的映射,称为透明度曲线(或不透明度曲线),通过改变曲线,可达到区分显示不同密度物质的目的。

与窗宽窗位技术类似,透明度曲线也决定着最终图像所显示的 CT 值范围。例如,如需要显示 CT 值低的肺组织,可将高密度组织设置为透明,而低密度组织设置为不透明或透明度低;而如需显示骨骼结构,则将 CT 值较高的部分设置为不透明,相对较低的部分设置为完全透明;一些软组织本身具有的 CT 值范围,按需求调整其 CT 值范围内的透明度,其 CT 值范围以外的部分则设为完全透明,即可选择性显示感兴趣的组织结构(图 2-23)。通过透明度曲线的调整可以区分密度不同的组织。也可使用组合形式的透明度曲线,使不同密度范围内的组织结构共同显示,便于明确相互之间的空间关系。

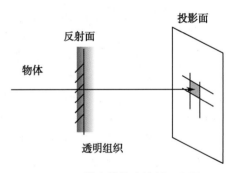

图 2-23 梯度模糊法绘制示意图

2)颜色条:与透明度曲线类似,也可使用伪彩色颜色条来区分不同的物体。由于不同组织 CT 值不同,为不同 CT 值设置不同的伪彩色能很好地分辨不同密度的物体。由 CT 值所对应的颜色变化的映射,称为颜色条。颜色条的调整也很重要,单一颜色来区分不同的物体,有时候会受到观测限制,对比不够强。多颜色显示增强了对比,使人眼能够更快更好地分辨不同组织,尤其在多物体显示中很有应用价值。另外,伪彩色的设置可使被观测的目标更加生动,接近于现实(图 2-24)。

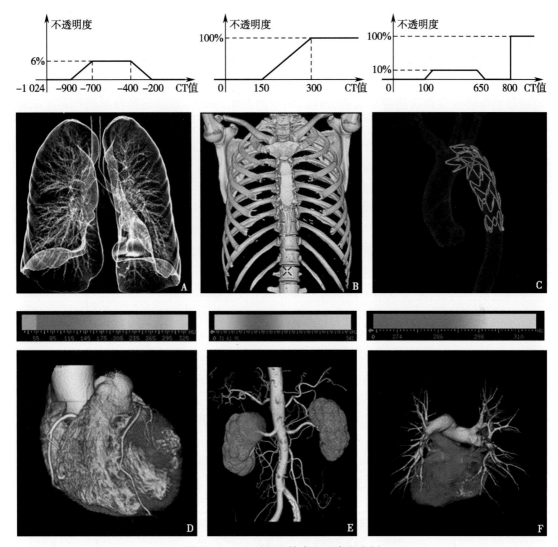

图 2-24 VR后处理技术实际应用实例
A. 肺部结构；B. 骨结构；C. 主动脉与支架；D. 畸胎瘤；E. 肾囊肿；F. 肺血管

　　体绘制技术在医学影像的三维立体显示上具有很大的优势。首先，体绘制法是一种立体显示绘制法，可直观地显示物体的空间位置、结构和与其他物体间的关系，这是传统投影法无法做到的。其次，体绘制显示立体图像是基于原始的三维体数据而直接绘制的，不需要进行等值面的抽取，保留了原始数据的全部信息，可以直接对图像进行分析处理，不需要在再处理后重新计算等值面，增强了交互性，同时也提供了直接从立体图像上进行原始数据提取和测量的能力。第三，在绘制图像时，不需要通过小的几何图形面来构成三维物体，因此，在很大程度上减少了因绘制立体图形时由计算所得的小的几何图形引起的伪像。而且，体绘制的方式与体素的信息一一对应，可通过对不同的透明度曲线和颜色条的控制显示出不同密度物体的区别，生动再现物体形态。综上所述，体绘制数据是目前比较好的一种三维立体显示法。

　　三维体数据医学影像的数据量往往很大，体绘制对计算机的运算能力、系统资源和存储能力的要求很高,特别是需要保持结构的分辨率以使结构的可视化有足够的逼真度时。因此,早期计算性能较差的计算机无法进行快速精确的体绘制运算。

(4)仿真内镜(CT virtual endoscope,CTVE):上述各种三维体数据的显示方法都是显示物体外观,却不能显示空腔状结构的内部情况。RaySum 投影法可显示空腔外壁的投影,也可借助体绘制法通过透视显示的方式绘制空腔外壁,同样,重组后的斜截面也可显示部分腔内信息。但这些方式或是对腔壁的概览性观察,或是对腔壁的部分范围进行观察,并不能满足直观观察腔内情况的需求。CTVE 是通过体数据运算,以内镜的形式观察腔体内部的一种显示技术。

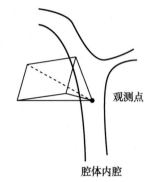

CTVE 的原理是将观测点设置在欲观测的腔体内,通过一定的视角范围,对腔体内进行观测(图 2-25)。欲观察的腔体内可能是中空且密度值低,如气管、肠道;也可能是充盈造影剂而具有高密度值,如 CT 血管造影,因此不同腔体的绘制需采用不同的计算方法,使腔体内部显示为空腔,更清楚地显示腔体内壁,腔体的内腔可使用两种三维立体绘制方法(表面绘制和体绘制)来显示。CTVE 在观测点上可进行任意角度的观察,对于选定了一定路线的 CTVE,还可以沿着路径的方向进行电影式观察。

图 2-25　CT 仿真内镜示意图

最初,CTVE 采用表面绘制法,通过设定不同的阈值来调整内腔的等值面,使用不同的表面平滑程度来绘制腔体内腔表面的形态。这种方式的常见问题是因平滑程度的选择,使内腔结构中较小的变化被忽略,而且无法显示不同密度的组织,各组织或视为一体,或有部分无法显示,无颜色变化且对比不明显。目前 CTVE 大多采用体绘制技术,以观测点远景投射的方式进行投影。体绘制技术可将内腔中不同密度的组织通过透明度曲线和伪彩色颜色条的设置来进行绘制显示,如血管支架等,可明确并显示出不同密度组织的差异(图 2-26)。

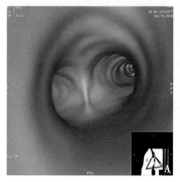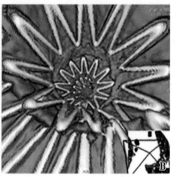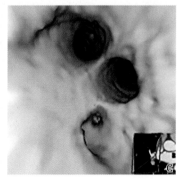

图 2-26　CT 仿真内镜实例
A. 气管内镜;B. 主动脉支架;C. 肺静脉开口

CTVE 作为一种非侵入式、无接触的辅助医学检查技术,通过 CT 扫描所得体数据的重建和绘制,展示腔体内信息。由于 CT 数据的可回顾性,任何人在任何时候均可反复观察腔体内部的信息,而且由于其交互性特点,可通过改变观测角度和范围,观察到纤维内镜无法观察的部位。然而,由于 CTVE 是基于三维体数据显示的技术,因采样、绘制以及一些人为操作因素所带来的伪像是不可避免的,实际应用中必须注意因此产生的 CTVE 与真实情况的差异。

3. **三维图像显示范围的选取**　对体数据三维图像进行观察时,可能需要对部分数据进行针对性观察,因此在体数据的三维立体绘制显示过程中,有可能并不需要显示全部数据。为了更好地观测感兴趣组织,可将数据中不需要的部分隐藏,仅显示需要观测的部分,即有范围选择性的三维图像显示。选取了显示范围的三维体数据,可使用上述任意一种三维图像的绘制显示方式进行显示。图像显示范围的选择过滤了整体数据中所不需要的信息,仅显示其中的有用信息,消除整体数据中无关信息对诊断观测的干扰,是影像处理方法中一种非常有意义的手段。医学影像常用显示范围的选择法有层面重组法和自由感兴趣区选取法。

(1) 层面重组法:层面重组法是一种应用较早的三维图像显示范围选择法。其工作原理是从原始体数据中提取将欲观察层面(平面或曲面)数据,将其展开显示为平面数据,从而获得对特定感兴趣层面的深入细致观测。它有两种方式:多平面重组和曲面重组。两者的区别在于选择观测层面的方式不同,观测的范围和空间结构也有很大差异(图 2-27)。

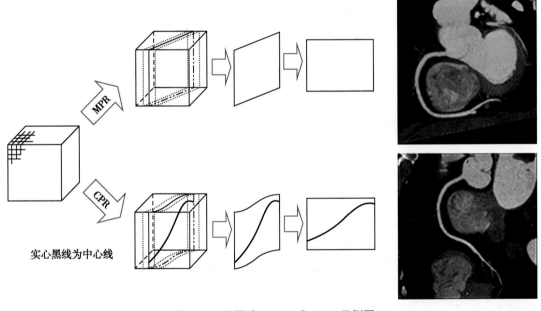

图 2-27　层面重组 MPR 和 CPR 示例图

1) 多平面重组(multi-planner reformatted, MPR):CT 设备是一种断层扫描设备,与 MRI 相比,其缺点是不能进行任意角度断面的扫描。一般扫描所获原始图像只能提供横断面信息,而实际工作中,往往需要改变观察的位置和角度,才能达到正确的诊断效果。MPR 是一种比较简单直接的重组观测方式,在原始体数据中通过计算找出观测所需位置和角度,所获观察面就是一个在原始体数据上的斜截面。按照一定厚度将该斜截面附近与之平行的层面数据提取出来,将其按照三维图像绘制显示方式进行显示。值得注意的是,MPR 图像通常是从斜截面方向观测 AIP 投影图像,但其他投影方法,包括 MIP、MinIP、体绘制投影等对 MPR 也适用,通过使用不同的绘制显示方式就能达到对所选的斜截面不同形式的显示目的(图 2-28)。

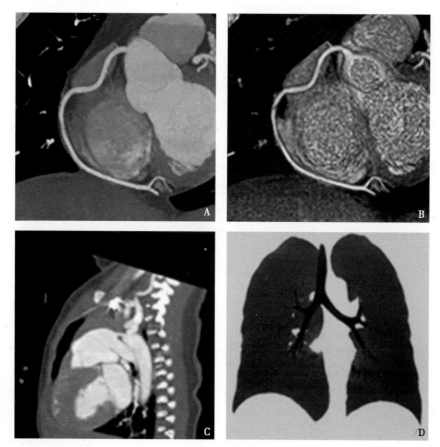

图 2-28　MPR 采用不同的显示方式的对比
A. MIP 投影形式；B. VR 形式；C. MIP 投影形式；D. MinIP 投影形式

　　2）曲面重组（curved-planner reformatted，CPR）：CPR 是另一种方式的层面重组。CPR 方式需要有一条已知的中心线，沿着此中心线以一定的角度双向延展，切割原始体数据集呈一曲面，将此曲面展开为平面后即可使全程的中心线在结果平面中得以显示。CPR 的重要意义便是可以将中心线全程显示在一个平面内，多用于显示弯曲状物体。弯曲物体（譬如血管内腔结构）的全程往往很难在一张 MPR 形式的斜截平面图中完全显示，CPR 通过寻找弯曲物体的中心线，将由此中心线所截取的原始体数据中的曲面延展开，将该物体全程影像显示在一张图像中。曲面展开的图像随着展开时选取的角度不同所反映的内容也随之改变，可以完整观测到以中心线为轴线 360° 方向上各个方向的信息，给疾病诊断提供了很大的帮助（图 2-29）。同样，与 MPR 类似，CPR 图像也可以有一定的层厚。

　　虽然 MPR 和 CPR 重组后所采取的显示方式相同，但两者显示的内容有很大差别。MPR 可真实反映所观察范围内的空间立体结构，但观察范围受限，不同层面上的投影值相互遮盖；而 CPR 可反映弯曲器官、组织的全程状况，但会产生很大的空间变形。实际应用中，需要根据诊断需求合理选择。

　　（2）感兴趣区（region of interest，ROI）选取：除了层面重组法，还可通过选择想要观测的 ROI 的方式来对图像的显示进行取舍。事实上，层面重组也是一种感兴趣区的选取，只

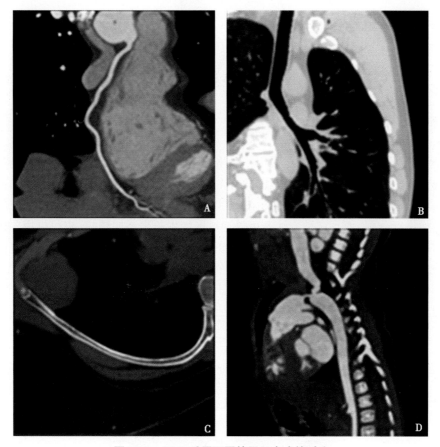

图 2-29　CPR 采用不同的显示方式的对比
A. 冠状动脉；B. 气管；C. 肋骨；D. 主动脉

不过其 ROI 是以一系列相邻层面（平面或曲面）的形式体现。而这里对 ROI 的选取特指对自由感兴趣区（free ROI）的选取。

如前所述，在显示三维立体图像时，时常仅有部分的组织或器官被显示，而其他对观察感兴趣物体有干扰的组织结构则被隐藏起来。这些由原始数据中抽取并被在图像中显示的组织和器官就是 ROI。获取 ROI 的方式有两种，一种是由计算机算法自动获取，另一种是通过人为主观干预，选择所需的 ROI。人为干预选择 ROI 也有多种方式。

1）阈值法：这种方法简便快捷，往往应用在组织密度分布存在差异的情况下，比如骨结构分割或肺组织分割，这些组织与其他组织密度有着显著差别，通过设定一个阈值即可将其区分开。同样，对于使用造影剂增强的血管结构，由于其密度显著提高，也可以和未增强的组织结构进行划分。阈值法在一些简单图像分割中有着广泛应用（图 2-30）。

2）裁切法：在原始图像上使用工具选择封闭范围，并将其从原始的图像中删除的方法。与阈值分割法不同的是裁切分割法不是基于密度分割而是基于空间分割，其选择性比阈值法更强，并且具有良好的交互性，可根据需求进行裁切。很多密度接近，使用阈值法难以分割的物体可以使用裁切法进行分割。在体数据上进行裁切时，有柱状裁切、球状裁切等不同的方式，可以针对不同的需求进行选择（图 2-31）。

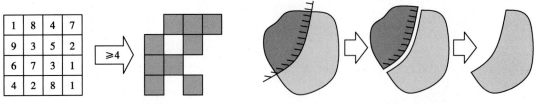

图 2-30　阈值法图像分割　　　　　　　图 2-31　裁切法图像分割

3）区域种子生长法：此方法是采用一种半自动的方式来进行分割。其原理是在一定区域范围内，以一点为种子，向外面使用生长算法，直至达到边界。边界的限制条件可以是密度、梯度等。这是一种可控性很强的方法，可以自动找到想要分割的物体边界，进而对精细的连续结构进行分割，而且这种方法既可以通过区域生长来添加结构，也可以用同样的方法删除结构，可以通过手工操作，使对感兴趣区的分割趋于完美。如果能够通过一定的算法找到处于待分割区域内的点，并以它为种子，这个分割过程则可通过计算自动完成（图 2-32）。

不同的分割方式有其各自的长处，实际工作中往往要采用多种分割方式结合的手段，对 ROI 进行综合性划分，在追求精细程度的同时也能够加快处理速度。

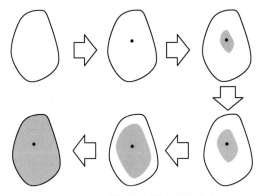

图 2-32　区域种子生长法图像分割

（3）多对象组合绘制：许多情况下，需要在一幅图像中显示多个不同的物体及其空间位置关系。当这些物体间密度值分布差异较大时，可以使用颜色条和透明度曲线来进行区分显示，譬如肺和增强后的主动脉、支架和血管等。而 CT 影像中，人体的软组织之间密度值非常接近，一些组织的密度值分布相互重叠。对于这些密度值分布比较接近的物体，很难单纯通过颜色条和透明度曲线的方式来区分相互间微小的密度差异。此时，可以通过 ROI 的划分来获取图像数据中所关注的不同解剖结构的影像，将一个 ROI 称作一个物体对象。如欲在一幅图像上同时观测几个物体对象并考察其相互的空间位置关系，则可为每个物体对象选择不同的颜色条和透明度曲线，再将其组合起来显示。这种显示方式被称为多对象组合绘制（图 2-33）。

多对象组合技术可以将多种解剖结构复合显示，明确不同解剖结构之间的空间位置关系，采用不同的伪彩色颜色条和透明度曲线，使一些密度分布十分接近的不同组织能够确切区分。由于不同的对象各自保存本身的 ROI，组合图像既可用于整体显示，亦可单独考察每个分离单元，为一些复杂的结构性病变诊断提供良好的形态学参考信息。

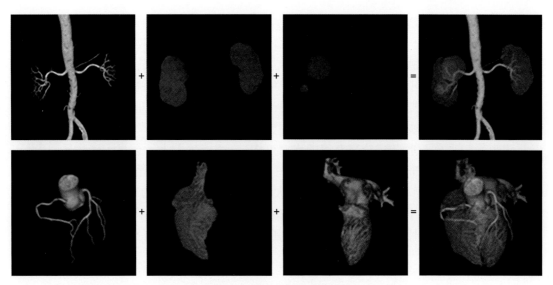

图 2-33　多对象组合显示方式

上层为肾动脉增强与肾囊肿；下层为心脏冠状动脉与心腔结构

二、能谱 CT 后处理技术

不同物质对不同能量的 X 线的衰减值的差值各不相同，这种差值的大小反映出被照物体对 X 线能量敏感性的大小，可利用这种差值进行成像，从而得到反映被扫描物体的能量敏感性图像，简称能量成像。

能谱 CT 的优势为克服了混合能量成像的先天不足：①常规 CT 管球产生的 X 线具有连续的能量分布，用于成像的 X 线也就具有混合能量，获得 CT 图像也就体现了这种混合能量成像的平均效应。②具有混合能量的 X 线通过物体后被硬化。平均效应或硬化效应随不同物质和物质在人体内的不同位置和环境而变化，随使用的机型而变化，引起 CT 值不准确，影像不精确（硬化伪影）的现象。同时，平均效应使不同的物质具有相似的 CT 值，存在异物同影现象。

CT 的高压发生器在亚毫秒内完成瞬时 80～140kVp 高低能量间的周期切换，并能维持稳定的输出电压波形，几乎是在同时、同角度进行两种能量的采样，实现投影数据空间的能谱分析。CT 是通过测量 X 线在物体中的吸收来进行成像的，X 线的吸收是通过光电效应和康普顿散射两种物理过程完成的。该物理过程会产生下述现象：①物质的吸收随 X 线的能量变化而变化，不同物质随能量变化的程度不同。②任何物质都有对应的吸收曲线，其随能量的变化具有特征性，当对同一物体用两种不同能量的 X 线进行成像时，就有可能确定一个吸收曲线，从而找出和这个吸收曲线对应的物质。

能谱 CT 成像原理要求 CT 在数据采集过程中要获得在投影数据空间可匹配的高低两种能量数据，CT 设备必须满足以下条件：①同时的高低能量数据采集，避免解剖结构的空间移位；②稳定的高低管电压输出，保证信号的一致性；③高低能量信号之间具有很好的区分度，不存在信号混淆；④高低能量的信息量要满足 CT 重建需求，并能开展高质量的临床诊断。

多参数成像是能谱 CT 不同于常规 CT 的显著特征，在原有空间分辨力、时间分辨率的基础上增加了能量分辨率及理化性质分辨率。能谱CT所涉及的参数包括100多个连续的单能量CT值及由此产生的能谱曲线、多种物质分离图像及相应的物质密度值和有效原子序数。每个参数所反映的特性不同，单能量CT值反映的是特定能量水平被检组织对X线的衰减值；能谱曲线可以反映组织之间的相关性；物质密度值则反映被检组织内的物质含量，反映被检组织的供血状况或确定某种特异性物质的存在。结合能谱CT多参数成像功能可以更加全面地反映被检组织特性及功能状态。

虚拟平扫来自于水（碘）分离获得的水密度图，在水密度图上不会显示碘物质，因此可以利用水密度图代替平扫图像，减少CT增强扫描时的曝光剂量，优化扫描方案。

CT对病灶的检出率主要取决于病灶的大小、病灶与实质之间的密度差别，因此CT图像的对比显示能力对于病变的检出非常重要，较低的能量水平有助于提高组织之间的对比度。比如脑灰白质对比，优化肝脏、胰腺、肾脏等病灶的显示，优化门静脉成像及下肢静脉成像（图2-34）。

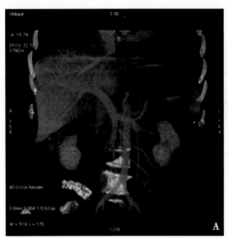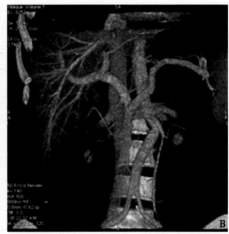

图2-34　单能量图像
A. 混合能量；B. 60KeV 单能量显像

为了克服CTA中钙或骨结构对血管显示的干扰，临床上进行了较多研究，但目前技术上仍存在一些难题，使得临床对于钙化病灶及血管壁钙化后狭窄的评价仍有困难。碘钙物质分离可应用于血管中的含碘造影剂与钙化或相邻骨骼结构的分离，钙化及其伪影的去除有助于准确评估血管狭窄（图2-35）。

金属伪影在CT图像主要表现为由投影数据缺失引起的从金属区域发出的条状伪影，由X线硬化引起的杯状伪影和多个金属之间的暗带区域。这些伪影降低了断层图像中金属周围的清晰度，使图像质量严重下降。单能量图像对于金属伪影有很好的抑制作用，对金属干扰区域能提供相对更准确的图像（图2-36）。

能谱曲线是物质或结构的衰减（CT值）随X线能量变化的曲线，从能谱曲线上可以得到40～140keV每个能量点的平均CT值和标准差。能谱曲线反映了物质的能量衰减特性，从物理学角度看，每一种物质都有其特有的能谱曲线。由此可以推断出医学上不同的能谱曲线代表不同的结构和病理类型，类似的能谱曲线提示同样或类似的结构和病理类型。

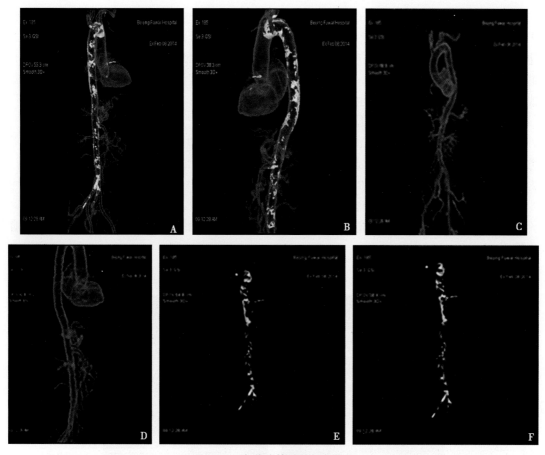

图 2-35　主动脉管壁的钙化提取

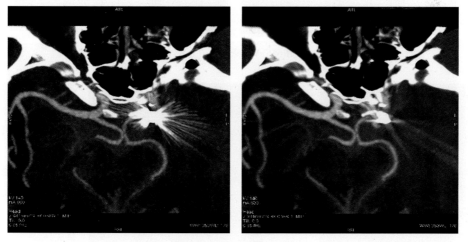

图 2-36　去除金属伪影

　　在一个有限的疾病分型中,常规 CT 单用一个 CT 值很难区分病变时,能谱曲线可以通过不同能量段的 CT 值的差异展现病灶之间的差异,能谱曲线的应用可推广到肿瘤来源的鉴别、良恶性肿瘤的鉴别、恶性肿瘤的分级等方面。

在利用能谱成像获取的任一单能量图像上,选择任意一个感兴趣区都可得到其对应的平均能谱曲线。能谱曲线工具为了便于临床应用,所有测量的能谱曲线均经过与水的能谱曲线做标准化处理。多数物质或者组织的标准化能谱曲线都表现为下降型曲线,即随着能量逐渐增高而 CT 值逐渐降低,但也有少数物质,如脂肪,其标准化能谱曲线表现为上升曲线,即随能量逐渐增高,CT 值也逐渐增高(图 2-37、图 2-38)。

能谱成像在心脏成像中的应用:

1. **单能量工具**　低能量图像可以清晰显示血管末梢和分支,以及软斑块的边界和形态;高能量图像可以更加清晰显示钙化斑块的边界,从而更加真实的反映血管的狭窄程度,为临床更进一步治疗提供精准的冠脉诊断依据。

2. **能谱曲线**　多兴趣区分析,对斑块成分进行定性判断。

3. **碘基物质图像和碘基物质含量的定量分析**　更加准确的反映心肌灌注情况,比 CT 值更敏感。

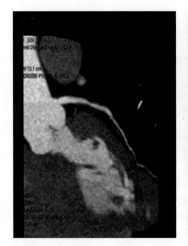 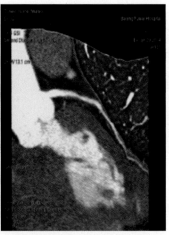

左图65KeV图像,右图为碘基图

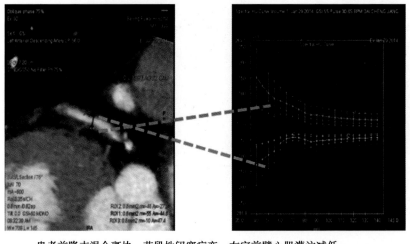

绿色:纤维斑块

蓝色:斑块含脂质成分

能谱曲线有助于分析斑块成分。

患者前降支混合斑块,节段性闭塞病变,左室前臂心肌灌注减低。

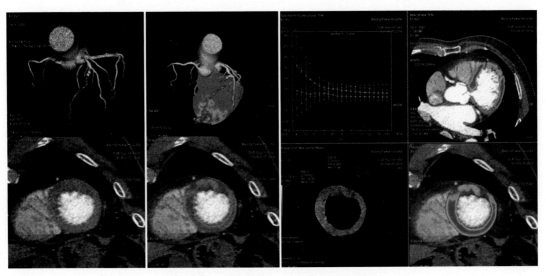

图 2-37　能谱成像在心脏成像中的应用

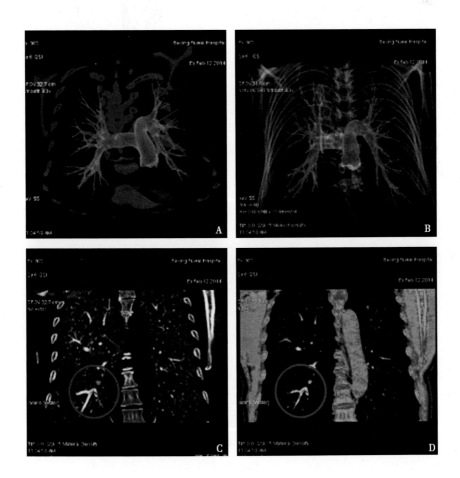

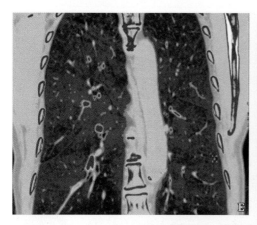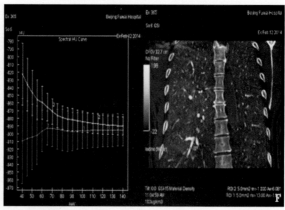

图 2-38　能谱成像在肺动脉成像中的应用
灌注成像，右肺下叶楔形灌注缺损区

第三章　MRI 检查技术规范

第一节　MRI 原理

MRI 原理可以从磁共振成像基础、MRI 硬件构造、物理学基础和 MRI 图像重建原理等几个方面来认知。

一、磁共振成像基础

磁共振成像（magnetic resonance imaging，MRI）是指人体置于静磁场内并外加射频磁场，使人体的水分子发生共振现象，再通过计算机重建为人体解剖图像。MRI 既能显示形态学组织结构信息，又能显示人体代谢的生化信息，已经被广泛用于人体各系统的疾病诊断。人体体重的 70% 是水，磁共振信号的主要来源就是这些水中的氢核，而其余信号来自脂肪、蛋白质和其他化合物中的氢质子；由于两者间磁共振信号强度不同，MRI 就可形成高对比度的特点。MRI 的软组织对比分辨率最高，对于软组织的显示明显优于其他影像学检查。MRI 显示技术主要由脉冲序列、流动现象的补偿技术、伪影补偿技术、磁共振血管成像、磁共振水成像、灌注成像、弥散成像、功能性磁共振成像和化学位移成像等所组成。MRI 是多参数、任意方向成像的形态学，还可以进行功能、组织化学和生物化学等方面的分子影像学研究。

二、MRI 硬件构造

MRI 硬件系统主要由磁体系统、梯度系统、射频系统、计算机系统四大部分组成。

（一）磁体系统

主磁体分为超导、永磁和常导；磁体系统是磁共振系统中重要的组成部分，高强度均匀磁场 B_0 是 MRI 所必备的。从外形上磁体可分为封闭式磁体、开放式磁体、特殊外形磁体。

1. **超导磁体**　超导磁体是各级医院最常用的磁体（图 3-1），结构最为复杂，磁场强度较高，目前临床一般使用 0.35～3.0T；超导磁体采用有源屏蔽方式；具有高度的磁场均匀度；具有良好的磁场稳定性。实际工作中要考虑到医院电力供应意外中断，会造成磁体冷却系统停运时间较长，使超导体变为导体，温度急剧上升，维护液氦大量挥发，磁场强度迅速下降，有可能发生"失超"的危险。MRI 设备工艺复杂，造价昂贵；不断消耗液氦等冷却剂，日常维护价格高；在磁体内主要采用铌 - 钛二元合金的多芯复合超导线线圈；磁体主线圈浸泡在液氦容器内，并在液氦容器内外安装高度真空的真空绝热层，设置低温气冷屏、磁体侧壁内外的高效绝热箔及其他一系列超绝热材料，以保障低温环境，减少液氦的挥发量。另外，超导磁体的磁体冷却系统有氦气压机和冷水机组，加上磁体顶上安装有一个二级膨胀的制冷机，即冷头，也是磁体的重要组成部分。

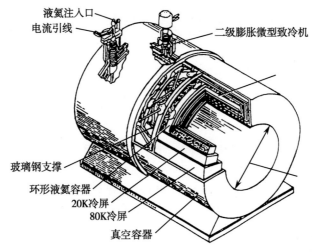

图3-1 超导磁体的内部结构图

2. **永磁体** 由永久磁铁的磁砖拼砌而成。永磁体不消耗电能，不需要补充冷却剂，造价及维护费用相对较低。永磁体分为开放式和闭合式。永磁体的制造趋势是开放式磁体，可减少患者幽闭恐惧症的发生，并且有利于关节动态检查和 MRI 导引下的介入治疗。但永磁体受限于笨重的磁体重量，磁场场强仅能达到较低的 0.35T，磁场的均匀度较差、稳定性低。

3. **常导磁体** 常导磁体的导线是高导率金属，如铜或铝。常导磁体是根据电流产生磁场的原理设计的，当电流通过圆形的线圈时，导线的周围会产生磁场。目前临床使用的多为 0.2～0.5T，常导磁体造价较低，制造安装容易，不需要补充冷却剂，而且可随时切断电源，关闭磁场。但需要消耗大量的电能，一般消耗功率高达 80kW，线圈电流约为 200A。产生的热量需要用水循环进行冷却，同时其场强较低、均匀度较差、稳定性低。线圈电源的波动及室温将影响磁场的稳定性。

（二）梯度系统

梯度系统主要为 MRI 提供位置识别的编码信息，由一组线圈和梯度功率放大器组成，作用是空间定位，产生信号。线圈通电后，在空间上产生梯度磁场，这个磁场叠加在主磁场上，梯度线圈性能提高，使磁共振成像速度加快。衡量梯度系统性能的指标有两个（图3-2）：梯度强度（mT/m）、最大爬升率（T/m·s^{-1}）。梯度强度指梯度磁场系统产生的磁场随空间的变化率。最大爬升率是指梯度场强固定时，最大梯度场强与梯度场从零上升到最大梯度场强的时间比值，即单位时间内梯度场变化程度。

梯度系统包含 3 套线圈，分别产生 3 个方向的梯度磁场：频率编码梯度磁场、相位编码梯度磁场、选层梯度磁场，即 x、y、z 三个方向的磁场梯度 Gx、Gy、Gz。Gx 使 x 方向各点信号的频率与 x 有关；Gy 使 y 方向信号的相位与 y 有关；Gz 使 z 方向信号的频率与 z 有关。在 Gz 和一定带宽的射频磁场共同作用下，样品中只有与 z 轴垂直的一定厚度截层上的磁化强度才能产生 MRI 信号，因此 Gz 即选层梯度磁场。

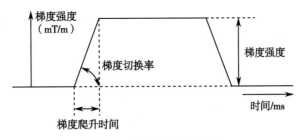

图 3-2　梯度场的性能指标

梯度功率放大器为梯度线圈提供电源，其功能为接受控制系统发出的梯度信号，放大后驱动梯度线圈工作。梯度强度越高，最大爬升率越快，成像的最快速度越大。但是快速切换梯度会产生很大的噪声，且有人体感应电流对其神经末梢的电刺激，限制了梯度线圈梯度强度和爬升率的提高。考虑到对人体的电刺激承受安全性，对于小范围部位的扫描，如头部等则考虑使用高性能的梯度线圈提高图像质量；对于大范围的扫描或者肥胖患者，需要选用性能较低的梯度线圈。

（三）射频系统

发射部分和接收部分构成射频系统的两大部分（图 3-3、图 3-4）：发射部分主要产生人体内氢质子的射频场 B_1；接收部分主要接收人体经过激发和编码后发射的信号。射频发射通道用来产生扫描序列所需的各种射频脉冲，提供给射频线圈，包括射频振荡器、频率合成器、发射调制器、功率放大器等。射频振荡器是一种能够产生稳定频率的频率信号源，通常利用石英晶体振荡器作为频率信号源。RF 线圈的种类很多，包括全容积线圈、相控阵线圈、表面线圈、部分容积线圈、腔内线圈。最常用的头线圈和体线圈两种全容积线圈，是能够整个包容或包裹一定成像部位的柱状线圈。该线圈在一定的容积内有比较均匀的发射及接收 RF 场，主要用于大体积组织或器官的大范围成像，也用于躯干某些中央部位的成像。相控阵线圈是由两个以上的小线圈或线圈单元组成的线圈阵列；这些线圈可以彼此邻接，组成一个大的成像区间，使其有效空间增大。表面线圈是一种可紧贴成像部位放置的 RF 线圈，其常见结构为扁平型或微曲型。该线圈形成的 RF 发射场和接收场极不均匀，表现为越靠近线圈轴线 RF 场越强，偏离其轴线后 RF 场急剧下降。部分容积线圈是由全容积线圈和表面线圈两种技术相结合而构成的线圈。这类线圈通常有两个以上的成像平面（或线

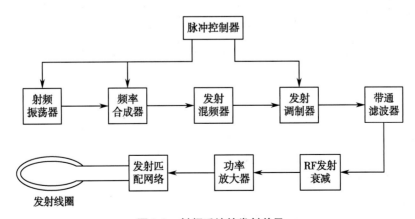

图 3-3　射频系统的发射单元

圈），其 RF 野的均匀性介于全容积线圈和表面线圈之间。腔内线圈使用时须置于人体有关体腔内，以便对体内的某些结构实施高分辨成像，直肠内线圈是最常见的腔内线圈。

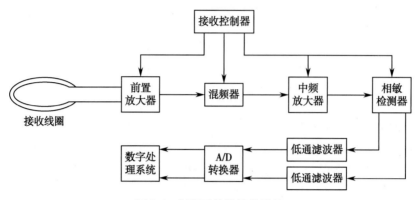

图 3-4　射频系统的接收单元

（四）计算机系统

计算机系统主要控制扫描、数据运算、显示图像；其中包含对梯度场的控制、射频脉冲的控制以及图像重建的控制（图 3-5）。主控台计算机是磁共振系统的接口，提供用户交互界面（图 3-6）；用户通过主控台选择扫描序列、扫描位置、扫描参数，并与其他计算机通信，控制其他计算机工作等。

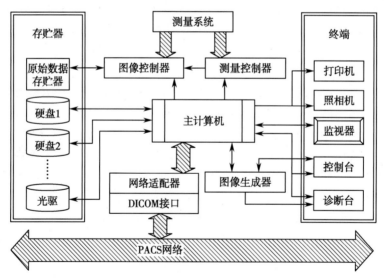

图 3-5　磁共振系统的主计算机

1. 梯度场的控制　在大多数成像方法中，每个梯度磁场都有一定的形状；三个梯度之间有很严格的时序关系。梯度场的控制主要有直接控制法和间接控制法。直接控制法主要是由计算机直接控制，控制能力强，但扫描过程中占用 CPU 时间。而间接控制法则是先采样梯度电流波形，得到梯度数据，将数据用存储器保存起来，扫描开始时，由存储器顺序输出梯度数据，供 D/A 转换器转换，从而得到所需的各种梯度信号。

2. **射频脉冲的控制** 根据用户所选择的成像方法和成像参数,将 RF 波形数字化,再以空间顺序存储在 RF 存储器中,RF 地址计数器在时钟脉冲的控制下顺序存储单元地址选中各存储单元,取出存储在存储器中的波形数据送 D/A 转换器。依据成像方法的需要,MRI 设备以一定的时间间隔,产生一定形状的 RF 脉冲波,其中包括 RF 脉冲波成形、相位控制、脉冲开关等电路,此外还包括 RF 接收的衰减及滤波控制。

3. **图像重建** 原始数据经过一系列如去噪声、相位校正、傅里叶变换等数据处理方法,得到重建图像。MRI 由射频线圈接收 MRI 信号,经过放大、D/A 转换后变为数字信号,作为原始数据存储在海量存储器中,再由阵列处理机采用并行处理方法进行图像重建。

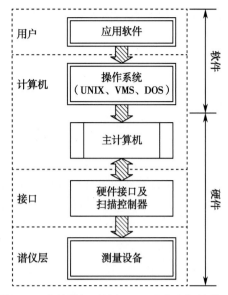

图 3-6 主计算机系统与 MRI 设备之间的关系

三、MRI 物理学基础

(一)原子核与核磁

氢原子是人体中含量最多的原子,氢原子和氧原子组成水分子;水分子是人体内最多的分子,水约占人体体重的 65%。原子是由原子核及其周围轨道中的电子构成,而原子核中又有两种粒子,即中子和质子。其中电子负电荷,中子无电荷,质子正电荷。自旋是指原子核按照一定频率绕着自身的轴高速旋转。

核磁是指原子核的质子带正电荷,其自旋产生电流回路,并形成具有大小和方向的磁化矢量,产生磁场,该磁场称为核磁,因而以前把磁共振成像称为核磁共振成像。当然不是所有的原子核都可以产生核磁。只有当质子为奇数,中子为奇数;质子为奇数,中子为偶数;质子为偶数,中子为奇数;这三种结构组合才能够形成自旋,产生核磁。目前常用于人体 MRI 成像的是氢质子(^{1}H),一般所指的磁共振图像即为氢质子的磁共振图像,氢质子只有一个质子没有中子,常直接称为氢质子或者质子。氢质子是人体中最多的原子核,约占人体中总原子核数的 2/3,可以产生较强的磁共振信号;氢质子的磁化率很高,也可以产生较强的磁共振信号;而且氢质子存在于人体的各个组织中,便于采集各个组织的信号。

(二)磁共振现象

拉莫尔进动是指在主磁场的作用下,原子核磁矩绕自身轴旋转的同时又以主磁场的轴旋转摆动,这种旋转运动方式称为拉莫尔进动(图 3-7)。进动的速度用进动频率来衡量。人体在自然状态下没有明显的磁性。进入主磁场前后人体的核磁状态不同,每个质子的小磁场都是随机杂

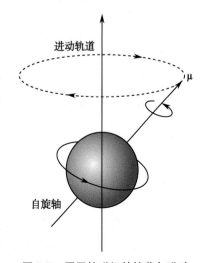

图 3-7 原子核磁矩的拉莫尔进动

乱无章的排列,此时宏观磁化矢量为零。平行主磁场的分量以拉莫尔频率自旋运动,垂直于主磁场的分量以拉莫尔频率进动。处于低能状态的质子略多于高能状态的质子,因而产生纵向宏观磁化矢量。而磁共振机器只能探测到宏观的磁化矢量改变,那就只有将人体置于大磁场中,使质子自旋产生的小磁场与主磁场平行排列,导致平行同向的质子多于反向的质子,产生一个与主磁场方向一致的宏观磁化矢量。

共振是指一种自然界普遍存在的物理现象。当外力反复作用在某一物体上,而且有固定的频率,如果这个频率恰好与物体的自身运动频率相同,物体将不断地吸收外力,转变为自身运动的能量,这个过程就是共振。

磁共振现象是指磁共振成像中的激发射频脉冲必须具备一定条件:质子在外加静磁场中,以拉莫尔频率进动,当射频脉冲频率与拉莫尔频率一致,方向与主磁场(B_0)垂直时,进动的磁矩将吸收能量,改变进动角度(增大),进动方向将偏离 B_0 方向,外加磁场(B_1)强度越大,进动角度改变越快,但频率不会改变。质子的磁角动量在外加主磁场(B_0)的条件下,受到另一外加磁场(B_1)的作用而发生的共振现象,就是磁共振现象。体内进动的氢质子要发生共振,首先需要外力的频率与共振系统的固有频率相同;外力对系统做功,系统内能增加;外力停止后,系统释放能量。通过射频线圈给处于主磁场中的人体施加一个频率与质子进动频率相同的的射频脉冲,使低能级的质子获得能量后跃迁到高能级状态,产生磁共振现象。磁共振现象使宏观的纵向磁化矢量发生偏转,能量越大,纵向磁化矢量偏转角度越大。

MRI 信号是指磁共振的作用,即射频脉冲的激励使纵向磁化矢量变小,同时形成横向磁化矢量。当在 X-Y 平面设置一接收线圈时,由于 Mxy 的进动,相当于线圈内磁场大小和方向的变化,根据法拉第电磁感应原理,即通过闭合回路的磁通量发生变化时,闭合回路内产生感应电压,感应电压的大小与磁通量的变化率成正比。线圈两端感应出交流电势,这个电势就是线圈接收到的磁共振信号,该信号同样具有进动频率,这就是 MRI 信号。

(三)弛豫与弛豫时间

弛豫过程是指当射频脉冲停止发射后,被激发到高能级的氢质子将会把吸收的能量释放出来,使它的相位和能级都恢复到激发前的状态,这个恢复的过程称为弛豫过程。弛豫过程包含横向弛豫和纵向弛豫。横向弛豫指横向磁化矢量逐渐减小甚至消失的过程(图 3-8)。纵向弛豫指纵向磁化矢量恢复的过程(图 3-9)。这两个过程都对外释放能量。

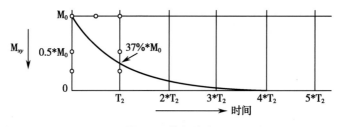

图 3-8　横向弛豫

弛豫时间是指释放能量所需要的时间。人体不同器官的正常组织与病理组织的 T_1、T_2 时间有一定差别,这种组织间的弛豫时间差别是磁共振图像的基础。T_1 是指纵向磁化矢量从最小值恢复至平衡态的 63% 所经历的时间。T_1 主要反映不同组织的纵向弛豫快慢的差别（图 3-10）。T_2 是指射频脉冲停止后，质子的横向磁化矢量衰减至其最大值的 37% 时所经历的时间。T_2 主要反映不同组织的横向弛豫快慢的差别（图 3-11）。人体组织的 T_1 值都比其 T_2 值长，因为 T_1 弛豫需要把质子群内部的能量传递到质子外的其他分子，因此需要的时间较长；而 T_2 弛豫的能量传递发生于质子群内部，即质子与质子之间，需要的时间较短。

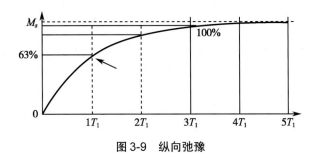

图 3-9　纵向弛豫

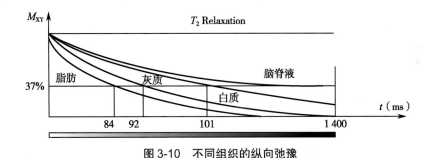

图 3-10　不同组织的纵向弛豫

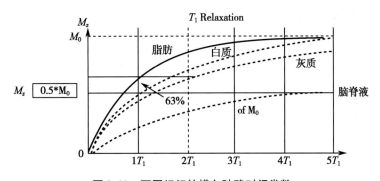

图 3-11　不同组织的横向弛豫时间常数

（四）加权成像

加权是突出组织某方面特性的意思，使磁共振图像主要反映组织的某方面的特性，而尽量抑制显示组织的其他特性对磁共振信号强度的影响。磁共振中的加权成像主要用来反映不同组织间的 T_1、T_2 差别；主要包含 T_1 加权成像、T_2 加权成像、T_2^* 加权成像等基本加权成像技术。

1. **T_1 加权成像**　当人体进入主磁场，第一个 900 射频脉冲使人体内各组织产生宏观的横向磁化矢量，此时产生的各磁化矢量大小不同。射频脉冲关闭后，各种组织将发生纵向弛豫。第二个 900 射频脉冲激发后，不同组织的宏观纵向磁化矢量将发生偏转，产生横向磁化矢量。这时马上检测 MRI 信号，T_1 值小的组织信号高于 T_1 值大的组织。这种组织间的差别均取决于不同组织的纵向弛豫不同，T_1 加权成像是指图像中组织信号强度的高低主要反映组织的纵向弛豫差别。

2. T_2 加权成像和 T_2^* 加权成像　T_2 加权成像是指图像中组织信号强度的高低反映组织的横向弛豫差别。磁共振系统检测到的信号是整个组织自旋磁矩的矢量和，在 900 脉冲后立即采集信号，将观察到迅速衰减的振荡信号。这个信号是在没有任何外界干扰的情况下感应出的自由衰减信号，称为自由感应衰减（free induction decay，FID）信号。FID 信号按照 T_2^* 的指数曲线衰减，T_2^* 值远小于组织的 T_2 值。只有使用聚焦脉冲采集的自旋回波才能获得真正的组织 T_2 弛豫信息。

3. 其他加权成像技术　T_1 加权成像、T_2 加权成像都是磁共振成像中最基本的加权成像技术，主要体现组织的常规特性；还有其他用于反映组织的一些特殊性质的加权技术，如：反映活体组织中水分子布朗运动的扩散加权成像，反映组织微循环状态的灌注加权成像，反映组织磁敏感性的磁敏感加权成像。

四、MRI 图像重建原理

从信号产生和变换的角度看。磁共振成像过程可分为三个步骤：一是在 RF 脉冲和梯度磁场的作用下使自旋质子产生 MRI 信号（FID、自旋回波或梯度回波等）；二是采集 MRI 信号并将采样数据填入 K- 空间的适当位置；三是对采样数据进行傅里叶逆变换以重建图像（图 3-12～图 3-14）。

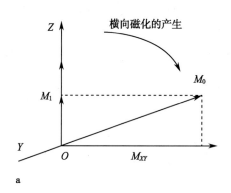

图 3-12　MRI 信号的形成，横向磁化的产生

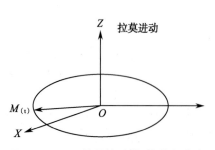

图 3-13　MRI 信号的形成，拉莫尔进动

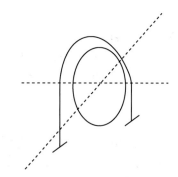

图 3-14　MRI 信号的形成，RF 线圈的信号检测

（一）磁共振信号检测与处理

磁共振的激发和弛豫实际上是组织吸收和释放能量的过程。成像所用的激励脉冲非常短暂（仅持续数微秒），但功率较大，其磁场 B_1 沿着与 z 轴垂直的方向作用于人体，使被检平面内的原子核发生共振；弛豫过程释放可以获取的自由感应衰减信号、自旋回波信号和梯度回波信号。自由进动是指射频场作用停止后磁化强度矢量 M 的运动。对磁化的质子施加适当频率的射频脉冲后，质子趋向同相运动；在射频脉冲存在期间，磁化矢量 M 在快速绕 z 轴进动的同时，慢慢地绕 x 轴旋转（90°或180°）。

1. FID 信号 90°射频脉冲之后，$M_y = M_0$，核自旋开始自由进动和弛豫，质子的相位相干现象逐渐消失，磁化矢量 M 慢慢地回到主磁场方向，磁化矢量 M 的这种衰减过程叫作自由感应衰减（free induction decay，FID），这时的共振信号叫自由感应衰减信号，或简称为FID 信号。尽管弛豫过程在激励接通的瞬间已经开始，MRI 信号的检测却在射频脉冲中断后进行，这样做可以有效避免射频信号的耦合。FID 信号指的是在探测线圈中感应出的自由进动，因此又叫自由进动衰减，所以 FID 是 MRI 的一种信号源。

2. FID 信号的傅里叶变换 FID 信号描述的是信号瞬间幅度与时间的对应关系。实际上各质子群的 FID 过程并不相同，所叠加在一起的总信号也不会是一个简单的指数衰减曲线。因此，有必要将振幅随时间变化的函数变成振幅随频率分布变化的函数。傅里叶变换（Fourier transformation，FT）就是将时间函数变换成频率函数的方法。傅里叶变换这一纯粹的数学方法在 MRI 中发挥着非常重要的作用，现今的 MRI 技术几乎全部应用了傅里叶变换原理。傅里叶变换的基本思想首先由法国数学家和物理学家傅里叶系统提出，所以以其名字来命名以示纪念。与傅里叶变换算法对应的是傅里叶逆变换算法，逆变换从本质上说也是一种累加处理，这样就可以将单独改变的正弦波信号转换成一个信号。因此，可以说，傅里叶变换将原来难以处理的时域信号转换成了易于分析的频域信号，可以利用一些工具对这些频域信号进行处理、加工，最后还可以利用傅里叶逆变换将这些频域信号转换成时域信号。

（二）空间定位

MRI 实际上是利用 x、y、z 三组梯度场的各种组合来进行层面和层厚的选择，从而进行任意断面的成像。在磁共振中主要利用三个梯度场 x 轴、y 轴、z 轴三维空间来定位。梯度线圈产生梯度磁场让不同位置的磁共振信号带有其不同空间位置的信息。磁共振信号包含层面、层厚选择、频率编码、相位编码。

1. 层面、层厚选择 通过控制射频脉冲的中心频率和频率范围，以完成二维 MRI 图像的层面和层厚选择。由于主磁场具有不均匀性，所有射频脉冲都包含一定范围的频率。标准横断面成像利用 z 轴方向施加梯度场，标准冠状面成像利用 y 轴方向施加梯度场，标准矢状面成像利用 x 轴方向施加梯度场。

当进行横断面层面选择时，z 轴层面选择梯度在射频脉冲激发的同时进行，使横断面组织质子的共振频率与 z 轴的位置成线性相关。不同的共振频率对应于不同横断面的质子，这些平面垂直于 z 轴。在使用平面选择梯度的同时发射特定频率的射频脉冲，则只有对应该频率的横断面内的质子发生共振。从而通过这样的差别来进行横断面层面和层厚选择。施加梯度场强越大，单位长度内的氢质子进动频率差别越大。对射频脉冲的频率及带宽和 z 轴梯度场做不同的调整，层面和层厚将发生相应的变化（图 3-15）。

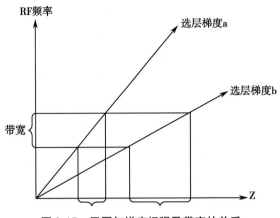

图 3-15　层厚与梯度场强及带宽的关系

2. 频率编码　层面内的空间定位编码包括频率编码和相位编码。层面和层厚选择只是确定了被激发层面的中心位置和厚度。此时采集的磁共振信号包含了该层的所有信息，要对层面内的空间结构进行空间定位编码。

频率编码主要是通过傅里叶变换解码不同频率的磁共振信号，不同频率代表不同的位置信息。以 x 轴方向为例，在检测信号期间接通频率编码梯度磁场，使沿 x 轴的质子具有不同共振频率，产生与 x 轴位置相关的不同频率信号，这个编码梯度发生在 MRI 信号的检测过程中，所以频率编码梯度也叫作读出梯度。需要注意的是频率编码梯度场必须在磁共振信号采集过程中同时施加，这样采集的磁共振信号才能够包含频率编码信息。

3. 相位编码　当频率编码识别了二维层面中左右或者前后方向的位置信息后，另一个方位的位置信息还需要编码。由于傅里叶变换只能识别一个方位的频率差别，因此在一个方向上进行了频率编码，则必须在该方向的垂直方向上使用相位编码。此时就需要第三个梯度，即相位编码梯度。

在临床磁共振成像中，相位编码方向和频率编码方向是可以相互切换的。相位编码梯度需在信号采集之前施加。在信号采集过程中，相位编码梯度又必须关闭。而频率编码必须在 MRI 信号采集过程的同时施加。值得注意的是，每个 MRI 信号的频率编码梯度场方向和大小是一样的，而相位编码梯度场强度方向是不同的。

（三）K 空间与图像重建

1. K 空间及其特性　K 空间为 MRI 图像原始数据的填充存储空间格式，填充后的资料经傅里叶变换，重建出 MRI 图像。MRI 信号代表一个层面内的无数个原子核发出的信号总和。傅里叶变换应用于每个频率编码行的数据，提取出信号的频率成分，包含不同的频率、相位和幅度的 MRI 信号，不同频率和相位代表不同的空间位置，而幅度则表示 MRI 信号的强度。K 空间也称为傅里叶空间，而傅里叶变换就是把 K 空间的原始数据点阵转变成磁共振图像点阵的过程。K 空间包含着图像所有空间频率的信息，低频成分集中在 K 空间中心，高频成分在 K 空间外围。低频成分决定了图像的对比度和大致结构，高频成分决定了图像的解剖细节。常规 K 空间的填充形式有对称、循序填充、螺旋式填充、放射状填充等方式。

2. 图像重建（image reconstruction）　是指从成像体素的 MRI 信号求解出图像矩阵中对应像素数据的后处理过程。图像重建是根据 MRI 复合信号的采样值计算出图像的纯数学过程，也是磁共振成像的最后一步，通常由计算机来完成。图像重建有多种方法，磁共振图像重建主要有傅里叶变换法，为目前磁共振成像的主流方法。图像重建法应满足以下几方面条件：尽可能不失真地求解图像矩阵以再现人体断层的图像信息、正确反映人体解剖结构；在理论和技术上均可行，即在实践中易于实现；重建速度要足够快。

在 MRI 系统中常用的断层成像方法是二维傅里叶变换重建法。二维傅里叶变换（two dimensional Fourier transform，2DFT）成像是将特别的编码技术与傅里叶逆变换（inverse Fourier transform，IFT）结合形成的图像重建法，也是现代 MRI 系统中普遍使用的成像法。它的特点是在每个坐标轴方向增设一个梯度磁场，用以逐次改变相应方向自旋质子的进动相位。如果将 z 向梯度作为层面选择梯度，则 2DFT 方法的实现步骤可表述为 z 向梯度场与选择性 RF 激励脉冲瞬间结合定义成像层面，分别在 x 和 y 方向施加梯度场，对平面内的体素进行空间编码，采集具有空间特征的 MRI 频域信号，经傅里叶逆变换还原磁化强度矢量的空间分布，即重建磁共振图像。通过一次次的重复扫描，我们得到了一组足够重建一幅图像的数据，这就是所谓 K 空间数据组或称原始数据（raw data）矩阵。原始数据是含有各体素空间信息的 MRI 信号采样值，显然，原始数据为频域的信号值。通过二维傅里叶逆变换将原始数据中所包含的磁化强度矢量的相位差和频率差分解出来，进而恢复体素的空间位置，这里的傅里叶变换为编码的逆过程，因而又被称为解码过程。将二维傅里叶逆变换所得信号的幅度转换为灰度值，并且与其空间位置相对应，得到所需的二维灰度图像。

第二节　常用脉冲序列和影响图像质量的成像参数

一、常用脉冲序列及其临床应用价值

磁共振成像的实质就是一个通过脉冲序列（pulse sequence）获得所需的回波信号，并将其重建为图像的过程。脉冲序列是磁共振成像的中心环节，控制系统施加射频脉冲、梯度场和数据采集的方式，并由此决定图像信号的加权、图像质量的高低以及显示病变的敏感性。目前临床常用的脉冲序列包括自旋回波（spin echo，SE）序列、梯度回波（gradient echo，GRE）序列、反转恢复（inversion recovery，IR）序列和平面回波成像（echo planar imaging，EPI）序列等。

（一）自旋回波序列

自旋回波（spin echo，SE）序列是磁共振成像最基本的序列，SE 序列的特点是在 90° 脉冲激发后，利用 180° 复相位脉冲，以剔除主磁场不均匀造成的横向磁化矢量衰减（图 3-16）。

处于静磁场中的人体组织质子群经射频脉冲激发后，将产生宏观横向磁化矢量，射频脉冲关闭后，横向磁化矢量将开始逐渐衰减，其原因是同相位进动的质子群逐渐失去相位一致。造成质子失相位的原因有两个：一个是真正的 T_2 弛豫；另一个为主磁场不均匀。为了使 MRI 图像反映的是真正的 T_2 弛豫对比，必须把主磁场不均匀造成的质

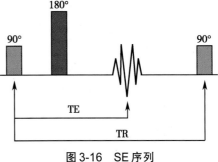

图 3-16　SE 序列

子失相位效应剔除,所采用的办法就是利用180°复相位脉冲。

180°复相位脉冲纠正这种质子失相位的前提是主磁场不均匀必须是恒定的,也就是说甲处的磁场强度略高于乙处,这种差别是保持不变的,这样引起甲处的质子进动频率略高于乙处,这种质子进动频率的差别也保持不变。

1. **自旋回波序列特点及临床应用**　SE序列是MRI的经典序列,在临床上得到广泛应用,具有以下优点:①序列结构比较简单,信号变化容易解释;②图像具有良好的信噪比;③图像的组织对比良好;④对磁场的不均匀敏感性低,因而磁化率伪影很轻微;⑤利用SE序列进行T_1WI,采集时间一般仅需要2~5min。

2. **SE序列也存在着一些缺点**　①90°脉冲能量较大,纵向弛豫需要的时间较长,需采用较长的重复时间(repetition time,TR)(特别是T_2WI),且一次激发仅采集一个回波,因而序列采集时间较长,T_2WI常需要十几分钟以上;②由于采集时间长,体部MR成像时容易产生伪影;③采集时间长,因而难以进行动态增强扫描;④为减少伪影,NEX常需要2以上,进一步增加了采集时间。

鉴于上述特点,目前即便是低场机,也很少利用SE序列进行T_2WI和质子密度(proton density,PD)。SE序列目前多用于获取T_1WI,是颅脑、骨关节、软组织、脊柱脊髓等部位的常规T_1WI序列。对于体部特别是腹部来说,许多医院还把SE序列作为常规T_1WI序列,配合呼吸补偿技术,可获得质量较高的T_1WI。但对于呼吸不均匀的患者,图像容易产生运动伪影,同时由于采集时间长,不能利用SE序列进行动态增强扫描,因而不少专家提出用梯度回波序列替代SE序列作为腹部常规T_1WI序列。

（二）梯度回波序列

梯度回波(gradient echo,GRE)就是在小角度激发脉冲后施加复相位翻转梯度磁场而产生的回波信号。梯度回波又叫场回波。梯度回波和自旋回波信号都是利用回波来成像的技术,其区别主要在于两者产生回波的激励方式不同。另外所有SE序列都是以一个90°的激励脉冲开始,而GRE序列总以小于90°的RF脉冲开始小角度激励(图3-17)。

在GRE序列中,RF激励脉冲一结束,便在读出(频率编码)方向上施加梯度磁场。该磁场的特点是先负后正,这种梯度磁场的方向变化叫梯度翻转。该梯度翻转磁场与主磁场B_0叠加后将造成频率编码方向上的磁场强度差异,出现一

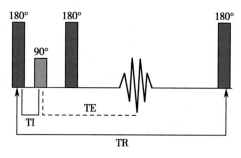

图3-17　GRE序列

次从大到小,又从小到大的变化过程,因此该方向上质子群的进动频率也随之出现差异,从而加快质子群的失相位,质子群的失相位速度比自由感应衰减更快,组织的宏观横向磁化矢量很快衰减为零,我们把这一梯度场称为离相梯度场。这时立刻在频率编码方向施加一个强度相同方向相反的梯度场,原来进动频率快的质子失相位将逐渐得到恢复,经过与离相位梯度场作用相同的时间后,因离相位梯度场引起质子失相位得到纠正,组织的宏观横向磁化矢量逐渐恢复到信号幅度的峰值,我们把这一梯度场称为聚相梯度场。此后,在聚相的作用下又变成离相梯度场,质子又发生相位离散,组织的宏观横向磁化矢量又开始衰减直至到零。这样组织中的宏观横向磁化矢量的变化过程将得到一个回波信号,由于这种

回波的产生仅利用梯度的切换产生,所以被称为梯度回波,梯度回波序列的特点包括:

1. **GRE 序列扫描时间短**　GRE 序列采用小角度激发脉冲,并且仅需要利用梯度场的切换来采集信号读出回波,所以扫描时间短,成像快,而 SE 序列采集回波,除用梯度场的切换外,还需要利用 180°聚焦脉冲来去除主磁场不均匀造成的质子失相位,90°脉冲与 180°聚焦脉冲之间需要一定的时间,180°脉冲施加后又需要一定的时间间隔,因此采集一个完整的 SE 信号所需的时间较长,一般 10～15ms,但目前 GRE 序列中采集一个完整的 GRE 信号所需的时间很短,现在 1.5T 磁共振仪,最短回波时间(echo time, TE)可为 1～2ms。在 TE 缩短的前提下,同样的 TR 期间,可以采集更多层面的信号从而缩短总采集时间。

2. **采用小角度 RF 激发加快成像速度**　GRE 序列一般采用小于 90° RF 对成像组织进行激发,而小角度激发会出现脉冲的能量较小,射频能量吸收率(SAR)值降低;产生宏观横向磁化矢量的效率高;可选用较短的 TR,从而明显缩短总的扫描时间,这是 GRE 序列相对 SE 序列更加快速成像的原因。

3. **GRE 序列的信噪比低**　在 GRE 序列中 RF 关闭后,宏观横向磁化矢量的衰减(即 T_2^* 弛豫)很快,又利用梯度场切换产生回波,因而不能剔除主磁场不均匀造成的质子失相位,在相同的 TE 下,GRE 序列得到的回波幅度将明显低于 SE 序列,另外 GRE 序列用小角度激发,RF 激发所产生的横向磁化矢量比 SE 序列中的小,所以多种原因造成 GRE 序列图像的固有信噪比低于 SE 序列。

4. **GRE 序列中的 T_2^* 效应**　GRE 序列中翻转梯度的加入使读出梯度方向的磁场均匀性遭到暂时性破坏,从而导致横向弛豫时间加快,通常将这一现象称为 GRE 序列的 T_2^* 效应。这个 T_2^* 弛豫信息而非 T_2 弛豫信息。而在 SE 序列中,180°脉冲可以剔除主磁场不均匀造成的质子失相位从而获得真正的 T_2 弛豫信息。GRE 序列中没有 180°聚焦脉冲,因此不能抵消主磁场不均匀造成的质子失相位,由此来看信噪比低是 GRE 序列的固有缺点。

5. **GRE 序列中血流常呈高信号**　在 SE 序列中,回波的产生利用层面选择的 180°脉冲激发,这样只要在 90°和 180°脉冲之间(TE/2)受 90°脉冲激发过的血流离开了扫描层面,则不能接受到 180°脉冲产生的回波,因而产生了流空效应。但在 GRE 序列中的回波是利用梯度场的切换产生,而梯度场的切换是不用进行层面选择的,因此受小角度激发产生宏观横向磁化矢量的血流,尽管离开了扫描层面,但只要不超出有效梯度场的切换而产生回波,就不表现为流空而呈现相对高的信号强度。

6. **GRE 序列对磁场的不均匀性特别敏感**　SE 序列的特点之一是对磁场不均匀性不敏感。因为 180°聚焦脉冲可以剔除主磁场不均匀性造成的质子失相位。在 GRE 序列中,回波产生依靠梯度场的切换,不能剔除主磁场不均匀性造成的质子失相位,所以其对磁场的不均匀性比较敏感。这就是容易产生磁化率伪影的主要原因。这种伪影多出现在组织游离界面上,如气体和其他组织的界面上。但可以使造成局部磁场不均匀的病变得以更好显示,如出血性病变等。

(三)反转恢复序列

反转恢复(inversion recovery, IR)序列由一个 180°反转脉冲、一个 90°激励脉冲与一个 180°复相脉冲组成(图 3-18)。

扫描中先给一个 180°射频脉冲,该脉冲使原来和静磁场方向完全一致的自旋质子的磁化矢量 M_0 反转到和主磁场完全相反的方向,因此该 180°脉冲也被称为反转脉冲。之后磁

化矢量沿 *z* 轴逐渐恢复,再发射一个 90°射频脉冲,使磁化矢量偏转到 *xy* 平面,90°脉冲后就和 SE 序列一样在 TE/2 施加一个 180°复相脉冲,采集一个自旋回波信号。实际上就是在 SE 序列前施加一个 180°反转预脉冲。

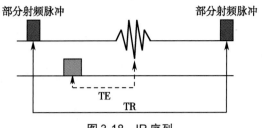

图 3-18　IR 序列

IR 序列的成像参数包括 TI、TE、TR。该序列中,把 180°反转脉冲中点到 90°脉冲中点的时间间隔称为反转时间(inversion time,TI),把 90°脉冲中点到回波中点的时间间隔称为 TE,把相邻的两个 180°反转预脉冲中点的时间间隔称为 TR。

IR 序列中,TI 是图像对比的主要决定因素,尤其是 T_1 对比的决定因素。TI 的作用类似于 SE 序列中的 TR,而 IR 序列中的 TR 对 T_1 加权程度的作用相对要小。但 TR 必须足够长,才能容许在下一个脉冲序列重复之前,使各组织的纵向磁化矢量都能基本回到平衡状态。IR 序列可形成重 T_1WI,在成像过程中完全去除 T_2 的作用,精细地显示解剖结构,如脑的灰白质,因而在检测灰白质疾病方面有很大的优势。

1. IR 序列有以下特点

(1)组织的 T_1 对比效果较好,且信噪比较高。IR 序列一般作为 T_1WI 序列,增加脑灰白质之间的 T_1 对比,临床上主要用于儿童髓鞘发育的研究。

(2)由于 TR 较长,因而一般 IR 序列的扫描时间也长。传统的 IR 序列临床应用较少。将 IR 序列与快速自旋回波(FSE)序列技术相结合大大缩短了扫描时间,使该序列在临床上有较广泛应用。

2. 反转恢复序列成像时可获得 T_1WI 和质子密度加权(PDWI)像,也可以用来测量样本的 T_1 值。除此之外,主要用于以下几种特殊的 MR 成像。

(1)STIR 序列:短 TI 反转恢复脉冲(short TI inversion recovery,STIR)序列是反转恢复序列的一种特殊情况,用该序列来抑制某种组织信号。STIR 序列是短 TI 序列,即通过用短 TI 时间,能使某种组织磁化矢量在 TI 时刻为零。该组织没有转移到 *xy* 平面的磁化矢量,因此无信号产生,图像上该组织呈黑色。用 STIR 技术进行脂肪抑制,当脂肪的磁化矢量为零时,即 TI 等于 0.69 倍的脂肪 T_1 时(STIR 序列的 TI 值约等于脂肪组织的 69%),加 90°RF 脉冲,此时脂肪组织没有信号产生。由于组织的 T_1 值随磁场的变化而变化,在不同场强下,组织的 T_1 值不同,因此不同设备要选用不同的 TI 值来抑制脂肪。在 1.5T 的设备上,一般 TI 选择在 150ms 左右,TR 一般要大于 2 000ms。

STIR 序列是短 TI 的 IR 脉冲序列类型,主要用于抑制脂肪信号,可用于抑制骨髓、眶窝、腹部等部位的脂肪信号,更好地显示被脂肪信号覆盖的病变,同时可以鉴别脂肪与非脂肪的结构。另外,由于脂肪不产生信号,该序列也能降低运动伪影。对人体中受呼吸和心跳影响较大的器官,如腹部、胸部等病变的显示,可用 STIR 序列,采用更短的 TR 和 TI 以减少运动伪影。

另外值得注意的是,该序列不应用于增强检查,因为顺磁性造影剂的短 T_1 效应如果与被增强的组织结构和脂肪的 T_1 值接近时,也可能被抑制,会影响诊断的准确性。

(2)FLAIR 序列:液体衰减反转恢复(fluid-attenuated inversion-recovery,FLAIR)序列

是另一种以 IR 序列为基础发展的脉冲序列。该序列用长 TI 和长 TE 产生液体信号为零的 T_2WI，是一种水抑制成像方法。

FLAIR 序列中，选择较长的 TI 时间，可使 T_1 较长的游离水达到选择性抑制的作用。FLAIR 序列中的 TI 大约为 2 000ms，而 TR 需要大于 TI 的 3~4 倍以上，因此该序列的扫描时间较长。将 FLAIR 序列与 FSE 技术相结合大大缩短了扫描时间，也就是现在我们常用的快速 FLAIR 序列。现在快速 FLAIR 序列已作为头颅检查的常规序列。

FLAIR 序列的作用是抑制组织结构中的脑脊液，与常规序列相比，FLAIR 序列增加了病灶与周围组织的对比度。当脑脊液信号为零时，异常组织特别是含水组织周围的病变信号在图像中就会变得很突出，提高了病变的识别能力。目前常用于脑多发性硬化、脑梗死、脑肿瘤等疾病的鉴别诊断，尤其是当这些病变与富含脑脊液的结构邻近时。

（四）平面回波序列

平面回波成像（echo planar imaging，EPI）技术是目前最快的 MRI 技术之一，于 1978 年由 Mansfeild 及 Pykett 首次提出，但由于该技术需依赖于高性能的梯度线圈，因此临床应用一直到 20 世纪 90 年代中后期才得以实现。

平面回波成像是在一次或多次射频脉冲激发后，读出梯度场的连续正反向切换产生的梯度回波。每次切换产生一个梯度回波，因而会产生多个梯度回波。

EPI 回波是由读出梯度场的正反向连续切换产生的，因此，产生的信号在 K 空间内的填充是一个迂回轨迹，这与一般的梯度回波或自旋回波序列显然是不同的。这种 K 空间迂回填充轨迹需要相位编码梯度与读出梯度相互配合方能实现，相位编码梯度在每个回波采集结束后施加，其持续时间的中点正好与读出梯度切换过零点时重叠。

EPI 在一次激发后采集的多个梯度回波采用不同的相位编码，因而各个回波填充于 K 空间的不同相位编码上，而且其采集了正反向的梯度回波，决定了 K 空间的填充必然是迂回轨迹。

EPI 本身只能算是一种 MRI 信号的采集方式，EPI 技术需要结合一定的准备脉冲才能成为真正的成像脉冲，而且 EPI 序列的加权方式、权重和用途都与其准备脉冲密切相关。主要包括以下几种：

1. **梯度回波 EPI 序列** 梯度回波 EPI（GRE-EPI）序列是最基本的 EPI 序列，结构也最简单，是在 90° 脉冲后利用 EPI 采集技术采集梯度回波链。GRE-EPI 序列一般采用 SS-EPI 方法采集信号。主要用于 MRI 造影剂首次通过灌注加权成像和基于血氧水平依赖（blood oxygenation level dependent，BOLD）效应的脑功能成像。

2. **自旋回波 EPI 序列** 自旋回波 EPI 序列是 EPI 与自旋回波序列结合。如果 EPI 采集前准备脉冲为一个 90° 脉冲后跟随一个 180° 脉冲，即自旋回波方式，则该序列被称为 SE-EPI 序列。180° 脉冲将产生一个标准的自旋回波，而 EPI 方法将采集一个梯度回波链，一般把自旋回波填充在 K 空间中心，而把 EPI 回波链填充在 K 空间其他区域，由于与图像对比关系最密切的 K 空间中心填充的是自旋回波信号，因此认为该序列得到的图像能反映组织的 T_2 弛豫特性，获得的是含有 SE 的 T_2WI 效应图像。一般被用作 T_2WI 或水分子加权成像序列。

3. **反转恢复 EPI 序列** 反转恢复 EPI（inversion recovery EPI，IR-EPI）序列是指 EPI 采集前施加的是 180° 反转恢复预脉冲。EPI 与 IR 序列脉冲结合，形成 IR-EPI，可产生典型的 T_1WI。利用 180° 反转恢复脉冲增加 T_1 对比，选择适当的 TI 时，还可以获得脂肪抑制或液体抑制图像。IR-EPI 的临床应用较少,常用作超快速 T_1WI,如心肌灌注加权成像以及腹部脏器的灌注加权成像。

二、影响图像质量的常用成像参数

磁共振成像受很多因素的影响,如各种成像参数及人体组织的质子密度、T_1 值、T_2 值等。如果这些影响因素无序地掺杂在一起,就无法确定图像上组织信号的变化源于何种因素,更无法通过图像上的信号强度变化对正常组织和病变组织进行正确判断,对于诊断疾病非常不利。因此,不同的成像目的,需要通过调整成像参数,使某一个影响因素对组织的信号强度及对比度起主要作用。

(一)重复时间

重复时间(repetition time,TR)是指第一个射频激励脉冲到下一周期同一脉冲再次出现所经历的时间,也就是执行一次脉冲序列所需要的时间。TR 直接影响磁化矢量受激励后的恢复程度。TR 越长,氢质子就有更长的时间进行纵向弛豫,组织纵向磁化矢量的恢复程度就越大。对于图像的权重而言,TR 主要决定图像的 T_1 对比,TR 越长 T_1 权重越小,反之 TR 越短,T_1 权重越大。对于图像的信噪比而言,TR 越长,组织的纵向磁化矢量恢复程度越大,图像的信噪比越高,但扫描时间延长。

(二)回波时间

回波时间(echo time,TE)是指射频激励脉冲的中心点到回波信号中心点的时间间隔。TE 主要决定了图像的 T_2 对比,TE 越长质子横向弛豫越大,所获图像的 T_2 权重越大,但图像的信噪比越低;反之 TE 越短,T_2 权重越小,但所获图像信噪比越大。在包括自旋回波和梯度回波的序列中,TR 和 TE 共同决定了图像的信噪比和对比度。如果序列执行一次采集一个回波信号,那么 TE 是固定的,但在多回波序列中,由于采集的回波信号不止一个,因此它们具有不同的 TE。通常将射频脉冲至第一个回波信号出现的时间称为 TE_1,至第二个回波信号的时间称为 TE_2,以此类推。

(三)反转时间

反转时间(inversion time,TI)只出现在反转恢复脉冲序列中,是指 −180° 反转脉冲与 90° 激励脉冲之间的时间间隔,该序列中两个 −180° 脉冲之间的时间间隔为 TR,90° 脉冲和 180° 脉冲之间的间隔为 TE/2。在反转恢复序列中,除了 TR、TE 外,TI 也是一个决定图像对比度的重要参数。反转恢复序列主要有两种应用目的,一是抑制某种组织的信号如脂肪,另一个是为了增加组织的 T_1 对比。当反转恢复序列以抑制某种信号为应用目的时,序列的 TI 根据不同组织的 T_1 值进行选择。例如,对脂肪信号实施抑制时选择短 TI(1.5T 场强为 150ms 左右)进行扫描;对自由水进行抑制时则选择长 TI(1.5T 场强为 2 200ms 左右)进行扫描。当成像目的主要为了增加如脑灰质和白质等组织的 T_1 对比时,则选择中等长度的 TI(600～700ms)。

(四)矩阵

矩阵(matrix)可分为采集矩阵和显示矩阵,通常所说的矩阵一般指采集矩阵。采集矩阵是指图像行、列方向上数据采集点的多少,对应于磁共振成像就是频率和相位编码方向上的编码步数。频率方向上的编码步数并不直接影响采集时间,但相位方向上的编码步数和图像采集时间直接相关,所以相位编码步数越多,图像采集时间越长。在扫描视野不变的条件下，采集矩阵越大，成像体素越小，图像层面内的空间分辨率越高，但信噪比下降。图像的显示矩阵则指图像具体呈现时的矩阵大小，通常采用插值的方法而大于采集矩阵。

（五）视野

视野（field of view，FOV）亦称为扫描野，是指实施扫描的解剖区域大小，它是一个面积概念，大多数情况下为正方形。单就某一磁共振系统而言，最大视野的大小受到磁场均匀度好坏的限制，但在临床应用中的实际视野大小还受到接收线圈有效范围的限制。在矩阵不变的情况下，视野越大，成像体素就越大，图像层面内的空间分辨力就越低，但图像的信噪比越高。

（六）层厚

磁共振成像的层厚（slice thickness）是指被射频激发的组织厚度，由层面选择梯度和射频脉冲带宽共同控制。在射频带宽一定的情况下，选层梯度场的强度越大，层面越薄；而在梯度场强一定的情况下，射频带宽越小，层厚越薄。层厚越薄说明图像在层面选择方向的空间分辨力越高，但由于体素体积变小，图像的信噪比降低。

（七）层间隔

层间隔（slice gap）又叫层间距，是指相邻两个层面之间的距离。在理想的情况下，磁共振成像过程中只有层面内的氢质子被射频脉冲激励，但由于梯度磁场的线性度、射频脉冲的矩形性等因素影响，层面附近的质子往往也会受到激励，这样就会造成层面之间信号的相互干扰，这一效应称为层间干扰（cross talk）或层间污染（cross contamination）。为了减少层间污染，在二维磁共振成像时往往需要设置一定的层间隔。

（八）翻转角

翻转角（flip angle）又称射频激励角，是指在射频脉冲的激励下，层面内的宏观磁化矢量 Mz 偏离静磁场 B_0 方向的角度，它的大小取决于激励射频的强度（能量）和作用时间。射频强度越大、作用时间越长，则造成磁化矢量的翻转角度越大。自旋回波的翻转角一般为 90°，梯度回波则小于 90°。

（九）激励次数

激励次数（number of excitations，NEX）又叫信号平均次数（number of signal averaged，NSA）或信号采集次数（number of acquisitions，NA），它是指每个相位编码步数信号采集的次数。NEX 增加有利于增加图像信噪比，但也同时增加了信号采集时间。激励次数增加一倍，图像信噪比为原来的 $\sqrt{2}$ 倍，但扫描时间增加一倍。一般的序列需要两次以上的 NEX，而快速 MRI 序列特别是屏气序列的 NEX 往往是 1 甚至小于 1（部分 K 空间技术）。

（十）回波链长度

回波链长度（echo train length，ETL）是快速自旋回波的专有参数，是指射频脉冲激发后采集的回波数。在常规自旋回波序列中，每个 TR 中仅采集一个回波信号，填充一行 K 空间数据；而在快速自旋回波序列中，由于回波链的存在，每个 TR 时间采集多个回波，填充多行 K 空间。因此，回波链也被称为快速成像序列的快速因子。回波链的存在将成比例减少 TR 的重复次数，缩短扫描时间。

（十一）有效回波时间

在快速自旋回波序列中，一次射频脉冲激发采集多个回波信号，分别被填充在 K 空间的不同位置。由于每个回波信号的采集处于不同的 T_2 衰减时间，具有不同的 TE。对于一个 K 空间数据而言，其中心区域的回波主要决定图像的对比度，而 K 空间边缘的数据主要影响图像的空间分辨力。因此，有效回波时间（effective echo time，TE eff）就是指 K 空间中心区域回波信号的回波时间。在所有快速自旋回波序列中，回波时间均特指有效回波时间。

（十二）回波间隔时间

回波链中相邻两个回波中点之间的时间间隔称为回波间隔时间（echo spacing，ESP）。由于每个回波信号的采集处于 T_2 衰减的不同时间，导致所采集的信号在幅度上存在差异，因此 ESP 的缩短将有助于减小这种差异，进而降低由此造成的图像边缘模糊伪影（blurring artifact）。

第三节 流动现象、伪影及其补偿技术

一、流动现象及其补偿技术

（一）流动现象及影响因素

在 MRI 检查中，血液和脑脊液的流动状态产生的时间飞跃现象、进入现象、体素内失相位等效应统称为流动现象。与周围静止状态的质子相比，血管内血液和身体内其他的流动质子在 MRI 上表现出不同的信号特征，可产生流动现象和流动运动伪影。

1. **时间飞跃现象** 在 MRI 扫描中，当血流方向垂直于扫描层面时，流动的质子在成像层面内没有同时受到 RF 激励脉冲和相位重聚因素的双重作用，血管腔内的质子没有产生 MRI 信号，信号采集血流无信号表现为影像上的黑色，这种现象称为时间飞跃现象或流空效应。

2. **进入现象** 在 MRI 扫描中，当血流方向垂直于扫描层面时，成像层面内的静止质子如果受到 RF 脉冲的反复激励将趋于饱和，信号变弱，而垂直流入成像层面内不曾受到激励的"新鲜"质子，在成像层面内受到激励并经历相位重聚后，则可产生高信号，相比周围静止质子信号强度更强，并在进入一组图像的第一层时最显著，这种现象称为进入现象或流动相关增强。

3. **体素内失相位** 在 MRI 成像层面中的同一体素内同时含有各种质子，质子间的速度、方向不一致时，体素内质子间将出现相位差，体素内质子失相位造成体素信号减低，这种现象称为体素内失相位。

（二）流动运动伪影

流动运动伪影主要有两种：一种是血管内搏动性血流引起的血管重影。另一种是斜行进入成像层面的流动质子，在受到脉冲激励后至信号采集的 TE 时间内，其位置发生了变化，引起信号空间编码错位；如很长的 TE 时间在血管腔外可错误地显示血管腔内流动质子信号。

（三）流动现象的补偿技术

流动的质子产生伪影影响图像质量，是因为流动质子的信号强度相差大而形成流动现象。常用以下三种方法克服流动现象带来的不利影响：

1. **预饱和** 为减少流动质子运动伪影所致的空间编码错位，可用预饱和脉冲使流动质子信号缺失，最大限度地减少流动效应的影响，称为预饱和技术。

2. 梯度磁矩相位重聚 为使同一体素内流动质子与静止质子相位相同,通过层面选择梯度或读出梯度的极性变化作为补偿梯度,使流动质子的相位变化归零而相位重聚,体素信号强度增高。常用于 T_2WI 序列且对慢血流补偿效果较好。

3. 偶数回波相位重聚 主要用于 FSE T_2WI 中减少体素内失相位引起的信号丧失;可通过调整 TE 获得偶数回波,减少层流所致的体素内失相位。

二、常见伪影及其补偿技术

MRI 的原理比较复杂,涉及的技术颇多,其图像受多种因素影响,做好图像质量控制对提高 MRI 的临床应用价值非常重要。而且 MRI 扫描序列参数选择灵活性较高,使得 MRI 图像质量很大程度上受操作者的影响,因此必须了解 MRI 图像质量及其影响因素的关系,以便在工作中选择适当参数,取得最佳 MRI 图像。

可把影响磁共振成像的众多参数分为两大类:一类是在扫描序列中可以直接定义的参数,称为初级参数,如:FOV、TR、TE、TI、Flip angle、层数、层厚、层间隔、NEX、相位编码步数等可以在序列中由用户定义的参数;第二类参数称为二级参数,由一级参数决定,如:信噪比、对比度、空间分辨力、均匀性、几何畸变等。

(一)信噪比与影响因素

信噪比(signal-to-noise ratio,SNR)是指图像的信号强度与背景随机噪声强度之比。对一个体素而言,其 SNR 就是该体素的信号强度除以体素的噪声值,是 MRI 最基本的质量参数。所谓信号强度是指图像中某个代表组织的感兴趣区内各像素信号强度的平均值;噪声是指同一感兴趣区等量像素信号强度的标准差。重叠在图像上的噪声使像素的信号强度以平均值为中心而振荡,噪声越大,振荡越明显,SNR 越低。噪声主要来源于人体的分子热运动、系统的电子元器件电气特性及外界杂散信号耦合进电路,是磁共振成像中应尽量避免的信号。

显然,高 SNR 是获得优质图像的基本条件之一。在成像操作中除保证系统本身状态良好外,提高 SNR 的基本原则是提高受检组织的信号强度和降低背景噪声。图像的 SNR 与多种因素有关:

1. 表面线圈采集的图像 SNR 高于体线圈采集的图像,多通道表面相控阵线圈采集的信号 SNR 更高。

2. 感兴趣区内的质子密度与信号量成正相关,质子密度低的区域如致密骨、肺,仅能产生较低信号,导致 SNR 较低,MRI 检查有局限性;质子密度高的区域如:脑、软组织,能产生高信号,故 SNR 高,MRI 检查有优越性。

3. 图像 SNR 与体素的体积呈正比。因为体积较大的体素所含质子量比体积小的体素多,故 SNR 高。FOV 相同,矩阵增大,体素体积减小,SNR 降低。层厚增加,体素体积增大,SNR 成比例增加,相同层厚时,3D 图像的 SNR 明显高于 2D 图像。

4. SNR 与 TR 成正相关,与主磁场强度呈正比,同时依赖于所使用的脉冲序列的参数及特性。自旋回波类序列的 SNR 一般高于梯度回波类序列;多数序列中 TR 延长,SNR 提高;TE 延长,SNR 降低。

5. SNR 与 NEX 的平方根呈正比。因为多次激发扫描可以对噪声进行平均,减少噪声,提高 SNR,但增加 NEX 的同时会延长扫描时间。

需要注意的是,在各大厂家MRI设备上,参数调整界面显示的信噪比都是相对信噪比(relative SNR),其本身并不能代表真正SNR的高低,所有序列经设置并储存后,重建调用时其显示的相对SNR均为1(100%),随着参数调整,相对SNR发生相应变化。相对SNR的作用仅用于提示操作者该参数调整对SNR的影响,即如果原始序列SNR很高,那么经过参数修改,即使界面显示的相对SNR很低,最后得到的图像仍有足够的SNR。

(二)对比度与影响因素

对比度是组织之间信号强度的相对差异,差别越大则图像对比越好。MRI图像对比度主要包括T_1对比度及T_2对比度。

1. **T_1对比度及影响因子** 组织固有的T_1对比度取决于组织中水分子的存在状态。不同状态其自由运动频率不同,T_1值就不同,从而形成组织之间T_1对比度。不同序列中影响T_1对比度的因素不同。

SE序列中,T_1对比度取决于TE、TR、和接收带宽(BW)。TE决定图像T_2弛豫成分,而TR决定图像T_1弛豫成分,T_1WI需设置最短TE,剔除T_2弛豫成分,增加T_1对比度,并且设置合适的短TR获取图像的T_1弛豫成分。在一定范围内,TR越短T_1权重越重,但并不是T_1权重越重组织的T_1对比度越好。TR理论上选择在两种组织的T_1的平均值附近时,T_1对比度最好。BW是指系统读出回波信号的频率,即单位时间内能够采集的采样点数,增加带宽,可缩短最小TE,降低化学位移伪影,但会降低SNR。FSE序列中,除上述影响T_1对比度的因素外,还有ETL。ETL的增加会使最大TE延长,故而直接影响T_1对比度。

GRE序列中,影响T_1对比度的有TE、TR和翻转角。使用小翻转角可获取图像的T_2弛豫成分,但产生的信号较弱,因此SNR较低;大翻转角可获取图像的T_1弛豫成分,产生信号较大,SNR较高,但相对于SE序列,GRE序列T_2软组织对比度较差。

2. **T_2对比度及影响因子** T_2是指组织横向磁化矢量由射频激发后最大值衰减到37%的时间,T_2对比度取决于不同组织中水分子的排列。影响T_2对比度的因素包括:TR、TE、ETL、BW和某些成像参数选项。

T_2WI需设置最长TR,剔除T_1弛豫成分,并设置合适长的TE获取图像的T_2弛豫成分。同样,T_2权重越重并不代表组织的T_2对比度越好,应根据需要选择合适长的TE进行不同权重的T_2WI。回波链长度(ETL)增加,可缩短成像时间,增加T_2权重,但由于回波数增多,图像模糊效应增大。在磁共振胰胆管造影(MRCP)中,为获得足够的TE时间,ETL通常设定得很长。缩小BW,可提高SNR,但会使回波间隔扩大,回波差别增大,图像模糊,T_2对比度下降。

(三)对比噪声比

由于MRI图像对比度有时受到严重的噪声影响,而不能真实反映图像质量,因此必须把噪声考虑在内,临床上常用对比噪声比(contrast to noise ratio,CNR)来评价图像质量。CNR是指两种组织信号强度差值的绝对值与背景噪声之比。而CNR主要受三个方面因素影响:

1. **组织间的固有差别** 即两种组织的T_1值、T_2值、质子密度、运动等差别,差别大者则CNR较大,对比越好。如果组织间的固有差别很小,即便检查技术再好,CNR也很小。

2. **成像技术** 包括场强、所用序列、成像参数等。选择合理的序列并采用合理的成像参数可以提高图像的CNR。

3. **人工对比** 有的组织的固有差别很小，可以利用注射造影剂的方法增加两者间的CNR，提高病变检出率。

CNR与SNR有关，但CNR代表的是SNR的差值，所以即使两个组织的SNR较低，CNR也可能会很高。

（四）空间分辨力及其决定因素

1. **空间分辨力** 空间分辨力是指MRI图像对解剖细节的显示能力，实际上就是成像体素的大小。体素越小，空间分辨力越高。层厚代表层面选择方向的空间分辨力。

体素的大小取决于成像层厚、FOV和像素矩阵的大小。成像层面变薄，空间分辨力提高，信号所代表组织厚度减小，噪声增加，SNR降低；反之则相反。

所以，当FOV不变时，矩阵越大则体素越小，空间分辨力越高；当矩阵不变时，FOV越大则体素越大，空间分辨力越低。若空间分辨力太低有产生截断伪影及部分容积效应的危险。

2. **空间分辨力与SNR** SNR与体素的大小呈正比，因此空间分辨力直接影响SNR的大小。FOV不变，矩阵增大，空间分辨力提高，体素体积减小，所含质子量减少，接收到的信号降低。噪声不变的情况下，SNR降低，矩阵不变，减小FOV，空间分辨力提高，同时还有产生卷褶伪影的危险。

在设置成像参数时应注意SNR是影响图像质量最重要的因素。一般情况下，图像SNR很高时，能同时满足对CNR的要求，不应为追求过高的空间分辨力而牺牲SNR。有时层厚减少1mm并不能明显提高空间分辨力，却可能造成SNR的严重下降，而当SNR很低时，再高的空间分辨力也将失效。

（五）均匀性及其决定因素

1. **图像的均匀性** 图像的均匀性非常重要，均匀性是指图像上均匀物质信号强度的偏差，偏差越大说明均匀性越低。均匀性包括信号强度的均匀性、SNR均匀性、CNR均匀性。

影响图像均匀性的因素有：①静磁场的不均匀性；②射频磁场的不均匀性；③梯度场的涡流补充效果；④梯度脉冲校准；⑤图像处理方法；⑥穿透效应。

在实际测量中可用水模来进行，可在视野内取5个以上不同位置的感兴趣区进行测量。

2. **磁场均匀性** 磁场均匀性是指在一定的容积范围内磁场强度的均一性。生物大分子不同组织成分中的氢核由于所处化学环境不同，所以共振频率略有不同，即生物组织存在着化学位移现象，所以从分辨力的角度考虑MRI对磁场均匀性的要求，最低要在组织体积成像范围内达到百万分之几的数值。

在整个扫描空间上能够产生并维持强而均匀的主磁场是MRI的基础，非均匀性将引起所测信号频率的差异，而且影响T_2弛豫过程。

MRI系统无论采用哪类磁体，都不可能使整个磁场范围达到一致的磁场均匀度。此外，在磁体周围存在的铁磁性物体（金属支架、患者假牙等）能够影响磁场的磁感应线分布，也会进一步降低磁场的均匀度。实现磁场修正的方法有：磁场适当部位加入金属材料、补偿线圈、MRI扫描前进行匀场。

（六）几何畸变及其决定因素

几何畸变是MRI系统描述设备再现物体真实距离或形态的参数，也是描述设备空间定位是否准确的标志。所谓几何畸变程度是指图像中两点的距离与被测物体相应两点实际尺寸的偏差,体现了 MRI 系统重现物体几何尺寸的能力。几何畸变产生的原因是主磁场的不均匀性和梯度场非线性,以及化学位移不同和磁化率不同,其产生的结果是使图像发生扭曲。

图像的几何畸变反映了主磁场的不均匀性和梯度磁场的非线性变化。图像的线性不好,即所得图像有几何形状失真,就不能真实反映成像物体的真实几何形状。图像线性的好坏一般用畸变百分率来表示,畸变越大,图像线性越差;畸变越小,图像线性越好。按照国家标准要求,几何畸变率最大不应超过 5%,当畸变率 >5% 时,则需调整主磁场和梯度场。磁场或进动频率不稳定时,对线性度会产生不利影响,当磁场整体的不均匀性 >1/10 000 时,图像会产生模糊和失真。

导致图像几何畸变的主要因素包括:

1. 静磁场不均匀;

2. 梯度场线性不佳;

3. 信号不完全采集;

4. 磁敏感性改变,如软组织与气体或骨骼的交界面,或存在铁磁性物质等;

5. 脉冲序列,一些对磁敏感性变化比较敏感的脉冲序列,如 EPI 序列等,图像上容易发生几何畸变。

(七) 磁共振伪影

磁共振伪影是指在 MRI 扫描或图像重建的过程中产生了图像与实际解剖结构不相符的信号,可以表现为图像变形、重叠、缺失、模糊等。与其他医学影像技术相比,MRI 检查由于扫描序列及成像参数多,成像过程复杂,是出现伪影最多的一种影像技术。

由于出现磁共振伪影的图像不能正确反映组织的解剖位置、形态及组织特征,绝大多数情况下,这些伪影将影响医生对图像的判读、对病变的诊断。识别和设法消除或减小这些伪影非常重要,从而也要求我们对 MRI 的物理原理和基本硬件构造有所了解。

1. 伪影出现的原因及分类众多,包括:

(1) 图像处理相关伪影:与脉冲序列、扫描参数及软件等有关,包括卷褶、化学位移、截断、部分容积效应等伪影;

(2) 硬件相关伪影:由于静磁场不均匀(磁体)、射频不均匀(线圈、射频部件)、非线性梯度及梯度场不均匀(梯度部件)等原因,出现磁场不均匀、射频相关(层间交叉、拉链伪影、射频馈通、射频噪声)、梯度相关(涡流、非线性、几何变形)、线圈相关(信号丢失、灯芯绒样、不均匀、马赛克)等多种伪影;

(3) 患者相关伪影:由于患者运动、生理性运动、血流、脑脊液搏动、金属植入物、化妆材料及解剖部位等相关伪影,分为运动伪影、金属伪影及磁敏感伪影等;

(4) 环境相关伪影:由于射频泄露或 / 和射频干扰、运动的金属、温度突然改变等原因导致的拉链伪影等;

(5) 操作相关伪影:由于摆位制动、线圈选择、金属异物、屏气控制、定位线交叉、匀场中心偏差等原因,造成包括低信噪比、信号不均匀及运动伪影等。

2. MRI 常见伪影主要有以下几种:

(1) 运动伪影:在 MRI 信号采集的过程中,由于受检者的宏观运动或运动器官在每一次激发、编码及信号采集时所处的位置或形态发生了变化,会出现相位错误。在傅里叶变换时其信号位置发生错误,出现伪影。运动伪影主要出现在相位编码方向上。

人体组织的运动分为生理性运动和自主性运动,其伪影的表现形式各异。生理性运动伪影(physiological motion artifacts)又称"非自主运动伪影(involuntary movement artifacts)",是一种具有周期性的生理运动且受检者不能够自主控制的运动造成的伪影,如心跳、血管搏动(图3-19)、胃肠道蠕动、血流以及脑脊液波动等引起的伪影。

自主运动伪影(autonomous motion artifacts)又分随机自主运动伪影和不随机自主运动伪影。随机自主运动伪影是一种不具有周期性且受检者能够自主控制的运动造成的伪影,如吞咽运动、眼球转动(图3-20)、肢体运动等造成的在图像上产生的各种不同形状的伪影。不随机自主运动伪影主要指的是胸腹部的呼吸运动产生的伪影。

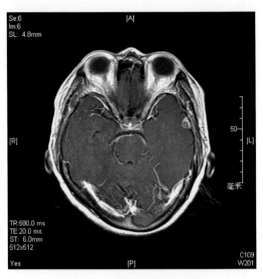

图3-19 后颅窝血管搏动伪影

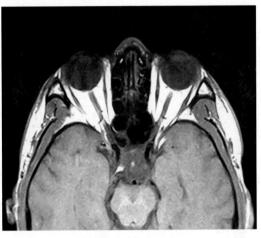

图3-20 眼球运动伪影

1)运动伪影的特点:① MRI 图像采集过程中,频率编码方向数据采集速度快、时间短(毫秒级),而信号的相位差信息不容易被识别,相位编码则需要多次编码,持续时间较长(秒或分钟级)。因此,相比频率编码方向而言,相位编码方向上的运动伪影更严重。②运动伪影的强度与运动结构的信号强度、运动幅度及所使用的磁场强度呈正比,因此运动伪影在高场强 MRI 系统的表现更为明显。③运动伪影与运动周期及设置参数如 TR、NEX 等相关。

2)运动伪影的解决对策:①针对随机自主运动产生的伪影如吞咽运动、眼球转动、肢体运动等造成的伪影,在检查前,嘱咐患者能够充分配合检查。例如:在做颈部检查时,嘱咐患者不做吞咽动作、不咳嗽;对于意识不清或躁动的患者,检查前给予镇静剂;使用螺旋桨技术或刀锋技术进行运动校正;使用快速成像序列,缩短成像时间,减小此类运动伪影发生的概率;改变相位及频率编码方向,使运动伪影避开目标区域(图3-21、图3-22)。②针对不随机自主运动如呼吸运动伪影(图3-23、图3-24),采用快速可屏气扫描序列;采用呼吸门控技术,使数据采集与运动同步;扫描前对患者进行呼吸节奏训练,以保持呼吸频率均匀一致。采用膈肌导航技术(图3-25、图3-26),膈肌导航与呼吸门控的共同点是两者均利用呼气末的平台期进行图像采集。膈肌导航的关键点在于:导航条要垂直于膈肌面并且放在膈肌面最高处即呼气末的膈肌平面上;采用呼吸补偿技术;利用腹带束紧腹部减轻呼吸运动的幅度；增加激励次数也可减轻相关伪影，但同时会增加扫描时间；采用脂肪抑制技术，减轻腹壁的信号强度，减轻运动伪影。③针对心脏搏动伪影，采用添加心电门控技术的序列采集图像；采用单次激发的序列缩短成像时间减弱心脏搏动伪影；改变频率及相位编码方向，使目标部位避开心脏搏动伪影；在心脏区域添加饱和带，饱和心脏组织信号。④针对胃肠部蠕动产生的伪影，使用抑制胃肠蠕动的相关药物让其蠕动减弱；嘱咐患者检查前保持空腹状态，待胃肠排空后再行磁共振检查，减轻胃肠部的信号影响；对不属于目标成像区域的运动组织，使用饱和带抑制相应的运动信号；改变相位及频率编码方向使目标部位避开胃肠部蠕动干扰。⑤针对血管搏动、血液流动伪影及脑脊液流动伪影，对成像区域上游或下游的血流施加预饱和脉冲，可以降低血液的信号和血流伪影；改变相位和频率编码方向；合理使用流动补偿技术，纠正流动质子的相位漂移；添加心电门控技术使流动质子同相运动；增加 TR、NEX 和相位编码数可以加大伪影间隔使伪影移出解剖部位。

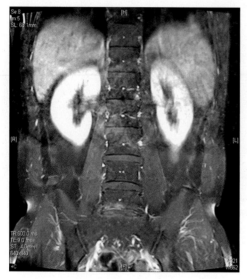 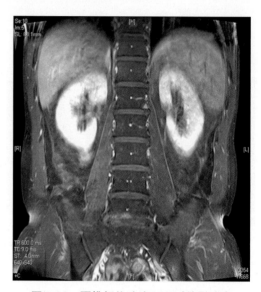

<table>
<tr><td>图 3-21　腰椎相位为左右时出现伪影</td><td>图 3-22　腰椎相位改为 H-F 时伪影消失</td></tr>
</table>

（2）卷褶伪影：卷褶伪影是指在 MRI 信号采集过程中，当受检部位的大小超出所设置的 FOV 大小，FOV 外的组织信号将折叠到图像的另一侧，这种折叠的图像称作卷褶伪影（图 3-27）。

MRI 信号的相位和频率决定了其在图像上的位置，而信号的相位和频率分别由相位编码和频率编码梯度场获得。在 FOV 确定后，信号的相位和频率也限制在一定范围内，有限的相位和频率范围仅能对 FOV 内的信号进行空间编码，但 FOV 范围之外的氢质子也会产生信号，其信号的相位和频率超过设置的采集范围，高于相位和频率既定范围高值部分的信号被卷褶到低值部分，低于相位和频率既定范围低值部分的信号则被卷褶到高值部分。

卷褶伪影既可以发生在频率编码方向，也可以发生在相位编码方向。由于不会增加图像采集时间，目前的 MRI 机器均采用频率方向超范围编码技术，因此频率编码方向一般不出现卷褶伪影。在实际工作中，出于减少扫描时间的考虑一般都会采用矩形 FOV，所以发生在相位编码方向的卷褶伪影更常见。在三维 MR 成像序列中，由于在层面方向上也采用

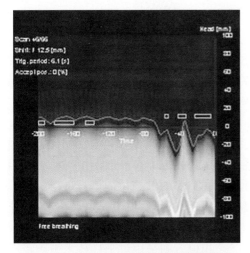

图 3-23　呼吸不均导航扫描遗漏病灶 1

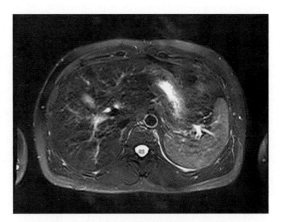

图 3-24　呼吸不均导航扫描遗漏病灶 2

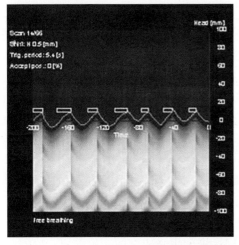

图 3-25　呼吸均匀导航扫描可见病灶 1

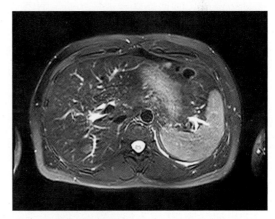

图 3-26　呼吸均匀导航扫描可见病灶 2

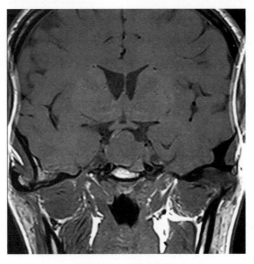

图 3-27　卷褶伪影

了相位编码，卷褶伪影也可以出现在层面方向上，表现为第一层外的组织信号重叠到最后几层的图像中或最后一层外的组织信号重叠到前几层图像中。

1）卷褶伪影的特点：①主要出现在相位编码方向上；②FOV设置小于目标部位所致；③FOV外一侧的组织信号重叠在FOV内图像的另一侧；④在三维成像序列中表现为层面方向两端的部分层面上出现对侧端容积块外的组织折叠插入的现象。

2）卷褶伪影的解决对策：①增加FOV，设置的FOV大小至少应覆盖整个目标扫描部位，这是临床常用的也是最简单的应对方法。②使用表面线圈，表面线圈只能接收线圈作用范围内的组织信号，线圈作用范围外的组织不会产生信号，因此一般不会出现卷褶伪影。③相位编码方向过采样技术，对FOV外的组织进行相位编码，但不对其产生的信号进行图像重建，因为FOV外的组织也具有自己相应的位置信息，所以不产生卷褶伪影。如进行前列腺的冠状位扫描时，频率方位为上下，相位方向为左右，为了保证在适当的扫描时间内使前列腺成像具备足够的分辨率，FOV一般较小，此时只能在相位方向采用过采样技术来防止卷褶的发生。④使用预饱和脉冲，使用预饱和脉冲使相位编码方向FOV外的组织信号饱和而不产生信号。这样线圈在接收信号时，几乎接收不到FOV外组织的信号，所以混淆伪影减弱甚至消除。⑤切换频率编码方向和相位编码方向，在采集图像时，尽可能地把目标层面中径线较短的方向设置为相位编码方向。如进行颅脑矢状位扫描时，常把上下方向设置为频率编码方向，把前后方向设置为相位编码方向。

（3）化学位移伪影：由于化学位移现象，脂肪中的质子与水中的质子进动频率存在差异，在图像上表现为脂肪与水的界面上出现黑色和白色条状或月牙状阴影。化学位移伪影常发生在频率编码方向上，随着主磁场强度增加，伪影表现严重。

化学位移伪影是由于氢质子在不同化学环境中的共振频率不同造成的。人体内脂肪和水的氢质子化学位移差导致两者的进动频率有轻微差别，水内氢质子比脂肪内氢质子进动快150Hz/T。在1.5T场强的MRI扫描仪器上，水脂进动频率之差为225Hz。

MRI图像本质上是空间频率的分布。图像采集时，在MRI图像的频率编码方向施加频率编码梯度场，造成不同位置的氢质子进动频率差别，进一步完成空间定位编码。MRI一般把水中氢质子的进动频率定义为中心频率。但由于化学位移导致的频率差异，在定位时就会出现位置偏移。脂肪中氢质子的进动频率低于水中氢质子的进动频率，会被误认为空间位置较低的质子，那么脂肪信号会整体往低频方向偏移。当频率编码方向为左右，左侧为高频方向右侧为低频方向时，紧邻肾脏左侧边界的脂肪组织向右侧偏移，并与肾脏左侧边界的肾脏组织信号形成叠加，表现为肾脏左侧边缘一条信号较高的白色亮带。肾脏右侧边界的脂肪信号同样向右侧偏移，导致紧邻肾脏右侧边界的脂肪信号缺失，表现为一条黑色条带。

1）化学位移伪影的特点：①化学位移伪影随着主磁场强度增加更为严重，同时化学位移伪影还受频率带宽、频率编码方向的编码步级影响，当主磁场强度为1.5T时，脂肪内氢质子与水氢内质子的进动频率相差225Hz。设置频率编码带宽SW＝±12.5kHz时，图像矩阵256×256时，则相当于100Hz/像素，225Hz的频率偏差会导致（225Hz/100Hz·像素$^{-1}$）2.25个像素的位置偏移，在3T场强下将产生4.5个像素的位置偏移，而在0.5T场强下，则只出现不足一个像素的位置偏移；如果主磁场强度为1.5T不变，仅仅将频率编码带宽设置为SW＝±25kHz时，则相当于200Hz/像素，225Hz的频率偏差会导致（225Hz/200Hz·像素$^{-1}$）

1.13 个像素的位置偏移，即增加频率编码带宽可以减低化学位移伪影；如果主磁场强度（1.5T）及采样带宽（SW = ±12.5kHz）不变，仅仅将频率编码方向的步级减少到 125，则 225Hz 的频率偏差会导致（225Hz/200Hz•像素$^{-1}$）1.125 个像素的偏移，即减少频率编码方向的步级数目可以减少化学位移伪影。②化学位移伪影出现在脂肪组织与其他组织的交界处，当两者界面的垂直方向与频率编码方向一致时，伪影更明显。③由于水中的氢质子进动频率快于脂肪中的氢质子，使得同一体素中的氢质子的共振频率不同，所以化学位移伪影通常出现在频率编码方向。但当使用 EPI 序列时，相位方向也可出现该伪影。

2）化学位移伪影的解决对策：①使用脂肪抑制方法除去脂肪信号，没有了脂肪信号，就不会出现化学位移伪影。②增加单个像素对应组织的尺寸，保持 FOV 不变，并降低频率编码步数，可减少化学位移伪影，但会导致空间分辨力降低。③主磁场强度一致时，增加频率编码带宽可增加单个像素可容纳的化学位移，减弱化学位移伪影。④使用长 TE，长 TE 可使脂肪信号产生更多的散相，降低脂肪信号，可以减少化学位移伪影。⑤改变频率编码方向，使脂肪组织与其他组织的界面与频率编码方向平行，可减弱甚至消除化学位移伪影。

（4）截断伪影：截断伪影又称环状伪影或"RING（环状）"伪影，由于数据采样不足，在空间分辨力较低的图像上，高、低信号差别大的交界区因信号强度失准所产生的多条同中心的弧线状高低信号影。主要出现在有高对比度的两种组织的边界处，如脑组织与颅骨、脊髓与脑脊液等。截断伪影常发生在相位编码方向上。

MRI 图像实际上是由很多像素组成的阵列，组成图像的像素越小，数字图像就能更精确地呈现真实解剖结构。但如果在采集图像时，采集矩阵过小，从而导致图像与实际解剖结构存在差别即截断差别，这种差别较为明显时表现为肉眼可见的明暗相间的条纹即为截断伪影。

由于 RF 的回波信号是一个正弦波形，其理想的傅里叶变换是矩形，但是在实际中工作是在有限的时间内对信号进行有限的采样，也就是将回波信号中强度较弱的边缘部分去掉，使得裁剪后的傅里叶变换具有波纹效应。当描述阶梯状信号强度（信号强度突然变强或弱）变化的界面时，波纹效应就会在界面产生交替的亮带和暗带，其强度随着界面的距离增加而降低。

1）截断伪影的特点：①截断伪影常出现在空间分辨力较低即采集矩阵较小的图像上。②截断伪影在信号对比差异比较大的两组组织交界处较为明显。③截断伪影既可以出现在频率编码方向，也可以出现在相位编码方向，为了缩短成像时间，常常降低相位方向上的分辨力，因此截断伪影在相位编码方向更明显。④截断伪影表现为数条明暗相间的弧形条带影。

2）截断伪影的解决对策：①增加空间分辨力使图像尽可能显示真实解剖结构，从而减少截断伪影。②在满足图像采集要求的情况下，尽可能减小 FOV 尺寸，间接提高空间分辨力，减小截断伪影。③通过增加相位编码步数增加相位编码方向的分辨力，减小截断伪影。

（5）磁敏感伪影：磁化率即指某种物质进入外磁场后的磁化强度与外磁场强度的比率，是各类物质的必备特性之一。不同物质具有不同的磁化率。磁敏感伪影产生在不同磁化率物质的交界面，因为磁化率不同会导致局部磁场环境的变形，造成自旋失相位，产生信号损失或错误描述。在组织/空气和组织/脂肪界面（包括鼻旁窦、颅底、蝶鞍等部位）出现异常信号。这种由磁化率差异所导致的伪影即为磁敏感伪影。

铁磁性物质有很大的磁化率，当被检者身体表面或内部有金属异物尤其为铁磁性金属异物时，金属异物与人体组织的交界处存在明显的磁化率差异，使得局部信号不均匀，图像上产生黑洞、极为明亮的伪影，同时相邻组织会发生扭曲变形，我们把这样的伪影称为金属异物伪影，金属异物伪影为磁敏感伪影的一种。在不同的序列上，金属伪影大小不同：FSE＜GRE＜EPI。其特点为：图像变形，或明显异常高/低/混杂信号。临床常见的产生伪影的金属异物包括体外的金属发夹（图3-28）、金属扣、胸罩、拉链、项链、金属义齿，以及体内金属夹、骨钉、固定用金属板、金属吻合器以及节育环，甚至包括日常所用的发胶、睫毛膏、假睫毛、假发等。

磁敏感伪影还表现为人体组织自身的磁敏感性差异伪影，常出现在具有两种不同磁敏感性组织的交界处，如在脑脊液与颅骨交界处及气体与组织的交界处，一般在自旋序列上多表现为高信号或低信号区，而在梯度回波序列中多表现为低信号区。

1）磁敏感伪影的特点：①在梯度回波序列图像中磁敏感伪影比在自旋回波序列中明显，但在EPI序列中显示最为明显。②在频率编码方向产生的磁敏感伪影相比在相位编码方向的明显。③磁化率的程度与TE值呈现正比关系，因此磁敏感伪影在T_2加权成像上比T_1加权成像上明显。④场强越高两种组织的磁化率差异导致的磁化程度差值就更大，磁敏感伪影越严重。

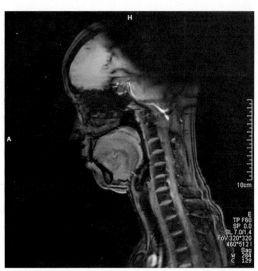

图3-28 金属异物导致的磁敏感伪影

2）磁敏感伪影的解决对策：①检查前尽量去除受检者身上所有的金属异物。体内有不能去除的金属异物时尽量使用低场强的机器进行扫描。②改变频率和相位编码方向，使频率编码方向与伪影相关的两种组织的交界面相垂直。③利用手段降低相邻组织的磁化率差别，如可以嘱患者口服低剂量顺磁性造影剂，可减少胃肠道内气体与其周围组织的磁化率差别，减少磁敏感伪影。④用自旋回波序列代替梯度回波序列及EPI序列，同时缩短TE值也可减少磁化率伪影。⑤做好匀场工作，磁场越均匀，磁化率伪影越小。⑥增加频率编码梯度场强或增加采集矩阵。

（6）拉链伪影：拉链伪影是与设备硬件和环境相关的伪影，如射频泄露或/和干扰、突然的温度改变、运动金属等因素，均可出现拉链伪影。在MRI图像中出现了人体本身不存在的类似拉链状条带样伪影，致使图像模糊质量下降。

1）射频拉链伪影呈现为沿频率编码方向交替的亮点与黑点组成的中心条带或噪声带。产生于自由感应衰减还没有完全衰减之前，180°脉冲的侧峰就与它产生重叠，或者邻近层面不精确的射频脉冲造成一个未经相位编码就激励的回波。

解决此类伪影的方法有：①增大TE，增大自由感应衰减与180°射频脉冲之间的间隔，来减少重叠程度，减少拉链伪影。②增大层厚，通过选择更宽的射频带宽，使射频信号在时间域内变窄，可降低产生重叠的机会。③使用梯度破坏脉冲，破坏受激回波的形成。④调节传输器，减少伪影。

2）RF 馈入拉链伪影：用于激发射频脉冲在数据采集阶段还没有完全关闭的情况，它就"馈通"至接受线圈。另一种可能性是 RF 脉冲通过空间电磁感应进入接收机，图像上出现在相位编码方向的拉链带。

解决此类伪影的方法有：①可交替对连续采集的激发射频脉冲进行 180° 相位变化。②对相位变化进行平均来消除射频伪影。

由于屏蔽室屏蔽缺陷，外界其他的 RF 噪声（如电视频道、电台、荧光灯等）串扰到磁共振信号上，从而在图像上出现明显的雪花斑点（噪声）。

解决此类伪影的方法有：A. 提高 RF 屏蔽性能。B. 尽量移走电子设备，如，监护装置，减少周围电子设备对 MRI 设备的影响。C. 关闭磁体室门，如果屏蔽室的门没有关严会导致设备受外界干扰严重。

（7）部分容积效应

1）与其他断层图像一样，MRI 图像同样存在部分容积效应。由于体素过大，导致体素内信号平均，使一个体素内混合多种组织对比，降低了图像分辨率及图像对比。其特点是同一体素中显示多种组织，造成病灶的信号强度不能客观表达，易对临床诊断造成混淆。复杂的部位容易发生部分容积效应。

2）最有效、最直接的解决方法为降低层厚、增加分辨率。

（8）层间干扰伪影

1）MRI 需要采用射频脉冲激发，由于脉冲的频带不是精确的矩形，而是有侧峰或波纹，实际上 MRI 图像二维采集时扫描层面内及其周围的质子也会受到激发，就会造成层面之间的信号相互影响，我们把这种效应称为层间干扰或层间污染。层间干扰的结果往往是偶数层面的图像整体信号强度降低，而出现同一序列的 MRI 图像一层亮一层暗相间隔的现象。增加了层间隔后，层间干扰减少或基本消失。层间干扰伪影的对策包括：①设置适当的层间隔；②应用隔层扫描方式采集各层图像信号，如总共有 10 层图像，先激发采集第 1、3、5、7、9 层，再激发采集 2、4、6、8、10 层；③采用三维采集技术，层面交叉伪影（图 3-29、图 3-30）

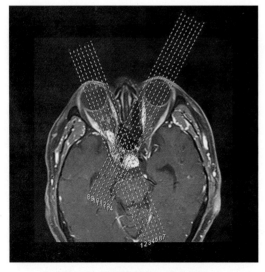

图 3-29　双侧眼眶矢状位定位

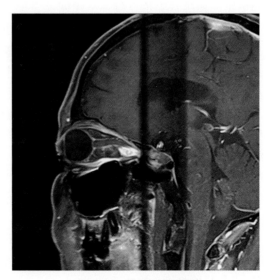

图 3-30　交叉对话伪影

是由于层面内组织受到其他层面额外的射频脉冲激发,提前饱和,不能产生信号,往往在斜位定位时出现,有时预置饱和也可能带来同样的伪影。其特点是层面交叉部位(或有饱和脉冲的部位)信噪比非常低。

2)解决方案为:①定位时注意层面交叉让开要观察的部位;②必要时进行分组采集(图3-31、图3-32),如间隔采集,注意图像排序;③FOV内预置饱和注意手动调整位置,避开要观察的部位。

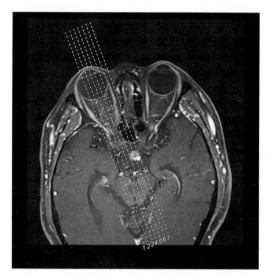

图 3-31 单侧眼眶定位

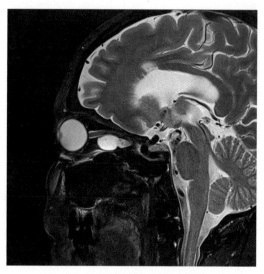

图 3-32 单侧眼眶定位后伪影消失

(9)并行采集技术伪影

1)空间并行采集成像技术(ASSET),是在 K 空间增加采样位置的距离,从而减少 K 空间的采样密度,在小视野(FOV)内通过专门的重建算法,在保持空间分辨力不降低的情况下,使采集时间减少的一种快速成像技术。在启用并行采集技术采集 K 空间时,在相位方向上可实现隔行采集。每一个线圈单元采集一半的相位方向信息,所采到的信息存在明显的相位卷褶,需要利用线圈敏感性数据重建图像并去掉每个线圈单元的卷褶,重建出一个完好的图像。

并行采集技术伪影正是基于运用并行采集技术时出现的伪影,亦称阵列空间灵敏度编码伪影。当 FOV 过小、偏中心校准扫描、扫描范围太小、线圈摆放不正确、线圈通道或接收通道损坏、校准屏气与扫描序列屏气方式不一致时,将导致伪影出现(图3-33),其特点是类似卷褶伪影,亦可见马赛克状伪影,有时范围较大,形成很明显的分界线。小 FOV 时,并行采集技术伪影更重。

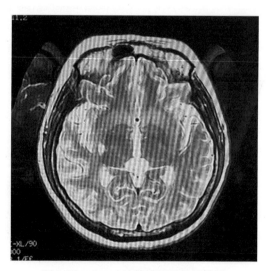

图 3-33 Asset 计算错误导致的伪影

2）根据 ASSET 技术的原理，消除 ASSET 伪影，必须做到以下几点：① FOV 要足够大；②扫描定位要准确；③线圈摆放位置要正确；④校准屏气与扫描序列屏气均采用相同的屏气程度；⑤确定线圈无损坏等；⑥必要时请工程师检修。

（10）其他伪影

1）非线性梯度伪影：理想的梯度磁场应该是线性的。但是，在实际中梯度存在非线性，即梯度磁场的中心线性较好，越靠近边缘，线性越差。非线性梯度造成局部磁场变形，使空间定位不够准确，造成图像扭曲变形。其特点与硬件相关，为图像变形。解决方案是使用大 FOV，对图像进行校正，或者请工程师检修。

2）细线状伪影：为硬件相关伪影，由封闭磁体间内某些放电辐射产生。来源于射频脉冲的受激回波对图像采集的回波产生干扰。伪影较细小，出现在图像局部，可能比较模糊，甚至需要在特殊窗宽窗位下才能发现。解决方法是采用真正的偶数 NEX。

第四节　MRI 造影剂的成像原理及其应用

一、磁共振造影剂增强原理

（一）顺磁性造影剂的增强原理

临床最常用的顺磁性造影剂是钆 - 二乙烯三胺五乙酸（gadolinium diethyl triamine-pento-acetic acid，Gd-DTPA）。Gd-DTPA 常用其 T_1 效应作为 T_1 加权像中的阳性造影剂。造影剂主要原理是弛豫时间和磁敏感性的改变；大多数造影剂是顺磁性或超顺磁性。Gd-DTPA 造影剂是间接造影剂，不会产生影像，而是通过改变组织内质子的弛豫时间来发挥作用。磁共振成像的组织间对比显著，其成像的信号强度不仅取决于组织自身的纵向弛豫（T_1）和横向弛豫（T_2）时间，还取决于组织的质子密度，但是病理组织的 T_1 和 T_2 时间往往与周围正常组织之间没有显著差异，组织的弛豫时间有较大的重叠时，即使在高对比图像中，正常组织和病理组织的信号往往也只有很小的差别，不利于病灶检出。为了进一步提高磁共振成像的组织对比度，使用 Gd-DTPA 造影剂提高病理组织与正常组织之间的对比。这是因为 Gd-DTPA 造影剂通过改变病灶质子周围的局部磁场，缩短组织 T_1 和 T_2 弛豫时间，改变病理组织的信号强度，从而改变组织之间的对比度。顺磁性或超顺磁性的磁共振造影剂提高病理和正常组织之间的影像对比，促使弛豫时间和磁敏感性的改变是其主要原理。最有效的磁共振造影剂是：钆（Gd）、锰（Mn）、镝（Dy）和铁（Fe）。钆有 7 对不成对电子，比较其他元素具有最强的改变邻近质子弛豫时间的能力；Gd-DTPA 造影剂不仅可提高病灶的检出率，还可用于器官功能、代谢和组织血流的动态观察。另外 Gd-DTPA 造影剂不良反应发生率低，是因为 Gd-DTPA 造影剂的使用浓度和剂量相比 CT 碘造影剂低得多。

（二）超顺磁性和铁磁性造影剂的增强原理

超顺磁性和铁磁性造影剂简称微粒子类对比度剂，微粒类造影剂是用于 T_2 或 T_2^* 的弛豫增强的 T_2 造影剂，通常是含有多个铁原子形成的超顺磁中心的高分子，它们的磁矩和磁化率远远大于组织和 T_1 造影剂。磁矩和磁化率越大，导致附近水质子的有效自旋失相位速度越快，最终造成 T_2 加权的自旋回波或梯度回波图像的信号严重损失，显示为低黑信号，因此又称为阴性造影剂。最常见的 T_2 造影剂的主要成分是超顺磁性氧化铁（SPIO）颗粒，可在体内形成局部不均匀磁场。当水分子通过此不均匀磁场扩散时就会使其质子横向磁化的相位发生变化，从而加速失相位过程，形成 T_2 或 T_2^* 的弛豫增强。微粒类造影剂的磁化率或磁矩越大，上述相位发散过程进行得也越快。这类造影剂对 T_1 效应较弱。微粒类造影剂的不成对电子，与其周围环境中水质子间的距离很难近到 0.3nm 以下，但两者的磁矩和磁化率却比人体组织结构和顺磁性造影剂大得多。SPIO 的磁矩是 Gd-DTPA 的 100 倍，与顺磁性造影剂的作用原理不尽相同。

二、磁共振造影剂分类

磁共振造影剂可以从不同角度进行分类。我们根据造影剂的构成材料、作用机制、对磁共振信号影响的强弱、进入人体细胞液内或细胞液外、对某些组织有特殊作用等分为三类：

（一）根据造影剂磁化强度的不同分类

1. **顺磁性造影剂** 常用其 T_1 效应作为 T_1 加权像中的阳性造影剂，如钆剂（Gd-DTPA）；由顺磁性金属元素组成，如 Gd、Mn；其化合物溶于水，呈顺磁性。

2. **超顺磁性造影剂** 指由磁化强度界于顺磁性和铁磁性之间的各种磁性微粒或晶体组成的造影剂，如超顺磁性氧化铁（SPIO）。

3. **铁磁性造影剂** 由铁磁性物质组成的一组紧密排列的原子或晶体，如枸橼酸铁铵（ferric ammonium citrate，FAC）。

（二）根据细胞内、外液分布分类

1. **细胞内液造影剂** 从静脉进入人体后，立即从血中廓清并与目标靶组织器官结合，摄取造影剂的组织和不摄取的组织之间产生高低信号对比。其分类有：肝细胞特异性造影剂、单核吞噬细胞系统（网状内皮系统，RES）造影剂和血池造影剂等。

2. **细胞外液造影剂** 临床应用最广泛的是 Gd-DTPA。Gd-DTPA 造影剂在体内非特异性分布，可在血管内或细胞外间隙自由通过，引起邻近组织中大量水分子在受到脉冲激发后弛豫明显增快，造成组织中靠近造影剂的水分子有较大的净磁化矢量 M，因此，T_1 加权图像中产生高信号。

（三）根据造影剂特异性的不同分类

造影剂可以被体内的某种组织吸收，并在其结构中停留较长时间，称为这种组织或结构的特异性。其分类为：

1. **肝细胞特异性造影剂** 造影剂通过多肽蛋白载体进入肝细胞内，造成吸收造影剂的正常肝脏组织为高信号，而病变肝脏组织不能摄取造影剂为低信号，从而形成高低信号的反差对比图像。此类造影剂可分为肝细胞摄取的钆塞酸二钠（Gd-EOB-DTPA）和钆贝葡胺（Gd-BOPTA），以及单核吞噬细胞系统的超顺磁性氧化铁颗粒（superparamagnetic iron oxide，SPIO）。

2. **血池造影剂** 用于 MRI 血管造影、心肌缺血时心肌生存率的评价，肿瘤血管性能和肿瘤恶性度评价等。

3. **淋巴结造影剂** 用于观察体内淋巴结的改变。

4. **其他组织特异性造影剂** 如胰腺、肾上腺造影剂等。

三、磁共振造影剂临床应用

我们需要依靠磁共振造影剂增强扫描，满足 MRI 病变发现及显示其特性的要求，以解决临床实际应用中 MRI 存在某些病变与正常组织的弛豫时间无明显差异,或者虽有明显的信号异常,但仍难以诊断和鉴别,或者仅平扫不易显示及鉴别的小病灶,患者因碘造影剂过敏不能做进一步 CT 增强检查,在这些情况下,可选择进行磁共振对比增强,利用 MRI 多参数、多序列、多方位和三维成像以及较高的软组织分辨率进行鉴别诊断。随着磁共振造影剂在临床上的广泛应用,造影剂的使用已不仅仅局限于增加病变与正常组织间的信号对比度而进行定性诊断,越来越多新的成像技术如三维动态血管成像技术、灌注成像以及其他定量诊断技术等已局部进入临床应用。根据临床使用造影剂的实际情况,着重从以下四个方面进行介绍。

（一）Gd-DTPA

钆螯合剂 Gd-DTPA 是目前临床使用最多的 MRI 造影剂。Gd-DTPA 常用其 T_1 效应作为 T_1 加权像中的阳性造影剂。从受检者肘静脉注药后,其不通过细胞膜而主要在细胞外间隙,对生物学分布无专一性,迅速分布到心脏、肝、肾、肺、脾、膀胱等组织器官中。Gd-DTPA 在器官中的浓度与该器官血供丰富程度成正相关,血供丰富的器官或病灶则 T_1 缩短信号增强,不丰富的组织器官或病灶强化则不明显。Gd-DTPA 不易通过血脑屏障,只有当血脑屏障破坏产生病变时,Gd-DTPA 才能进入脑与脊髓。Gd-DTPA 造影剂在注入体内后迅速衰减,60~70min 血中浓度下降一半。因此 Gd-DTPA 增强扫描必须在 60min 内完成。12~24h 达到检出水平以下,因其不能进入细胞,以原形排出,90% 经肾小球滤过从尿排出体外,24h 后 98% 从尿中排泄,故又称肾性造影剂。

Gd-DTPA 造影剂主要应用于中枢神经系统 MRI 检查,当血脑屏障破坏使病变强化,如感染、脑瘤、血管性病变、急性脑脱髓鞘病变及脊髓肿瘤、炎症病变等（图 3-34～图 3-37）。Gd-DTPA 造影剂经静脉内注入,用量一般为 0.1mmol/kg；垂体微腺瘤时,Gd-DTPA 用量可减半为 0.05mmol/kg,以降低垂体超高信号对低信号病灶的干扰；对于脑转移瘤、多发性硬化,为提高小病变检出率,可用加大 Gd-DTPA 用量至 0.2～0.3mmol/kg,以发现更多病变。

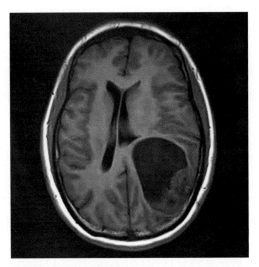

图 3-34　颅脑平扫横断位 T_1WI,左侧颞枕叶病灶呈低、等混杂信号

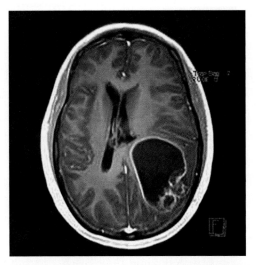

图 3-35　颅脑对比 Gd-DTPA 增强扫描横断面 T_1WI,左侧颞枕叶病灶呈四周边缘强化、中央不强化的混杂信号

Gd-DTPA造影剂可用于头颈部、胸腹部、盆腔、四肢等血管的增强检查,也用于胸腹部、盆腔、乳腺、肌骨系统病变增强检查。在行胸腹部血管检查时,Gd-DTPA造影剂用量应增加,在单纯行肾脏检查时用量可减少,因Gd-DTPA主要经肾脏排泄。

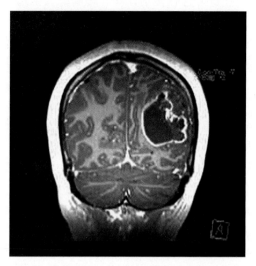
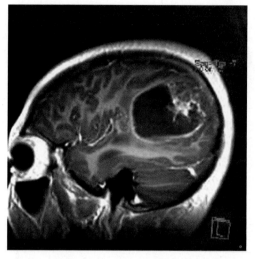
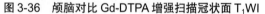

图3-36　颅脑对比Gd-DTPA增强扫描冠状面T$_1$WI　　图3-37　颅脑对比Gd-DTPA增强扫描矢状面T$_1$WI

(二)肝细胞特异性造影剂

肝细胞特异性造影剂可提高MRI诊断的特异性和敏感性,对于肝局灶性病变的显示优于平扫MRI。

腹部磁共振肝脏增强扫描检查使用的造影剂种类繁多,根据用药作用机制的不同,可分为细胞外液造影剂(Gd-DTPA)、肝胆特异造影剂(Gd-EOB-DTPA、Gd-BOPTA、Mn-DPDP)和单核吞噬细胞系统造影剂(SPIO)。它们有不同的适应证和禁忌证,可按照相应的造影剂说明书合理选择应用的用法用量、MRI扫描序列和延迟时间。细胞外液造影剂Gd-DTPA增强扫描时,需要快速动态T$_1$WI扫描,完成动脉期、门脉期、平衡期三期或多期扫描(图3-38~图3-41),使造影剂在肝脏血管内期间成像,以获得正常组织与病变之间良好的组织对比。在三期或多期Gd-DTPA增强动态T$_1$WI扫描,肝细胞肝癌大部分快进快出强化,血管瘤表现为持续强化,转移瘤常显示牛眼征环形边缘强化,诊断准确率高。当然也有一部分肝脏小结节或肿块因强化特征不典型,给定性诊断带来很大困扰。

1. Gd-EOB-DTPA　肝脏特异性造影剂可提高肝脏小结节MRI诊断的特异性和敏感性(图3-42),对于肝局灶性病变的显示优于平扫MRI。肝细胞特异造影剂Gd-EOB-DTPA的成人推荐使用剂量是0.1ml/kg(相当于25nmol/kg),从肘静脉注射后与肝细胞结合前通过细胞外间隙;在注射药物后,动态成像中(包括动脉期、门脉期及平衡期)(图3-43~图3-45),不同的肝脏病变在各时间点表现为不同的增强特征,据此可对病变进行定性分析。在注射后的前2min信号强度急剧增强,然后信号强度缓慢增加,一直持续到注射后20min左右。一般患者在2min达到平衡期,15~20min可达到肝特异性期(图3-46、图3-47);但肝硬化患者在注射药物后,各个时期时间都有所推迟。在肝特异性期信号与剂量有一定相关性;Gd-EOB-DTPA的50%由胆汁排泄。同时利用Gd-EOB-DTPA的清除方式,即以相

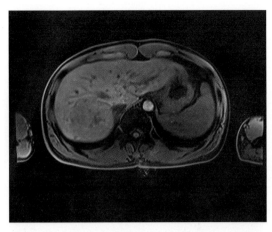

图 3-38　肝脏平扫横断面 T₁WI，右叶后上段类圆形肿块呈稍低信号，病灶中央见星状瘢痕低信号

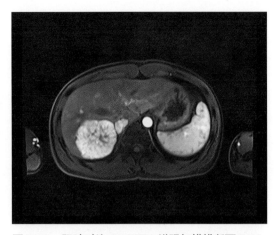

图 3-39　肝脏对比 Gd-DTPA 增强扫描横断面 T₁WI，20s 动脉期，类圆形局灶性结节增生病灶明显强化呈高信号；病灶中央瘢痕未见强化

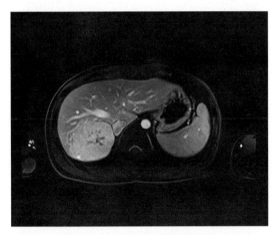

图 3-40　肝脏对比 Gd-DTPA 增强扫描横断面 T₁WI，50s 门静脉期，类圆形局灶性结节增生病灶强化未见减退，中央瘢痕出现强化

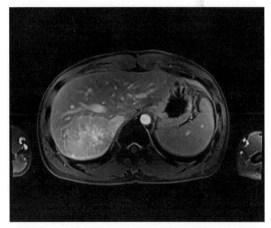

图 3-41　肝脏对比 Gd-DTPA 增强扫描横断面 T₁WI，150s 平衡期，类圆形局灶性结节增生病灶强化未见减退，中央瘢痕持续强化为高信号

同剂量通过肝胆和肾脏途径完全清除，还可以行增强 MR 胆管成像（contrast-enhanced MR cholangiography，CE-MRC）和泌尿系成像。

2. Gd-BOPTA　钆贝葡胺（multi hance，Gd-BOPTA）也是一种肝细胞特异性造影剂，可以作为细胞外液造影剂，推荐使用剂量也是 0.1mmol/kg，可进行常规的 MRI 对比增强，并能被肝细胞特异性摄取，而病变组织却不能摄取钆贝葡胺或摄取量不同，因而在 40～120min 的延迟相可提高正常组织与病变组织的对比度，即提高病变组织检出的敏感性。

3. Mn-DPDP　另外一个肝细胞特异性造影剂 Mn-DPDP 用于增强扫描，也有助于鉴别肝细胞性和非细胞性肿瘤。

4. SPIO　用于肝恶性肿瘤诊断的 SPIO 制剂，如 AMI-25 或 SHU-555 主要作为 RES 定向肝脏造影剂，推荐剂量为 0.015mmol/kg，需用 100ml 5% 葡萄糖稀释，在 30min 或以上缓

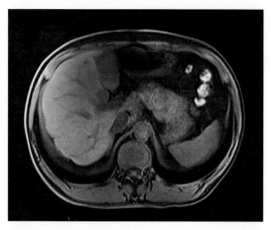

图 3-42　肝脏平扫横断面 T_1WI，右叶前下段胆囊窝小类圆形肿块呈低信号

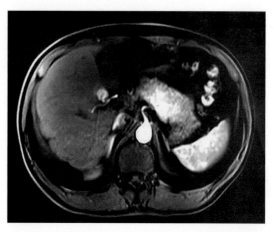

图 3-43　肝脏对比 Gd-EOB-DTPA 增强扫描横断面 T_1WI，20s 动脉期，小类圆形肝细胞癌病灶明显强化呈高信号

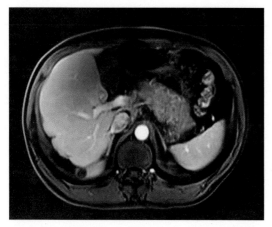

图 3-44　肝脏对比 Gd-EOB-DTPA 增强扫描横断面 T_1WI，50s 门脉期，肝癌病灶从高信号逐步减退呈等信号

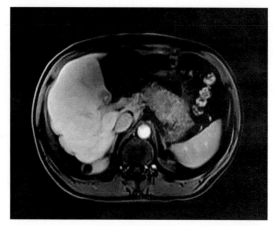

图 3-45　肝脏对比 Gd-EOB-DTPA 增强扫描横断面 T_1WI，150s 平衡期，肝癌病灶信号进一步减退为稍低信号

慢静脉滴入。MRI 扫描在滴入末期进行，延迟 30～60min 进行 MRI 增强扫描为宜。在 SE 序列的 T_2WI 上及 GRE 序列的 T_2^*WI 上，肝实质信号明显减低。因肝恶性肿瘤缺乏 Kupffer 细胞，因此增强后与正常肝形成对比。与平扫 MRI 相比，90% 的肝细胞癌、95% 的肝转移瘤和 100% 的肝脏局灶性结节增生可以得到诊断。

（三）血池造影剂

血池造影剂作用主要是缩短 T_1。由于血液循环有相对长的时间，可从稳态中获取高分辨率和较高的 SNR。目前利用血池造影剂超微超顺磁氧化铁颗粒（USPIO）粒子，从静脉注射入后其不能进入间质而留于血池中数小时，可使 T_1 持续缩短而应用于 MRA，USPIO T_2^* 效应还可用于脑和心肌的灌注成像，心肌缺血时心肌生存率的评价；肿瘤血管性能和肿瘤恶性度评价。

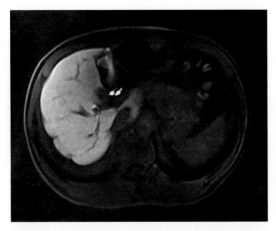

图 3-46 肝脏对比 Gd-EOB-DTPA 增强扫描横断面 T_1WI, 15min 肝胆期, 肝脏正常组织吸收造影剂呈高信号, 肝癌病灶不吸收造影剂表现为低信号

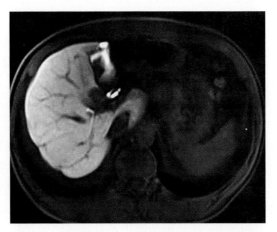

图 3-47 肝脏对比 Gd-EOB-DTPA 增强扫描横断面 T_1WI, 肝胆期 20min 比较 15min, 肝脏正常组织吸收造影剂增加呈更高信号, 肝癌病灶不吸收造影剂较正常肝脏组织相比为更低信号

（四）口服造影剂

口服造影剂主要用于区分肠道与周围正常、病变的器官或组织，使胃肠道壁显示清晰。服药后造影效果持续 20min 左右，与服药者的胃排空时间有关。阳性造影剂用 Gd-DTPA 与甘露醇配合，服用后肠道显示高信号。阴性造影剂为 SPIO 口服剂，使肠道内造影剂聚集处信号消失。消化道不吸收造影剂，经粪便排出。

四、造影剂不良反应

（一）造影剂不良反应机制

目前临床最常用的钆类造影剂是化学毒性强的重金属离子钆的螯合物，此化合物虽然将钆的毒性灭活，但是进入人体各脏器却有不同的作用。钆造影剂的主要作用是缩短弛豫时间，其主要的清除途径是通过肾小球滤过和肾脏排泄，半衰期通常为 90min，在 24h 内几乎完全清除出体外。大量的临床试验数据表明，钆造影剂在标准剂量范围内都是安全的；不常见的造影剂的各种不良反应产生机制是过敏反应、物理作用和化学作用三种。过敏反应是指造影剂使用时出现的各种过敏反应，但无确切的证据证明钆类造影剂可导致抗原抗体反应，可能与钆类造影剂的纯度有关。物理作用是由钆类造影剂的高渗透压造成的。高渗透压可造成血管、红细胞和肾脏损害，这一作用与钆类造影剂的用量存在相关性。化学作用是由钆类造影剂的化学合成形式产生的。而钆类造影剂化学合成时应尽量降低重金属离子钆的活性以达到毒性灭活状态。

（二）造影剂不良反应分类

造影剂的不良反应主要表现为皮肤症状、消化道症状、中枢神经症状等。按其不良反应的症状可分为如下四种类型：

1. **注射部位造影剂外渗**　个别患者可能引起皮下造影剂积存，造成皮下组织肿胀、疼痛、麻木感，甚至溃烂、坏死等，极个别患者可能发生非感染性静脉炎。

2. **轻度不良反应**　一过性胸闷、鼻炎、咳嗽、恶心、全身发热、荨麻疹、瘙痒、血管神经性水肿、结膜炎、喷嚏等。

3. **重度不良反应** 喉头水肿、反射性心动过速、惊厥、震颤、抽搐、意识丧失、休克等,甚至死亡或其他不可预测的不良反应。严重危及生命的过敏反应十分少见,发生率为0.001%~0.01%。

4. **迟发性不良反应** 肾功能不全的患者,注射钆造影剂后可能会引起:①早期四肢皮肤疼痛、瘙痒、肿胀和红斑;②后期皮肤和皮下组织纤维性增厚、硬化和脏器纤维化;③最后可造成关节固定和挛缩,还可能引起致死性肾源性系统性纤维化(nephrogenic systemic fibrosis,NSF),恶病质,甚至可能死亡。但是,肾功能不全的患者中NSF的发病率很低(<0.1%),通常磁共振检查使用正常剂量的含钆造影剂检查是安全的,引起肾损害的危险性是小概率事件。

另外,按造影剂发生不良反应时间长短可分为:①急性不良反应是指钆类造影剂注射后1h内出现的不良反应;②晚迟发性不良反应特指注射钆类造影剂2~3个月或数年后出现肾源性系统性纤维化(NSF)。

(三)造影剂不良反应的处理

使用钆造影剂前,应向患者或其监护人告知钆造影剂使用的适应证、禁忌证、可能发生的不良反应和注意事项,建议签署"钆造影剂使用患者知情同意书"。MRI钆造影剂急性不良反应的风险比CT碘造影剂低,但可发生严重副作用,应引起高度重视。对一般状况极度衰竭、支气管哮喘、重度肝、肾功能障碍、透析患者、既往中度或重度急性钆造影剂反应史的患者原则上禁用;对家族有过敏体质、曾经出现其他药物过敏、有痉挛发作史、孕妇、老弱患者应慎用。

1. **钆造影剂外渗的处理** 钆造影剂外渗分为轻度、中、重度两类。

(1)轻度外渗:多数损伤轻微,无需处理;嘱咐患者注意观察;如外渗加重,应及时就诊;对个别疼痛明显者,局部给予普通冷湿敷。

(2)中、重度外渗:这可能造成外渗局部组织肿胀、皮肤溃疡、软组织坏死和间隔综合征。建议对于中、重度外渗患者的处理措施:抬高患肢,促进血液回流;早期使用50%硫酸镁保湿冷敷,24h后改硫酸镁保热敷;或者用糖胺聚糖软膏等外敷;或者用0.05%的地塞米松局部湿敷;MRI造影剂外渗严重的患者,在局部外用药物基础上再请临床医生联合用药。

2. **急性不良反应** 急性不良反应分为轻度和重度不良反应两种。

(1)轻度不良反应是一过性的:包括观察在内的支持性治疗。

(2)重度不良反应是全身过敏样反应:求助复苏小组;氧气面罩吸氧,静脉补液;肌内注射肾上腺素,必要时重复给药。

(3)预防钆类造影剂不良反应措施

1)给药前,针对高危患者采取降低急性不良反应的风险措施:考虑无需钆造影剂的其他检查方法;既往有钆类造影剂不良反应史患者,考虑预防性用药。

2)造影剂使用前用保温箱加温到37℃;

3)给药过程中,患者出现急性不良反应时,注意给药量和静脉注入速率,必要时可立即停止给药,中断扫描及时救治患者。

4)患者注射造影剂后,需留观30min才能离开检查室,确保患者注射造影剂后30min内处于医疗观察中。

5）使用造影剂检查室必须具备齐全的复苏药品和设备：装有复苏药物（必须定期更换）和器械的抢救车；必须备有医用氧气管道或氧气瓶或氧气袋；血压计、吸痰设备、简易呼吸器等。

6）建立抢救应急通道：建议建立与急诊室或其他临床相关科室针对 MRI 造影剂不良反应抢救的应急快速增援机制，确保不良反应发生后，需要的情况下，临床医师能够及时赶到抢救现场进行抢救。

3. 迟发性不良反应   是指迟发性皮肤反应，处理措施为对症治疗，与其他药物引起的皮肤反应治疗相似。

4. 晚迟发性不良反应   钆造影剂晚迟发性不良反应特指肾源性系统性纤维化（NSF）。

（1）给药前针对严重肾功能不全高危患者采取甄别预防措施：高风险的患者为慢性肾脏疾病 4 级和 5 级患者（肾小球滤过率 GFR＜30ml/min）；透析患者；急性肾功能不全患者。

（2）NSF 的发病率很低（肾病患者中＜0.1%），单 NSF 尚无有效的治疗方法，预后较差，故此对严重肾功能不全患者，需严格控制钆造影剂的用量，并在增强检查后及时进行透析以预防 NSF 的发生。

第五节   MRI 检查的安全要求

一、磁共振检查适应证

MRI 检查可适用于人体的任何部位：包括颅脑、脊髓、脊柱、耳、鼻、咽、喉、颈部、心脏、肺、纵隔、乳腺、肝、胆、胰、脾、胃肠道、肾及肾上腺、膀胱、前列腺、子宫及附件、四肢骨关节及软组织、外周血管及神经等。MRI 适用于人体多种疾病的诊断：包括肿瘤性、感染性、结核性、寄生虫性、血管性、代谢性、中毒性、先天性、退行性病变、出血性病变、外伤性等疾病。

MRI 在中枢神经系统颅脑、脊柱及脊髓的形态学应用最具优势，现在已经扩展到分子影像学水平。MRI 具有不产生骨伪影的优点，对颅后窝及颅颈交界区病变的诊断优于 CT，具有独特的优势。

MRI 具有软组织分辨力高的特点及血管流空效应，可清晰显示咽、喉、甲状腺、颈部淋巴结、血管及颈部肌肉，对颈部病变诊断具有重要价值。可对鼻咽及颈部的良恶性肿瘤进行准确的诊断和鉴别诊断。

MRI 可清晰显示软骨、关节囊、关节液及关节韧带，对关节软骨损伤、半月板损伤、关节积液等病变的诊断具有其他影像学检查无法比拟的价值。对四肢骨髓炎、软组织内肿瘤及血管畸形有良好的显示效果；在关节软骨的变性与坏死诊断中，早于其他影像学方法。另外，MRI 还可用于骨关节肿瘤与肿瘤样病变、骨髓病变、骨关节的类风湿关节炎、肌肉软组织肿瘤等的诊断。

MRI 利用特殊的成像技术和序列，能简便、无创地实施 MR 血管造影和 MR 水成像。如磁共振胰胆管造影（MR cholangiopancreatography，MRCP）应用 MRI 水成像技术，不需用造影剂即可获得造影效果，对胆囊、胆道及胰腺疾病的诊断有很大的价值。如：胆道梗阻，MRCP 有助于明确梗阻部位。MRI 可用于磁共振尿路造影（MR urography，MRU），直接显示尿路造影图像，对诊断输尿管狭窄、梗阻具有重要价值。

二、磁共振检查禁忌证

心脏起搏器的受检者进入磁孔后，有可能会导致生命危险或伤害的严重情况。因为 MRI 是利用磁场与特定原子核的磁共振作用所产生信号来成像，MRI 系统的强磁场和射频场有可能使心脏起搏器失灵，也容易使各种体内金属性植入物移位，在激励电磁波作用下，体内的金属还会因发热而造成伤害。因此，MRI 检查具有绝对和相对禁忌证。

（一）MRI 检查的禁忌证

是指受检者进入磁体中心后，会导致生命危险或伤害的情况：

1. 体内装入有心脏起搏器者，MRI 兼容性产品除外。
2. 神经刺激器者。
3. 安装磁性人工心脏瓣膜或人工角膜者。
4. 有动脉瘤手术并带有动脉瘤金属夹者。
5. 电子耳蜗植入或眼球内存留磁性金属异物者。
6. 体内植入各种磁性金属药物灌注泵的患者。

（二）相对禁忌证

指受检者进入磁孔后，可能导致潜在伤害的情况。应在做好风险评估、成像效果预估的前提下，权衡病情与检查的利弊关系后，慎重考虑检查：

1. 体内有弱磁性植入物者，如心脏金属瓣膜、血管金属支架、血管夹、螺旋圈、滤器、封堵物等，如病情需要，一般建议术后 6～8 周再检查，并且最好在 1.5T 以下场强设备进行。
2. 体内有骨关节固定钢钉、骨螺丝、固定假牙、避孕环等，一般不会造成严重的人身伤害，主要以产生的金属伪影是否影响检查目标的观察而考虑是否适宜检查。
3. 体内有金属弹片、金属人工关节、假肢、假体、固定钢板等，应视金属植入物距扫描区域（磁场中心）的距离情况，以确保人身安全为首要考虑因素，慎重选择检查，而且建议在 1.5T 以下场强设备进行。
4. 危重患者或可短时去除生命监护设备（磁性金属类、电子类）的危重患者。
5. 癫痫或精神病不能配合的患者（应在充分控制症状的前提下进行磁共振检查）。
6. 高热患者。
7. 妊娠 3 个月以上的妇女。
8. 幽闭恐惧症患者，如必须进行 MRI 检查，应在给予适量镇静剂后进行。
9. 不合作患者，如：婴幼儿、烦躁不安及幽闭恐惧症的受检者，应在给予适量镇静剂后进行。

三、磁共振检查安全要求

（一）受检者或家属签署 MRI 检查风险及注意事项知情同意书

对 MRI 检查的安全性，MRI 技师一定要重视。检查前必须详细询问受检者，弄清楚是否在禁忌范围，严禁将磁性金属物品带入扫描室，以确保人身安全及图像质量。

病区或患者常用的推车、轮椅、担架、磁性氧气瓶和活塞、剪刀、镊子、拖把、钥匙、硬币、发夹、手表、手机等铁磁性物体靠近磁体时，因强磁场吸引而获得很快的速度向磁体方向飞行，即投射或导弹效应，可对现场的人员造成灾难性甚至致命性伤害（图 3-48、图 3-49）。此外，非 MRI 兼容性急救设备、监护仪、呼吸机等也应禁止带入 MRI 扫描室内。

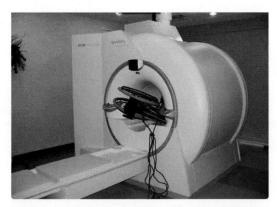

图 3-48 转运患者的铁磁性金属手推车,被磁体的强磁场吸入机架入口处

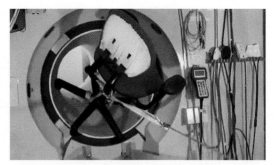

图 3-49 办公用的铁磁性金属旋转电脑椅子,被磁体的强磁场吸入机架入口处

(二)MRI 造影剂使用注意事项

1. 受检者签署造影剂使用风险及注意事项知情同意书。

2. 核对受检者基本信息及增强检查申请单要求,确认增强检查为必需检查。

3. 评估造影剂使用禁忌证及风险。

4. 按药品使用说明书正确使用造影剂。

5. 增强检查结束后,受检者需留观 15～30min,无不良反应方可离开。病情许可时,受检者应多饮水以利造影剂排泄。

6. 孕妇一般不宜使用造影剂,除非已决定终止妊娠或权衡病情依据需要而定。

7. 尽量避免大量、重复使用钆造影剂,尤其对于肾功能不全患者,减少发生迟发性不良反应及肾源性系统纤维化的可能。

8. 虽然钆造影剂不良反应发生率较低,但仍需慎重做好预防及处理措施。

(三)MRI 扫描前准备

1. 核对 MRI 申请单,确认受检者信息、检查部位、明确检查目的和方案。

2. 确认有无 MRI 检查禁忌证。凡体内装有磁性金属植入物者,应严禁 MRI 检查。

3. 对于有相对禁忌证及危重患者,做好急救准备。

4. 告知受检者检查流程,消除恐惧心理,争取检查时的合作。告知受检者所需检查时间;嘱受检者在扫描过程中不要随意运动和咳嗽;按部位要求注意事项及呼吸配合等。

5. 进入扫描室前,嘱受检者及陪同家属除去随身携带的任何金属物品(如手机、磁卡、钥匙、发卡、硬币、手表、刀具、别针、首饰、推床、轮椅等)并妥善保管,严禁带入扫描室。

6. 婴幼儿、烦躁不安及幽闭恐惧症等受检者,应给适量的镇静剂或麻醉药物(由麻醉师用药并陪同),以提高检查成功率。

7. 急危重受检者,必须做 MRI 检查时,应由临床医师陪同观察,所有抢救器械、药品必须在扫描室外就近备齐,受检者发生紧急情况时,应迅速移至扫描室外抢救。

8. 做好增强检查前准备工作。

9. 做好 MRI 检查意外救治准备工作。

10. 根据具体检查项目做好相应检查前准备。

第六节　人体各解剖部位 MRI 检查技术规范

一、头部

(一) 颅脑

1. **线圈**　头正交线圈、头相控阵线圈或头颈联合线圈。
2. **体表定位标记**　眉间线。
3. **定位片**　三平面定位。
4. **扫描范围**　从听眶线至颅顶,包住枕骨大孔下缘(图 3-50～图 3-52)。

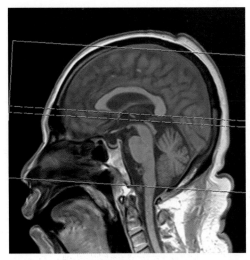

图 3-50　头部轴位定位

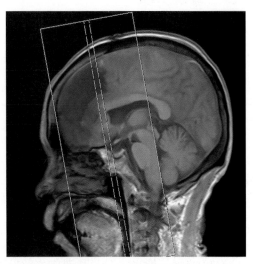

图 3-51　头部冠状位定位

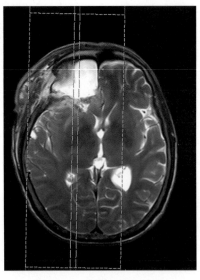

图 3-52　头部矢状位定位

5. 扫描序列

（1）T$_1$WI：矢状位、横轴位 FSE/TSE 等序列，如条件允许建议使用 T$_1$ FLAIR，以增加灰白质对比度。

（2）T$_2$WI：横轴位 FSE/TSE 等序列。

（3）T$_2$WI FLAIR：横轴位 FSE/TSE 等序列。

（4）DWI（中高场强机型）：横轴位 DWI b=1 000s/mm^2，EPI 技术。

（5）其他：必要时推荐 MRS、SWI、DTI、PWI 等功能成像序列。

6. 扫描视野（FOV） 20～25cm。

7. 扫描层厚≤6mm。

8. 扫描间隔≤1.2mm。

9. 如需增强，轴、矢、冠状位 T$_1$WI FSE/TSE 等序列扫描，设备条件允许时行动态增强。

（二）颅脑血管

1. **线圈** MRA（图 3-53）以 Willis 环为中心，包括枕骨大孔至扣带回上缘；MRV（图 3-54）覆盖全颅。

2. **体表定位标记** 眉间线。

3. **定位片** 三平面定位。

4. **扫描范围** 从听眶线至颅顶。

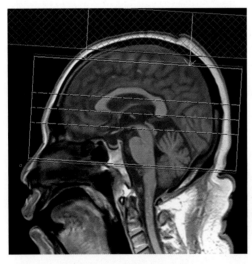

图 3-53 头部 MRA 定位

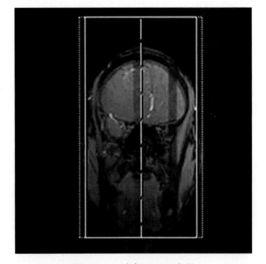

图 3-54 头部 MRV 定位

5. 扫描序列

（1）MRA：3D-TOF 或 PC 法。

扫描方位：横轴位。

扫描视野：22～25cm。

扫描层厚：≤1mm。

扫描间隔：0mm。

（2）MRV：3D-TOF 或 PC 法。

扫描方位：冠状位。

扫描视野：30cm。

扫描层厚：≤2mm。

扫描间隔：0mm。

（3）CE-MRA＋MRV：静脉团注造影剂，TRICKS 技术。

扫描方位：冠状位。

扫描视野：30cm。

扫描层厚：≤2mm。

扫描间隔：≤1mm。

6. **图像后处理**　脑血管 MIP、MPR、VR 重组。

（三）垂体和鞍区

1. **线圈**　头线圈或头颈联合线圈。

2. **体表定位标记**　眉间线。

3. **定位片**　三平面定位。

4. **扫描范围**　从前床突至后床突（图 3-55、图 3-56）。

5. **扫描序列**

（1）T_1WI：横轴位、矢状位、冠状位 FSE/TSE 等序列。

（2）T_2WI：冠状位 FSE/TSE 等序列。

6. **扫描视野（FOV）**　18～20cm。

7. **扫描层厚**≤3mm。

8. **扫描间隔**≤0.4mm。

9. 如需增强，轴、矢、冠状位 T_1WI FSE/TSE 等脂肪抑制序列扫描，垂体微腺瘤必须动态增强扫描。

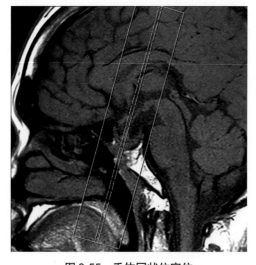

图 3-55　垂体冠状位定位

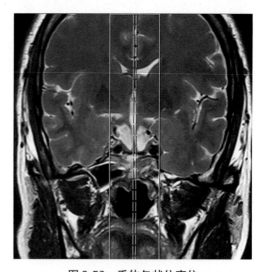

图 3-56　垂体矢状位定位

（四）海马

1. **线圈**　头线圈或头颈联合线圈。

2. **体表定位标记**　眉间线。

3. **定位片**　三平面定位。

4. **扫描范围**　包括双侧颞叶及海马（图 3-57）。

5. **扫描序列**

（1）T_1WI：3D 薄层扫描，横轴位、斜冠位 FSE/TSE 等序列。

（2）T_2WI：横轴位、矢状位 FSE/TSE 等序列。

（3）T_2WI FLAIR：斜冠位 FSE/TSE 等脂肪抑制序列。

（4）DWI（中高场强机型）：横轴位 DWI b＝1 000s/mm²，EPI 技术。

6. **扫描视野（FOV）**　20～25cm。

7. **扫描层厚**≤4mm。

8. **扫描间隔**≤0.8mm。

9. 如需增强，轴、矢、冠状位 T_1WI FSE/TSE 等脂肪抑制序列扫描，设备条件允许时行动态增强。

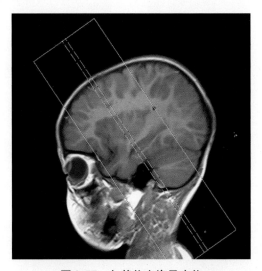

图 3-57　矢状位上海马定位

（五）三叉神经及面神经

1. **线圈**　头线圈或头颈联合线圈。

2. **体表定位标记**　眉间线。

3. **定位片**　三平面定位。

4. **扫描范围**　包括脑桥。

5. **扫描序列**

（1）T_2WI：冠状位 FSE/TSE 等序列。

（2）横轴位 3D VIBE 序列：TOF SPGR 序列。

（3）神经成像：CISS/FIESTA-C/Balance-FFE 等序列。

6. **扫描视野(FOV)** 20～25cm。

7. **扫描层厚**≤2mm。

8. **扫描间隔**≤0.6mm。

9. **图像后处理** 平行于三叉神经及面神经行 MPR 重组,显示神经与小血管关系。

(六)眼和眼眶

1. **线圈** 头线圈或头颈联合线圈。

2. **体表定位标记** 眶间线。

3. **定位片** 三平面定位。

4. **扫描范围** 包括眶上下壁,前后包括眼睑至视交叉(图 3-58～图 3-60)。

5. **扫描序列**

(1) T_1WI: 横轴位 FSE/TSE 等序列。

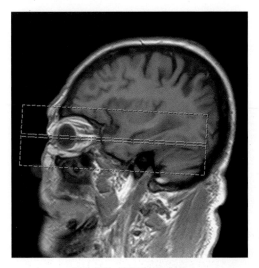

图 3-58　眼眶轴位定位

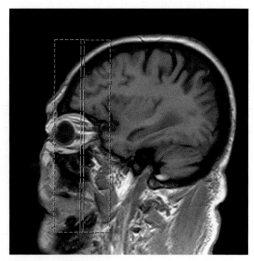

图 3-59　眼眶冠状位定位

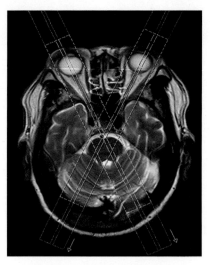

图 3-60　眼眶斜矢状位定位

（2）T₂WI：横轴位、冠状位、斜矢状位 FSE/TSE 等脂肪抑制序列。

（3）DWI（中高场强机型）：横轴位 DWI b＝800s/mm²，EPI 技术。

6. 扫描视野（FOV） 18～20cm。

7. 扫描层厚 ≤3mm。

8. 扫描间隔 ≤0.5mm。

9. 如需增强，轴、矢、冠状位 T₁WI FSE/TSE 等脂肪抑制序列扫描，设备条件允许时行动态增强。

（七）耳与听神经

1. 线圈 头线圈或头颈联合线圈。

2. 体表定位标记 鼻尖部位于线圈横轴中心。

3. 定位片 三平面定位。

4. 扫描范围 包括双侧乳突（图 3-61、图 3-62）。

5. 扫描序列

（1）T₂WI：横轴位、冠状位 FSE/TSE 等脂肪抑制序列。

（2）内耳水成像：CISS/FIESTA-C/Balance-FFE 等序列。

6. 扫描视野（FOV） 20～25cm。

7. 扫描层厚 内耳≤2.5mm；CISS/FIESTA-C/Balance-FFE 等序列≤0.6mm。

8. 扫描间隔 内耳≤0.3mm；CISS/FIESTA-C/Balance-FFE 等序列。

9. 如需增强，轴、矢、冠状位 T₁WI FSE/TSE 脂肪抑制序列扫描，设备条件允许时行动态增强。

10. 图像后处理 垂直于听神经 MPR 重组、耳蜗 VR 重组。

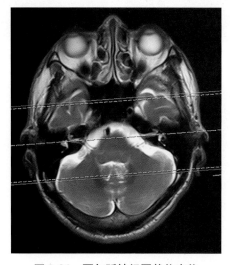

图 3-61 耳与听神经冠状位定位

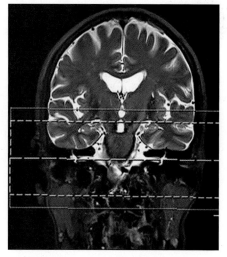

图 3-62 耳与听神经轴位定位

（八）鼻与鼻窦

1. 线圈 头线圈或头颈联合线圈。

2. 体表定位标记 鼻根部位于线圈横轴中心。

3. **定位片**　三平面定位。

4. **扫描范围**　口底至额窦上界,前后从上额窦前壁至鼻咽腔后部(图 3-63、图 3-64)。

5. **扫描序列**

(1) T_1WI:横轴位 FSE/TSE 等序列。

(2) T_2WI:横轴位、矢状位、冠状位 FSE/TSE 等脂肪抑制序列。

(3) DWI:横轴位 DWI b＝800s/mm²,EPI 技术。

6. **扫描视野(FOV)**　18～25cm。

7. **扫描层厚**≤5mm。

8. **扫描间隔**≤1mm。

9. 如需增强,轴、矢、冠状位 T_1WI FSE/TSE 等脂肪抑制序列扫描,设备条件允许时行动态增强。

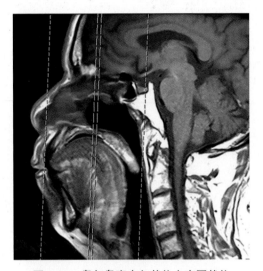
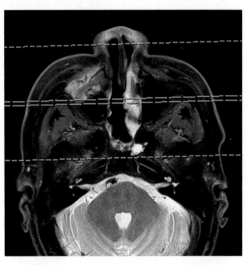

图 3-63　鼻与鼻窦在矢状位上定冠状位　　　　图 3-64　鼻与鼻窦轴位上定冠状位

(九)鼻咽与口咽

1. **线圈**　头线圈或头颈联合线圈。

2. **体表定位标记**　鼻根部位于线圈横轴中心。

3. **定位片**　三平面定位。

4. **扫描范围**　蝶窦上缘至会厌软骨下缘(图 3-65)。

5. **扫描序列**

(1) T_1WI:横轴位 FSE/TSE 等序列。

(2) T_2WI:横轴位 FSE/TSE 等序列和 FSE/TSE 等脂肪抑制序列、冠状位 FSE/TSE 等脂肪抑制序列。

(3) DWI(中高场强机型):横轴位 DWI b＝800s/mm²,EPI 技术。

6. **扫描视野(FOV)**　18～23cm。

7. **扫描层厚**≤5mm。

8. **扫描间隔**≤1.0mm。

9. 如需增强,轴、矢、冠状位 T_1WI FSE/TSE 等脂肪抑制序列扫描,设备条件允许时行动态增强。

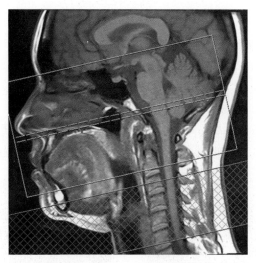

图 3-65 鼻咽与口咽的轴位定位

(十)颞下颌关节

1. **线圈** 颞下颌关节表面线圈、头线圈或头颈联合线圈。

2. **体表定位标记** 耳根线。

3. **定位片** 三平面定位。

4. **扫描范围** 双侧颞下颌关节。

5. **扫描序列**

(1) T_1WI:横轴位、冠状位 FSE/TSE 等序列。

(2) PD:斜矢状位 FS FSE/TSE 等序列。

(3) T_2WI:横轴位、冠状位 FSE/TSE 脂肪抑制序列。

(4) DWI(中高场强机型):横轴位 DWI b = 1 000s/mm², EPI 技术。

6. **扫描视野(FOV)** 12～18cm。

7. **扫描层厚** 1.5～2mm。

8. **扫描间隔**≤0.5mm。

9. 如需增强,轴、矢、冠状位 T_1WI FSE/TSE 等脂肪抑制序列扫描,设备条件允许时行动态增强。

二、颈部

(一)喉、甲状腺、颈部软组织

1. **线圈** 头颈联合线圈。

2. **体表定位标记** 下颌角线。

3. **定位片** 三平面定位。

4. **扫描范围** 颅底至锁骨上区(图 3-66、图 3-67)。

5. 扫描序列

（1）T_1WI：横轴位、冠状位 FSE/TSE 等序列，必要时加脂肪抑制序列。

（2）T_2WI：横轴位、冠状位 FSE/TSE 等脂肪抑制序列，喉部增加矢状位 FSE/TSE 等脂肪抑制序列。

（3）DWI：横轴位 DWI $b = 800s/mm^2$，EPI 技术。

6. 扫描视野（FOV） 22～24cm。

7. 扫描层厚≤5mm。

8. 扫描间隔≤1mm。

9. 如需增强，轴、矢、冠状位 T_1WI FSE/TSE 等脂肪抑制序列扫描，设备条件允许时行动态增强。

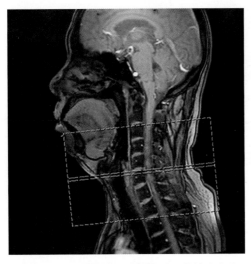

图 3-66　喉、甲状腺、颈部软组织的轴位定位

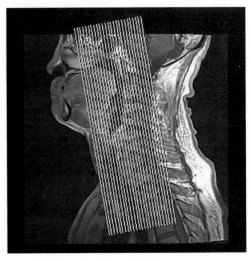

图 3-67　喉、甲状腺、颈部软组织的冠状位定位

（二）颈部血管

1. 线圈 头颈联合线圈。

2. 体表定位标记 下颌角。

3. 定位片 三平面定位。

4. 扫描范围 枕骨大孔至锁骨下区。

5. 扫描序列

（1）TOF-MRA：3D-TOF 或 PC 法。

扫描方位：轴位。

扫描视野（FOV）：20～25cm。

扫描层厚：≤2mm。

扫描间隔：无间隔。

（2）CE-MRA＋MRV：静脉团注造影剂，TRICKS 技术。

扫描方位：冠状位。

扫描视野：30cm。

扫描层厚：≤2mm。

扫描间隔：≤0mm。

6. **图像后处理** MIP 技术、VR 重组。

三、胸部

(一) 纵隔

1. **线圈** 体部表面线圈。

2. **体表定位标记** 胸骨角和剑突之间的中心。

3. **定位片** 三平面定位。

4. **扫描范围** 上至肺尖，下至膈肌脚。

5. **扫描序列**

(1) T_1WI：屏气横轴位、冠状位 FLASH/FSPGR/T_1-FFE 等序列。

(2) T_2WI：呼吸触发横轴位、矢状位 FSE/TSE 等序列。

(3) DWI：呼吸触发横轴位 DWI b=800s/mm², EPI 技术。

6. **扫描视野(FOV)** 40~50cm。

7. **扫描层厚**≤6mm。

8. **扫描间隔**≤2mm。

9. 如需增强，轴、矢、冠状位 T_1WI FSE/TSE 等脂肪抑制序列扫描，设备条件允许时行动态增强。

(二) 心脏

1. **线圈** 体部表面线圈、心脏表面线圈。

2. **体表定位标记** 以左侧乳头为中心。

3. **定位片** 三平面定位，四腔心，二腔心，短轴位。

4. **扫描范围** 整个心脏。

5. **扫描序列**

(1) 亮血电影序列：FIESTA/True FISP/Balance-FFE 等序列。

(2) 黑血序列：Double IR、Triple IR。

(3) 脂肪抑制黑血序列：FSE/TSE 等序列。

(4) 心肌运动标记：Fiesta with Tagging。

(5) 心肌灌注。

(6) 心肌延迟灌注。

6. **扫描视野(FOV)** 35~45cm。

7. **扫描层厚** ≤6mm。

8. **扫描间隔** 0mm。

(三) 胸部大血管

1. **线圈** 体部表面线圈。

2. **体表定位标记** 胸骨角和剑突连线的中心，或根据扫描靶血管中心决定。

3. **定位片** 三平面定位。

4. **扫描范围** 上至肺尖，下至膈肌脚。

5. **扫描序列**

（1）T₁WI：屏气横轴位、冠状位 FLASH/FSPGR/T₁-FFE 等序列。

（2）T₂WI：屏气横轴位 FSE/TSE 等，脂肪抑制 FSE/TSE 等序列。

（3）DWI：呼吸门控横轴位 DWI b＝800s/mm^2，EPI 技术。

（4）黑血序列：冠、矢状位。

（5）屏气透视触发 CE-MRA：斜冠状面（动态定位四腔心，待左室有药后嘱受检者吸气、屏气再进行扫描，造影剂团注速度：2ml/s，共 15ml）。

（6）屏气横轴位 VIBE/LAVA/THRIVE 等 3D 采集序列。

6. **扫描视野（FOV）** 40～50cm。

7. **扫描层厚**≤2mm。

8. **扫描间隔**≤0mm。

（四）乳腺

1. **线圈** 乳腺专用线圈。

2. **体表定位标记** 乳头水平。

3. **定位片** 三平面定位。

4. **扫描范围** 乳腺上下的全部范围（图 3-68、图 3-69）。

5. **扫描序列**

（1）T₁WI：横轴位 FSE/TSE 等序列。

（2）T₂WI：横轴位、矢状位脂肪抑制 FSE/TSE 等序列。

（3）DWI：横轴位 DWI b＝800s/mm^2，EPI 技术。

6. **扫描视野（FOV）** 30～40cm。

7. **扫描层厚**≤5mm。

8. **扫描间隔**≤1mm。

9. 增强采用双侧乳腺横轴位、矢状位 VIBE/LAVA/THRIVE 等序列动态增强扫描。

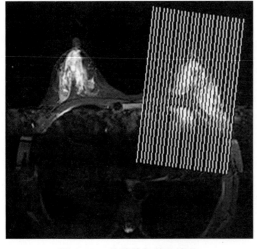

图 3-68　乳腺的矢状位定位

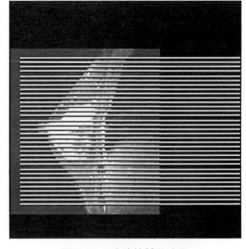

图 3-69　乳腺的轴位定位

四、腹部

（一）肝胆脾

1. **扫描前准备** 受检者禁食禁饮4~6h,检查前训练受检者均匀呼吸及屏气。

2. **线圈** 腹部相控阵线圈。

3. **体表定位标记** 剑突。

4. **定位片** 快速三平面定位。

5. **扫描范围** 自膈顶至肝下缘（图3-70）。

6. **扫描序列**

（1）T_1WI：屏气横轴位GRE序列。

（2）T_2WI：屏气冠状位FSE/TSE等序列,屏气横轴位FSE/TSE等序列及呼吸门控或膈肌导航的脂肪抑制序列。

（3）屏气In-out-phaseGRE序列。

（4）DWI：横轴位DWI b=800s/mm², EPI技术。

7. **扫描视野（FOV）** 36~40cm。

8. **扫描层厚**≤6mm；3D采集≤2mm

9. **扫描间隔**≤1mm；3D采集零间隔。

10. **增强扫描** 采用横轴位、冠状位VIBE/LAVA/THRIVE等序列行动态增强扫描,至少包括动脉期、静脉期及延迟期。

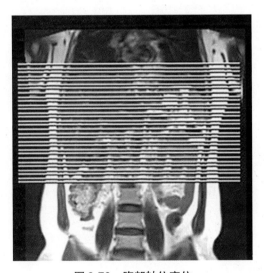

图3-70 腹部轴位定位

（二）磁共振胰胆管造影

1. **扫描前准备** 受检者禁食禁饮4~6h,检查前训练受检者均匀呼吸及屏气。

2. **线圈** 腹部相控阵线圈。

3. **体表定位标记** 剑突。

4. **定位片** 快速三平面定位。

5. **扫描范围** 自膈顶至十二指肠降段(图 3-71、图 3-72)。

6. **扫描序列**

(1)屏气 In-out-phase GRE 序列。

(2)T_2WI 脂肪抑制：横轴位 FSE/TSE 等序列。

(3)2DMRCP：斜冠位 2DSS-FSE、FSE/TSE 等重 T_2WI 序列。

(4)3D 容积采集法 MRCP：3DFSE/TSE 等重 T_2WI 脂肪抑制序列。

7. **扫描视野(FOV)** 32～40cm。

8. **扫描层厚** T_2WI 脂肪抑制：≤6mm。

      2DMRCP：40～50mm。

      3DMRCP：≤1.8mm。

9. **扫描间隔** ≤1mm；3DMRCP：零间隔。

10. **图像后处理** MIP 技术。

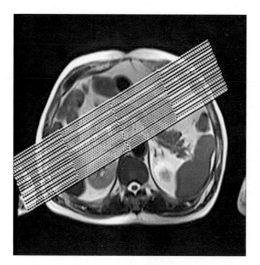 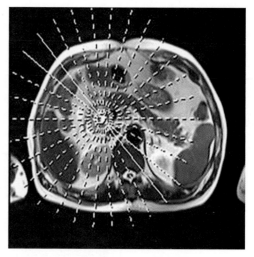

图 3-71 MRCP 薄层定位   图 3-72 MRCP 放射状定位

(三)胰腺

1. **扫描前准备** 受检者禁食禁饮 4～6h,检查前训练受检者均匀呼吸及屏气。

2. **线圈** 腹部相控阵线圈。

3. **体表定位标记** 剑突。

4. **定位片** 快速三平面定位。

5. **扫描范围** 自胃顶至肾门下缘。

6. **扫描序列**

(1)T_1WI：横轴位 GRE 序列及脂肪抑制序列。

(2)T_2WI：横轴位、冠状位 FSE/TSE 等序列,横轴位 FSE/TSE 等脂肪抑制序列。

(3)in-out-phase：屏气的双回波横轴位 3D GRE 序列。

(4)DWI：横轴位 DWI b=800s/mm², EPI 技术。

7. **扫描视野(FOV)** 36～40cm。

8. **扫描层厚** ≤5mm；3D 采集≤2mm。

9. **扫描间隔** ≤1mm；3D 采集零间隔。

10. **增强扫描** 采用横轴位、冠状位 VIBE/LAVA/THRIVE 等序列行动态增强扫描，至少包括动脉期、静脉期及延迟期。

（四）肾上腺

1. **扫描前准备** 检查前训练受检者均匀呼吸及屏气。

2. **线圈** 腹部相控阵线圈。

3. **体表定位标记** 剑突与肚脐连线中点。

4. **定位片** 快速三平面定位。

5. **扫描范围** 左肾上腺上极至右肾门。

6. **扫描序列**

（1）T_1WI：横轴位 GRE 序列。

（2）T_2WI：横轴位、冠状位 FSE/TSE 等序列，横轴位 FSE/TSE 等脂肪抑制序列。

（3）in-out-phase：屏气的横轴位 GRE 序列。

（4）DWI：横轴位 DWI b＝$800s/mm^2$，EPI 技术。

7. **扫描视野（FOV）** 36～40cm。

8. **扫描层厚** ≤4mm；3D 采集≤2mm。

9. **扫描间隔** ≤0.5mm；3D 采集零间隔。

10. **增强扫描** 采用横轴位、冠状位 VIBE/LAVA/THRIVE 等序列行动态增强扫描，至少包括动脉期、静脉期及延迟期。

（五）肾脏

1. **扫描前准备** 检查前训练受检者均匀呼吸及屏气。

2. **线圈** 腹部相控阵线圈。

3. **体表定位标记** 剑突与肚脐连线中点。

4. **定位片** 快速三平面定位。

5. **扫描范围** 左肾上极至右肾下极。

6. **扫描序列**

（1）T_1WI：横轴位 GRE 序列。

（2）T_2WI：横轴位、冠状位 FSE/TSE 等序列，横轴位 FSE/TSE 等脂肪抑制序列。

（3）in-out-phase：屏气的横轴位 GRE 序列。

（4）DWI：横轴位 DWI b＝$800s/mm^2$，EPI 技术。

7. **扫描视野（FOV）** 36～40cm。

8. **扫描层厚** ≤5mm；3D 采集≤2mm。

9. **扫描间隔** ≤1mm；3D 采集零间隔。

10. **增强扫描** 采用横轴位、冠状位 VIBE/LAVA/THRIVE 等序列行动态增强扫描，至少包括动脉期、静脉期及延迟期。

（六）胃

1. **扫描前准备** 受检者禁食禁饮 12h，检查前训练受检者均匀呼吸及屏气。检查前 1h 饮水 1 000ml，开始扫描前饮水 600～1 000ml 使胃肠充盈。必要时检查前 5～10min 肌内注射山莨菪碱 20mg 抑制胃肠道蠕动(除外严重心脏病、青光眼、前列腺肥大、胃肠道梗阻等禁忌证)。

2. **线圈** 腹部相控阵线圈。

3. **体表定位标记** 剑突。

4. **定位片** 快速三平面定位

5. **扫描范围** 全胃。

6. **扫描序列**

(1) T_1WI:横轴位 GRE 序列。

(2) T_2WI:横轴位、冠状位 FSE/TSE 等序列;横轴位 FSE/TSE 等脂肪抑制序列。

(3) in-out-phase:屏气的横轴位 GRE 序列。

(4) DWI:横轴位 DWI b = 800s/mm², EPI 技术。

7. **扫描视野(FOV)** 36~40cm。

8. **扫描层厚** ≤6mm;3D 采集≤2mm。

9. **扫描间隔** ≤1mm;3D 采集零间隔。

10. 如需增强,轴、冠状位 T_1WI FSE/TSE 等脂肪抑制序列扫描,设备条件允许时行动态增强。

(七)小肠

1. **扫描前准备** 受检者禁食禁饮 12h,检查前清洁肠道,训练受检者均匀呼吸及屏气。检查前口服 2.5% 等渗甘露醇溶液 1 500ml,30~45min 内匀速喝完,充盈肠道。必要时检查前 5~10min 肌内注射山莨菪碱 20mg 抑制胃肠道蠕动(除外严重心脏病、青光眼、前列腺肥大、胃肠道梗阻等禁忌证)。

2. **线圈** 腹部相控阵线圈。

3. **体表定位标记** 剑突。

4. **定位片** 快速三平面定位。

5. **扫描范围** 全小肠。

6. **扫描序列**

(1) T_1WI:横轴位、冠状位 GRE 脂肪抑制序列。

(2) T_2WI:横轴位、冠状位 FSE/TSE 等脂肪抑制序列。

(3) DWI:横轴位 DWI b = 800s/mm², EPI 技术。

7. **扫描视野(FOV)** 36~40cm。

8. **扫描层厚** ≤6mm。

9. **扫描间隔** ≤1mm。

10. 如需增强,轴、冠状位 T_1WI FSE/TSE 等脂肪抑制序列扫描,设备条件允许时行动态增强。

(八)结肠

1. **扫描前准备** 受检者禁食禁饮 12h,检查前清洁肠道,训练受检者均匀呼吸及屏气。检查前 1h 饮水 1 000ml,扫描前用温生理盐水 1 000ml 灌肠,充盈结肠。必要时检查前 5~10min 肌内注射山莨菪碱 20mg 抑制胃肠道蠕动(除外严重心脏病、青光眼、前列腺肥大、胃肠道梗阻等禁忌证)。

2. **线圈** 腹部相控阵线圈。

3. **体表定位标记** 剑突。

4. **定位片** 快速三平面定位。

5. **扫描范围** 全大肠。

6. **扫描序列**

（1）T_1WI：横轴位、冠状位 GRE 脂肪抑制序列。

（2）T_2WI：横轴位、冠状位 FSE/TSE 等脂肪抑制序列。

（3）DWI：横轴位 DWI b＝800s/mm^2，EPI 技术。

7. **扫描视野（FOV）** 36～40cm。

8. **扫描层厚** ≤6mm。

9. **扫描间隔** ≤1mm。

10. 如需增强，轴、冠状位 T_1WI FSE/TSE 等脂肪抑制序列扫描，设备条件允许时行动态增强。

（九）磁共振尿路造影

1. **扫描前准备** 受检者禁食禁饮 8h，检查前憋尿，训练受检者均匀呼吸及屏气。

2. **线圈** 腹部相控阵线圈。

3. **体表定位标记** 肚脐。

4. **定位片** 快速三平面定位。

5. **扫描范围** 双肾脏上极至膀胱下缘。

6. **扫描序列**

（1）T_2WI 脂肪抑制：冠状位 FSE/TSE 等序列。

（2）3D MRU：斜冠面 3D FSE/TSE 等序列。

7. **扫描视野（FOV）** 32～40cm。

8. **扫描层厚** T_2WI 脂肪抑制≤4mm；

               MRCP≤1.8mm。

9. **扫描间隔** ≤1mm。

10. **工作站后处理** MIP 技术。

（十）腹膜后

1. **扫描前准备** 受检者禁食禁饮 12h，检查前训练受检者均匀呼吸及屏气。

2. **线圈** 腹部相控阵线圈。

3. **体表定位标记** 肚脐。

4. **定位片** 快速三平面定位。

5. **扫描范围** 自胸$_{12}$至腹主动脉分叉。

6. **扫描序列**

（1）T_2WI：屏气冠状位 FSE/TSE 等序列，横轴位 FSE/TSE 等序列及脂肪抑制序列。

（2）T_1WI：屏气横轴位 GRE 序列。

（3）屏气 in-out-phase：屏气的横轴位 3D GRE 序列。

（4）DWI：横轴位 DWI b＝800s/mm^2，EPI 技术。

7. **扫描视野（FOV）** 36～40cm。

8. **扫描层厚** ≤7mm；3D 采集≤2mm。

9. **扫描间隔** ≤1mm；3D 采集零间隔。

10. 如需增强，轴、矢、冠状位 T_1WI FSE/TSE 等脂肪抑制序列扫描，设备条件允许时行动态增强。

（十一）腹部血管

1. **线圈** 腹部相控阵线圈。

2. **体表定位标记** 剑突下缘。

3. **定位片** 快速三平面定位。

4. **扫描范围** 整个腹主动脉。

5. **扫描序列**

（1）2D MRA：三平面定位 TOF 序列。

（2）T_2WI 脂肪抑制：横轴位 FSE/TSE 等序列。

（3）屏气 T_2WI：冠状位 FSE/TSE 等序列。

（4）屏气透视触发 CE-MRA：斜冠状面（范围前包括腹主动脉。后包括双侧肾脏，动态定位降主动脉，待降主动脉有药后嘱受检者吸气、屏气再进行扫描，造影剂团注速度：2ml/s，0.1mmol/kg）。

（5）屏气横轴位 VIBE/LAVA/THRIVE 等序列。

（6）肾功能低下而不能使用造影剂时可进行 IFIR 非造影剂肾动脉成像。

6. **扫描视野（FOV）** 36～46cm。

7. **扫描层厚** ≤2mm。

8. **扫描间隔** ≤1mm。

9. **工作站后处理** MIP、MPR、VR 技术。

五、盆腔

（一）男性盆腔（包括膀胱及盆腔淋巴结）

1. **扫描前准备** 检查前 2h 饮水，膀胱充盈 1/2 以上。

2. **线圈** 体部相控阵表面线圈。

3. **体表定位标记** 耻骨联合上缘。

4. **扫描范围** 上至髂嵴下至耻骨联合下缘。

5. **扫描序列**

（1）T_1WI：横轴位 TSE/FSE 序列。

（2）T_2WI 脂肪抑制：轴、矢状位 TSE/FSE 序列、冠状位 TIRM/STIR 序列。

（3）DWI（中高场强机型）：横轴位 DWI b＝1 000s/mm²，EPI 技术。

6. **扫描视野（FOV）** 30～40cm。

7. **扫描层厚** ≤5mm。

8. **扫描间隔** ≤1mm。

9. 如需增强，轴、矢、冠状位 T_1WI TSE/FSE 脂肪抑制序列扫描，设备条件允许时行动态增强。

（二）女性盆腔（包括膀胱、子宫及附件、盆腔淋巴结）

1. **扫描前准备**　检查前 2h 饮水，膀胱充盈 1/2 以上。

2. **线圈**　体部相控阵表面线圈。

3. **体表定位标记**　耻骨联合上缘。

4. **扫描范围**　上自子宫顶下至耻骨联合上缘（图 3-73、图 3-74）。

5. **扫描序列**

（1）T$_1$WI：横轴位 TSE/FSE 序列。

（2）T$_2$WI 脂肪抑制序列：轴、矢状位（小 FOV，20～25cm）TSE 序列、冠状位 TIRM/STIR 序列。

（3）DWI（中高场强机型）：横轴位 DWI b＝1 000s/mm^2，EPI 技术。

6. **扫描视野（FOV）**　20～35cm。

7. **扫描层厚**　≤4mm。

8. **扫描间隔**　≤1mm。

9. 如需增强，轴、矢、冠状位 T$_1$WI TSE/FSE 脂肪抑制序列扫描，设备条件允许时行动态增强。

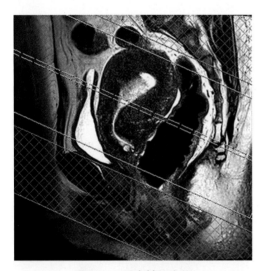

图 3-73　子宫轴位定位

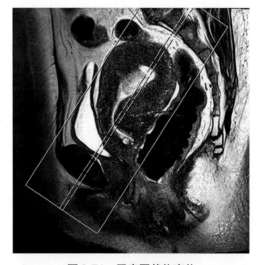

图 3-74　子宫冠状位定位

（三）直肠

1. **扫描前准备**　检查前 4h 禁食禁水，嘱受检者排空大、小便。

2. **线圈**　体部相控阵表面线圈。

3. **体表定位标记**　耻骨联合上缘。

4. **扫描范围**　覆盖直肠全段（图 3-75、图 3-76）。

5. **扫描序列**

（1）T$_1$WI：横轴位 TSE/FSE 序列（全盆腔）。

（2）T$_2$WI：横轴位 TSE/FSE 脂肪抑制序列（全盆腔）。

（3）T$_2$WI：轴、矢、冠状位 TSE/FSE 序列（小 FOV，16～20cm，病变段直肠高分辨率扫描）。

（4）DWI（中高场强机型）：横轴位 DWI b=1 000s/mm^2，EPI 技术。

6. **扫描视野（FOV）**　16～35cm。

7. **扫描层厚**　全盆腔扫描时≤4mm，高分辨率扫描时≤3mm.

8. **扫描间隔**　≤1mm。

9. 如需增强，推荐采用 1+7 期动态增强轴位扫描（小 FOV），另加矢、冠状位 T$_1$WI TSE/FSE 脂肪抑制序列。

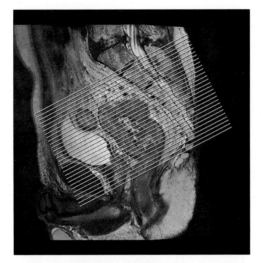

图 3-75　直肠轴位定位

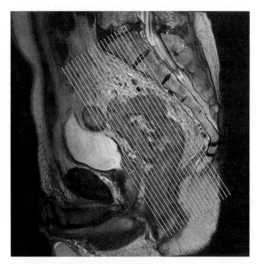

图 3-76　直肠冠状位定位

（四）前列腺

1. **扫描前准备**　检查前将尿排空以减少膀胱蠕动伪影。

2. **线圈**　体部相控阵表面线圈。

3. **体表定位标记**　耻骨联合上缘。

4. **扫描范围**　以耻骨联合为中心扫描，覆盖全前列腺（图 3-77、图 3-78）。

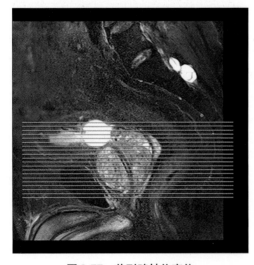

图 3-77　前列腺轴位定位

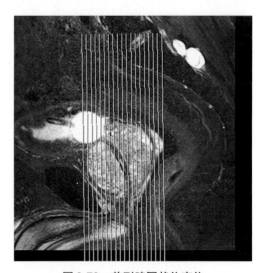

图 3-78　前列腺冠状位定位

5. 扫描序列

（1）T_1WI：横轴位 TSE/FSE 序列（全盆腔）。

（2）T_2WI：轴、矢、冠状位 TSE 脂肪抑制序列（小 FOV，20～25cm）。

（3）T_2WI：横轴位 TSE/FSE 序列（小 FOV，20～25cm）。

（4）DWI（中高场强机型）：横轴位 DWI b=800～3 000s/mm²，EPI 技术。

6. 扫描视野（FOV） 20～35cm。

7. 扫描层厚 ≤4mm。

8. 扫描间隔 ≤1mm。

9. 如需增强，推荐采用 30 期以上的动态增强轴位扫描（小 FOV），另加矢、冠状位 T_1WI TSE/FSE 脂肪抑制序列。

10. 患者病情需要及设备条件允许时，可加做 MRS 检查。

（五）胎盘

1. 扫描前准备 检查前嘱受检者排空大、小便。

2. 线圈 体部相控阵表面线圈。

3. 体表定位标记 耻骨联合上缘。

4. 扫描范围 包含整个胎盘（图 3-79、图 3-80）。

5. 扫描序列

（1）T_1WI：矢状位 TSE/FSE 序列。

（2）T_2WI：轴、矢、冠状位 HASTE/FIESTA/True FISP 序列。

6. 扫描视野（FOV） 30～40cm。

7. 扫描层厚 ≤4mm。

8. 扫描间隔 ≤1mm。

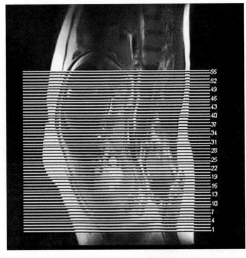

图 3-79 胎盘轴位定位 1

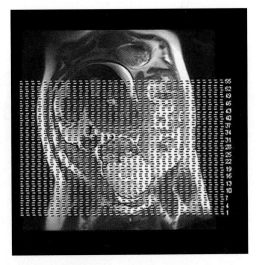

图 3-80 胎盘轴位定位 2

（六）阴囊及睾丸

1. 线圈 体部相控阵表面线圈。

2. **体表定位标记** 耻骨联合下缘。

3. **扫描范围** 耻骨联合下缘至阴囊底部。

4. **扫描序列**

（1）T_1WI：横轴位 TSE/FSE 序列。

（2）T_2WI：轴、矢、冠状位 TSE/FSE 脂肪抑制序列。

（3）DWI（中高场强机型）：横轴位 DWI b＝1 000s/mm^2，EPI 技术。

5. **扫描视野（FOV）** 20～30cm。

6. **扫描层厚** ≤4mm。

7. **扫描间隔** ≤1mm。

8. 如需增强，轴、矢、冠状位 T_1WI TSE/FSE 脂肪抑制序列扫描，设备条件允许时行动态增强扫描。

六、脊柱

（一）颈椎

1. **线圈** 颈线圈、头颈联合或全脊柱阵列线圈。

2. **体表定位标记** 下颌角或第3颈椎位于线圈中心。

3. **扫描范围** 上自鞍顶，下至第2胸椎。

4. **扫描序列**

（1）T_1WI：矢状位 TSE/FSE 序列。

（2）T_2WI：矢状位 TSE/FSE 序列。

（3）T_2WI 脂肪抑制序列：矢状位 TIRM/STIR/DIXION 序列。

（4）颈椎和颈髓：T_2WI 或 T_1WI（考虑做增强扫描时）横轴位 TSE/FSE 序列。

（5）颈椎间盘（图 3-81）：T_2WI 横轴位 TSE/FSE 序列。

5. **扫描视野（FOV）** 20～26cm。

6. **扫描层厚** ≤3mm。

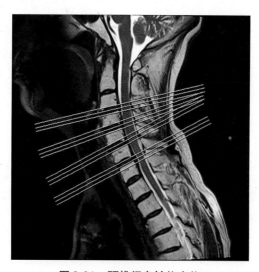

图 3-81 颈椎间盘轴位定位

7. **扫描间隔**　≤1mm。

8. 如需增强，可行三个方向的 T_1 抑脂扫描。

（二）胸椎

1. **线圈**　脊柱相控阵线圈。

2. **体表定位标记**　胸骨角或第6胸椎。

3. **扫描范围**　上界自第7颈椎，下界至第1腰椎。

4. **扫描序列**

（1）T_1WI：矢状位 TSE/FSE 序列。

（2）T_2WI：矢状位 TSE/FSE 序列。

（3）T_2WI 脂肪抑制序列：矢状位 TIRM/STIR/DIXION 序列。

（4）胸椎和胸髓：T_2WI 或 T_1WI（考虑做增强扫描时）横轴位 TSE/FSE 序列。

（5）胸椎间盘：T_2WI 横轴位 TSE/FSE 序列。

5. **扫描视野（FOV）**　25～35cm。

6. **扫描层厚**　≤3mm。

7. **扫描间隔**　≤1mm。

8. 如需增强，可行三个方向的 T_1 抑脂扫描。

（三）腰椎

1. **线圈**　脊柱相控阵线圈。

2. **体表定位标记**　第3腰椎。

3. **扫描范围**　上界至第12胸椎，下界至第1骶椎（图3-82、图3-83）。

4. **扫描序列**

（1）T_1WI：矢状位 TSE/FSE 序列。

（2）T_2WI：矢状位 TSE/FSE 序列。

（3）T_2WI 脂肪抑制序列：矢状位 TIRM/STIR/DIXION 序列。

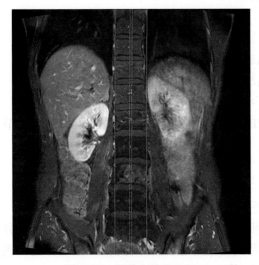

图 3-82　腰椎矢状位定位

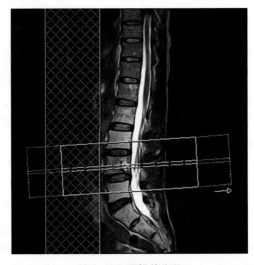

图 3-83　腰椎体定位

（4）腰椎：T_2WI 或 T_1WI（考虑做增强扫描时）横轴位 TSE/FSE 序列。

（5）腰椎间盘：T_2WI 横轴位 TSE/FSE 序列。

5. 扫描视野（FOV） 25～35cm。

6. 扫描层厚 ≤4mm。

7. 扫描间隔 ≤1mm。

8. 如需增强，可行三个方向的 T_1 抑脂扫描。

（四）骶尾椎

1. 线圈 脊柱相控阵线圈。

2. 体表定位标记 第 2 骶椎。

3. 扫描范围 上界至第 5 腰椎，下界至尾椎末端。

4. 扫描序列

（1）T_1WI：矢状位 TSE/FSE 序列。

（2）T_2WI：矢状位 TSE/FSE 序列。

（3）T_2WI 脂肪抑制序列：矢状位 TIRM/STIR/DIXION 序列。

（4）骶尾椎病变：T_2WI 或 T_1WI（考虑做增强扫描时）横轴位 TSE/FSE 序列。

5. 扫描视野（FOV） 25～35cm。

6. 扫描层厚 ≤4mm。

7. 扫描间隔 ≤1mm。

8. 如需增强，可行三个方向的 T_1 抑脂扫描。

（五）臂丛神经

1. 线圈 头颈联合线圈。

2. 体表定位标记 下颌角。

3. 扫描范围 颈椎及上胸段。

4. 扫描序列

（1）T_2WI：矢状位 TSE/FSE 序列，辅助定位；轴位。

（2）3D-FIESTA/SPACE/B-FFE：冠状位及轴位。

（3）STIR：冠状位。

5. 扫描视野（FOV） 26～40cm。

6. 扫描层厚 T_2WI 序列 5mm；3D-FIESTA/SPACE/B-FFE 序列 1～2mm。

7. 扫描间隔 T_2WI 序列 2mm；3D-FIESTA/SPACE/B-FFE 序列无间隔扫描。

8. 建议增强后行 3D-SPACE 序列扫描，减少背景噪声，以突出神经根的显示。

9. **图像后处理** 对 3D-FIESTA/SPACE/B-FFE 序列所得数据行曲面重建（CPR），显示节前神经根与节后神经根（图 3-84、图 3-85）。

（六）腰骶丛神经

1. **线圈** 脊柱相控阵线圈。

2. **体表定位标记** 腰丛神经以第 3 腰椎，骶丛神经以第 2 骶椎平面。

3. **扫描范围** 腰丛神经范围前边界包含腰椎体前缘，后边界包含第 2 骶椎骨后缘，上界至第 12 胸椎上缘，下界至第 2 骶椎；骶丛神经范围前边界包含腰椎体前缘，后边界包含骶骨后缘，上界至第 4 腰椎体上缘，下界至耻骨联合（图 3-86）。

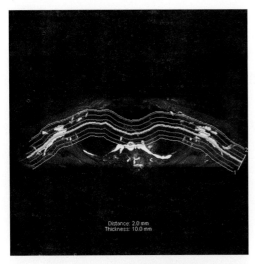

图 3-84　臂丛神经 CPR 定位

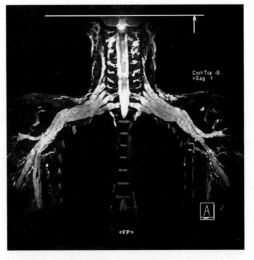

图 3-85　臂丛神经

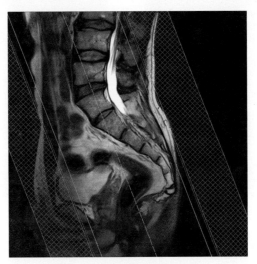

图 3-86　骶尾神经冠状位定位

4. **扫描序列**

（1）T_1WI：矢状位 TSE/FSE 序列。

（2）T_2WI：矢状位 TSE/FSE 序列。

（3）T_2WI：横轴位、矢状位 TIRM/DIXION 序列。

（4）神经根 3D 序列：冠状位 T_1WI VIBE/LAVA 序列，T_2WI 3D-FIESTA/SPACE/B-FFE 序列。

5. **扫描视野（FOV）**　25～40cm。

6. **扫描层厚**　常规扫描≤4mm，3D 扫描层厚 1～2mm。

7. **扫描间隔**　常规扫描≤1mm，3D 扫描无间隔。

8. 建议增强后行 3D-SPACE 序列扫描。

9. **图像后处理**　对 3D-FIESTA/SPACE/B-FFE 序列所得数据行曲面重建（CPR）。

七、四肢及关节

（一）肩关节

1. **线圈**　肩关节专用线圈或包绕式柔性线圈。
2. **体表定位标记**　以肱骨大结节为中心。
3. **扫描范围**　包括肩锁关节上方至肱骨外科颈下缘（图 3-87～图 3-89）。
4. **扫描序列**

（1）T₂WI 或 PDWI：轴、斜矢、斜冠状位 TSE/FSE 脂肪抑制序列。

（2）T₁WI：斜冠状位 TSE/FSE 序列。

5. **扫描视野（FOV）**　15～18cm。

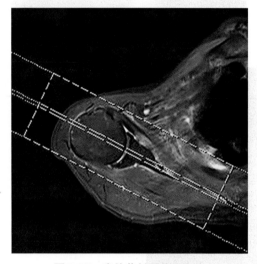

图 3-87　肩关节斜冠状位定位

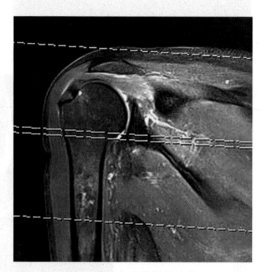

图 3-88　肩关节轴位定位

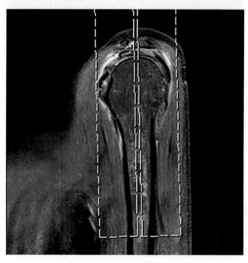

图 3-89　肩关节矢状位定位

6. **扫描层厚** ≤4mm。

7. **扫描间隔** ≤1mm。

8. 如需增强，可行三个方向的 T_1 抑脂扫描。

（二）上臂或前臂

1. **线圈** 包绕式柔性线圈。

2. **体表定位标记** 病变部位在体表加定位标记。

3. **扫描范围** 以病变为中心，矢状位、冠状位至少包含邻近的一个关节。

4. **扫描序列**

（1）T_2WI 或 PDWI：轴、斜矢、斜冠状位 TSE/FSE 脂肪抑制序列。

（2）T_1WI：根据 T_2WI 序列，选择显示病变最佳的方位扫描一个方位即可，推荐斜冠状位 TSE/FSE 序列。

5. **扫描视野（FOV）** 18～25cm。

6. **扫描层厚** ≤4mm。

7. **扫描间隔** ≤1mm。

8. 如需增强，可行三个方向的 T_1 抑脂扫描。

（三）肘关节

1. **线圈** 包绕式柔性线圈。

2. **体表定位标记** 肘关节中心。

3. **扫描范围** 肱骨下段至尺桡骨上段。

4. **扫描序列**

（1）T_2WI 或 PDWI：轴、斜矢、斜冠状位 TSE/FSE 脂肪抑制序列。

（2）T_1WI：根据 T_2WI 序列，选择显示病变最佳的方位扫描一个方位即可，推荐斜冠状位 TSE/FSE 序列。

5. **扫描视野（FOV）** 12～15cm。

6. **扫描层厚** ≤3mm。

7. **扫描间隔** ≤1mm。

8. 如需增强，可行三个方向的 T_1 抑脂扫描。

（四）腕关节

1. **线圈** 包绕式柔性线圈或手掌专用线圈。

2. **体表定位标记** 腕关节中心。

3. **扫描范围** 包括腕关节。

4. **扫描序列**

（1）T_2WI 或 PDWI：轴、斜矢、斜冠状位 TSE/FSE 脂肪抑制序列。

（2）T_1WI：斜冠状位 TSE/FSE 序列。

（3）设备条件允许时，可以加扫薄层的三维 T_2WI 或 T_1WI 进行后处理重建。

5. **扫描视野（FOV）** 12～15cm。

6. **扫描层厚** ≤3mm。

7. **扫描间隔** ≤1mm。

8. 如需增强，可行三个方向的 T_1 抑脂扫描。

（五）手

1. 线圈　包绕式柔性线圈或手掌专用线圈。

2. 体表定位标记　手掌中心。

3. 扫描范围　包括尺桡骨下端至手指末端。

4. 扫描序列

（1）T_2WI 或 PDWI：轴、斜矢、斜冠状位 TSE/FSE 脂肪抑制序列。

（2）T_1WI：斜冠状位 TSE/FSE 序列。

（3）设备条件允许时，可以加扫薄层的三维 T_2WI 或 T_1WI 进行后处理重建。

5. 扫描视野（FOV）　15～20cm。

6. 扫描层厚　≤3mm。

7. 扫描间隔　≤1mm。

8. 如需增强，可行三个方向的 T_1 抑脂扫描。

（六）骶髂关节

1. 线圈　相控阵体线圈或正交体线圈。

2. 体表定位标记　髂骨嵴为中心。

3. 扫描范围　包全两侧骶髂关节（图 3-90、图 3-91）。

4. 扫描序列

（1）T_2WI 或 PDWI：斜轴（垂直于骶骨中线）、斜冠状位（平行于骶骨中线）TSE/FSE 脂肪抑制序列或 TIRM/STIR 序列。

（2）T_1WI：斜轴、斜冠状位 TSE/FSE 序列。

5. 扫描视野（FOV）　30～35cm。

6. 扫描层厚　≤4mm。

7. 扫描间隔　≤1mm。

8. 如需增强，可行斜冠状位和斜轴位的 T_1 抑脂扫描。

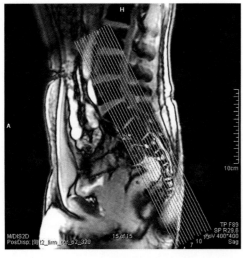

图 3-90　骶髂关节冠状位定位

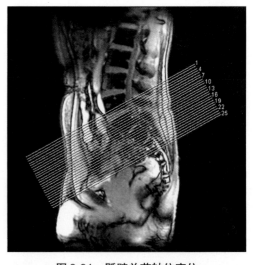

图 3-91　骶髂关节轴位定位

（七）髋关节

1. **线圈** 相控阵体线圈或正交体线圈。

2. **体表定位标记** 耻骨联合或股骨大粗隆为中心。

3. **扫描范围** 股骨头上缘至小转子。

4. **扫描序列**

（1）T_2WI 或 PDWI：轴、冠状位 TSE/FSE 脂肪抑制序列或 TIRM/STIR 序列。

（2）T_1WI：轴、冠状位 TSE/FSE 序列。

5. **扫描视野（FOV）** 30～35cm。

6. **扫描层厚** ≤4mm。

7. **扫描间隔** ≤1mm。

8. 如需增强，可行斜冠状位和斜轴位的 T_1 抑脂扫描。

（八）大腿或小腿

1. **线圈** 相控阵体线圈、正交体线圈或包绕式柔性线圈。

2. **体表定位标记** 病变部位在体表加定位标记。

3. **扫描范围** 以病变为中心，矢状位、冠状位至少包含邻近的一个关节。

4. **扫描序列**

（1）T_2WI 或 PDWI：轴、斜矢、斜冠状位 TSE/FSE 脂肪抑制序列或 TIRM/STIR 序列。

（2）T_1WI：根据 T_2WI 序列，选择显示病变最佳的方位扫描一个方位即可，推荐斜冠状位 TSE/FSE 序列。

5. **扫描视野（FOV）** 35～45cm。

6. **扫描层厚** ≤5mm。

7. **扫描间隔** ≤1mm。

8. 如需增强，可行三个方向的 T_1 抑脂扫描。

（九）膝关节

1. **线圈** 相控阵膝关节线圈或包绕式柔性线圈。

2. **体表定位标记** 髌骨下缘中心。

3. **扫描范围** 包括整个膝关节（图 3-92～图 3-94）。

4. **扫描序列**

（1）T_2WI 或 PDWI：轴、矢、冠状位 TSE/FSE 脂肪抑制序列。

（2）T_1WI：矢状位 TSE/FSE 序列。

5. **扫描视野（FOV）** 12～18cm。

6. **扫描层厚** ≤4mm。

7. **扫描间隔** ≤1mm。

8. 如需增强，可行三个方向的 T_1 抑脂扫描。

（十）踝关节或跟腱

1. **线圈** 包绕式柔性线圈或踝关节专用线圈。

2. **体表定位标记** 内外踝连线中心。

3. **扫描范围** 包括整个踝关节（图 3-95～图 3-97）。

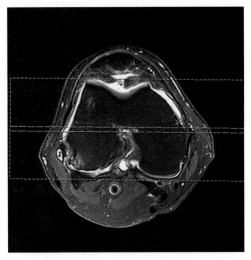

图 3-92 膝关节冠状位定位

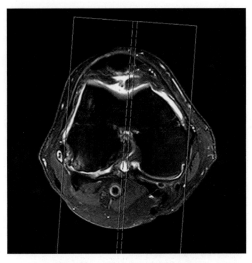

图 3-93 膝关节矢状位定位

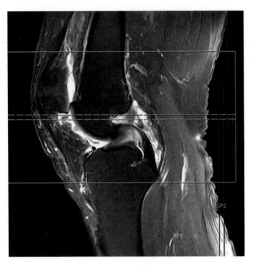

图 3-94 膝关节轴位定位

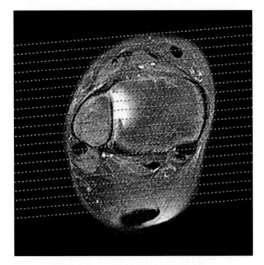

图 3-95 踝关节冠状位定位

4. **扫描序列**

（1）T_2WI 或 PDWI：轴、矢、冠状位 TSE/FSE 脂肪抑制序列。

（2）T_1WI：矢状位 TSE/FSE 序列。

5. **扫描视野（FOV）** 12～18cm。

6. **扫描层厚** ≤4mm。

7. **扫描间隔** ≤1mm。

8. 如需增强，可行三个方向的 T_1 抑脂扫描。

（十一）足

1. **线圈** 包绕式柔性线圈。

2. **体表定位标记** 病变部位在体表加定位标记。

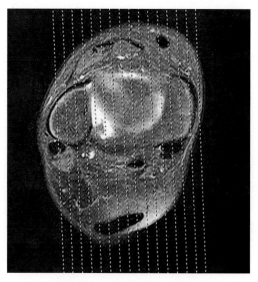

图 3-96　踝关节矢状位定位

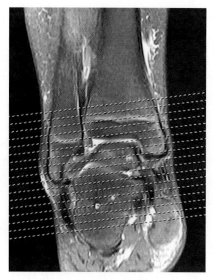

图 3-97　踝关节轴位定位

3. **扫描范围**　包括整个患足。

4. **扫描序列**

（1）T_2WI 或 PDWI：轴、斜矢、斜冠状位 TSE/FSE 脂肪抑制序列。

（2）T_1WI：斜冠状位 TSE/FSE 序列。

5. **扫描视野（FOV）**　18～25cm。

6. **扫描层厚**　≤4mm。

7. **扫描间隔**　≤1mm。

8. 如需增强，可行三个方向的 T_1 抑脂扫描。

（十二）上肢血管对比增强 MRA

1. **线圈**　相控阵体线圈、正交体线圈或包绕式柔性线圈；充分利用多线圈组合技术。

2. **体表定位标记**　首段定位像中部。

3. **定位片**　分 2、3 段扫 2D TOF-MRA 三平面定位像。

4. **扫描范围**　包括整个上肢。

5. **扫描序列**　在各段定位像上设定 CE-MRA 的 3D 块，即多站点对比增强 3D SPGR/FLASH/T_1-FFE（冠状位 T_1WI）一次性步进成像。

6. **扫描视野（FOV）**　35～45cm。

7. **扫描层厚**　≤2mm。

8. **扫描间隔**　0mm。

9. **影像处理**　分段最大密度投影（MIP）重组获得相应分期的血管造影像，可根据需要，应用高级软件进行各段血管造影像的无缝拼接；也可以行 MPR、VR、SSD 等图像重建。

（十三）下肢血管对比增强 MRA

1. **线圈**　下肢相控阵体线圈、相控阵体线圈、正交体线圈或包绕式柔性线圈，充分利用多线圈组合技术。

2. **体表定位标记**　首段定位像中部。

3. **定位片**　分2、3段扫2D TOF-MRA三平面定位像。

4. **扫描范围**　包括整个下肢。

5. **扫描序列**　在各段定位像上设定CE-MRA的3D块,即多站点对比增强3D SPGR/FLASH/T_1-FFE(冠状位T_1WI)一次性步进成像。

6. **扫描视野(FOV)**　35~45cm。

7. **扫描层厚**　≤2mm。

8. **扫描间隔**　0mm。

9. **影像处理**　分段最大密度投影(MIP)重组获得相应分期的血管造影像,可根据需要,应用高级软件进行各段血管造影像的无缝拼接,也可以行MPR、VR、SSD等图像重组。

第七节　MRI检查技术的特殊临床应用

一、磁共振血管成像技术及其临床应用

磁共振血管成像(magnetic resonance angiography,MRA)已经成为MRI检查的常规技术之一。与DSA相比,具有无创、简便、费用低、一般无需造影剂等优点。与其他血管成像手段不同的是,MRA技术不但提供血管的形态信息,还可提供血流的方向、速率、流量等定量信息。

(一)临床常用的MRA方法有三种

MRA的基本原理是利用血液的流动效应来成像,即常规SE(包括TSE)和GRE序列中常见的流空效应(flowing void effect)和流入增强效应(inflow enhancement effect)。目前,临床常用的MRA方法有三种:飞行时间(time of flight,TOF)法、相位对比(phase contrast,PC)法及对比增强MRA(contrast enhancement MRA,CE-MRA)。

(二)飞行时间法磁共振血管成像

1. **基本概念与原理**　飞行时间(time of flight,TOF)法是目前临床最常用也是应用最广泛的MRA方法,该技术基于血流的流入增强效应,一般采用TR较短的快速扰相GRE T_1WI序列进行采集,是利用梯度运动相位重聚(GMR)技术,突出流入性增强效应,减少相位移动对图像影响的血管成像方法。它采用快速扫描技术,选择适当的TR与翻转角使静止组织处于稳定状态,几乎不产生MRI信号。刚进入成像容积的血流尚没达到稳定状态,因而吸收射频脉冲能量发出很强的MRI信号,与静止组织之间形成较好的对比。如果血速率度足够快,在整个成像容积内会显示血管的高信号影。

2. **成像方法及特点**　TOF-MRA技术主要包括二维TOF-MRA(2D-TOF-MRA)和三维TOF-MRA(3D-TOF-MRA),两者各有优缺点。

3. **临床应用**　TOF-MRA是目前在临床上应用最广泛的MRA方法,主要应用于脑部血管、颈部血管、下肢血管等检查。在应用时要考虑3个方面的问题:

(1)血管走行:血管走行方向比较直的血管如颈部血管或下肢血管采用2D方法即可获得较好效果,而走行比较迂曲的血管如脑动脉则采用3D方法效果较好。

(2)血速率度:血速率度较快的血管如大多数动脉特别是头颈部动脉多采用3D方法,而血速率度较慢的静脉多采用2D方法。

（3）目标血管长度：对于目标血管范围较小者采用 3D 方法，而对于目标血管范围较长者如下肢血管多采用 2D 方法。

临床上，对于脑部动脉的检查多采用 3D-TOF-MRA（图 3-98），颈部动脉的检查可采用 2D 或 3D 技术，下肢血管多采用 2D 技术，静脉病变的检查多采用 2D 技术。

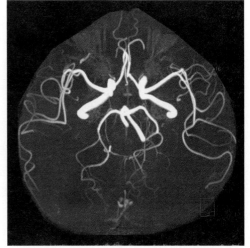

图 3-98　3D-TOF-MRA 颅脑血管

（三）相位对比磁共振血管成像

1. 基本概念与原理　相位对比 MRA（phase contrast MRA，PC-MRA）也是采用快速扫描技术，利用流动所致的宏观横向磁化矢量（Mxy）的相位变化来抑制背景、突出血管信号的一种方法。

2. 成像方法及特点　PC 法中，流动质子的流动方式与信号强度密切相关。匀速前进的血流，相位位移集中，发出强信号；血液出现加速度或涡流等现象时，则相位位移分散，信号降低。

（1）PC-MRA 是以速率为编码，以相位变化作为图像对比的特殊成像技术，具有以下特点：PC-MRA 图像可分为幅度图像和相位图像；常规的 PC-MRA 为幅度图像，可以显示血流信号，从而显示血管结构。相位图像主要用于血流、速率和流量的定量分析。

（2）常用的 PC-MRA 技术主要包括二维 PC-MRA（2D-PC-MRA）、三维 PC-MRA（3D-PC-MRA）和电影（Cine）PC-MRA。

3. 临床应用　PC-MRA 在临床上的应用相对较少，主要用于：①静脉病变的检查；②心脏及大血管的血流分析；③脑脊液速率分析。

2D-PC-MRA 可显示血管狭窄、颅内动静脉畸形和动脉瘤，进行血流方向和速率定量分析，评估门静脉和肝静脉状态。3D-PC-MRA 可用于评估血管狭窄、颅内动静脉畸形、动脉瘤、显示颅内静脉畸形和静脉闭塞，进行全脑大容积血管成像，评估外伤后的颅内血管损伤，还可用于显示肾动脉。

与 TOF-MRA 相比各有优缺点，TOF 更多用于动脉病变的检查，PC 多用于静脉病变的检查以及心血管的血流分析。

（四）三维（3D）对比增强血管成像

1. 基本概念与原理　对比增强 MRA（contrast enhancement MRA，CE-MRA）是利用顺磁性造影剂的超短 T_1 作用，使血液的 T_1 值明显缩短，短于周围其他组织，然后利用超快速且权重很重的 T_1WI 序列来记录这种 T_1 弛豫差别的成像方法。CE-MRA 显示血管的原理不同于前述 MRA 利用 MRI 的流动效应，而主要取决于血管内钆造影剂的 T_1 特性。该技术依赖于高性能梯度技术的进步及团注造影剂到达兴趣血管精确时间的选择。目前用于 CE-MRA 的序列多为三维扰相 GRE T_1WI 序列。

2. 成像方法及特点　CE-MRA 在实际操作时需要掌握几个关键技术。

（1）造影剂的应用：造影剂的应用是 CE-MRA 的关键技术之一。通常采用的造影剂为细胞外液非特异性离子型造影剂 Gd-DTPA。造影剂的注射采用 MRI 专用高压注射器。根据不同的检查部位、范围和目的，造影剂的入路、用量和注射速率应做相应调整。

（2）成像参数的调整：成像参数的调整对于保证 CE-MRA 的质量至关重要。成像参数主要有 TR、TE、激发角度、容积厚度和层数、矩阵、FOV 等。TE 应选择最小值。

（3）扫描时机的掌握：扫描时机的掌握是 CE-MRA 成败的关键。扫描序列启动过早或过晚都会严重影响 CE-MRA 的质量，甚至导致检查失败，决定图像对比的是填充 K 空间中心区域的 MRI 信号。扫描序列何时启动的原则是"在目标血管中，造影剂浓度最高的时刻采集填充 K 空间中心区域的 MRI 信号"。

（4）CE-MRA 的优缺点

CE-MRA 主要利用造影剂实现血管的显示，与利用血液流动成像的其他 MRA 技术相比具有以下优点：①对于血管腔的显示比其他 MRA 技术更为可靠；②出现血管狭窄的假象明显减少，血管狭窄的程度反映比较真实；③一次注射造影剂可完成多部位动脉和静脉的显示；④动脉瘤不易遗漏；⑤成像速度快。

缺点：①需要注射造影剂；②易受时间的影响，可能产生静脉的干扰；③不能提供血液流动的信息。

3. 临床应用

（1）脑部或颈部血管可作常规 MRA 的补充，以增加可信度。CE-MRA 可清晰显示颅底动脉环（Willis 环）及其分支、椎基底动脉、颈部椎动脉、颈总动脉分叉及颈内动脉等，主要用于颈部和脑部动脉狭窄或闭塞、动脉瘤、血管畸形等病变的检查（图 3-99）。

（2）肺动脉主要包括肺动脉栓塞和肺动静脉瘘等，对于肺动脉栓塞可很好地显示亚段以上血管栓塞；对于肺动静脉瘘可显示供血动脉和引流静脉。

（3）主动脉主要用于主动脉瘤、主动脉夹层、主动脉畸形等病变检查（图 3-100）。

（4）肾动脉主要用于肾动脉狭窄、动脉瘤等的检查。

（5）肠系膜血管和门静脉主要用于肠系膜血管的狭窄或血栓、门静脉高压及其侧支循环的检查。

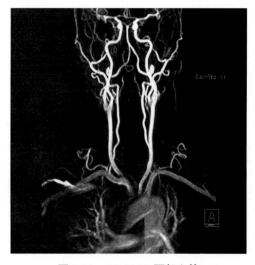

图 3-99 CE-MRA 颈部血管

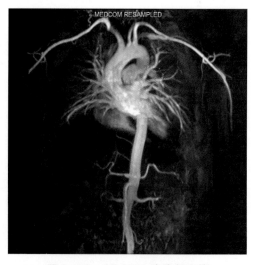

图 3-100 CE-MRA 胸腹部血管

（6）四肢血管主要用于肢体血管的狭窄、动脉瘤、血栓性脉管炎及血管畸形等病变的检查。

二、心脏 MR 成像技术及其临床应用

（一）心脏 MR 成像

心脏是 MRI 中扫描、观察、诊断最复杂的一个器官。心脏由四个房室和两个大血管交错构成，熟悉心脏的解剖，掌握心脏各显示方位的成像方法并形象理解，结合其病理、生理改变进行分析，才能做出正确的成像方位和层面，加之选用恰当的成像序列和技术方法，才能提供正确全面的诊断依据。MRI 应用于心脏检查的优势在于：①心肌和血管壁组织与血流的信号间存在良好的对比，而无需任何造影剂。在自旋回波序列，血流的流空效应呈黑信号，而在梯度回波序列，流动的血液产生高信号。MRI 能清晰地显示心内膜、瓣膜、心肌、心包及心包外脂肪。② MRI 检查为无创性检查，有较高的安全性。③ MRI 可三维成像，亦可进行任意平面断层扫描并重复显示心脏大血管的解剖结构，并可以定量测量心脏体积和重量。在显示复杂的结构异常时，MRI 较二维超声心动图和心血管造影更具优势。④ MRI 电影可动态显示心脏收缩和舒张的运动，包括心脏瓣膜运动、血流动力学和心肌收缩率等，可对心功能进行更加全面而准确的评估，可直接测量心腔径线及室壁厚度，进一步估测心室壁压力及每搏输出量等心功能相关参数。MRI 心功能分析包括全心室功能评估、左或右心室局部功能评估、室壁压力的测定、瓣膜狭窄或反流程度和分流量的评估等。一些新技术如 MRI 心肌标记可评价局部心肌舒缩运动，屏气分段采集和回波分配法等提高了磁共振心功能测定的空间及时间分辨率，使精确度大为提高。

（二）MRI 心脏疾病检查方法有以下三种：

1. **心脏形态学磁共振检查**　常用成像方位有横断面、冠状面、二腔心位、短轴位、四腔心位、左室流出道位（三腔室位）、右室流出道位、主动脉弓位等。标准心脏短轴位获取的定位顺序：横轴位（图 3-101）—二腔心位（图 3-102）—左室短轴位（图 3-103）—四腔心位（图 3-104）—短轴位（图 3-105）。

2. **心功能分析磁共振检查**　心肌厚度分析，内容包括心室容积、心肌肌块、左室和心肌的区域功能、心室的时间 - 容积曲线等心脏磁共振几何和功能评价（图 3-106～图 3-108）。

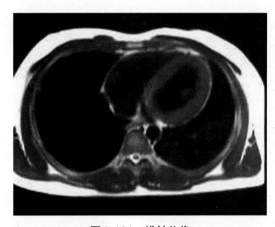

图 3-101　横轴位像

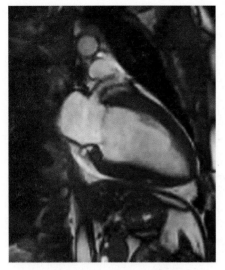

图 3-102 二腔心位像

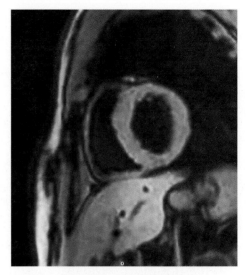

图 3-103 左室短轴位像

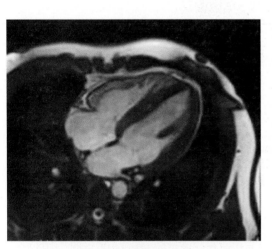

图 3-104 四腔心位像

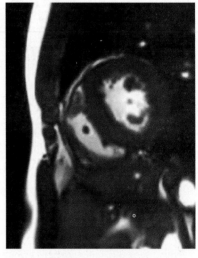

图 3-105 短轴位像

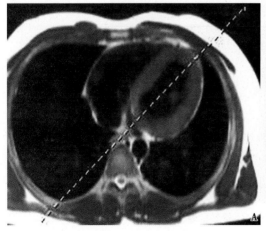

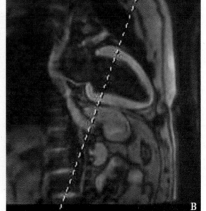

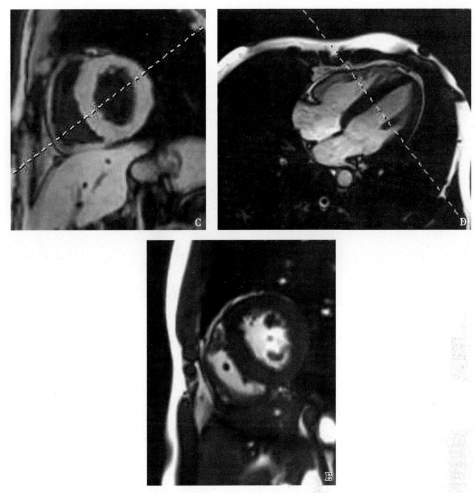

图 3-106　心功能分析短轴位成像定位顺序图像

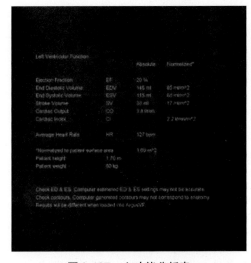

图 3-107　心功能分析表

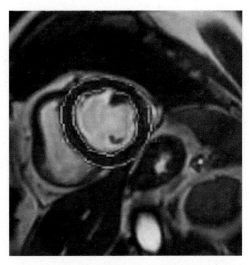

图 3-108　勾画左心室室壁内轮廓,用于心功能分析表

3. **心肌活性检测磁共振检查**　包括心肌灌注扫描和心肌延迟强化扫描,心肌灌注分析方法包括定性和定量分析(图3-109)。

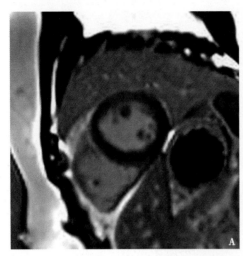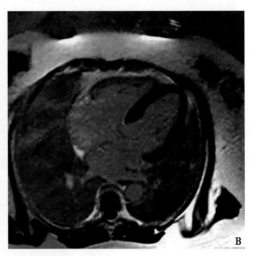

图3-109　心肌延迟增强

心肌显示为均匀低信号,表示内造影剂已廓清

MRI是无创性心脏疾病检查方法,有心功能分析和形态学的诊断价值:①心功能的评价和定量分析;②先天性心脏病;③心肌病变;④心脏肿瘤;⑤心包病变;⑥冠状动脉硬化性心脏病等。

三、磁共振水成像技术及其临床应用

(一)基本原理

磁共振水成像是利用水的长 T_2 特性。人体内静态或缓慢流动液体的 T_2 值远远大于其他组织, T_2 加权成像中,若选择较长的 TE 值,人体内其他组织的横向磁化矢量几乎完全衰减,接收到的信号强度很低甚至几乎没有,而人体内静态或缓慢流动的液体仍保持较大的横向磁化矢量,使得该组织的信号强度较高而显影。水样结构如胃肠内液体、脑脊液、淋巴液、胆汁、尿液等 T_2 值远大于其他组织,因 T_2 值较长而保持较大的横向磁化矢量。此类序列常用长 TR、长 TE 参数设置。

(二)临床应用

1. **磁共振胆胰管造影**　磁共振胆胰管造影(MR cholangiopancreatography,MRCP)是目前临床上最常用的水成像技术之一,也是一种无创的、安全有效的胆胰管系统疾病诊断方法,MRCP可以提供良好的胆胰管系统整体图像,多方位、全面地展示扩张胆胰管的形态、范围、梗阻程度及平面(图3-110)。

常用的扫描序列:①冠状位的单次激发快速自旋回波序列,厚层一次投射法快速成像,在任意层面、各个方向的屏气扫描。②斜冠状位三维连续扫描,配合膈肌导航或呼吸触发,平行于胰管走行的方向。常规 MRI 序列能反映梗阻端周围软组织的信号特点,2D 薄层连续扫描有助于管腔小病变的显示和 MIP 的重建,三者结合能够大大提高诊断的准确率。

2. **磁共振尿路造影** 磁共振尿路造影（MR urography，MRU）是临床上常用的水成像技术之一，适用于尿路梗阻病变的诊断，对其梗阻部位和程度的判断具有很高的敏感性和特异性。对于严重肾功能不全的患者尤其适用，因为该类患者行 IVP 检查时尿路不显影，或需延迟很长时间才能确定梗阻的平面，MRU 成像可以快速确定尿路梗阻部位，为临床提供较好的诊断（图 3-111）。正常输尿管不显影或呈细线状结构，MRU 可清晰、准确地显示梗阻部位，若输尿管扩张管腔超过 5mm 或肾小盏杯口成圆球状时，可认为有梗阻存在的可能，增强 MRU 可以评价肾脏功能。

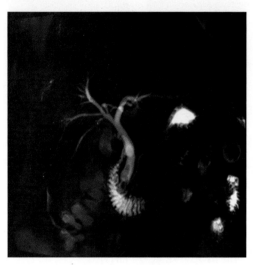

图 3-110　MRCP

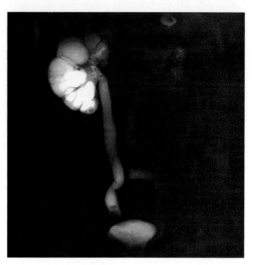

图 3-111　MRU

常用的扫描序列：①冠状位单次激发快速自旋回波序列，厚层一次投射法快速成像，需屏气扫描。②冠状位三维连续扫描，配合呼吸触发，可三维重建，更直观地观察梗阻部位。水成像 MRU 和常规 MRI 相结合，可以清晰显示梗阻情况，病变定性及正确评价肾功能，为泌尿系结石、肿瘤的诊断提供帮助。

3. **磁共振内耳水成像** 磁共振内耳水成像（inner ear hydrography，IEH）逐渐应用于临床观察内耳膜迷路的检查，适用于内耳发育不良等症，采用 MR 水成像技术，突出显示内耳道的脑脊液信号和内耳膜迷路的淋巴液信号（图 3-112）。

常用的序列：采用双激发平衡稳态自由进动序列进行三维采集，通过 MIP 进行重建，可以多角度、全方位观察内耳结构。内耳水成像结合内耳 MRI 平扫为临床提供更多信息。

4. **MR 脊髓成像** MR 脊髓成像（magnetic resonance myelography，MRM）应用于区分神经根出硬脊膜囊时的形态、与脊髓圆锥相连接的状态和马尾空间的解剖关系。其可以提供椎间盘、骨赘与神经根袖、马尾之间的解剖关系，可以鉴别硬脊膜蛛网膜囊肿与充盈脑脊液的病变如假性脊膜膨出、神经周围囊肿，并可以确定硬脊膜内、外病变的范围（图 3-113）。

常用的序列：采用脂肪抑制技术和长 T_2 可有效抑制背景信号，2D 和 3D 傅里叶变换重 T_2 加权快速自旋回波 MR 冠状面和矢状面成像技术。

5. **其他水成像** 除了以上的水成像技术外，还有其他排泄性管道成像如排泄性胆道成像、排泄性尿路成像、脑脊液鼻漏的诊断及腮腺管病变也采用水成像技术等。

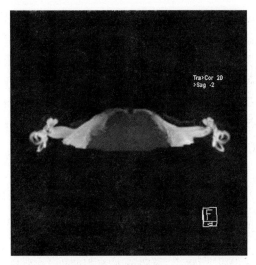

图 3-112　内耳水成像

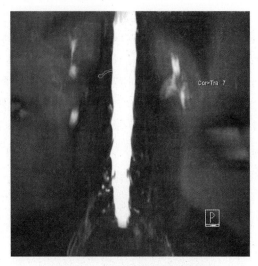

图 3-113　MRM 腰脊髓水成像

四、MRS 技术及其临床应用

（一）MRS 基本概念与原理

磁共振波谱成像（magnetic resonance spectroscopy，MRS）是获得活体内生化参数定量信息和诊断信息的一种非侵入技术，也就是在无创的情况下定量分析活体中代谢和生化变化的技术。一般临床经常选择氢质子，因为氢质子含量多，几乎人体各个组织都含有氢质子。电子与外磁场相互作用改变了原子核周围磁场，产生化学位移。化学位移是磁共振波谱成像的基础。

（二）成像方法及特点

磁共振波谱成像包括两种技术，分别是单体素技术（single voxel spectroscopy，SVS）和多体素波谱成像技术即化学位移成像技术（chemical shift imaging，CSI）。

常见代谢产物：① N- 乙酰天门冬氨酸（NAA）是神经元的标记物；②肌酸（Cr）是脑组织代谢状态标记物；③胆碱（Cho）是细胞膜代谢和转化状态标记物；④肌醇（MI）为星形细胞中神经胶质的标记物；⑤乳酸（Lac）反映无氧酵解的情况，成人脑瘤 Lac 越高恶性程度越高，儿童脑瘤常可出现 Lac 峰；⑥脂质（lipids）代表细胞坏死和髓鞘溶解，脑胶质瘤时升高，但也见于脓肿和脱髓鞘病变；⑦谷氨酸（Glu）和谷氨酰胺（Gln）多见于脑膜瘤，有助于鉴别颅内脑外和表浅部位的脑内肿瘤。

（三）临床应用

磁共振波谱成像可应用于颅脑、乳腺、前列腺等。在颅内的囊性病变、炎症与肿瘤的鉴别、肿瘤分型、癫痫等的应用中具有较大价值（图 3-114）。在前列腺成像中通过观察枸橼酸盐的含量鉴别占位和炎症（图 3-115），在乳腺中通过观察胆碱的含量鉴别占位的良恶性等在临床中均具有较多的应用。

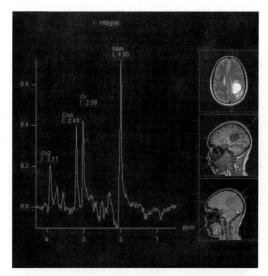

图 3-114　TE = 135ms 颅脑 MRSI 多体素图像

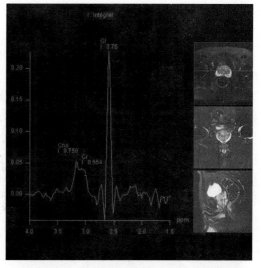

图 3-115　TE = 135ms 前列腺 MRSI 多体素图像

五、功能 MRI

（一）弥散加权成像和扩散张量成像

1. **弥散加权成像的基本概念与原理**　弥散加权成像（diffusion weighted imaging，DWI）是能够在活体组织中进行水分子扩散测量的方法，是从细胞及分子水平研究疾病的病理生理状态的一种技术。DWI 主要用于脑缺血的早期诊断，近年来随着 MRI 技术的飞速发展，DWI 在中枢神经系统及全身各系统病变的应用日益广泛并受到重视。

在 DWI 中，弥散敏感度 b 值（弥散敏感因子 b 值：单位 s/mm^2）越高，其信号越低；组织的 D 值（弥散系数 D 值：单位 mm^2/s）越高，则其在图像上的信号越低；而在弥散系数像上，组织的 D 值越高，其在 ADC 图上表现出的亮度越亮。目前主要是用 EPI 或 GRE 进行弥散成像。在医学成像中经常用表观扩散系数 ADC 代替 D 值表示扩散运动的强弱。

2. **弥散张量成像（diffusion tensor imaging，DTI）**　人体组织内的扩散是具有方向性的，水分子向各个方向扩散的速率是不相等的，称为各向异性（anisotropy）。在活体组织内，水分子的运动受细胞本身特征及结构的影响，水分子沿着白质纤维束走行的方向进行扩散的速率大于沿着垂直于白质纤维束走行的方向进行扩散的速率，这种具有方向依赖性的扩散即称为各向异性扩散。

DTI 中的相关参数：平均扩散率（mean diffusivity，MD）、表观扩散系数（apparent diffusion coefficient，ADC）、平均扩散系数（average diffusion coefficient，DCavg）。DCavg 能更全面反映扩散运动的快慢，是弥散张量矩阵的主对角线元素之和的算术平均值，反映的是所有水分子在各个方向上的位移。

各向异性相关参数值：包括各向异性分数或称部分各向异性（fractional anisotropy，FA）、相对各向异性（relative anisotropy，RA）及容积比（volume ratio，VR）等。

3. **弥散张量纤维束成像（diffusion tensor tractography，DTT）**　或称纤维束示踪成像技术（fiber tractography，FT），通过示踪每一体素的局部向量信息，从第一个体素主本征向量的方向寻找下一个与其最接近的体素，以前后 2 个方向呈线性延伸，以重建神经纤维通路,并在相应范围内的 FA 值、主要本征向量间取值,是在弥散张量成像的基础上发展起来的一项新技术,可在活体中显示纤维束的方向及完整性。

4. **弥散加权成像技术进展** 包括 RESOLVE 超清扩散成像、体素内不相干运动(IVIM)成像和扩散峰度成像(diffusional kurtosis imaging, DKI)。

5. **成像方法及特点** 扩散加权成像的物理基础是水分子的扩散引起失相位,从而导致核磁信号降低,弥散加权成像需加两个扩散敏感梯度场。

6. **临床应用** DWI 在中枢神经系统中的应用。与常规 T_1WI、T_2WI 图像不同(图 3-116～图 3-118),超急性、急性、亚急性期病灶在 DWI 图上呈高信号(图 3-119),在 ADC 图上呈低信号(图 3-120),而慢性期和恢复期病灶在 DWI 图呈低信号,ADC 图呈高信号,根据这点可以鉴别新旧梗死灶。DWI 还适用于其他肿瘤病变、感染性病变及囊肿的鉴别。

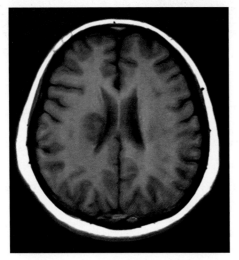

图 3-116 右侧脑室旁长 T_1 信号影

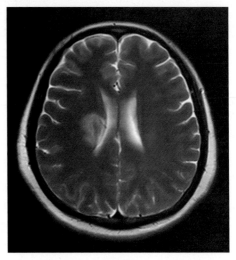

图 3-117 右侧脑室旁长 T_2 信号影

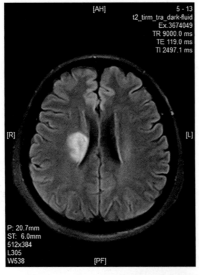

图 3-118 FLAIR 右侧脑室旁高信号影

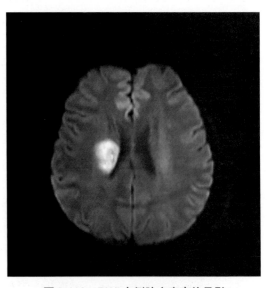

图 3-119 DWI 右侧脑室旁高信号影

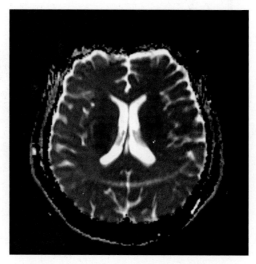

图 3-120　ADC 图右侧脑室旁低信号影

　　DWI 在胸腹部的应用,尤其对乳腺、肝脏、胰腺、肾脏、前列腺等实质性器官肿瘤的鉴别,可以为其提供重要信息。DWI 对腹部病灶的显示有很好的敏感性,特别是对于多发病灶(如转移瘤)、组织结构紊乱部位的病灶(如术后肿瘤复发)等,其敏感性较 T_2 fs 及 T_1＋C 更高。但 DWI 的分辨率与 SNR 较常规图像差,其主要价值在于发现病变、评估治疗效果,进而为诊断提供依据。

　　全身类 PET 成像,通过对人体全身横断面 DWI 扫描,采用 3D 重建技术形成图像。主要针对晚期恶性肿瘤的全身转移灶进行评估。

　　DTI 成像可以在活体无创性显示白质纤维束的走行、病理及与肿瘤、病变的关系等(图 3-121)。

　　DKI 的应用是从神经研究开始,主要用于反映脑灰白质扩散的微观结构信息,观察组织结构对扩散的受限程度,以及细胞内、外扩散的成分,获得与神经纤维走向相关的扩散参数。随着 DKI 应用逐渐推广,可以为肿瘤的良恶性鉴别和分级提供帮助。

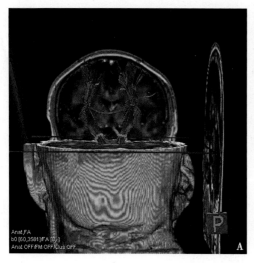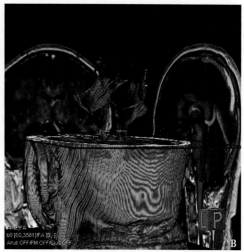

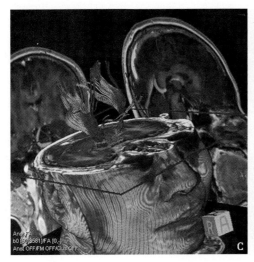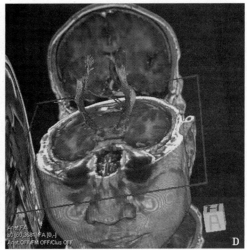

图 3-121　DTI 脑白质纤维素走行

（二）灌注加权成像

1. 基本概念与原理　灌注加权成像（perfusion weighted imaging，PWI）是指血液流过组织的毛细血管网时，通过测量一些血流动力学参数，来评价组织的血流灌注状态，反映组织中微观血流动力学信息。灌注包括使用外源性示踪剂的动态对比增强（又叫造影剂首次通过法）技术和使用动脉血中的水质子作为内源性示踪剂的动脉自旋标记（arterial spin labeling，ASL）技术。

2. 成像方法及特点　灌注加权成像（PWI）可以实时获得高分辨率灌注参数图像（relCBF、relCBV、MTT、TTP），能提供自定义感兴趣区的信号密度曲线的实时变化。

常用的灌注成像参数：相对脑血容量（relative cerebral blood volume，rCBV）；相对脑血流量（relative cerebral blood flow，rCBF），通过 CBV 与 AIF（动脉输入函数）反卷积计算得到；平均通过时间（mean transit time，MTT）、达峰时间（time to peak，TTP）。

3. 临床应用　PWI 用于评价脑卒中的缺血性危险，脑缺血性病变；颅内占位性病变；缺血性脑白质病变疏松症；创伤性脑损伤等（图 3-122～图 3-125）。

DWI 与 PWI 相结合可以确定缺血半暗带：① DWI＜PWI 范围，存在缺血半暗带，反映出治疗时机，临床可及时溶栓；② DWI＞PWI 范围，说明梗死组织内有部分的血流再灌注；③ DWI 与 PWI 范围一致，显示梗死区侧支循环没有建立，梗死范围进一步扩大，为不可逆损伤；④ DWI 正常而 PWI 显示异常，提示一过性脑缺血，没有梗死。

PWI 在梗死中的临床应用价值：①脑缺血改变，rCBV、rCBF 正常，MTT 延长，提示动脉狭窄或阻塞，但代偿良好；②灌注不足，rCBV、rCBF 下降，MTT 延长；③侧支循环建立，rCBV 正常或轻度增加，MTT 延长；④血流再灌注，rCBV 增加，MTT 正常或减少；⑤血流过度灌注，rCBV 明显增加。

（三）磁共振功能成像

1. 基本原理　脑血氧水平依赖（blood oxygenation level dependent，BOLD）对比 fMRI 技术作为脑功能成像的主要方法已广泛用于脑组织的生理、病理及人的心理活动等方面的研究，是针对脑功能活动的一种重要的无损伤检查手段。

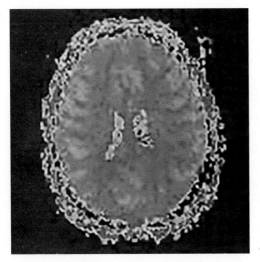

图 3-122　PWI 的 TTP 图

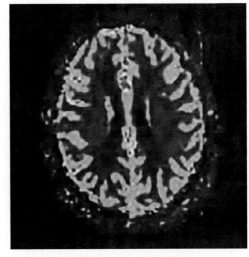

图 3-123　PWI 的 CBF 图

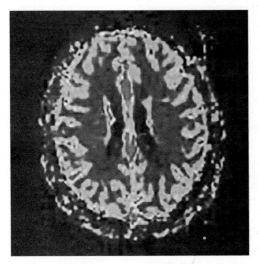

图 3-124　PWI 的 CBV 图

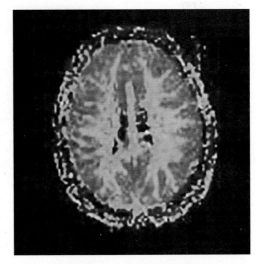

图 3-125　PWI 的 MTT 图

　　2. 脑功能成像的分析方法　脑功能的研究可以分为静息态(rest fMRI)和任务态(task fMRI)两种。

　　静息态和任务态脑功能成像的分析方法在颅脑退行性变、神经心理性病变的诊断中也具有较多的研究报道。

　　3. 临床应用　功能磁共振成像(fMRI)(图 3-126～图 3-128)的临床研究取得了很大的突破，目前的研究已不仅停留在用 fMRI 技术来显示神经活动水平上，还将该技术用来准确推断大脑的高级功能，这方面已经做了大量的理论研究与实验。除了 BOLD fMRI 是依靠脑部血流动力来推测大脑的活动外，还有非 BOLD 脑功能磁共振成像，例如神经电流磁共振成像(ncMRI)、分子功能磁共振成像(molecular fMRI)、洛伦兹效应成像(LEI)、弥散功能磁共振成像(dfMRI)等。

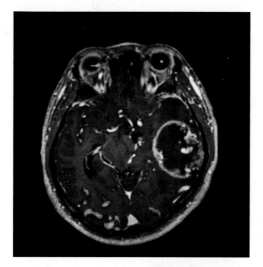

图 3-126　fMRI 任务态 BOLD 轴位图

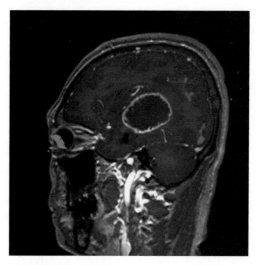

图 3-127　fMRI 任务态 BOLD 矢状位图

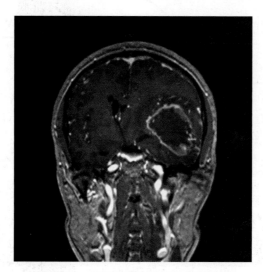

图 3-128　fMRI 任务态 BOLD 冠状位图

六、磁敏感成像技术及其临床应用

（一）SWI 基本概念与原理

磁敏感加权成像（susceptibility weighted imaging，SWI）是一种利用组织的磁敏感特性的成像技术。SWI 对于显示静脉血管、血液成分（如出血后各期代谢产物）、钙化、铁沉积等非常敏感，已广泛应用于各种出血性病变、异常静脉血管性病变、肿瘤及变性类疾病的诊断及铁含量的定量分析。SWI 实际上是一种三维采集技术，通过长 TE、高分辨率、完全流动补偿、薄层重建的梯度回波伴滤过的相位信息来增加磁矩图的对比和组织间的磁敏感差异，使对磁敏感效应的敏感性最大化。SWI 是高分辨率 3D 梯度回波成像，在三个方向上加有完全流动补偿技术、毫米级薄层扫描技术，生成相位图像，将相位图进行 64×64 的高通滤波，然后生成相位掩膜，相位掩膜与幅值图相乘得到 SWI 图。SWI 图通过最小密度投影得到 MinIP，用最小密度投影来帮助显示血管扭曲的结构和静脉血管系统的连续性，还可帮助区分主要静脉相邻的出血。

（二）成像方法及特点

磁敏感加权成像 SWI 序列可以同时得到幅值图、相位图、SWI 图和 MinIP 图四种图像。由于组织的磁敏感变化不同导致局部磁场的变化和主磁场的不均匀性，两者在相位图空间变化缓慢，因此可以采用空间高通滤波（HP）来采集相位图。采集的相位图主要体现不同组织局部磁敏感的变化，相位图与 T_2^* 加权 GRE 序列采集的 SWI 原始幅度图像合并，利用相位的信息产生相位模板，增强幅度像的图像对比度，突出静脉、铁沉积和钙化等生理和病理特性，最终生成一幅磁敏感加权图像。

（三）临床应用

磁敏感加权成像的临床应用：在脑肿瘤、脑外伤、脑血管疾病、神经变性病等中枢神经系统病变中有较高的临床应用前景和价值（图 3-129～图 3-132）。

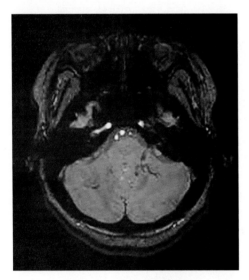

图 3-129　SWI 的幅值图

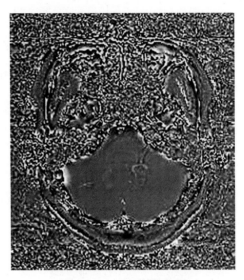

图 3-130　SWI 的相位图

1. **脑组织占位**　占位不仅仅依赖其形态学信息，根据各个序列评估占位，而是观察占位的血管增生和出血等特征，诊断占位的性质。恶性占位通常具有快速增长的血管结构和多发微量出血。应用 SWI 可能有助于确定占位良恶性以及恶性程度的分级。

2. **脑外伤**　脑外伤后明显的出血灶常规 CT 就可以检查，但是小出血灶容易漏诊，SWI 在显示小的出血病灶方面有明显优势。多应用于检查弥散性轴索损伤（diffuse axonal injury，DAI），DAI 是由于剪切力引起的弥散性脑白质损伤，通常有多发的小出血灶，常规 CT 和 MRI 序列很难显示较小的出血灶。

3. **脑血管疾病**　血栓和动脉硬化性狭窄产生的脑血管局部缺血可导致急性出血性或非出血性脑梗死。SWI 对出血区域很敏感，很容易显示出血区。急性脑内出血是急性缺血性脑卒中溶栓治疗后最担心的并发症，早期发现溶栓后缺血区的微出血有助于指导运用抗凝或抗血小板治疗。

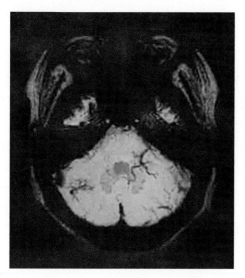

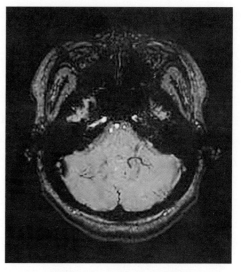

图 3-131　SWI 的检出 minIP 图　　　　　　　图 3-132　SWI 的 SWI 图

4. 神经退行性病变　帕金森病、多发性硬化、阿尔茨海默病、脊髓侧索硬化、亨延顿病等多种疾病都与铁的代谢异常有一定关系。脑内钙化对于一些疾病的诊断能提供重要帮助。由于铁与钙均能产生磁敏感效应，所以 SWI 对脑内矿物质沉积的显示比其他检查更敏感，可为患者的治疗提供很大帮助，也可以提高判断预后的准确性。

第四章　DSA 检查技术规范

数字减影血管造影（digital subtraction angiography，DSA）是通过人工的方法将造影剂注射到血管内，通过 DSA 机的 X 线照射，利用计算机处理数字化的影像信息并消除骨骼和其他的干扰影像，使血管影像清晰显示的一种数字成像技术。

第一节　DSA 检查前准备

一、DSA 检查适应证、禁忌证及并发症

随着医学影像技术的不断发展，影像检查新技术、新方法不断涌现，DSA 在临床上的应用越来越广泛，现已成为临床医学不可或缺的重要组成部分。介入放射学的发展进一步推动了 DSA 的临床应用及普及范围，其不仅用于动脉和静脉系统成像，而且还适合于全身各部位血管疾病的诊断和治疗，是目前诊断血管疾病最可靠的影像技术，是诊断血管疾病的"金标准"，也是介入治疗不可缺少的影像工具。但 DSA 的检查与治疗具有创伤性，需要进行穿刺插管、注射碘造影剂，导管留置在血管内的时间比较长，在检查中可能出现出血、异位栓塞等现象，因此，为确保每次手术的成功，在进行 DSA 检查前要掌握其适应证、禁忌证，还要特别注意其并发症的产生和处理。

（一）适应证

1. 血管性疾病

（1）血管本身的病变：血管瘤、血管畸形、血管狭窄、血管闭塞、血栓形成等疾病的诊断，血管疾病的介入治疗，血管病变的术后复查等。

（2）外伤所致血管病变：外伤所致血管损伤有开放性的和闭合性两种，尤其是内脏血管的损伤采用开放性手术治疗既复杂、创伤面又大且风险高，预后效果差。DSA 可以确定出血的部位、原因和性质。在确诊了出血的部位和性质后，通过栓塞术可有效地对靶血管进行栓塞，或通过支架植入术进行腔内修复以达到临床治疗目的。

2. 肿瘤性疾病

（1）肿瘤病变的诊断与治疗：了解肿瘤的血供、范围及肿瘤的介入治疗。对微小肿瘤，DSA 可根据肿瘤对碘染色的情况判断肿瘤的大小和范围，便于进一步栓塞治疗。DSA 也可用于肿瘤治疗的随访，通过 DSA 可了解治疗后的肿瘤大小、形态，尤其对肿瘤供血血管的了解更加明确，有利于指导下次治疗。

（2）肿瘤手术前的栓塞治疗：对一些血管丰富的肿瘤，直接行开放性手术，易出血且量

大,易危及受检者生命。在手术前进行肿瘤供血动脉的栓塞,可减少受检者的出血,提高手术的成功率。

3. **心脏、冠状动脉疾病**

(1)心脏疾病的诊断与介入治疗:通过对主动脉、肺动脉及心房、心室的造影,可对先天性心脏病及获得性心脏疾病进行明确诊断;也可通过封堵术及球囊扩张术对心脏的某些疾病进行治疗。

(2)冠状动脉疾病的诊断与介入治疗:在冠状动脉造影的基础上发现冠状动脉狭窄或某分支闭塞,可通过球囊扩张及支架植入进行治疗。

(二)禁忌证

1. 碘造影剂过敏者。
2. 严重的心、肝、肾功能不全者。
3. 严重的凝血功能障碍,有明显出血倾向者。
4. 高热、急性感染及穿刺部位感染者。
5. 甲状腺功能亢进、骨髓瘤者。
6. 女性月经期及妊娠3个月以内者。

(三)并发症

1. **穿刺插管所致的并发症**

(1)穿刺部位血肿:DSA检查的常见并发症,主要是穿刺不当、反复穿刺致血管损伤或拔管后压迫止血不当,导致血液外渗至血管外的组织间隙。血肿较大时可出现大出血,严重时可危及生命。

(2)动脉痉挛:多因导丝、导管反复刺激血管或在血管内停留时间过长所致。若在检查和治疗中产生,则影响手术的继续进行,应停止导管或导丝运动,或通过导管在痉挛的动脉处注射利多卡因或罂粟碱来缓解痉挛。四肢血管痉挛会导致四肢发麻,严重的可导致肢体缺血坏死,应及时处理。

(3)假性动脉瘤、动静脉夹层、动静脉瘘形成:由于操作不当或导管、导丝过硬致使有动脉壁粥样斑块的血管内膜受损,插入的导管或导丝进入血管内膜导致假性动脉瘤或动静脉夹层形成;若穿破动脉进入邻近的静脉则形成动静脉瘘。

(4)动脉切割、血管破裂:①动脉切割,导管穿破血管进入非血管区,进行血管造影时靶血管消失;②血管破裂,因外界因素导致血管破裂,造影时造影剂进入血管腔外,一般为球囊扩张时由于扩张力或扩张球囊的大小超过本身血管的大小而导致血管破裂,若为大血管破裂,会严重危及受检者的生命。

(5)异位栓塞、血栓、气栓形成:①异位栓塞是栓塞剂通过其他渠道进入非靶血管或组织,对其进行栓塞。②血栓来自导管及导丝表面血液凝块、动脉斑块脱落,因导管、导丝反复移动而致斑块脱落,脱落的血块、斑块随血流的运动进入某个血管而致血管栓塞,引起组织或器官缺血坏死。若进入肺部可导致急性肺栓塞而死亡。③气栓形成有两方面因素,一方面为插管时导管及血管鞘未进行排气,另一方面为注射药液及造影剂时未排气或排气不充分使气体进入血管内,导致血管闭塞,严重的气栓可引起血管闭塞,脑部血管闭塞则会引起脑梗死和脑死亡。

（6）导管在动脉内打结或折断：主要由于操作不当、导管的质量问题或拔管时没有进行导丝的引导而直接拔管，导致导管折断。严格按介入操作规程进行操作，插入导管前，应先进导丝，再在导丝的引导下插入导管；退出导管时应在 X 线监控下退出。严格按国家要求使用一次性导管，严禁导管反复使用。

（7）严重的心律失常：冠状动脉造影及心脏检查时，由于导管进入心房、心室，刺激了房室的异位起搏点导致心律失常。

2. 造影剂过敏所致严重并发症

（1）碘过敏反应或特异质反应：特异质反应就是我们常说的个体过敏反应，一般与剂量无关。主要为过敏性休克、荨麻疹、喉头水肿、急性肺水肿、急性肾衰、横断性脊髓炎、癫痫和急性脑水肿。

（2）剂量依赖或物理化学反应：与造影剂用量、注入方式和速度有关。因造影剂具有高渗性、离子性和化学毒性，注射后会产生如恶心、呕吐、心动过速或心动过缓，甚至心搏骤停等一系列反应。

二、DSA 检查术前准备

DSA 检查是一种微创伤手术，必然存在着手术的风险和术后并发症；操作技术对手术成败固然重要，但决定成败的另一重要因素还包括必要的术前准备。对可能发生的并发症要有充分的准备，并及时发现和处理并发症。具体准备包括受检者的准备、器械的准备和药品的准备。

（一）受检者准备

1. 碘过敏和麻醉药品过敏试验。

2. 检测心、肝、肾功能及出凝血时间、血常规。

3. 术前 4～6h 禁食。

4. 穿刺部位备皮。

5. 向受检者和家属简述造影目的、手术过程，消除受检者的顾虑及紧张心理，同时告知术中、术后可能发生的意外情况和并发症，获得受检者家属理解，取得受检者的合作，并签署手术知情同意书或其他相关的知情同意书。

6. 儿童及意识不清不能配合者需行全身麻醉。

7. 建立静脉通道，便于术中给药和急救备用。

（二）器械准备

1. 手术器械准备　消毒手术包和手术器械包，准备穿刺针、导管鞘、导管、导丝和注射器等。

2. 造影设备准备　需在术前对 DSA 设备和高压注射器运行状况进行检查，确保手术正常进行。准备好心电监护仪、除颤仪和吸引器等抢救设备。

（三）药物准备

1. 常规药物配备　肝素、利多卡因、生理盐水及各类抢救药品。

2. 造影剂浓度　270～350mgI/ml 的非离子型造影剂，造影剂用量依据不同部位血管、检查目的、检查方式而不同。

第二节　DSA检查方式

DSA是利用计算机对数字影像信息进行处理，消除骨骼和软组织影像，使血管清晰显示的成像技术，是数字X线成像技术之一，对全身血管的检查具有较大优势，是检查血管疾病的"金标准"。根据成像方式分静脉DSA（IV-DSA）、动脉DSA（IA-DSA）和动态DSA。静脉DSA分外周静脉法和中心静脉法；动脉DSA分选择性动脉DSA和超选择性动脉DSA。现阶段随介入放射学的发展及广泛的临床应用，以选择性和超选择性动脉DSA为主。

一、静脉DSA

（一）外周静脉法DSA

外周静脉法DSA是通过周围静脉注入造影剂，经过静脉回流至右心、肺循环再至全身的动脉和静脉，以此来获得心脏或靶血管形态。这种用静脉注射方式来显示动脉系统的DSA检查方法称为外周静脉法DSA。风险较小，是最早应用的DSA检查。采用外周静脉法需要注射大量的造影剂才能使较大的动脉、静脉系统显影，必须在短时间内使血管内造影剂达到一定浓度，才能有效显示靶血管。需要造影剂团注。所谓团注（bolus injection）是在单位时间内给血管内注入一定量的造影剂，其量略大于同期血管内的血流量，从而取代该节段血管内的血液。当这部分血流流经兴趣血管时，其中的造影剂稀释较少，仍保持较高的浓度，从而达到较高的对比。而静脉内团注的造影剂在到达兴趣动脉之前要经过心腔与肺循环，造影剂浓度将被稀释，稀释程度根据流量理论来评估。

（二）中心静脉法DSA

中心静脉法DSA是通过静脉导管注入造影剂，一般经肘前静脉将导管插入上腔静脉、右心房、少数甚至右心室注射造影剂，即在上腔静脉或右心房注射造影剂，提高造影剂在血管中的浓度。由于通过肺循环，最终到达靶血管的造影剂量少，虽然比外周静脉法DSA效果有所提高，但最终血管显示效果差。

静脉DSA虽然操作方便，可获得动脉造影图像，但检查区的大小血管同时显影，血管影像模糊且相互重叠，易产生运动性伪影，影像质量太差，几乎不能满足临床诊断的需要，造影剂用量较多，故临床应用少。不过在动脉插管困难或不适合做IA-DSA时可以采用。

二、动脉DSA

动脉DSA（IA-DSA）是经股动脉、桡动脉或肱动脉穿刺，将所需的导管插入相应的血管内进行造影，获取所需的DSA血管图像。IA-DSA分选择性动脉DSA和超选择性动脉DSA。动脉DSA使用的造影剂浓度低，并在注射参数的选择上有许多灵活性。同时，血管重叠少，图像清晰、质量高，图像质量受受检者的影响小，对受检者的损伤也小。

动脉DSA较静脉DSA具有较大的优势：①所需造影剂的浓度低，用量小；②显像清晰，能使直径0.5mm的小血管显示，血管相互重叠少；③运动性伪影发生概率大为减少；④辐射剂量减少；⑤成像质量高，诊断准确性增加，同时有利于介入治疗。

为了增加病变诊断和治疗的准确性，选择性、超选择性动脉DSA应用日益广泛，几乎取代了非选择性的静脉DSA。IA-DSA的操作是将导管插入动脉后，进行选择性和超选择性插管,导管在血管中停留的时间较长。为了防止导管凝血,经导管注入肝素3 000～5 000U,行全身低肝素化,防止血栓对其他器官的影响。动脉DSA主要用于外周血管的检查与治疗,对于心脏及冠状动脉的病变目前主要采用数字采集系统,可获得心脏、冠状动脉不同方位的数字化影像,使心脏病的治疗提高了一个新台阶。

三、动态DSA

虽然动脉DSA具有很大的优势,但DSA的影像是从蒙片像与造影像相减得来的。在造影过程中,由于肢体移动,就会出现蒙片与造影片配准不良,而产生运动性伪影。同时,常规DSA的影像为二维图像,对重叠的血管不能完全显示,通过动态DSA可解决以上问题。在DSA成像过程中,将X线管、人体和探测器进行有规律的运动,从而获得DSA图像的方式,称之为动态DSA。

随着现代化技术不断发展,DSA系统设备性能不断改进,DSA技术的不足得到改善,动态DSA在临床应用中发挥出巨大的作用。旋转DSA使成像部位重叠的血管,通过旋转式血管造影,获得多角度、非重叠的立体影像。通过3D及图像的后处理,使检查部位的血管及病变得到充分显示,可获得血管与病变关系的最佳显示角度,对脑部血管病变的检查与治疗具有指导性意义。采用步进式摄影既可解决多次曝光、多次注药的问题,也可以弥补探测器面积小的问题。如下肢血管检查,采用遥控造影剂跟踪技术可在一次曝光过程中,观测全程血管结构。动态DSA通过改进高压发生器,使用超短脉冲快速曝光或采用数字技术脉冲方式曝光,可以减少运动部位成像及运动性伪影的产生,同时,X线剂量减少接近一半。

DSA成像的基本原理是将受检部位没有注入造影剂和注入造影剂后的血管造影图像,分割成许多小方格,做成矩阵化,形成由小方格中的像素所组成的数据图像,经对数增幅和模/数转换为不同数值的数字,形成数字图像并分别存储起来,然后通过计算机处理并将两幅图像的数字信息相减,获得不同数值的差值信号,再经计算机处理,获得去除了骨骼、肌肉、软组织,只留血管影像的减影图像。根据数字减影方式的不同可分为三种,即时间减影、能量减影和混合减影。

(一)时间减影

时间减影(temporal subtraction)是DSA的常用方式。在注入的造影剂进入兴趣区之前,将一帧或多帧图像作蒙片(mask像)储存起来,并与时间顺序出现的、含有造影剂的充盈像(造影图像)相减。这样,两帧图像相同的部分被消除,只留下含有造影剂血管部分被显示出来。这种因造影图像和mask像获得的时间先后不同而得到的减影图像,称为时间减影。由于采集的蒙片方式和减影程序不同,其减影方式不同。具体有以下几种:

1. **常规方式**　选取mask像和充盈像各一帧进行相减,经处理获得减影图像。有手动方式和自动方式。

(1)手动方式:由操作者在曝光期根据显示器上显示的造影情况,先摄制蒙片mask像,尽可能选在血管充盈前的一瞬间;再选充盈像,尽量选取在血管内造影剂浓度最高时的图像,再把两者进行相减,获得减影图像。

(2)自动方式:由操作者根据导管头所在位置、受检者的血液循环时间、事先设定注药至mask像的时间,以及注药到充盈像的时间。自动获取mask像和充盈像,再把两者相减,获得减影图像。

2. **连续方式** X线机连续发出X线,获得连续的X线图像,电视摄像机以25~50帧/s同步摄取连续影像信号。以电视视频速度观察连续的血管造影过程,或以第一帧蒙片相减获得血管减影图像。这种方式的图像频率高,单位时间内图像帧数多,时间分辨率高。但X线剂量大,机器负荷大。适用于快速运动的部位,如心脏、大血管。

3. **脉冲方式** 以脉冲方式选取mask像和充盈像各一帧进行相减,经处理获得减影图像,称为脉冲方式。

(1)常规脉冲方式:每秒进行数帧的摄影,在造影剂未注入造影部位前和造影剂在靶血管充盈的过程中对X线图像进行采集和减影,最后得到一系列连续间隔的减影图像。X线的产生与采集脉冲同步,以一连串单一曝光为特点,脉冲频率低,1~7.5帧/s。射线剂量较强,所获得的图像质量好,是一种普遍采用的方式。主要适用于脑血管、颈动脉、四肢动脉等活动较少的部位。

(2)超脉冲方式:超脉冲方式的脉冲频率高,在短时间内进行10~30帧/s的X线脉冲摄像,然后逐帧高速重复减影,获得快速的动态减影图像。其具有频率高、脉宽窄、动态显像的特点。主要适用于心脏、冠脉、主动脉、肺动脉等活动快的部位,图像的运动模糊小。

(3)时间间隔差方式:是一种以相隔一定数量的前一幅图像作为mask像,再与其后一定间隔的图像进行减影处理,从而获得一个序列的差值图像。其特点是mask像时时变化,边更新边重新减影处理,相减的两帧图像在时间上间隔较小,能增强高频部分,降低了由于受检者活动造成的低频影响,对于心脏等具有周期性活动的部位,适当地选择图像间隔帧数,进行时间间隔方式减影,能够消除相位偏差造成的图像运动性伪影。

(4)心电触发脉冲方式:为了避免心脏搏动产生的图像运动性模糊,采用心电触发X线脉冲进行蒙片与充盈像的采集。它与心脏大血管的搏动节律相匹配,以保证系列中所有的图像与其节律同相位,释放曝光的时间随心脏搏动变化而不同,以便掌握最小的心血管运动时刻。主要用于心脏大血管的DSA检查。

4. **路标方式** 又称血管图方式,主要用于选择性血管造影进行插管时指导导管或导丝的运行方向。具体操作是:路标模式下,经透视先注入少许造影剂,观察造影剂在靶血管充盈到最佳状态时释放透视,形成一幅减影血管图像,作为一条轨迹显示在透视影像上。此时插入导管或导丝,就可以清楚地显示导管或导丝的走向和尖端的具体位置,使操作者顺利地将导管插入目的区域。这种方式的优点是可以减少医师操作时间,减少辐射剂量和造影剂的用量,提高工作效率。

(二)能量减影

能量减影(energy subtraction)也称双能减影或K缘减影,是利用X线通过碘与周围软组织间在不同能量下有明显衰减差异这一特性进行减影,即对兴趣区血管造影时,同时用两个不同的管电压(70kV、130kV)取得两帧图像,两种图像相减获得只含造影剂的减影图像。

(三)混合减影

混合减影(hybrid subtraction)是1981年Bordy提出的技术,是将基于不同种物理变量的减影方法相互结合起来的减影技术,也是能量减影与时间减影相结合的技术。基本原理是对注入造影剂以后的血管造影图像,先消除软组织,后消除骨组织,最后仅留下血管像。混合减影经历了两个阶段,先做高千伏及低千伏的双能量曝光及每个曝光对的能量减影,从而消除了软组织背景而保留碘及部分骨骼影,然后将能量减影过的蒙片与能量减影过的造影片再做一次时间减影,进一步消除骨骼影,最后仅留下血管像。混合减影对消除移动伪影及匹配不良很有效,但由于部分造影剂信号也被减除,故小血管显示欠佳。若能在能量减影后先行匹配滤过,将能量减影后的碘信号加权放大,再行时间减影,则可得到补救并改善图像质量。混合减影要求在同一焦点上发生两种高电压,或在同一 X 线管中具有高电压和低电压两个焦点。所以,混合减影对设备及 X 线球管负载的要求都较高。

第三节　特殊 DSA 检查技术

一、旋转 DSA 技术

旋转 DSA(rotational DSA)技术是动态 DSA 技术的一种,是在 C 臂旋转过程中注射造影剂,进行曝光采集,获得一系列含造影剂的图像,经过计算机图像处理,得到一组可回放的、不同角度的减影图像,达到动态观察的检查方法。该方法实现了对于运动部位的动态数字血管图像以及减影数字血管图像进行成像的目的。按机架运动的方式可分为单轴旋转和多轴旋转,按 C 臂的结构可分为单 C 臂旋转和双 C 臂旋转采集。

(一)单轴旋转

它利用 C 臂的两次旋转动作,第一次旋转采集一系列蒙片像,第二次旋转时注射造影剂,采集一系列充盈像,对在相同角度采集的两幅图像进行减影,以获取序列减影图像。

基本原理是采用角度触发技术,在 C 臂旋转过程中每间隔一定的角度自动进行图像采集,获得一系列图像数据。旋转速度由早期的 25°/s 发展到 60°/s,图像帧频为 8~75 帧/s,旋转幅度由 180° 发展到 360°。最后取得动态的血管图像,或经两次旋转动作获得减影图像。其优势是只通过一次造影剂的注入就可以获得不同角度的多维空间血管造影图像,增加了影像的观察角度,能从最佳的位置观察血管的正常解剖和异常改变,提高了病变血管的显示率,从而大大降低了射线剂量,为医生及受检者提供了最大程度的保护。但不足的是对头、足方向的观测不满意,需要进行 3D 重建,以获得整体血管的图像。

该技术在临床上主要应用于心血管以及头颈部血管性病变,尤其是颅内动脉瘤的诊断。应用实时旋转 DSA 技术可以做到多角度全面观察病变部位,并可清楚地显示出动脉瘤的形态、大小,更能显示动脉瘤的瘤颈及与载瘤动脉的关系,为治疗方案的选择和术后效果的评定提供了最直观的影像根据。

(二)多轴旋转

在一次造影剂注射的情况下,将 C 臂旋转和环内滑动的双轴旋转采集组合成一次完整的采集轨迹。系统会根据受检者的体型等信息自动设定运动轨迹,该轨迹会将靶血管常规二维投照角度无一例外的完美覆盖。换句话讲,其采集全程的影像信息比常规的二维投照信息更多,更有助于提高临床医生的诊疗效果。采集过程中的每一幅图像都被标明了曝光时的角度,可以用来确定最佳的投照角度,有利于指导治疗。与单轴旋转比较,更能显示靶血管的空间形态。

旋转 DSA 技术实际上是对常规体位 DSA 检查的重要补充,减少了造影剂的用量,缩短了检查时间,但不能观察靶血管造影的整个过程,不能显示血管腔内管壁及血栓情况,缺乏对病变血管实质期及静脉回流等血流动力情况的了解。

二、3D-DSA 技术

3D-DSA 技术(three dimensional digital subtraction angiography，3D-DSA)是对旋转 DSA 采集的横断面投影图像，通过计算机进行三维数据重建的一项基本技术。利用采集到的旋转 DSA 图像进行实时运算分析，对采集区域的像素立方体进行重建，得到三维立体的血管图像(图 4-1)。三维血管成像可以更加形象、立体地了解病变，对血管重叠的病变，特别是在细小动脉瘤的显示与诊断方面，有时可起到决定性的作用。

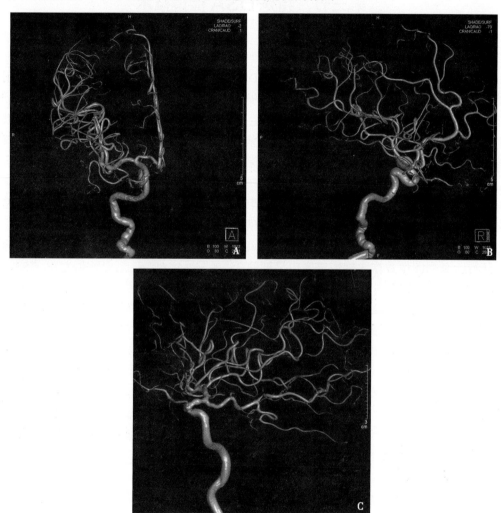

图 4-1　DSA 三维立体的血管图像

在 3D 模式下进行旋转造影，将采集的数据送至具有三维后处理的工作站，经计算机重建，获得 3D 图像，同时可以实现以下多项功能：

(一)三维血管定量分析

在 3D 图像上进行血管及动脉瘤的长度、角度、体积等数据测量；进行血管狭窄的分析，了解血管狭窄的长度及程度；通过 3D 血管的旋转，充分展示瘤体与载瘤动脉的关系，为手术提供可靠的依据。

（二）血管重建缩放

对各神经血管自动显示,还可对动脉瘤、肿瘤血管、动静脉畸形等目标血管进行局部显示。对重叠的细小血管可进行再重建,更能明确血管的细微结构,有利于指导血管病变的治疗。

（三）实时 3D 路图

进入实时 3D 模式后,3D 图像跟随 C 臂的运动而同步,能自动跟随 C 臂旋转,形成不同角度的血管图像,有利于对病变部位的血管进行定位观察,更能明确病变与周围组织的关系。

（四）血管内镜

选取目标血管进行血管内镜成像,可以动态观察目标血管的内腔、内壁的情况,有效判断血管的通畅情况,如血栓、粥样硬化等。

三、实时模糊蒙片 DSA 技术

实时模糊蒙片(real-time smoothed mask,RSM)DSA 技术是检查床或 C 型臂在移动中采集图像数据,即蒙片和实时图像交替采集,利用间隔很短的两次曝光,第一次曝光时影像增强器适当散焦,获得一帧适当模糊的图像,间隔 33ms 再采集一帧清晰的造影图像,两者进行减影可以获得具有适当骨骼背景的血管图像。其特点是在 DSA 图像上保留浅淡的骨骼影像,可用于血管病变位置识别。它可以在运动中获得减影图像,免除了旋转 DSA 减影图像需要进行两次运动采集的麻烦,且避免了两次采集间受检者移动造成失败的可能。由于蒙片像随时更新,且相间仅为 33ms,因此不会产生运动性伪影。对下列一些检查具有一定的优势:

1. 胸部、腹部和盆腔出血者 受检者处于休克前期,不能屏气而需要进行 DSA 检查者。因其他特殊情况如高龄、婴儿等,不能自主控制而必须进行 DSA 检查者。

2. 下肢血管性病变 DSA 检查时不能控制下肢抖动者。

3. 由该技术完成的 DSA 图像不受运动影响,可制作高性能、高画质的旋转(三维)DSA,动态观察下肢全景式步进式 DSA,而且使放射剂量减少 1/3～2/3,对受检者及医生起到极大的保护作用。

四、步进式 DSA 技术

步进式血管造影技术(angiography of step-translation technique/bolus chasing angiography,BCA)是一次性注射造影剂,通过自动跟踪造影获得整个下肢血管及分支的图像,解决了普通数字减影血管造影技术需要分段、多次采集才能达到的效果。依据图像数据采集的方式不同分为分段步进和连续步进两种方式。

（一）分段步进

分段步进是以往常用的一种方式。X 线球管和探测器保持静止,导管床携人体匀速移动,或者是导管床与人体静止,X 线球管和探测器匀速移动。采用快速脉冲曝光采集图像,实时减影成像。具体方法是预先设定步进程序,当第一段曝光时序完成后,床面或 X 线管自动移动一定距离后停止,此时进入第二段曝光区域,再进行曝光。第三段、第四段以此类推。相邻两曝光区域有部分重叠,对于各区域段采集后的图像数据通过计算机处理进行剪接，获得血管全程减影像。步进时序的设定由造影剂在血管内的速率决定，曝光时的区域应是造影剂在血管内充盈最佳时段。此方式的缺点是步进及曝光时序难以与造影剂的充盈高峰相吻合。

（二）连续步进

在脉冲曝光中，通过检查床面或 C 臂的自动移动，X 线管以脉冲曝光方式跟踪造影剂在血管内充盈高峰，并与充盈高峰同步进行，利用窄 X 线束连续采集，跟踪造影剂在血管内的充盈过程并连续获取造影图像，实时减影显示。对跟踪采集的图像数据，计算机按顺序自动进行连接，以此获得该血管的全程减影像。可降低受检者的辐射剂量。因连续步进是连续跟踪采集，重建后的全程血管减影图像不出现剪接处的位移影，使血管连续显示。在连续追踪采集的过程中，可以同时转动被检四肢，使重叠的血管分离显示。

导管床的移动速度是技术员通过调速手柄来控制的，使导管床的移动速度与造影剂在下肢动脉血管中的流动同步，因此，能否合理正确使用调速手柄是造影成功的关键。受检者移动是造影失败的另一个主要原因，多为造影剂刺激引起。一是因大量的高渗性造影剂短时间内一次注入。双侧追踪造影一次造影剂用量达 80~100ml，可引起红细胞、血管内皮及血脑屏障损害，引起抽搐或惊厥，二是因造影剂的高渗性带来的灼热感造成肢体不自主的移动。因此，下肢动脉造影采用 BCA 技术时，应尽量选用非离子型造影剂，并对下肢进行固定。稀释造影剂或采用等渗造影剂，可以减少受检者的疼痛。

步进式 DSA 技术的优势是能在一次性注射造影剂的同时获得整个下肢的图像，减少了造影剂的用量，同时也减少了受检者接受的 X 线辐射，缩短了造影时间。其缺陷是造影剂的跟踪和采集速度难以协调，单次造影时间长，易产生运动伪影。

五、类 CT 技术

类 CT 技术也称类 CT 功能或血管 CT，是继普通 CT 之后的一种新技术，是平板探测器 DSA 与 CT 技术相结合的产物。它在 DSA 系统中利用 C 臂的旋转、FPD 的数据采集，进行容积扫描，再经计算机对采集来的数据进行重建，将二维投影图像变换成三维目标图像，获得 CT 图像。通过一次旋转，重建出多个层面的图像。由于平板探测器的像素小，采集的数据信噪比差，图像的密度分辨力低，不能进行 CT 值的测量，与常规 CT 相比具有一定的局限性。在脑血管治疗中，有时会有动脉瘤的再次破裂、出血等意外情况的发生。在常规 DSA 的治疗中，若出现此类事件，必须把受检者送入 CT 室进行 CT 扫描，确定出血程度并采取相应的治疗措施，甚至中断治疗。采用类 CT 功能，既可以在 DSA 检查或治疗中及时进行 CT 扫描，快速获得结果，为治疗提供更大的保证，同时，在每次治疗结束后，也可以进行 CT 扫描，确保治疗的安全性。

类 CT 功能的应用既保证手术的安全又为并发症治疗赢得了时间，降低了并发症对脑组织的损害，是脑血管病变介入治疗必须具备的功能。类 CT 技术能够不使用造影剂即可实现高质量的检查，除颅脑外还可以扩展到胸、腹部的操作，如穿刺、引流和射频消融等检查与定位，为诊断和介入治疗提供帮助。

六、3D 路径图技术

3D 路径图（3D-roadmap）技术是基于 3D 血管重建技术将容积数据与实时透视匹配，代替传统二维路图功能。在旋转血管造影的基础上对该部位血管进行重建,形成三维血管图像后,再进入 3D-roadmap 模式,形成 3D 路径图。此时随着机架的转动,三维图像自动旋转,并可根据病变需要进行调整,达到所需的显示方向的角度。在透视下进入导管或导丝,使透视图像与三维图像重合;若有血管重叠,可以转动机架,最大程度地显示血管的立体分布,以利于指导导管或导丝顺利进入到靶血管内。

最初的路径图(2D 路图)采用"冒烟"和峰值保持技术。将导管前端血管分布图像与连续透视图像重合,利于指导导管及导丝更容易地被送入病变部位的血管内。但改变体位时则需要重新建立路图,需反复操作。3D 路径图技术只需要一次造影,获得 3D 图像,就能作为路图显示,能使导管或导丝更容易进入病变部位,也能明确机架的工作位,且易显示病变形态,如颅内动脉瘤的形态、大小,瘤颈的大小及与载瘤动脉的关系。同时,在不改变条件的情况下,可反复转动机架,观察病变的形态及与周边组织的关系,易于确定微导管进入瘤腔内的角度,可以指导体外对微导管前端进行弯曲塑形,使之更容易进入动脉瘤内。优点在于当医生更换感兴趣区时不必重复注射造影剂制作路图,节约造影剂,减少辐射,缩短手术时间。但 3D-roadmap 与 C 臂旋转、床面升降及移动、FOV 改变等关联,在退出该模式时,任何机械的运动都将会导致 3D 路径图的错误,需要重新建立 3D 模式。另外,对于动脉瘤后期的栓塞,不能明确栓塞的致密程度,还需要采用 2D 路图进行操作。

随着 DSA 技术不断发展、电子工业的前进,相信会有更多的特殊功能产生。合理应用这些特殊技术,可以使 DSA 检查更快捷、更安全,介入治疗效果也会更佳,促进介入放射学迅速发展。

第四节 人体各部位 DSA 检查技术

一、头颈部 DSA 检查技术

(一)血管解剖

1. **动脉系统** 头颈部的动脉系统起自主动脉弓,自右至左分别为头臂干(无名动脉)、左颈总动脉和左锁骨下动脉。头臂干发出右颈总动脉和右锁骨下动脉,锁骨下动脉发出椎动脉、胸廓内动脉、腋动脉等。

(1)颈内动脉:颈总动脉于甲状软骨水平(C_4 水平)分为颈内动脉和颈外动脉,颈内动脉起自颈总动脉的分叉部,颈外动脉的后方,继而转向颈外动脉的后内方,经颈动脉孔入颅,穿过海绵窦,于前床突上方分为大脑前动脉和大脑中动脉(图 4-2)。其行径以岩骨的颈动脉管外口为界分为颅外段和颅内段。颅外段没有分支,呈垂直方向走行。

Bouthillier 等的分类法根据邻近的结构及经过的解剖部位将颈内动脉分成 7 个解剖段:颈段(C_1)、岩段(C_2)、破裂孔段(C_3)、海绵窦段(C_4)、床突段(C_5)、眼段(C_6)和交通段(C_7),其中岩段又分为岩垂直和岩水平段。

在颈段没有分支,在岩段有些小分支,有颈鼓室动脉、翼动脉;海绵窦段的小分支有海绵窦支、脑膜垂体干。脑段有几个主要分支,即颈内动脉脑内段发出 5 支主要分支。

1)眼动脉:是颈内动脉出海绵窦后的第一大分支,起自前膝段与床突上段之间,常发自颈内动脉床突段的内侧缘,向前进入眼眶,供应眼眶内结构血液(图 4-3)。

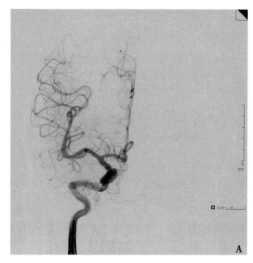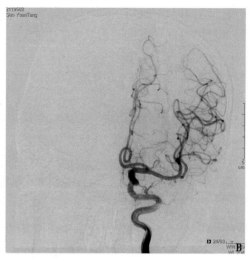

图 4-2　大脑前动脉和大脑中动脉

2）后交通动脉：起于颈内动脉的床突上段，向后与大脑后动脉近端吻合，构成 Willis 环的外侧面。

3）脉络膜前动脉：起于颈内动脉的床突上段附近，后交通动脉以远 2～4mm，在鞍上池和脚间池内向后内方行走，从外向内跨过视束走向外侧膝状体，然后经膜络裂进入侧脑室下角向膜络丛供血。

4）大脑前动脉：起自床突上远段，向前内侧行走，越过视交叉至头颅中线，这段为水平段（A_1）。向前发出前交通动脉和胼周动脉、胼缘动脉、眶顶动脉和额极动脉。主干在胼胝体沟内走行，发出分支分布到大脑半球的内侧面、顶枕裂之前和大脑半球外侧面的上缘。前交通动脉与对侧的大脑前动脉吻合，构成 Willis 环的外前面。

5）大脑中动脉：是颈内动脉的直接延续，从颈内动脉分出后，向外侧到脑岛的前下方进入外侧裂，这段为大脑中动脉的水平段（M_1）。再向外侧横过前穿质向外，在蝶骨小翼附近进入大脑外侧裂，沿岛叶外侧面上行，并向后发出分支，然后转向后上沿脑表面后行。

（2）颈外动脉：是颈总动脉的另一终支，在甲状软骨水平（约 C_4 水平）与颈内动脉分开，位于颈内动脉的前内侧，然后跨过其前方绕至前外侧上行，穿腮腺实质，达下颌颈高度分为颞浅动脉和上颌动脉两个终支。主要供应颈前部、面部及颅部（皮肤、颅骨和硬脑膜等）的血液（图 4-4），主要分支有 8 支，由近至远端分别为：

1）甲状腺上动脉：于颈外动脉起始处的前面发出，向前下方行于颈总动脉与喉之间，向前下方达甲状腺侧叶上端，分为前后 2 支，前支分布于侧叶前面，并有分支与对侧吻合，后支沿侧叶后缘下行，与甲状腺下动脉的升支吻合。

2）咽升动脉：自颈外动脉起端的内侧壁发出，沿咽侧壁上升达颅底，分支至咽、腭扁桃体、颅底和颈部深层肌。由于动脉较细小，常规造影不易显影。

3）舌动脉：平舌骨大角处，起自颈外动脉，经舌骨肌深面进入舌内，分支营养舌、腭扁桃体及舌下腺等。

4）面动脉：在舌动脉梢上方起始，经下颌下腺深面至咬肌止点前缘绕过下颌骨体下缘

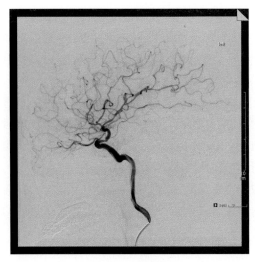

图 4-3 眼动脉

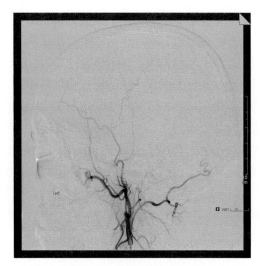

图 4-4 颈外动脉及其分支

到面部，又经口角和鼻翼外侧至内眦，改名为内眦动脉。面动脉行程迂曲，沿途分支至下颌下腺、面部和腭扁桃体等。

5）枕动脉：发自颈外动脉后壁与面动脉同高度，向后上方行走，在斜方肌和胸锁乳突肌止点之间穿出至枕部皮下，分支分布于枕顶部。

6）耳后动脉：在枕动脉的稍上方，向后上方行走，分布于枕耳后部、腮腺和乳突小房。

7）上颌动脉：颈外动脉的另一终支，经下颌颈深面（腮腺内）入颞下窝，沿途分支分布于外耳道、中耳、硬脑膜、颊部、腭扁桃体、上颌牙齿和牙龈、下颌牙齿和牙龈、咀嚼肌、鼻腔和腭部等。

具体细小分支有：①下牙槽动脉；②脑膜中动脉是最大的脑膜血管，也是上颌动脉的最大分支，垂直向上经棘孔进入颅内，分额支和顶支；③脑膜副动脉；④颞深动脉；⑤颊动脉；⑥上牙槽后动脉；⑦眶下动脉。

8）颞浅动脉：跨颧弓根至颞部皮下，分布于额、颞、顶部的软组织以及腮腺和眼轮匝肌等。

（3）椎动脉：椎动脉起自锁骨下动脉，经第六至第一颈椎横突孔上行，从枕骨大孔的椎动脉孔入颅，入颅后由延髓外侧转向腹侧走行，两侧椎动脉在脑桥下缘汇合成基底动脉（图 4-5）。椎动脉在颈段发出脊髓支和肌支，比较细小，一般血管造影不能看到。椎动脉在颅内段的主要分支有脊髓前动脉、脊髓后动脉和小脑下后动脉。小脑后下动脉（posterior inferior cerebellar artery，PICA），行走于延髓橄榄体下端向后绕行，至脑干背侧，末端分两支，一支至小脑下蚓

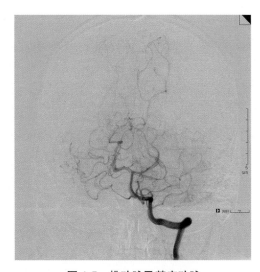

图 4-5 椎动脉及基底动脉

部,一支至小脑半球下面。

(4)基底动脉:基底动脉由双侧椎动脉在脑桥下缘汇合而成。主要分支有:小脑前下动脉、小脑上动脉和左、右大脑后动脉。在脑干腹侧面中线上行,终于脚间池,末端分为两个终支即左、右大脑后动脉。它起自脑桥中缘附近、两侧动眼神经之间,发出分支分布于颞叶、顶叶、中脑、第三脑室和侧脑室的脉络丛及室管膜。小脑上动脉自基底动脉末端的稍下方发出,从中脑外侧绕大脑脚,再经小脑前缘至四叠体后部,分布于小脑蚓部上面和小脑背后侧。小脑前下动脉(anterior inferior cerebellar artery,AICA)起于基底动脉下 1/3,在脑桥腹侧沿展神经向下外行走,进入小脑角池,供小脑下部的血液。

基底动脉发出的左右大脑后动脉与前交通动脉、后交通动脉、颈内动脉颅内段、大脑前动脉构成一个基底动脉环(Willis 环),当颅内某一血管发生病变时可以通过基底动脉环的血管形成代偿。

2. **静脉系统**　头部的静脉主要由颅内静脉、颅外静脉组成。脑及脑膜的静脉回流可分为板障静脉、脑膜静脉、硬脑膜窦、脑的深静脉和浅静脉。

(1)板障静脉是由小而不规则的内皮覆盖的血管管道组成,行走于内外板之间,与颅外静脉系统、脑膜静脉、硬脑膜窦相通,造影不显影。

(2)脑膜静脉存在于硬膜内,引流大脑镰、小脑幕、硬脑膜的静脉血流,走行于内板的静脉沟内,与硬脑膜窦或颅外面深部的翼丛、颈椎周围的椎静脉丛相通。

(3)硬脑膜窦是内皮覆盖的管道,位于硬膜的两层之间,没有瓣膜,呈小梁结构,是收集颅内静脉的主要通道。主要包括上矢状窦、下矢状窦、直窦、横窦、岩窦、乙状窦、海绵窦。各静脉窦的回流情况如下(图 4-6):

1)上矢状窦:位于大脑镰上缘,从鸡冠起向后直至窦汇。

2)下矢状窦:位于大脑镰的游离缘之下,与上矢状窦平行,与大脑大静脉汇合成直窦入窦汇。

3)直窦:由大脑大静脉与下矢状窦汇合而成,向后经窦汇至横窦。

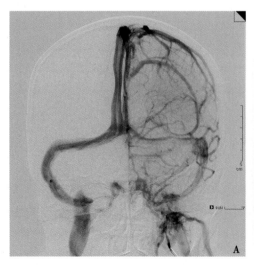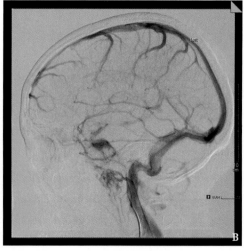

图 4-6　静脉窦回流情况

4）窦汇：位于两侧小脑幕游离缘之间，由上矢状窦与直窦在枕内隆凸处汇合而成，注入横窦。

5）横窦：与上矢状窦呈 T 字相交。乙状窦是横窦的延续，向下经颈静脉孔与颈内静脉相近。

6）海绵窦：位于鞍旁，两侧海绵窦经海绵间窦互相沟通，前接眼静脉，两侧接大脑中静脉，后经岩上窦与横窦相通，经岩下窦与乙状窦或颈内静脉相通。

（二）造影技术

1. 手术操作

（1）应用 Seldinger 技术行股动脉穿刺，将所选用的单弯导管插至升主动脉弓，常规先行右侧颈动脉及分支的造影。转动导管，使导管的尖端向上，缓慢地向后拉，使导管尖端抵达无名动脉开口处，然后旋转导管使导管尖端指向内侧，继续推进使其进入右颈总动脉。转动 C 臂，使颈部成侧位像，将导管顶端插至第 4～5 颈椎平面时，根据造影目的将导管送入颈外或颈内动脉，然后注入少量造影剂，证实导管在靶血管后，透视下行造影定位，确认无误后即可造影。左颈总动脉自主动脉弓发出，其主干与主动脉弓约呈锐角，旋转导管使其尖端向上，然后缓慢向后拉动导管，使导管前端进入左颈总动脉开口，并利用回抽和推动等操作技巧，使导管进入左颈总动脉，采用同样的方法将导管送入颈外或颈内动脉进行相应的造影。颈外动脉分支较多，常用超选择性插管进行造影。

（2）任何一侧椎动脉的造影均可获得椎 - 基底动脉血管像。左椎动脉的开口部与左锁骨下动脉的上行段平行，导管容易进入左椎动脉，也是常用左椎动脉插管造影的原因。将导管推进至主动脉弓部，使导管尖端指向外上方，直指左锁骨下动脉，略向上推进，并旋转导管 180°，使其尖端指向内上方进入左椎动脉，继续向前插进 3～4cm，注射造影剂后证实为椎动脉，再进行造影位置定位，即可造影。

右椎动脉因插管困难而较少应用，若有动静脉畸形或烟雾病者，或当左侧椎动脉狭窄、闭塞时，则行右椎动脉插管造影。导管经主动脉弓进入无名动脉后，转动导管使其尖端指向外上方插入右锁骨下动脉，再转动导管使其头端向上，略向后拉导管，使导管头端进入右椎动脉开口，注射造影剂后证实为椎动脉，继续向前插进 3～4cm，再进行造影位置的定位，即可造影。

2. 造影参数选择

造影剂常规选用 300～370mgI/ml 非离子型造影剂，主动脉弓造影时，造影参数为：造影剂总量 20～25ml，速率 18～20ml/s，压限 500～700PSI；颈总动脉造影，造影剂用量 8～10ml，速率 5～7ml/s，压限 300～400PSI；颈内动脉造影时，造影剂用量 6～8ml，速率 4～6ml/s，压限 150～200PSI；颈外动脉造影时，造影剂用量 5～8ml，速率 4～5ml/s，压限 150～200PSI；超选择性颈外动脉分支造影时，造影剂用量 3～5ml，速率 2～3ml/s；椎动脉造影时，造影剂用量 5～8ml，速率 3～4ml/s，压限 150～200PSI。考虑有海绵窦瘘者造影参数应加大，造影参数为：造影剂总量 10～15ml，速率 6～10ml/s，压限 200～300PSI；旋转造影参数：颈内动脉造影参数为 C 臂在头位造影剂总量 18～24ml，速率 3～4ml/s，压限 150～200PSI，X 线延时时间为 1s；椎动脉造影参数为：造影剂总量 10～15ml，速率 2～3ml/s，压限 150～200PSI，X 线延时时间为 1s。

3. 造影体位

颈总、颈内动脉造影常规摄取头颅侧位和头位（汤氏位 15°～20°），必要时加左、右前斜位。侧位为水平侧位，使两侧外耳孔重合，前颅底骨重叠；汤氏位是透视下观察要使双侧岩骨与眼眶内上缘重叠。颈外动脉造影取正、侧位，必要时加左、右前斜位。椎动脉造影的常规体位是标准侧位和汤氏位。若在侧位上，颈内、外动脉开口处不明显，可采用 15°～30° 斜位来显示颈内、外动脉的根部。若要了解主动脉弓、颈动脉及椎动脉的起始点分布情况，可采用主动脉弓造影，即左前斜位 45°～60°，可使主动脉弓、头臂干、左颈总动脉及椎动脉显示清晰。

（三）图像处理与重建

1. 图像处理

（1）窗口技术通过对 DSA 图像进行窗宽、窗位的调节，提高图像的清晰度，使细小血管显示清晰，病变及周围组织显示充分。

（2）再蒙片或像素位移：因受检者的运动使 DSA 图像减影不干净，质量下降。通过再蒙片或像素位移，改变减影影像中的移动伪影，提高图像质量。

（3）骨性标记能在减影的影像上添加一定的背景解剖应用，通过减影与非减影的转换，提高血管的解剖定位，明确血管病变的部位、走向及病变范围，为治疗提供明确的方向。

（4）图像感兴趣区的处理是为了更仔细地显示病变部位或做定量分析，需要进行以下处理：

1）局部放大：对获得的减影图像中感兴趣区进行局部放大，以便观察细微结构，必要时进行再重建，提高诊断准确率。

2）测量分析：对获得的减影图像中感兴趣区的血管进行测量，包括病变血管的直径、狭窄的长度及程度。

2. 图像重建

旋转造影后利用三维重建技术对血管进行重建获得 3D 图像，能提高动脉瘤的诊断准确性，特别是对瘤体形态、大小、瘤颈及与载瘤血管关系的显示优于 2D-DSA 和旋转 DSA，同时也提高了动脉瘤、动脉狭窄和动静脉畸形在治疗时的准确性、安全性，缩短手术时间，减少受检者和操作者的 X 线辐射剂量。3D-DSA 的主要重建技术有：

（1）最大密度投影（MIP）：MIP 可 360° 全方位旋转，血管影像清晰，原始信息丢失较少，主要用于血管直径和动脉瘤直径测量，可以较精确的显示血管之间的解剖关系，不会使微弹簧圈产生伪影，因此，对弹簧圈大小、形态的选择，尤其对第一个弹簧圈选择有重要意义，同时 MIP 还可以显示动脉瘤微弹簧圈栓塞后形成的钢圈与血液的界面，确认栓塞的程度与效果。

（2）表面阴影成像（SSD）：在 MIP 重建的基础上，设置适当的图像阈值而形成的立体感较强的图像，主要用于整体血管三维重建，但若图像阈值设置不恰当，则会使细小的血管消失，使某些血管影像模糊，也有可能丢失一些重要的小血管或重建一些原来不存在的解剖关系，同时也有可能使弹簧圈产生伪影。选择适当的图像阈值，可以提高图像显示细节的能力。

（3）容积再现（VRT）：是血管壁在一定程度上透明化，使血管表面与深部结构同时立体地显示，血管图像清晰、逼真。可以发现血管内壁上的硬化斑块及透视出血管壁上动脉瘤或其分支的开口。

（4）仿真内镜（VE）：根据 3D 图像，选取病变血管，通过仿真内镜，可以观察血管腔内情况，显示动脉瘤瘤颈在载瘤动脉的开口，有无动脉瘤瘤腔内起源的正常动脉及某些动静脉瘘的瘘口。

（5）胶片打印：规格 16（4×4）～20（4×5）幅，各主干血管包括主动脉弓、左右侧颈总动脉、颈内外动脉、颅内血管及椎动脉的正侧位，必要时加斜位。期相有动脉早期、动脉期、动脉晚期、毛细血管早期、毛细血管晚期及静脉期各打印 1～2 幅，旋转 DSA 时应追加彩色 3D 图像，总张数 2～3 张胶片。

二、胸部 DSA 检查技术

（一）血管解剖
1. 动脉系统

（1）胸主动脉：胸主动脉起自心脏左室流出道，自主动脉口向右上升为升主动脉，约于第二胸肋关节（胸骨角平面）高度移行于主动脉弓。主动脉弓的凸面向上，自右至左分别发出头臂干、左颈总动脉和左锁骨下动脉。再向左下行走至第四胸椎水平移行于降主动脉，穿过膈肌裂孔后即为腹主动脉。正常人体的升主动脉、主动脉弓、降主动脉其外径：男性，分别为 31.2mm±0.5mm、28.5mm±0.5mm、22.0mm±0.4mm；女性，分别为 28.2mm±0.5mm、25.1mm±0.4mm、21.1mm±0.3mm。

（2）肺动脉：肺动脉属于肺的功能性血管，肺动脉在左侧第二胸肋关节水平起自右心室，斜向左后上方行走，在主动脉弓下方，气管隆嵴的前方分出左、右肺动脉，全长 3～4cm。右肺动脉近似水平走行，位于升主动脉、上腔静脉后方，右气管的前方，主动脉弓的下方，全长约 5cm。随后分出右肺动脉上、下干。右肺动脉下干再分出右中叶肺动脉和右下叶肺动脉。左肺动脉向左后上方行走，跨过左上叶支气管，全长约 3cm，分出左上叶肺动脉和左下叶肺动脉。远端的各级分支与相应的支气管伴行，支配相应的肺组织。

（3）支气管动脉：支气管动脉属于肺的营养性血管。起自胸主动脉的脏支，数目及开口变异很大，右侧多为 1 支，左侧多为 2 支。也有部分发自肋间动脉、锁骨下动脉和腹主动脉等。其开口大部分在胸椎 4、5 水平，相当于气管隆嵴处（图 4-7）。

（4）肋间动脉：起自胸主动脉的壁支，节段性对称性分布，共有 9 对，分布于第 3～11 肋间隙。

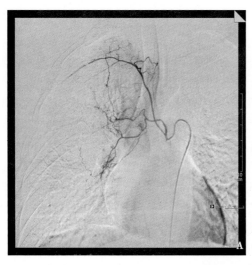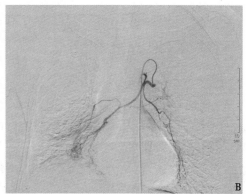

图 4-7　支气管动脉

（5）胸廓内动脉：胸廓内动脉也叫内乳动脉。起于锁骨下动脉第一段下缘，于第6肋间隙水平分为膈肌动脉和腹壁上动脉两终支（图4-8）。

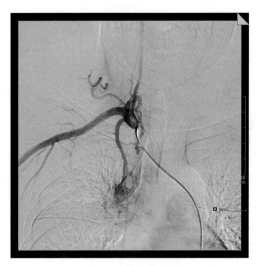

图4-8　胸廓内动脉

2. 静脉系统

（1）肺静脉左右各两支，分别为左肺上静脉和左肺下静脉，右肺上静脉和右肺下静脉。起自肺门，止于左心房。

（2）支气管静脉经支气管动脉流经肺部的血液回流主要有以下两个途径：

1）肺外围部分的血液：在支气管壁内的静脉丛收集，汇集成较大的静脉干，进入肺静脉或直接回流到左心房。

2）肺内侧中央部分的血液：经较细小的支气管静脉回流到奇静脉、上腔静脉或半奇静脉、最上肋间静脉，最后到左心房。

（3）上腔静脉接收来自头颈部和上肢各静脉的血，由左右无名静脉合成于右侧第一肋软骨水平，下行进入右心房。

（二）造影技术

1. 手术操作

（1）胸主动脉造影：应用 Seldinger 技术行股动脉穿刺，在正位透视下，将所选用的猪尾导管经腹主动脉插至胸主动脉，然后转成左前斜位，继续推动导管至升主动脉的升部。

（2）肺动脉造影：经股静脉穿刺插管，导管随导丝经下腔静脉至右心房达右心室，或经肘静脉或颈内静脉穿刺插管，导管随导丝经上腔静脉至右心房达右心室。导管前端可置于肺动脉主干或左右肺动脉分支，或右心室流出道。

（3）支气管动脉造影：在常规局部消毒后，应用 Seldinger 技术行股动脉穿刺插管，选用 Cobra 导管并将导管插到胸主动脉，于第5～6胸椎水平，缓慢地上下移动，寻找支气管动脉开口。当有嵌顿或挂钩感时，可能已插入支气管动脉，即用手推碘造影剂0.5～1ml，在透视下确定支气管动脉显示，确认没有与脊髓动脉共干后，注射造影剂进行造影。

（4）肋间动脉和胸廓内动脉造影：肋间动脉造影方法与支气管动脉造影大致相同。胸廓内动脉一般行股动脉穿刺，选用4～5F的相应导管，进入主动脉弓，转动导管使导管头进入左或右锁骨下动脉,用导丝引导使导管头向后滑入胸廓内动脉,进行超选择性造影。

(5)上腔静脉造影:可应用穿刺法,穿刺头臂静脉、贵要静脉或肘正中静脉,也可经股静脉穿刺插管,导管随导丝经下腔静脉至上腔静脉。采用猪尾导管进行造影。

2. **造影参数选择** 造影剂浓度为300~370mgI/ml的非离子型造影剂,胸主动脉造影,造影剂用量为20~30ml,速率18~22ml/s,压限500~700PSI;肺动脉主干造影时,造影剂用量为15~20ml,速率10~12ml/s,压限300~500PSI;一侧肺动脉造影,造影剂用量10~20ml,速率6~8ml/s,压限300~500PSI;支气管动脉造影,造影剂用量3~6ml,速率1~3ml/s,压限250~300PSI,或手推造影剂;锁骨下动脉及腋动脉造影,造影剂用量8~10ml,速率3~4ml/s,压限300~400PSI;胸廓内动脉及肋间动脉造影,造影剂用量3~6ml,速率1~3ml/s,压限300~450PSI或手推造影剂;上腔静脉造影,造影剂用量15~20ml,速率10~12ml/s,压限400~600PSI;下腔静脉造影,造影剂用量20~30ml,速率12~15ml/s,压限400~600PSI。

3. **造影体位**

(1)胸主动脉造影常规取左前斜位45°~60°,必要时加照正位或右前斜位,特殊情况采用侧位。

(2)肺动脉造影常规取正位成像,必要时加照斜位或侧位。

(3)支气管动脉造影常规取正位成像,必要时加照斜位或侧位。

(4)肋间动脉和胸廓动脉造影常规取正位成像,必要时加照斜位或侧位。

(5)上腔静脉造影常规取正位成像,必要时加照斜位或侧位。

(三)图像处理

1. **补偿滤过** 由于肺部的密度不一致,在做心脏检查时,肺部的透亮度增加,图像的背景亮度加大,影响图像质量。采集图像时,在肺野内加入一些密度相对低的物质,或使用光谱滤过器,使X线在被照射区衰减接近均匀,防止饱和伪影的产生。

2. **呼吸性移动对策** 为防止因呼吸产生的伪影,在采集图像时应使受检者屏气,或采取短暂的停止呼吸,减少运动伪影的产生。

3. **胶片打印** 规格16(4×4)~20(4×5)幅,各主干血管包括升主动脉、主动脉弓、降主动脉、肺动脉及静脉系统正斜位,必要时加侧位。期相有动脉早期、动脉期、动脉晚期、毛细血管早期、毛细血管晚期及静脉期各打印1~2幅,如遇动脉出血患者应追加3~4幅染色图像,总张数2~3张胶片。

三、心脏与冠状动脉DSA检查技术

(一)血管解剖

1. 心脏解剖

(1)心的位置:心位于胸腔中纵隔内,2/3位于正中线左侧,1/3位于正中线右侧。心的前面大部分被肺和胸膜所遮盖,只有一小部分借心包与胸骨下部和左侧4~6肋软骨相邻,此区称心包裸区。临床心内注射应选择胸骨左缘第4肋间处进针,可不伤及肺和胸膜。

(2)心的外形:心呈倒置圆锥形,长轴约与正中矢状面成45°向左下倾斜。心的外形可归纳为一尖、一底、两面、三缘、三沟。

1)心尖:指向左前下方,在第5肋间隙、左锁骨中线内侧1~2cm处可触及心尖的搏动。

2）心底：指向右后上方，连有出入心的大血管。

3）两面：①前面，与胸骨和肋软骨相邻，称胸肋面；②后面（下面），与膈相邻，称膈面。

4）三缘：①左缘，主要由左心室构成；②右缘，主要由右心房构成；③下缘，主要由左心室构成。

5）三沟：①冠状沟，心表面的环形沟，是心房和心室的心表分界；②前室间沟，左、右心室在心前面的分界线；③后室间沟，左、右心室在心后面的分界线。

（3）心腔的结构心有四个腔，分别是左、右心房和左、右心室。心房间有房间隔，心室间有室间隔。

1）右心房：位于心的右上部，腔大壁薄，主要结构有右心耳、梳状肌、卵圆窝等。入口有三个，即上、下腔静脉口和冠状窦口，分别导入上、下半身和心本身的静脉血。出口一个，即右房室口，通向右心室。

2）右心室：位于右心房左前下，分流入道和流出道。流入道入口为右房室口，口周有纤维环，环上附三片瓣膜，称右房室瓣（三尖瓣）。瓣膜借腱索与乳头肌相连，作用为防止进入右心室的血液再反流入右心房。流出道是右心室向左上延伸的部分，呈漏斗形，又称动脉圆锥。出口为肺动脉口，口周纤维环上附有三个半月形的袋状瓣膜，称肺动脉瓣，作用是防止进入肺动脉的血液再反流回右心室。

3）左心房：构成心底的大部，主要结构有左心耳等。入口共四个，即左、右各两个肺静脉口，分别导入左、右肺的静脉血。出口一个，即左房室口，通向左心室。

4）左心室：也分为流入道和流出道。流入道有一入口，即左房室口，口周有纤维环上附二片瓣膜，称左房室瓣（二尖瓣）。瓣膜借腱索与乳头肌相连，作用为防止进入左心室的血液再反流回左心房。流出道有一出口为主动脉口，口周纤维环上也附有三个半月形的袋状瓣膜，称主动脉瓣，作用是防止进入主动脉的血液再反流回左心室。

2. 冠状动脉解剖 冠状动脉是供应心肌血、氧的血管，它的解剖形态颇多变异。在正常情况下冠状动脉分出两大主支，为左冠状动脉（left coronary artery，LCA）和右冠状动脉（right coronary artery，RCA），分别开口于升主动脉的左、右冠状动脉瓣窦。左冠状动脉主干（LM）直径约4～5mm，长度约0.5～2cm，从升主动脉发出后，在肺动脉总干后方向左下方行走，在肺动脉总干和左心耳之间沿左侧房室沟向前向下分为前降支（LAD）和回旋支（LCX）。右冠状动脉自右冠状动脉瓣窦发出后贴近右心耳底部，沿后房室沟向外向下行走。右冠状动脉的主要分支有右房支、窦房结支、右室支、锐缘支、后降支和左室后支等。右冠状动脉供血区域包括右心房、窦房结、右心室流出道、肺动脉圆锥、右心室前壁、右心室后壁、心室间隔下1/3和房室结。右冠状动脉占优势的受检者尚供血到部分左心室和心尖部。

3. 冠状静脉解剖 多伴行相邻的冠状动脉，如心大静脉也称左冠状静脉，心中静脉亦称右冠状静脉。常由心大、心中和心小静脉汇入冠状静脉窦，最后注入右心房。

（二）造影技术

1. 心脏大血管造影 心脏大血管造影是临床诊断心血管疾病的"金标准"之一。目前临床主要应用选择性心血管造影，它能直接显示造影部位的血管病变情况，对心脏大血管疾病的诊断、治疗起决定性作用。

（1）手术操作：选择性右心房、右心室及肺动脉造影是经股静脉穿刺插入5～7F猪尾巴导管或右心造影导管,按造影目的分别将导管置于右房中、右室流出道、肺动脉主干或左右分支等处进行造影。左心房造影可在右心房、右心室或肺动脉内注射造影剂,经肺循环使左房显影,也可用穿刺房间隔的方法将导管送入左心房造影;左心室造影从股动脉、桡动脉或肱动脉穿刺并插入"猪尾形"导管进入左心室进行造影。

(2)摄影体位

1)长轴斜位:探测器置左前斜(LAO)35°～65°,同时向头侧倾斜(CRA)25°～30°。此位置主要显示主动脉窗,室间隔前半部及二尖瓣环常呈切线位,左室流出道拉长显示,肺动脉主干及左下肺动脉延续部展开等。适用于选择性左、右心室造影。

2)四腔位:又称肝锁位。取身体长轴向右斜与台面中线成20°～30°,探测器置LAO40°～50°,同时CAU 45°。此时,整个房间隔和室间隔的后半部呈切线位,四个房室互相分开,房室瓣也分开且呈正面观。适用于房室通道型室间隔缺损(如心内膜垫缺损)、二尖瓣骑跨及单心室等选择性左心室造影;三尖瓣骑跨或三尖瓣闭锁时的选择性右心房造影;三尖瓣关闭不全、单心室或右室双出口的选择性右心室造影等。

3)半坐位:又名肺动脉轴位。受检者取正位,将胸部垫高,使探测器置CRA 45°～55°。让肺动脉分叉部基本与X线垂直,以显示肺动脉瓣、主干、分支及左右肺动脉分支,此时主、肺动脉也分开。适用于法洛氏四联症、肺动脉狭窄或异位肺动脉等选择性右心室和肺动脉造影;或假性动脉干及主、肺动脉间隔缺损时的主动脉造影等。

4)延长右前斜位:探测器置于右前斜(RAO)30°～35°,同时头倾CRA 20°～30°。让X线与右室流出道及肺动脉几乎垂直,展开主、肺动脉的前后关系,充分显示右室流出道、肺动脉瓣、肺动脉主干及其右侧分支。适用于选择性右心房、右心室和肺动脉造影。

5)右前斜位:通常取右前斜30°,可观察左心功能、心室壁病变及二尖瓣功能。

6)正位:标准前后位。

7)侧位:仰卧水平(左、右)侧位。

(3)摄影参数选择:造影剂选用浓度为300～370mgI/ml非离子型造影剂,用量:成人主动脉及左心室造影每次25～40ml,速率18～20ml/s连续注射;右心室和/或肺动脉主干造影每次25～30ml,速率14～16ml/s。左、右心房造影每次20～25ml,速率10～12ml/s;儿童以1.25～1.5ml/kg计算,速率10～16ml/s连续注射。注射压力选用500～700PSI,以15～30帧/s连续采集影像。

2. 选择性冠状动脉造影　选择性冠状动脉造影(selective coronary angiography)是诊断冠心病的"金标准"。它不仅能准确判断冠状动脉内病变的程度与范围,还能通过发现受损血管数目和受损心肌范围,准确判断预后;可作为各种冠状动脉血管成形术和重建手术前后的评价与预后判断。

(1)手术操作:冠状动脉造影常用血管径路为股动脉或桡动脉穿刺插管。将导管分别选择性插入左、右冠状动脉口部,试注造影剂证实导管在冠状动脉口内,先进行冠脉口内压力检测,避免导管嵌顿入冠状动脉口内,如压力正常即可以行冠状动脉造影。一般情况下,先做左冠状动脉造影,后做右冠状动脉造影。有时冠脉开口变异,难以找到的情况下,可先行左心室造影,了解左心室功能、冠状动脉开口及主动脉形态等情况,便于选择冠脉造影导管型号并指导插管。

1)股动脉入路:动脉穿刺成功后,选用冠状动脉造影导管,引入左冠状动脉导管。当导管尖端达到升主动脉时,左冠状动脉导管抵住升主动脉右壁,将管尖抵住升主动脉左侧壁缓慢下滑,导管尖即可顺利进入左冠状动脉口。以1~2ml造影剂先行试验推注,及观察冠脉内压力正常,确认插管位置恰当,然后手推造影剂约8~10ml/次,以15~30帧/s数字录像多体位投照进行造影检查,左冠状动脉造影结束后,在左前斜位透视下,右冠状动脉导管抵达升主动脉右冠窦底,轻轻提拉和旋转导管头端使其转向右侧,轻轻上下滑动,一般都可顺利进入右冠状动脉口。以1~2ml造影剂先行试验推注,观察冠脉内压力正常,确认插管位置恰当,然后手推造影剂,每次6~8ml。右冠状动脉开口变异较多,因此插管较为困难,操作者应轻柔、耐心。

2）桡动脉入路:经皮桡动脉穿刺插管时,选用桡动脉多功能造影管,可避免因更换导管而造成桡动脉痉挛。在透视下,将导管经桡动脉送至主动脉窦底部,使其前端成形,操纵导管使其头端位于左冠状动脉开口附近,轻轻提拉和旋转导管头端即可以进入左冠状动脉开口。以1~2ml造影剂先行试验推注,及观察冠脉内压力正常,确认插管位置恰当即行多体位造影,左冠状动脉造影结束后,在左前斜位透视下,将导管头端移至主动脉瓣缘水平窦底处,管头向前,轻送并旋转至右侧,轻轻上下滑动,即可以进入右冠状动脉口。

3）经桡动脉冠脉介入技术的优点和缺点

桡动脉入路优点:手部的双重循环,可减少手部的缺血;穿刺部位骨面扁平无骨突,可减少穿刺部位出血;穿刺部位无主要神经血管走行,无神经损伤的风险;减少穿刺点并发症及受检者术后观察时间,进而降低受检者的费用,使受检者提前下床活动,改善受检者术后的下肢活动能力,使受检者感到舒适。为股动脉条件不佳的受检者提供了另外一种选择,减少手术器械费用(不需要血管缝合器),改善受检者在病床上的活动,便于受检者接受其他治疗安排。

桡动脉入路缺点:桡动脉较细,容易发生痉挛,穿刺插管有一定的失败率,术后有部分受检者可出现狭窄甚至闭塞。由于手掌有桡动脉和尺动脉双重供血,即使桡动脉闭塞一般也不会有感觉。极个别受检者可发生骨筋膜室综合征、手臂神经损伤等严重并发症。

4）桡动脉的入点:在桡侧腕屈肌和肱桡肌之间触摸到的桡动脉搏动点,如果桡动脉的血供被阻断,手部的血供可由尺动脉代偿。

经桡动脉介入的技术要点:先进行局部浸润麻醉,麻醉成功后,用19~21G的细针进行动脉穿刺,穿刺成功后,将1根直径0.018~0.025英寸(1英寸≈0.03m)的短导丝沿穿刺针插入血管中,并使导丝长出针的头端,之后撤出穿刺针,将短导丝保留在血管中,沿短导丝插入桡动脉鞘后撤出短导丝,此时注射"鸡尾酒"(即经过稀释的利多卡因、肝素和硝酸甘油混合剂)可能有助于减少血管痉挛的发生。将造影导管沿锁骨下动脉插入升主动脉。有些情况下,锁骨下动脉会引导导丝直接进入降主动脉,为克服这一点,应将造影导管插到锁骨下动脉和主动脉的结合处,然后导丝就会直接进入升主动脉。

（2）摄影体位

1）左冠状动脉主干:摄影体位通常为左前斜（LAO）45°加头位（CRA）25°~30°或左前斜45°加足位（CAU）15°~20°（即蜘蛛位横位心时采用）。在此两方位可以观察到左冠状动脉主干及前降支、回旋支的开口处;正位加头位30°可显示左冠状动脉主干远端;如左主干较短时,右前斜位加足位可观察左主干;右前斜位（RAO）30°及加头位或者足位也可以较好地展示左主干。

2）左前降支：摄影体位通常为左前斜位 30°～45°加头位 20°～25°可对左前降支近端和中段以及角支和室间隔穿支开口部位清晰观察；右前斜 35°～55°加向头位 15°～25°或加足位 25°也是显示左前降支近段较好的投照角度；正位加向头位 30°～35°为左前降支中段、远段显示的最佳摄影体位。

3）回旋支：摄影体位通常为右前斜位 30°加足位 15°～25°、正位加足位 25°～30°、左前位 45°加足位 25°能清晰显示左回旋支。

4）右冠状动脉：摄影体位通常为左前斜位 45°，能对右冠状动脉起始部至后降支的血管节段清晰显示；右前斜位 30°加足位 15°～20°亦是较好显示右冠状动脉主干的体位；左前斜位 45°加头位 15°～20°可显示右冠状动脉后降支和左室后支；前后位加头位 20°～25°亦是可较好显示后降支和左室后支的体位。

（3）摄影参数选择：造影剂选用非离子型造影剂，浓度为 300～370mgI/ml，左冠状动脉每次 8～10ml，右冠状动脉每次 6～8ml，手推造影剂 1～2s 内匀速推完，以每秒 15～30 帧连续采集影像。

（4）胶片打印：规格 16（4×4）～20（4×5）幅，各主干血管包括右冠状动脉、左冠状动脉主干、前降支、回旋支的摄影体位。选取各动脉近、中、远端显影图像各打印 2～3 幅，总张数 2～3 张胶片。

（三）图像处理与重建

1. 图像显示　包括透视图像和采集图像。

（1）透视图像：透视图像一般采用大视野、小视野、低脉冲、前后及左右倾角以及缩光器组合使用，操作简单，不但保证了图像质量，也可使受检者与介入医师受到的辐射剂量大大降低。透视时焦点与影像平板的距离尽可能远，受检者与影像平板的距离尽可能近，可通过放大摄影来减少噪声及散射线，使图像更加清晰。

（2）采集图像：心脏冠脉与左室造影可应用 15F/s 或 30F/s 多角度全方位观察心血管情况，避免漏诊。另外，高压注射器的应用至关重要，注射延迟、X 线延迟、流量（注射速度 ml/s）、注射总量（ml）、注射压力（PSI）等均应根据不同部位精心设计。在介入治疗时，应将受检者的空曝区及肺部区域应用滤板技术进行遮挡，以增加图像均匀性、减少噪声等。

2. 图像处理　对图像窗宽窗位调节、放大及多幅显示，测量、打印排版、感兴趣区选择等，进行校正后存储、刻录与打印。3D 图像可通过三维重建软件对 3D 图形通过切割，导航引导等在全方位旋转状态下同步观察，选择最佳血管解剖状态进行图像的存储、刻录与打印。

冠状动脉造影是利用导管对冠状动脉解剖进行放射影像学检查的一种介入性诊断技术，又是一种有创伤性的诊断技术，要求操作熟练，造影投照体位把握准确，要求能清楚地暴露冠状动脉的主支和分支血管的全貌及血管开口处的情况。通过 Compan 软件（自动角度投照分析系统），分析冠状动脉显影的最佳投照体位与心脏位置类型（横位心、垂位心等）的特异性关系，尽量做到 X 线的投照方向与冠状动脉走行垂直，在该角度下的造影图像中感兴趣血管段具有最小投影缩短，被其他血管最小遮盖。最佳造影角度下的血管狭窄百分比测量能显著提高其定量分析的精度，从而为冠心病诊断提供可靠的解剖和功能信息，为介入治疗或冠状动脉搭桥术方案的选择奠定科学依据。

3. 图像存储

（1）光盘存储：光盘图像根据机器配置的不同有多种刻录速度可供选择，通常有 16×、24×、48×刻录。因刻录速度提高的同时，坏盘概率也随之提高，如对速度无特殊需要，常规使用 24×即可达到使用要求。有条件时可编制受检者数据库以便查询。随着光存储设备的发展，DVD 刻录机的应用日渐增多。和 CD-ROM 刻录机相比，DVD 刻录机具有容量大、保存方便等优点。

（2）PACS 存储：通过内部网络上传至 PACS 系统，以利于其他科室对影像资源进行共享。

四、腹部 DSA 检查技术

（一）血管解剖

1. 动脉系统　胸主动脉经膈肌的主动脉裂孔（约胸 12 椎体平面）进入腹腔，改名为腹主动脉，在脊柱的左前方行走，至腰 4 椎体平面分为左、右髂总动脉，其直径约 20mm。腹主动脉的分支包括脏支和壁支。脏支有腹腔干动脉、肠系膜上动脉、肠系膜下动脉、肾动脉、肾上腺动脉和精索内动脉（或卵巢动脉）。壁支有膈下动脉、腰动脉和骶正中动脉。

（1）腹腔干动脉：腹腔干动脉起自腹主动脉的腹侧，在胸 12 椎体下部或胸 12～腰 1 椎体间发出，主干向右、前、下方走行，末端发出分支供应上腹部脏器。腹腔动脉通常分为三支：胃左动脉、脾动脉和肝总动脉（图 4-9）。胃左动脉较细，在胃小弯的幽门处与胃右动脉吻合，沿途分支至胃小弯附近的前后面。脾动脉来自腹腔动脉的左支，为三支中最粗大的一支，沿胰的上缘左行，经脾肾韧带达脾门，分数支入脾，脾动脉沿途发出许多胰支，分布于胰体和胰尾。肝总动脉一般起源于腹腔干动脉右侧，沿胰头上缘向右方前行走，至十二指肠上缘分出胃十二指肠动脉后，改名为肝固有动脉。在肝门处分左、右肝动脉和胃右动脉。胃右动脉沿胃小弯左行与胃左动脉吻合，供应幽门、胃小弯及十二指肠，有时肝右动脉起源于肠系膜上动脉，肝左动脉起源于胃左动脉。肝右动脉入肝前发出一支胆囊动脉，入肝后分为肝前叶动脉和肝后叶动脉，之后又各自分出上段和下段动脉。肝左动脉较肝右动脉稍细，末端分出肝内叶动脉和肝外叶动脉，肝外叶动脉又分出上段和下段动脉。

（2）肠系膜上动脉：肠系膜上动脉自腹主动脉的侧壁发出，开口处相当于胸 12～腰 1 椎体间隙或腰 1 椎体的上部平面，位于腹腔动脉的开口下方，约 0.5～2.0cm 处。其主干向右下方斜行，并呈凸向左侧的弓形，末端至右髂窝（图 4-10）。

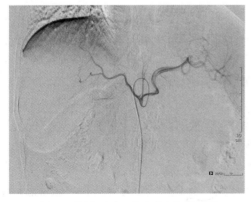

图 4-9　胃左动脉、脾动脉和肝总动脉

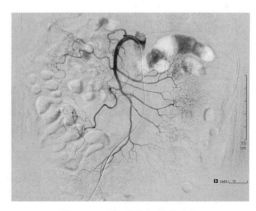

图 4-10　肠系膜上动脉走行

（3）肠系膜下动脉：在腰 3 椎体水平自腹主动脉前壁偏左发出，开口距肠系膜上动脉约 3cm。分支有左结肠动脉、乙状结肠动脉、直肠上动脉，供养左半结肠及直肠。

（4）肾动脉和肾上腺动脉：在腰 1～腰 2 椎间盘高度自腹主动脉发出，于肾静脉的后上方横行向外，经肾门入肾。因腹主动脉偏左，右肾动脉较长，受肝的影响，右肾低于左肾 1～2cm。肾上腺动脉有上、中、下三支，分布于肾上腺的三个部分，肾上腺上动脉起自膈下动脉，肾上腺中动脉起自腹主动脉，肾上腺下动脉起自肾动脉。

（5）睾丸（卵巢）动脉：起自腹主动脉的前外侧壁，肾动脉稍下方，在腹膜后间隙斜向外下方越过输尿管。睾丸动脉经腹股沟管环进入腹股沟管供应睾丸的血液，卵巢动脉在小骨盆上缘处进入卵巢悬韧带，供应卵巢的血液。

（6）膈下动脉：腹主动脉于胸 12 椎体处发出膈下动脉，向上分布于膈的腰部。膈下动脉起始点、支数有变异，有时可见同一起始点。

（7）腰动脉：起自腹主动脉的后壁，通常有 4 对，分别经第 1～4 腰椎体前面或侧面，在腰大肌的内侧面分出背侧支和腹侧支。

（8）骶正中动脉：起自腹主动脉的分叉处的后上方，经第 4～5 腰椎、骶骨、尾骨的前面下行，向两侧发出腰最下动脉。

2. 静脉系统

（1）下腔静脉：下腔静脉为单一的大静脉，收集膈肌以下的腹、盆部和下肢的静脉血液。左、右髂总静脉在第 5 腰椎平面汇合成下腔静脉，沿脊柱右旁上行，经膈肌的腔静脉裂孔进入胸腔达右心房。其上行途中接纳腹、盆腔内脏和腹、盆壁组织的各支静脉血液（图 4-11）。

（2）肝脏静脉系统：包括肝左静脉、肝中静脉和肝右静脉，分别接受肝左、中、右叶的血液。肝左静脉与肝中静脉通常汇合成干，肝静脉在肝脏后部斜向下腔静脉方向走行，在下腔静脉窝上端注入下腔静脉，此处为第二肝门。在下腔静脉窝下端，有来自肝右叶的副肝静脉和尾状叶的几支小静脉注入下腔静脉，此处为第三肝门。

（3）门静脉系统：由肠系膜上静脉和脾静脉在腰 1～2 椎体平面汇合而成，主干向右上走行入肝门。门静脉主干分左、右支，再经 5～6 级分支终于肝窦（图 4-12）。门静脉主干长约 6cm，近肝端宽度约 1.9cm，远肝端宽约 2.3cm。收集脾静脉、胃冠状静脉、肠系膜上静脉和肠系膜下静脉的血液。

（二）造影技术

1. 手术操作

（1）动脉系统采用 Seldinger 技术，行股动脉或肱动脉穿刺插管。对不同器官、不同检查目的采用不同的造影导管进行相应的插管，行选择或超选择性动脉造影。

（2）下腔静脉采用 Seldinger 技术，行股静脉或肘正中静脉、颈内静脉穿刺插管。对不同器官进行相应的插管，行选择或超选择性静脉造影。

（3）门静脉系统采用经皮肝穿刺或经颈静脉进入肝静脉穿刺门静脉造影。也可以采用动脉造影，即在腹腔动脉或肠系膜上动脉进行动脉造影至门静脉期，间接显示门静脉。

2. 造影参数选择 造影剂浓度为 300～370mgI/ml 的非离子型造影剂。腹主动脉造影：造影剂量用量 20～35ml，注射速率 15～20ml/s，压限 500～700PSI；腹腔干动脉造影：造影剂用量 8～20ml，速率 6～10ml/s，压限 300～400PSI；肝动脉造影：造影剂用量 8～18ml，速率 5～6ml/s，压限 300～400PSI。造影程序：采集速率 3～6 帧 /s，注射延迟 1s，屏气状态曝光至

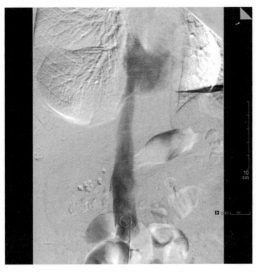

图 4-11　下腔静脉回流情况

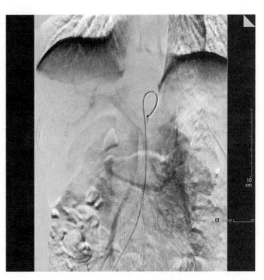

图 4-12　门静脉系统分支

肝内毛细血管期。腹腔干动脉或肠系膜上动脉造影,间接观察门静脉者,曝光持续 15~20s,直至门静脉显影。肠系膜上动脉造影:造影剂用量 15~20ml,注射速率 5~7ml/s,压限 200~300PSI;肠系膜下动脉造影:造影剂用量 9~12ml,注射速率 3~4ml/s,压限 200~300PSI;胃十二指肠动脉造影:造影剂用量 6~10ml/s,注射速率 3~4ml/s,压限 200~300PSI;下腔静脉造影:造影剂用量 15~30ml,注射速率 10~15ml/s,压限为 400~500PSI,直接门静脉造影:造影剂用量 10~15ml,注射速率 7~8ml/s,压限为 200~300PSI。

3. **造影体位**　腹主动脉、腹腔干动脉和肝动脉造影均采用正位,对于动脉瘤或血管主干相互重叠者,可选用左或右前斜位,或其他不同角度的体位,以使病变充分显示。选择性肾动脉造影在正位的基础上,加摄同侧倾斜位,角度约为 10°~15°,以使肾动脉完全显示;肾上腺动脉造影取正位,必要加摄同侧倾斜位,角度约为 15°~20°,以利于显示该侧肾上腺动脉。

(三)图像处理

1. **补偿过滤器**　腹部在侧腹部、肝的横隔膜处以及消化道内的气体过多容易产生饱和状伪影,应作对应的密度补偿过滤,可用铅、含铅丙烯、增感纸、黏土、树脂等各种材料。

2. **呼吸移动性对策**　由于腹式呼吸以及肠管蠕动,腹部 DSA 检查容易产生运动性伪影,使得减影图像模糊。此时可以训练受检者屏气,或注入可以抑制肠蠕动的药物。训练呼吸状态,使其在屏气状态下采集图像。

3. **清洁肠道,减少异物伪影**　在腹部 DSA 的检查中,尽量做好清洁肠道或清除膀胱的尿液工作。进入检查前应去除受检者身体上的金属异物及对图像质量有影响的物品,同时也要防止一些监护设备的连接线进入采集图像区,以避免对图像质量产生影响。

4. **胶片打印**　规格 16(4×4)~20(4×5)幅,各主干血管包括腹主动脉、腹腔干动脉和肝动脉、肠系膜上下动脉、肾动脉及静脉系统,期相有动脉早期、动脉期、动脉晚期、毛细血管期、染色期及静脉期,各打印 1~2 幅,如遇动脉出血和肿瘤患者要相应追加 1~2 幅染色期图像,总张数 2~3 张胶片。

五、盆腔 DSA 检查技术

(一)血管解剖

1. **动脉系统**　腹主动脉在腰 4 椎体平面分成左、右髂总动脉,于骶髂关节平面处分成髂内和髂外动脉。髂内动脉从髂总动脉分出后即分为脏支和壁支,脏支供应盆腔内各脏器血液,其分支有膀胱上动脉、膀胱下动脉、子宫动脉、阴部内动脉以及直肠下动脉,其中阴部内动脉常是髂内动脉的延续支;壁支(图 4-13)主要供应臀部肌肉血液,分出髂腰动脉、骶外侧动脉、臀上动脉、臀下动脉和闭孔动脉等。髂内动脉有丰富的吻合支,当髂内动脉闭塞后可见以下侧支循环形成:直肠上、下动脉沟通;直肠中、上动脉沟通;腹壁下动脉与闭孔动脉、骶中动脉、骶外侧动脉沟通;腰动脉与髂腰动脉、股动脉的旋股支及其穿支沟通;两侧子宫动脉、卵巢动脉的沟通等。髂外动脉在骶髂关节前方自髂总动脉分出后,斜向下、外行走,主要分支有腹壁下动脉和旋髂深动脉两支(图 4-14)。髂外动脉沿腰大肌内侧缘下降,经腹股沟韧带的深面至股前部,移行为股动脉。

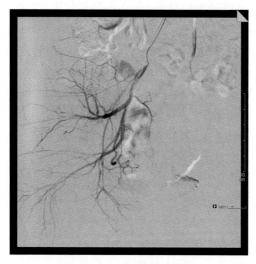

图 4-13　髂总动脉及其壁支

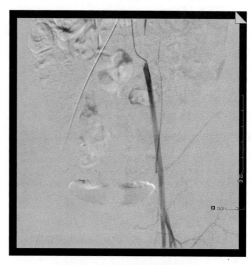

图 4-14　髂外动脉及其分支

2. **静脉系统**　髂总静脉是盆腔和下肢静脉血液回流的主干,双侧髂总静脉约于第 5 腰椎体平面的右侧,汇合成下腔静脉,沿脊柱右侧上行最终注入右心房。右髂总静脉位于骶髂关节前方,同名动脉后方,几乎成直线与下腔静脉连续;左侧髂总静脉较长,在腰 5 椎体前方类似直角注入下腔静脉。髂内静脉起自坐骨大孔上方,至骶髂关节前与髂外静脉汇成髂总静脉。

(二)造影技术

1. **手术操作**

(1)动脉造影:常用的方法是经皮股动脉穿刺插管,采用 Seldinger 技术,将导管插入腹主动脉,在腹主动脉远端(约腰 4 椎体上缘)进行造影,显示两侧髂总动脉及其分支,再行单侧髂总动脉造影及髂内或髂外动脉造影。

(2)静脉造影

1)顺行性静脉造影:经皮穿刺下肢静脉或表浅静脉注射造影剂进行造影。

2)逆行性静脉造影:采用 Seldinger 技术经皮股静脉穿刺插管,将导管置于患侧髂静脉注射造影剂进行造影。

2. **造影参数选择**　造影剂浓度为 300～370mgI/ml 的非离子型造影剂。腹主动脉远端造影：造影剂用量为 20～25ml，速率 15～18ml/s，压限 400～600PSI；髂总动脉造影：造影剂用量为 18～20ml，速率 8～10ml/s，压限 300～400PSI；髂内和髂外动脉造影：造影剂用量为 10～12ml，速率 5～6ml/s，压限 300～400PSI；髂内和髂外动脉的分支造影（子宫动脉、膀胱动脉及卵巢动脉）：造影剂用量为 4～8ml，速率 2～3ml/s，压限 200～300PSI。

静脉造影因采用的造影方式不同，其参数不同。顺行性静脉造影采用为 40～60ml，速率 1ml/s，压限 100PSI；逆行性静脉造影、髂静脉造影：造影剂用量 10～15ml，速率 8～10ml/s，压限 200～300PSI。

3. **造影体位**　常规采用正位，必要时加摄斜位。观察髂总静脉与下腔静脉关系，采用标准侧位。

（三）图像处理

由于呼吸运动及肠道蠕动、腹腔内的气体及高密度物质均对图像质量有很大的影响，在行 DSA 检查前应清洁肠道，手术前排空膀胱，必要时进行导尿，防止大量的尿液（含有大量造影剂的尿液）影响图像质量。去除受检者身体上的金属异物及物品，也同时防止一些监护设备的连接线进入图像采集区，避免影响图像质量。

（四）胶片打印

规格 16（4×4）～20（4×5）孔，各主干血管包括左、右髂总动脉、髂内和髂外动脉及静脉系统，期相有动脉早期、动脉期、动脉晚期、毛细血管期、染色期及静脉期各打印 1～2 幅，如遇动脉出血和肿瘤患者要相应追加 1～2 幅染色期图像，总张数 2～3 张胶片。

六、四肢 DSA 检查技术

（一）血管解剖

1. 上肢血管

（1）上肢动脉：双侧上肢动脉都是锁骨下动脉的延续。左锁骨下动脉起自主动脉弓，右侧起自无名动脉。锁骨下动脉向上出胸廓上口并沿第一肋骨上缘向外下方走行，至第一肋骨外侧缘改名为腋动脉。锁骨下动脉（图 4-15）自近至远分别发出椎动脉、胸廓内动脉、甲状颈干、肋颈干和腋动脉。

1）椎动脉：自锁骨下动脉向上，发出第一分支动脉，沿颈椎横突孔向上，双侧椎动脉在脑桥下缘汇合成基底动脉。椎动脉在颈段发出脊髓支和肌支，在颅内段发出小脑后下动脉和脊髓前动脉等。

2）胸廓内动脉：开口与椎动脉对应，向下经胸廓上口入胸腔，经第 1～6 肋软骨后面下行（距胸骨外侧缘约 1cm 处），供应肋间、乳房、膈肌、胸膜、心包、胸大肌等的血液。

3）甲状颈干（图 4-16）：锁骨下动脉的另一分支，发出分支血管有甲状腺下动脉、颈升动脉和颈横动脉等。

4）肋颈干：起自锁骨下动脉第二段，走行向后越过胸膜顶，分为颈深动脉和最上肋间动脉，前者上行与枕动脉降支吻合，后者在胸膜顶后方降入胸廓，分布于第 1、2 肋间隙后部。

5）腋动脉：来自锁骨下动脉，其分支有肩峰动脉，胸外侧动脉，直接乳房支，旋肱前、后动脉等，出腋窝后改为肱动脉。

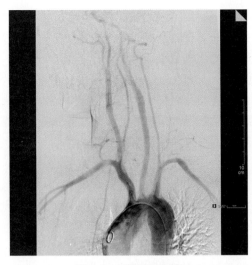

图 4-15 锁骨下动脉

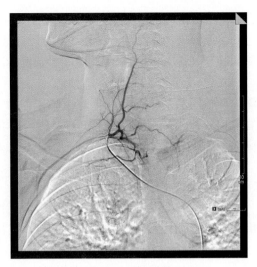

图 4-16 甲状颈干

6）肱动脉：于肱骨前内侧走行至肘窝中点分为桡动脉和尺动脉两大支，分别沿桡骨和尺骨走行并发出分支，最后在腕部，桡动脉末端与尺动脉的掌深支构成掌深弓，尺动脉末端与桡动脉的掌浅支构成掌浅弓，再由深、浅两弓分出掌心动脉、掌背动脉和掌指动脉。

（2）上肢静脉：上肢的浅静脉变异较大，深静脉的分支、走行与同名动脉伴行。深、浅静脉均有静脉瓣。头静脉自前臂的背侧桡侧转入前臂掌侧，经上臂在锁骨下进入腋静脉或锁骨下静脉。贵要静脉沿前臂后面尺侧上行再沿上臂内侧走行，进入肱静脉或腋静脉。肘正中静脉连接白头静脉和贵要静脉，接受前臂正中静脉。

2. **下肢血管**

（1）下肢动脉：髂外动脉出腹股沟续为股动脉，分支动脉有股动脉和股深动脉（旋髂浅动脉、旋股外动脉、穿支动脉等），股动脉在腘窝处改名为腘动脉（图 4-17），主要分支有膝

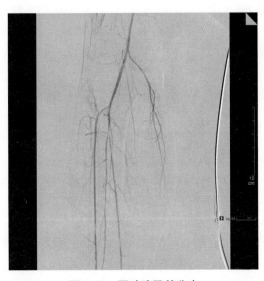

图 4-17 腘动脉及其分支

上、中、下动脉、胫前动脉和胫后动脉。胫前动脉下行延续为足背动脉，末端形成足背动脉弓和足底深支；胫后动脉为腘动脉的直接延续，主要分支有腓动脉、胫骨滋养动脉、足底外侧动脉等。其中，足底外侧动脉与胫前动脉的足底支吻合成足底动脉弓。

（2）下肢静脉：主要有浅静脉、深静脉和交通静脉。浅静脉位于皮下组织和深筋膜外，深静脉与同名动脉伴行，深、浅静脉之间有交通静脉连接。浅静脉主要由小隐静脉和大隐静脉构成：小隐静脉起自足背外侧缘静脉，沿外踝后方上行，在膝关节注入腘静脉；大隐静脉起自足背内侧缘静脉，沿大腿内侧上行注入股静脉。下肢静脉均有静脉瓣。

（二）造影技术

1. 手术操作

（1）动脉造影：四肢动脉造影大多采用股动脉穿刺，部分采用肱动脉或桡动脉穿刺，应用 Seldinger 插管技术，根据不同的部位，把相应导管插入靶血管进行造影。

（2）静脉造影

1）顺行性静脉造影：经皮穿刺下肢静脉或表浅静脉注射造影剂进行造影。

2）逆行性静脉造影：采用 Seldinger 技术经皮股静脉或肘正中静脉穿刺插管，将导管置于患侧股静脉或肘正中静脉注射造影剂进行造影。

2. 造影参数选择

（1）动脉造影

1）上肢动脉：造影剂浓度为 300～370mgI/ml 的非离子型造影剂。根据导管头所在位置，采用不同的造影参数。锁骨下动脉造影：造影剂用量 12～15ml，速率 5～6ml/s，压限 300～400PSI；腋动脉造影：造影剂用量 10～12ml，速率 4～5ml/s，压限 250～300PsI。观测掌弓造影应延时，造影至远端血管显示清晰。

2）下肢动脉：造影剂同上肢动脉。髂总动脉造影：造影剂用量 15～25ml，速率 8～12ml/s，压限 300～500PSI；髂外动脉：造影剂用量 10～12ml，速率 5～6ml/s，压限 300～500PSI；股动脉造影：造影剂用量 10～12ml/ 次，速率 5～6ml/s，压限为 300～400PSI；选择性下肢动脉造影将导管置于股动脉上段进行小腿动脉和足背动脉造影：造影剂用量 10～12ml/ 次，速率 4～6ml/s，压限 300～400PSI。注意应用曝光延时，造影至远端血管显示清晰。

（2）静脉造影：顺行静脉造影时，采用非离子型造影剂如 320mgI/ml 的碘佛醇、370mgI/ml 的碘普罗胺（优维显），按 1∶1 稀释后使用，造影剂用量 60～80ml/ 次，注射速率 1～1.5ml/s，注射压力 100PSI。

上、下肢动静脉造影均可选用 DSA 脉冲方式成像，采集速率为 2～3 帧 /s。曝光采集至毛细血管期显示为止。下肢动脉造影应注意注射延迟还是曝光延迟，延迟的时间为多少，应根据不同病变而定。不同类型的血管病变，对动脉血流的影响很大，例如有动静脉瘘者，血速率度明显加快，采集时间应提前即注射延迟；下肢动脉闭塞症者，血速率度明显减慢，采集时间应适当延迟即曝光延迟。正常造影剂在下肢动脉内流动速度约 5～15cm/s，根据正常下肢的血液灌注时间，可大致确定不同部位的最佳采像时间。

在实际工作中，因病变的程度、范围不同，导管头所在血管的位置不同，注射造影剂的时间也不同，应根据具体的情况而定。对于下肢动脉阻塞性病变者，造影时应注射造影剂后进行曝光采集，延时时间要长，具体多少则应根据具体的情况而定。采用步进式血管造影、造影剂跟踪血管造影技术，对于下肢动脉造影的成像质量有帮助。

3. **造影体位** 上肢血管造影常规取正位,必要时加侧位和斜位,上肢外展尽量使上肢中心与探测器中心一致。

下肢血管造影常规取正位,必要时加侧位和斜位。足底部的血管应采用头位加斜位,展示整个足底血管情况。双下肢同时造影,使双下肢并拢,足尖向上,双足间加密度补偿器,同时进行肢体上、下端的固定,提高图像质量。

(三)图像处理与重建

1. **步进式血管造影技术** 步进式血管造影技术(angiography of step-translation technique, bolus chasing angiography,BCA)是一次性注射造影剂,通过自动跟踪造影获得整个下肢血管及分支的图像,得到了普通数字减影血管造影技术需要分段、多次采集才能达到的效果。其优势就是能在一次性注射造影剂的同时获得整个下肢的图像,减少了造影剂的用量,同时也减少了受检者接受的 X 线辐射,缩短了造影时间。其缺陷是造影剂的跟踪和采集速度难以协调,单次造影时间长,易产生运动伪影。

其方法是:先固定肢体,对肢体造影范围进行测定,防止遗漏。通过控制导管床移动速度的调速器和曝光手闸,先选择近端起始点,进行蒙片采集直至远端。再回到起点,一边注射造影剂一边进床,使造影剂速率与床移动的速度相同,注射造影剂进行跟踪造影,同时采集图像,再做减影处理,获得实时减影图像。也可以先注射造影剂跟踪造影后进行蒙片采集进行减影处理。

2. **图像拼接技术** 图像拼接技术(image mosaics)就是将数张有重叠部分的图像(可能是不同时间、不同视角或者不同传感器获得的)拼成一幅大型的无缝高分辨率图像的技术。图像的拼接主要包括以下 4 个步骤:

(1)图像的预拼接:确定两幅相邻图像重合的较精确位置。

(2)特征点的提取:在基本重合位置确定后,找到待匹配的特征点。

(3)图像矩阵变换及拼接:根据匹配点建立图像的变换矩阵并实现图像的拼接。

(4)图像的平滑处理:通过图像拼接技术,能将单次采集的多段造影的下肢动脉图像拼接成一幅下肢动脉的全程图像。对下肢血管病变能进行直接、完整的观察,有利于临床的诊断与介入治疗。

3. **图像优化的措施** 由于四肢形状不同、粗细长短不一,尤其下肢,X 线成像区域密度相差很大,容易造成 DSA 成像中的饱和性伪影,造成成像区域图像缺失。因此,必须使用密度补偿,使成像区域的 X 线强度分布趋于一致,以便获得优质图像。下肢血管造影时,在下肢插入与肢体厚度相反的补偿器(采用均质橡胶),同时对肢体上、下端进行固定,既可以减少运动伪影,也可以减少饱和伪影,提高图像质量。

(四)胶片打印

规格 16(4×4)~20(4×5)幅,各主干血管包括锁骨下动脉、腋动脉、肱动脉、尺桡动脉、髂内和髂外动脉、股深股浅动脉、腘动脉和胫腓动脉及静脉系统,期相有动脉早期、动脉期、动脉晚期、毛细血管期、染色期及静脉期各打印 1~2 幅,如遇动脉出血和肿瘤患者要相应追加 1~2 幅染色期图像,总张数 2~3 张胶片。

第五节　DSA图像质量控制

一、影响DSA图像质量的因素

DSA的图像质量是DSA检查与诊疗的关键,而DSA图像形成需经过复杂的成像链才能获得,其中不可避免要丢失部分信息或产生伪影而降低影像质量。较高的DSA图像质量能给诊断提供有力的证据。检查中医师、技师及相关人员间的密切配合、对设备操作的熟练程度、受检者的配合程度等都对图像质量有一定影响。但从技术本身角度来看,图像采集的角度与体位、造影剂注射的速率、总量、注射压力以及造影血管的充盈情况等都有很大影响。影响DSA图像质量的主要因素有设备、成像方式、操作技术、造影方法及受检者本身等因素。

(一)设备因素

DSA图像的形成与设备的参数、性能及整个影像链的工作状态有关,包括硬件和软件。硬件如X线球管、影像探测器、数字成像系统及显示系统等,软件系统如图像数字处理系统、后处理系统等。这里主要对硬件进行介绍。

1. **X线球管**　X线球管是DSA设备的关键部件,为DSA提供优质的X线源。DSA的图像以每秒几帧至几十帧速度采集,这就要求具有产生高剂量、短脉冲和恒定输出的高压发生器和大容量的X线球管,并配置功能完善的遮线器和X线滤过装置。若X线球管功率过小,不能产生脉冲较窄的短脉冲,对快速运动器官的图像采集具有很大影响。若X线的线质不均匀,则易产生硬化伪影。

2. **影像探测器**　DSA的影像探测器有影像增强器(image intensmer, II)和数字平板探测器(flat panel detector, FPD)两种,是决定图像质量的主要部件。应具有较高的影像分辨率和最小的失真度,较高的量子检出率(detector quantum efficiency, DQE),理想的光敏度,较高的图像刷新率,每秒30帧以上的显像能力和适应不同部位使用的可变输出野。电视摄像系统的摄像管应具有较高的影像分辨率和最适宜的图像合成时间,确保II输出屏的影像能无遗漏地采集到。系统动态范围大,每帧图像的水平稳定度差异要小于1%,防止图像信息递减丢失,从而获得精确的影像信息。

3. **数字成像系统**　有较高的动态范围,获得较好的对比度和层次丰富的图像。快速的影像链使得高分辨率的图像快速重建,且处理速度快;图像数据传输快,也可以快速获得高质量的后处理图像。

4. **显示系统**　DSA图像质量最终通过显示系统来表达,它的质量对图像的影响是不可忽视的。要求配备主频频率高、分辨率高、屏幕大的高清晰显示屏。

(二)成像方式

目前DSA设备一般采用脉冲方式来获取蒙片和充盈像,用于实时减影的成像方式有脉冲成像、超脉冲成像、连续成像和时间间隔差成像四种方式。各种方法有各自的优势,正确使用能有效提高DSA的图像质量。采用脉冲方式,每帧减影的时间长(约0.15s),单位时间内摄影帧频低,且每帧图像接受的X线剂量大,曝光脉冲宽度大(约0.1s),图像信噪比高,图像对比分辨率较高,主要用于活动较缓慢的部位,如头颈部、四肢等。采用连续方式则恰相反。超脉冲成像在短时间内进行 10～30 帧 /s 的 X 线脉冲摄像，然后逐帧高速重复减影，获得快速的动态减影图像，具有频率高、脉宽窄、动态显像的特点，这种方式主要用于心脏、肺动脉及冠状动脉等。时间间隔差方式主要用于快速运动的脏器，能够消除相位偏差造成的图像运动性伪影。因此，造影时应根据受检部位和诊断要求选择相应的成像方式，以获取优质的减影像。

（三）噪声

噪声包括系统噪声（X 线源、探测器）、量子噪声（电子线路及 A/D 转换）、散射线噪声及其他噪声。噪声增加，影像清晰度下降，严重者直接影响图像观看。提高信噪比可以提高图像质量，如增加 X 线剂量，可以减少噪声；采用积分技术可在剂量不增加的情况下减少噪声。

（四）操作技术因素

1. 检查医师的因素 DSA 检查主要为血管造影，目前大部分的血管造影采用穿刺插管，即采用 Seldinger 技术进行股动脉插管，再将造影导管选择性插入靶血管。若导管位置不正确，或导管不能进入靶血管，则靶血管的造影剂量不足，造成图像质量欠佳。操作医师对图像的质量意识不够，如图像显示的中心、范围及靶血管的显示达不到要求，严重影响 DSA 质量。

2. 技术人员的因素

（1）伪影：伪影是指病变及机体之外的高密度物质，影响 DSA 的图像质量甚至诊断。这些高密度物质分为体内物质和体外物质。体内物质如胃、肠道的内容物质；金属固定材料如钢板、金属缝合器等。体外物质如受检者体外的异物，监护用的设施如心电监护仪、呼吸机等。在 DSA 检查中，尽量避免这些伪影对图像质量的影响。

（2）摄影条件：DSA 设备的曝光参数常设有"自动曝光"和"手动曝光"两种，目前以自动曝光为主。对密度高且体厚的部位选用自动条件比较理想，而对密度低且体薄的部位采用手动条件。适宜的曝光条件，可避免过度曝光或曝光不足。现在 DSA 多采用数字化采集，根据不同部位、不同状态选择不同的采集速率，如心脏、冠状动脉采用 25 帧 /s，四肢可采用 3 帧 /s。对于不合作的受检者，为了减少运动伪影，可增加采集速率。

（3）摄影体位：DSA 图像不仅要有很好的密度分辨力，还要有合适的体位，可根据血管的形态选择不同的体位。DSA 检查技术中常规把正、侧位作为基本体位，再加左右斜位，必要时加上一些特殊体位。

（4）其他摄影技术因素：合理应用遮光器和密度补偿装置以使影像密度均衡，减少饱和失真；正确选择照射野、焦点至人体距离、人体至探测器距离和焦点至探测器距离，可防止图像放大失真和模糊；采用一定的滤过技术，可减少受检者接受的辐射剂量，同时提高图像质量。

（5）后处理技术：充分利用再蒙片、图像配准、图像合成、边缘增强和窗口技术等多种后处理技术来消除伪影、减少噪声、提高兴趣区信噪比，以改善 DSA 图像质量。

（五）造影方法和造影剂因素

1. 造影方法 动脉法 DSA 可明显减少造影剂浓度和用量，提高影像密度分辨力和空间分辨力，缩短曝光时间，获取信噪比高、无血管重叠、清晰的图像。其中，以选择性 IA-DSA 和超选择性 IA-DSA 成像尤佳。

2. 导管的选择　不同部位其血管的走向不同，所选导管头的形态不同。正确选择目的血管的造影导管，有利于造影剂短时达到靶血管，使血管的造影剂浓度增加，使血管快速充盈提高图像质量。如较大血管的造影应采用有多侧孔的猪尾导管，四肢血管采用单弯导管。

3. 造影剂的影响　造影剂浓度、用量与DSA图像质量直接相关。造影时，应根据不同的造影方法和部位、注射速率、注射总量、注射压力以及导管的大小和导管前端位置等情况选择所用造影剂的注射参数，尤其对四肢血管的造影，延时参数的选择更为重要。

（六）受检者因素

在DSA检查过程中，受检者自主和不自主的移动，心脏跳动、吞咽、呼吸或胃肠蠕动等，可形成运动性伪影。为此，在检查前应与受检者进行沟通，争取受检者的配合；对意识差或无意识的受检者，应给予镇静剂或适当麻醉。造影前对受检者要进行呼吸训练，减少运动伪影的影响；对于不自主的移动、心脏跳动，应采用采集速率高的序列方式进行造影；对一些易活动的受检部位可施行附加固定等，并正确把握曝光时机，以避免DSA图像模糊。

二、图像质量控制内容

DSA设备不断更新换代，技术不断发展，对技术人员的操作提出了更高的要求，对图像质量要求更高。对DSA图像进行质量控制和质量保证，能极大地发挥DSA机器本身的性能，能使微小病变、微小血管等得到清楚显示，为医师提供优质的图像，降低受检者造影剂的用量，缩短检查时间，减少医师和受检者不必要的辐射等，有非常重要的使用价值。DSA图像的质量控制应从以下几个方面进行。

（一）DSA设备运行进行质量控制

1. 设备条件　DSA设备是一个比较贵重的医疗设备，对外部环境要求较高，必须提高电源配置和接地要求。同时，DSA是一个电子产品，环境干扰对DSA的成像有很大的影响。

2. 设备环境　对DSA设备的内部环境应保持一定的温度，尤其是设备控制室的温度应在22℃左右，湿度应在45%～70%。DSA设备也是X线辐射装置，也应按辐射防护的要求对机房、操作室进行有效的辐射安全防护。

3. 机器的维护与保养　DSA的检查是一种有创的检查，机器能否正常运行是受检者检查的基础。一般要求技术人员在行手术之前必须检查设备的运行情况，发现问题及时报告，并停止检查。设备要有专人负责，定期对设备进行维护与保养，建立设备的维修保养制度，建立维修档案与日志。

（二）设备操作的质量控制

1. 技术人员知识结构　DSA的操作具有一定的专业特点，技术人员必须是放射技术的专业人员，掌握一定的X线设备、X线摄影及计算机等相关知识。同时应有医学影像诊断的基础和DSA检查的专业知识。

2. 熟悉设备性能、操作流程及注意事项　DSA设备比较复杂，功能较多，每一次不准确的操作都会影响整个检查的顺利完成，因此，技术人员必须对设备性能进行了解，对各功能操作准确掌握，才能保证检查质量。熟悉操作流程及注意事项，时刻保证设备的安全运行。

3. 附属设备的正确使用　附属设备是与DSA设备运行密切相关的设备，准确的使用能确保DSA检查顺利进行，使图像质量得到保证。DSA的附属设备有很多，其主要的有高压注射器、后处理工作站、激光相机等。

（三）人员操作的质量控制

1. 规范化操作是受检者安全的核心。DSA检查是一种创伤较小的手术，整个检查需要医师、技术人员及护理人员的共同配合才能完成，但总体的思想是以受检者为中心。每个工作人员必须具有相应的资质才能上岗。

2. 辐射防护是检查的根本。DSA检查是一种X线检查，辐射防护尤为重要，尤其是检查的医师必须在机房内进行操作，在检查前必须做好自身的辐射安全防护。同时，DSA检查又是一种时间较长的检查，受检者接受的辐射剂量相对较多，对受检者的防护也应值得重视。

3. 严谨的操作确保图像质量。操作人员必须按规范进行操作，根据不同的部位、检查目的及检查要求进行相应的操作。充分做好检查前的准备工作，发挥设备的最大功能，缩小照射野，减少辐射剂量，合理使用造影剂，缩短检查时间，提高工作效率。

三、图像质量控制方法

DSA的图像质量受成像链中各项因素影响，改善DSA图像质量必须从DSA成像链中的可变因素着手。合理利用某些机械设备，同时运用DSA技术，探讨DSA图像质量对临床的诊断与治疗的影响。通过对数字减影血管造影图像质量分析及各项技术要素优化，使得DSA图像质量得以控制，保证临床诊断、治疗的准确性，为医疗、科研、新技术提供可靠的依据。

（一）建立影像质量保证工作小组

小组成员应包括高年资影像诊断医师、DSA技师、影像设备维修人员、护理人员及相关专业工程技术人员，一般由5～7人组成。

（二）工作人员准入要求

1. 从事DSA检查的医师和技术人员应经上岗培训，取得相应资质的工作人员证。

2. 从事DSA检查的医师应有执业医师资格，技术人员应有大专及以上学历，并已取得技师资格。

3. 从事DSA检查的医师、技术人员和其他相关人员应经放射防护知识培训合格，取得放射工作人员证。

（三）各种设备日常保养，责任落实到人

科室主任负责影像质量保证方案的全面实施，组织定期和不定期的核查。影像质量保证工作小组成员中，影像设备维修人员负责影像设备正常运行，保证影像设备运行稳定，参数准确，发生设备故障及时检修；DSA技师负责DSA检查过程的质量控制，医师负责造影手术的技术操作，手术后的处理，影像诊断的质量控制。

（四）检查技术人员必须按操作规程进行工作

1. 首先按顺序开机，检查设备是否完好；仔细核对申请单、检查目的和要求，若有不清时主动与医师联系。完成检查后选择符合临床要求的影像，提供给医师进行影像诊断。

2. 术前与受检者说明检查过程和注意事项，争取受检者术中进行相应配合，尽可能地减少运动性伪影的产生。

3. 根据X线摄影学原理和诊断要求，选择最佳摄影体位。

4. 根据病变血管的特点，选择恰当的造影检查方式和注射参数。

5. 正确使用遮线器、密度补偿器以减少空间对比，防止饱和伪影的产生。

6. 合理应用采集序列，减少不必要的照射。

7. 充分利用 DSA 设备的图像后处理功能，使影像符合诊断要求。

8. 正确匹配相机，并定期检测。

(五) DSA 质量评价标准

1. 被检查的血管能清晰显示，包括动脉期、实质期及静脉期，血管走向清晰，细小血管能清晰辨认，图像能满足诊断和治疗要求。

2. 图像的诠释齐全、无误，左右标记、检查号、检查日期、检查医院、被检查者姓名、性别、年龄、图像采集序列、图像放大、图像测量、图像参数及辐射剂量等信息完整。

3. 检查部位影像标准、图像照射野大小控制适当。

4. 减影图像清晰，整体画面布局美观，影像无失真变形。

5. 无伪影。

6. 对辐射敏感的组织和器官应尽可能遮蔽。

第五章 医学影像信息学与医学影像信息系统

医学影像信息学（radiology informatics）、医学影像学（medical imaging）和医学影像技术学（medical imaging technology）是医学影像信息系统的重要组成部分。在过去的 30 多年间，医学影像的数字化与信息化过程快速而扎实。1984 年，由医学影像设备厂商的协会组织 NEMA（美国电器制造商协会，National Electrical Manufacturers Association）与医学影像学术团体 ACR（美国放射学院，American College of Radiology）共同提出并确立了 DICOM 标准，即医学数字成像与通信标准（digital imaging and communication in medicine）。DICOM 标准的确立，使得医学数字影像的产生、传输、处理、显示从标准上都趋于一致，不同设备厂商、不同类型的医学影像设备可以任意数字医学影像传送到任何影像设备、影像工作站和影像输出设备上。医学影像学从此走向了一个新的纪元。

第一节 医学影像信息学

一、医学信息学的基本概念

医学信息学是在医学领域中应用计算机技术的一门基础科学，它通过计算机系统来处理各种医学数据与信息。因此也可以说，医学信息学是伴随着计算机科学与信息技术（information technology，IT）在医学领域的应用而产生和发展起来的，同时，也是伴随着医学信息学学术组织的建立而推广和壮大起来的。在这段时间里，曾经经历过的医学信息学学术组织包括，国际信息处理联合会（international federation for information processing，IFIP）中与卫生有关的第四技术委员会（technical committee 4，TC4）、美国医学信息学协会（American medical informatics association，AMIA）、国际医学信息学协会（international medical informatics association，IMIA）。

医学信息学的发展过程可以概括为三个阶段。第一阶段，数据阶段：以信号分析、医学影像处理以及以信息为中心的操作阶段；第二阶段，信息阶段：以患者信息管理以及早期的以知识为中心的操作阶段；第三阶段，知识阶段：以人工智能在医学临床决策中的辅助应用为代表的阶段。

医学信息学的研究是伴随着计算机和信息技术的发展而崛起的。医学信息学的迭代发展和创新也不可能缺少计算机科学和信息技术的支撑。医学信息学的研究内容主要包括医疗信息管理系统的研发、计算机辅助决策与诊疗质量的控制和保证以及电子病历的开发与集成等。医疗信息管理系统的研发包括计算机技术和医学信息系统在数据存储、记录与检索、临床诊疗、实验室检测、医学影像科和危重患者处理等方面的研发与临床应用。计算机辅助决策与诊疗质量的控制和保证，在辅助医师进行临床决策，以及帮助医师进行医疗质量的控制和保证等方面发挥着重要作用。电子病历的开发、应用于集成：电子病历（electronic medical record，EMR）是指被电子化的临床病历档案，也称为基于计算机的患者记录（computer-based patient record，CPR）、电子医疗档案（electronic patient record，EPR）、电子健康档案（electronic health record，EHR）等。

医学信息系统（medical information system，MIS）是结合信息技术和卫生保健的科学理论与方法，应用信息技术解决医疗卫生中的实际问题，为临床决策和管理决策提供支持的系统。医学信息系统注重于研究生物学与信息技术的结合，探讨相关数据的识别、采集、输入、传递和信息的存储、加工、维护、利用过程中的内在规律以及基于信息学手段的形式表达与处理规律。目前常见的医学信息系统有：医院信息系统（hospital information system，HIS）、医学影像信息系统（medical imaging information system，MIIS）、实验室信息系统（laboratory information system，LIS）、临床信息系统（clinical information system，CIS）、公共卫生信息系统（public health information system，PHIS）、远程医学（telemedicine）、信息检索（information retrieval）、决策支持系统（decision support systems，DSS），以及电子病历（electronic medical records，EMR）、电子健康档案（electronic health records，EHR）等。上述应用于各个医学专科的信息系统并不是"信息孤岛"，而是彼此链接交互、互通有无的医院集成信息系统的子系统。

二、医学影像信息学的基本概念

医学影像信息学（medical imaging informatics）是研究医学影像数据、信息和知识的产生、处理、传输、归档存储、显示、通信、检索、标注并有效利用、辅助临床决策的科学。医学影像信息学是在信息论、控制论、信息技术、医学信息学、医学影像学和医学影像技术学、人工智能和系统工程等多学科基础上发展起来的边缘交叉学科。医学影像信息学的研究与应用领域广泛，包括医学影像信息系统、医学影像电子病历、医学影像处理、计算机辅助诊断、医疗卫生信息资源查询检索、远程医学和远程放射学、医学影像信息标准等。

三、与医学影像信息系统相关的标准介绍

（一）DICOM标准

1983 年，美国放射学院（ACR）和美国国家电气制造商协会（NEMA）成立 ACR-NEMA 联合委员会，并于 1985 年发布 ACR-NEMA standards publications No.300-1985，又称为医学数字成像和通信标准（digital imaging and communication in medicine，DICOM）1.0 版本。1986 年 10 月和 1988 年 1 月先后发布第一次修订和第二次修订。1988 年该联合委员会推出了 ACR-NEMA standards publications No.300-1988，又称为 DICOM 标准 2.0 版本。1993 年，该联合委员会发布了 DICOM 标准 3.0 版本，发展成为面向网络应用环境的医学影像信息学领域的国际通用标准。只有在 DICOM 标准下建立的医学影像信息系统才能为医疗机构用户提供最好的系统连接、兼容、扩展、集成功能。

（二）HL7标准

1987 年，由 Sam Schultz 博士在宾夕法尼亚州大学医院主持的一次会议，促成了卫生信

息交换标准（health level seven，HL7）组织和通信标准的诞生。1997 年，美国国家标准局认可并授权 HIS 标准开发组织推出的医学信息系统互联标准 HL7。HL7 的宗旨是开发和研制医院数据信息传输协议和标准，规范临床医学和管理信息格式，降低医院信息系统互连、互通、互操作的成本，同时提升医院内信息系统与信息系统之间数据信息共享的能力。HL7是医疗机构各类信息系统之间集成的接口标准，是医疗领域不同应用间电子数据传输、交换的协议，它在 OSI 参考模型的第七层，即应用层上实现，采用消息触发机制，故名 HL7。

（三）IHE 放射学技术框架

2000 年，北美放射学会（radiological society of North American，RSNA）和美国医疗卫生信息与管理学会（healthcare information management and systems society，HIMSS）联合创立发起并建立医疗机构信息系统集成规范（integrating the healthcare enterprise，IHE），其目的是提供一种更好的方法让医学计算机和信息系统之间更好地共享信息。建立 IHE 的目的，并非重建一套标准体系以替代现有的标准。IHE 期望强化已有的行业标准，比如 DICOM和 HL7，谋求标准之间的协同工作。IHE 专门用以解决医护工作者、医疗机构管理部门、其他医疗专业人士和医疗机构计算机系统之间的信息互操作问题。每年发布称之为"IHE 放射学技术构架"的最新修订，作为协调实施医疗信息标准的蓝图。其目的是研究如何很好地利用 DICOM、HL7 等多种现存标准，提高已有通信标准之间的协同应用水平，组成大型的和区域的医学信息系统网络。

IHE 概念是由医学专家和广大医护工作者、相关政府部门、信息技术专家和企业共同发起的，目的是提供一种更好的方法让医学计算机系统之间更好地共享信息。IHE 强化了一些已有的通信标准，比如 DICOM 和 HL7 之间的协同工作，以便为最佳的临床工作提供特定的服务。用 IHE 概念统一起来的医学信息系统可以更好地和其他系统进行通信，更容易实施，并且可使医护人员更高效率地获得相关信息。

四、医学影像信息系统概述

医学影像信息系统（medical imaging information system，MIIS）是一系列应用在医学影像科的医学专业信息系统的总称。医学影像科（包括放射科）就是依靠着运营这一系列的医学信息系统支撑医疗业务的运行，这一系列的信息系统通常包括医学影像存储与传输系统、放射科信息系统、医学影像后处理系统、计算机辅助诊断系统以及远程放射学系统；在某些情况下，整个医学影像信息系统还会包括企业影像平台（图 5-1）。

（一）医学影像存储与传输系统

医学影像存储与传输系统（picture archiving and communication systems，PACS）是指在医学影像专业科室流程中专门承担与医学影像相关的系统职责。由影像采集设备（acquisition modality）产生的医学影像通过 TCP/IP 网络传输到 PACS 系统，PACS 系统负责在其数据库中建立图像索引，并将图像数据保存在短期存储器中，供医生在影像诊断工作站中调用。在技术实现层面，PACS 系统通常是由多个子功能模块组成，这些模块包括 DICOM 前置网关子系统、PACS 主索引数据库、PACS 在线存储子系统、PACS 长期归档子系统。医生在影像诊断工作站中可以按照各种条件查询、筛选所需要的图像数据，并在工作站进行后处理和展现。医生可以在影像诊断工作站对医学图像进行调整窗宽窗位、测量、标记、对比并可以将结果保存回 PACS 系统，以便下次由其他用户调阅。PACS 与影像采集设备间的通信主

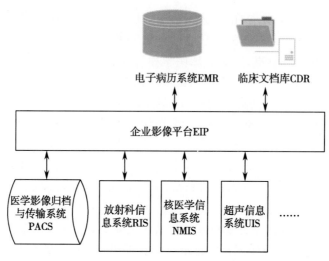

图 5-1　医学影像相关业务信息系统相互关系示意图

要通过 DICOM 标准中的 DICOM Store SOP 类实现。PACS 与影像诊断工作站之间,可以采用 DICOM 标准协议或私有传输协议进行医学影像数据的交换。PACS 系统作为医学诊断(Rx)用的专业信息系统,在美国需要经过美国食品药品监督管理局(FDA)的注册认证,在中国需要经过原国家食品药品监督管理总局的注册认证,按照三类医疗器械进行管理。

(二)放射科信息系统

RIS 系统就是放射科信息系统(radiology information system,RIS)。RIS 系统面向医学影像科(放射科)内部的业务流程,负责完成放射科业务科室内的登记流程、预约流程、到检流程、分诊流程、放射科医生生成影像诊断报告的过程,以及放射科内的各种数据信息统计查询等一系列事务性工作;除此之外,RIS 还承担着与外围业务系统,例如医院信息系统(HIS)、电子病历系统(EMR)的桥梁纽带作用。简单来说,RIS 是面向流程和最终影像诊断报告的。在放射科的日常工作过程中,登记流程、分诊流程、查询过程、统计功能都是一般医院内各业务系统所具备的功能,而能够充分体现医疗影像信息系统特点的功能则是在以下两点:①与影像采集设备的通信;②影像诊断报告的编辑生成与存储。

RIS 与影像采集设备的通信,通常是通过 DICOM 标准中的 DICOM Modality Worklist SOP 类(以下简称 DMWL)和 DICOM Modality Performed Procedure Step SOP 类(以下简称 MPPS)实现。影像采集设备通过 DMWL 可以获取到 RIS 在登记环节生成的医嘱信息,并将这些信息复用到当前患者的影像检查信息中。影像采集设备在影像采集过程中,通过 MPPS 消息的方式,通知 RIS 当前检查的进展情况,比如:In Progress(进行中)、Complete(已完成)、Discontinued(已中断)。上述这个 RIS 与影像采集设备之间的通信过程在世界范围内是相同,而在 RIS 中编辑影像诊断报告这一功能则因为各个国家语言和医疗规范不同而各不相同。

(三)企业影像平台

企业影像平台(enterprise imaging platform,EIP)是建立在已有 RIS/PACS 系统基础上的,面向医院内所有影像科室业务系统的平台系统。建立企业影像平台的作用是协调医院内的若干个影像相关专业科室业务系统,使得这些业务系统内的影像检查图像数据、影像诊断报告数据可以符合统一的数据标准,方便后续流程业务系统调取、展现影像和影像诊断报告数据。上面提到的影像业务系统,包括但不限于放射科信息系统(RIS)、核医学科信息系统(NMIS)、超声信息系统(UIS)、心血管信息系统(CVIS)等。

(四)医学影像信息系统的上下游系统

医院信息系统或医院管理信息系统,全称为 hospital information system(简称 HIS),是医院管理和医疗活动中进行信息管理和联机操作的计算机应用系统。HIS 是覆盖医院所有业务和业务全过程的信息管理系统。按照学术界公认的 Morris F. Collen 的定义,应该是:利用电子计算机和通信设备,为医院所属各部门提供患者诊疗信息(patient care information)和行政管理信息(administration information)的收集(collect)、存储(store)、处理(process)、提取(retrieve)和数据交换(communicate)的能力并满足授权用户(authorized users)的功能需求的平台系统。使用 HIS 的主要目标是支持医院的行政管理与事务处理业务,减轻事务处理人员劳动强度,辅助医院管理,辅助高层领导决策,提高医院工作效率,从而使医院能够以少的投入获得更好的社会效益与经济效益,像财务管理系统、人事管理系统、住院患者管理系统、药品库存管理系统等均属于 HIS 的范围。我国 HIS 应用起步于 20 世纪 90 年代中期,以财务管理、药品管理、住院医嘱管理为主线,经过 20 多年的发展,目前已经日渐成熟。

电子病历(electronic medical record,EMR)是使用信息系统保存、管理、传输和展现的数字化的患者的医疗记录,EMR 完全可以取代手写纸张病历,但是出于法规以及签署知情同意书等现实问题,EMR 还不能完全取代纸质病历。在相关技术法规完善的条件下,EMR 的内容应当包含有纸质病历的所有信息。它包含有首页、病程记录、检查结果、检验结果、医嘱、手术记录、护理记录等。EMR 记录的不仅指静态病历信息,还包含有相关的过程信息。临床文档库(clinical data repository,CDR)是临床资料、最终的临床文档汇集的信息系统。CDR 区别于 EMR 的部分是,CDR 并不会涉及各种文档生成、修改、更新的过程。

(五)医学影像信息系统所承载的功能

医学影像信息系统中的医学影像信息,包括患者个人的人口统计学信息与既往病史、影像检查医嘱申请与工作流程信息、知情同意书、医学影像成像采集技术参数、医学影像及影像诊断报告等信息数据。医学影像信息作为病案资料以及电子病历的重要内容,具有医疗与病案、研究、循证、教学与培训、医疗付费凭证、法律依据和医疗纠纷处置以及管理等功能。

五、医学数字成像和通信标准

医学数字成像和通信标准(digital imaging and communication in medicine,DICOM)是医学影像和相关信息的国际标准(ISO 12052),它定义了质量能满足临床需要并可用于数据交换的医学影像格式。目前提到的 DICOM 标准,特指 1993 年发布的 DICOM 3.0 标准。在此之后,仅对 DICOM 标准进行完善而不再发布新版本的 DICOM 标准。

DICOM 标准是随着计算机化、数字化的医学影像成像设备的普及和医院信息系统(HIS),特别是医学影像存储与传输系统和远程放射学系统等医学影像信息系统的发展应运而生的。当 DR、CR、CT、MRI、DSA、PET、超声等设备生成高质量的、形象直观的医学影像,并在医疗诊断中广泛使用时,由于不同制造商、不同型号的设备产生的影像,各自采用不同的格式,使得不同设备之间的医学影像数据信息资源难以互相使用,医疗机构医学影像信息系统的实施具有很大困难。

(一)医学数字影像的文件结构

DICOM 文件是目前最通用的医学影像文件格式标准。DICOM 影像文件均有一个文件头(DICOM header),在文件头之后才是影像数据。文件头的内容一般包括文件类型、文件制作者、制作时间、版本号、文件大小等内容。各种影像文件的制作还涉及影像文件的压缩方式和存储效率等。目前医学数字影像使用符合 DICOM 标准的文件格式,其他影像格式如 BMP、JPG、TIFF、GIF 等也会使用。不同的影像格式对数据和影像信息的存贮与表达方式均不相同,这里我们介绍医学数字 DICOM 影像文件格式。

DICOM 标准中规定了医学数字影像的信息组织形式(即格式)和影像处理功能,主要包括影像编码、压缩和灰度显示。符合 DICOM 标准的文件扩展名通常为“*.dcm”,目前大多数的通用影像处理软件都不支持该格式,阅读该格式的数字影像需要专用的 DICOM 影像阅读浏览软件。DICOM 文件中的影像数据通常采用 16bit 位图的方式进行存储,逐点表示出其位置上的影像灰阶值和颜色信息。灰度影像上只有灰阶数目和不同灰阶的灰度值,而彩色影像则存在不同的颜色表示方法。

(二)医学数字影像的数据结构

医学数字 DICOM 影像文件格式提供了一种在一个文件中封装数据集的方法。DICOM 文件数据集除了包括影像位图数据外,还包括许多与影像相关的信息,如患者姓名、性别、年龄、检查设备、传输语法等。

除了利用通信线路进行 DICOM 信息交换外,也可以通过存储介质进行信息交换。将影像、诊断、检查结果等信息存储在如光盘(CD/DVD)、闪存盘等存储介质中,实现在不同的系统之间、不同的时间内进行信息交换,还可以实现信息长久保存。

DICOM 文件提供了一种封装方式,DICOM 标准文件由 DICOM 文件头和 DICOM 像素数据两部分组成。DICOM 文件头信息位于文件的起始,用于描述该文件的版本信息、存储媒体、传输语法标识等信息。文件头的最开始是 128 个字节的文件前导符和 4 字节的 DICOM 前缀,接下来是文件头元素。

DICOM 对于医学影像的内容进行了树状层级目录的归类与定义,这个树状结构目录总共包括四级:患者(patient),检查(study),序列(series),影像或实例(instance)。例如,一位患者(patient)进行腹部 CT 成像检查(study)。该检查包含几个检查序列(series),没有使用造影剂的平扫检查序列(series)和使用造影剂的增强检查序列(series),每个检查序列包含一个单幅影像(instance)或者多幅影像(instance)。

这四个层级分别对应了相关类型信息的生成阶段和不同来源。

1. **患者层级** 包含属于患者的身份标识(ID)和人口统计学信息等基本信息。由于一个患者可能存在多个检查,患者层级是最高层级。

2. **检查层级** 是在 DICOM 信息格式标准中最重要的层级,影像科室所有诊疗活动都围绕着影像学检查展开。一个影像学检查是某个临床医师开具的医嘱所产生的一个或多个影像序列,这些影像序列可能由多个影像设备产生。在检查层级上,保持着标识信息,并可以包含与同一个检查有关的医院信息系统(HIS)中的信息引用。一个患者可能由于其他或以前的检查而拥有多个影像学检查记录。

3. **序列层级** 在检查层级下收集了所有的影像序列。序列层级标识了生成影像的设备类型、序列生成日期、检查类型的细节和使用的设备。序列是单一影像设备产生的相关影像的集合。一个检查可能会包含有多个序列。

4. **影像或实例层级** DICOM 信息格式标准的最低层级是影像层级，也称为实例层级，每个 DICOM 影像文件包含描述信息以及影像数据本身。影像层级可能包含有一幅（单幅）、两幅（双屏）和在相对短的时间内收集的多幅影像（多帧影像）。

（三）DICOM 3.0 标准的适用范围

DICOM 3.0 标准面向所有医学影像，不仅支持影像学领域内的各种影像，例如：CT、MRI、CR、DR、DSA、数字胃肠造影（RF）、乳腺钼靶（MG）、超声（US）、PET、ECT 等，更是涵盖了心脏病学、消化病学、口腔、病理学等一系列医学专科领域，并且仍然在不断完善中。DICOM 3.0 标准具有良好的可扩展性，只要简单地增加相应的服务对象类（SOP），就可以扩展到心电图（cardiology）、内镜（endoscopy）、口腔医学（dentistry）、病理学（pathology）、眼科学（ophthalmology）、皮肤病学（dermatology）和其他类型的医学影像，用以采集、归档存储、压缩、通信传输、显示、打印、检索查询、交换信息数据。

第二节　医学影像信息系统

医学影像信息系统（medical imaging information system，MIIS）主要由各影像业务科室的业务信息系统（management information system，MIS）和医学影像存储与传输系统（picture archiving and communication system，PACS）组成的医学影像信息子系统，有些场景下还会包括影像后处理系统、计算机辅助诊断（computer aided diagnosis，CAD）系统、远程放射学（teleradiology）系统以及辅助医学影像业务运行与便利性提升的系统融合、集成组成医学影像信息系统。该医学影像信息系统与医院信息系统（HIS）和电子病历系统（EMR）实现系统集成、信息交换以及流程整合。

医学影像信息系统是以计算机和网络为基础，将各种影像成像设备与之相连接，合理利用海量存储和关系型数据库技术，以数字化方式采集、压缩、存储、管理、传输、检索查询、显示浏览、处理、发布、远程会诊医学影像信息；以数字化的方式完成预约登记、影像学检查（投照、采集、后处理）、管理影像检查、书写报告、审核签发报告、发放胶片和诊断报告、病例随访、科研教学；以利用计算机辅助诊断结果的方式支持临床决策；同时与医院信息系统（HIS）和电子病历系统（EMR）集成管理信息系统（management information system）。

各影像业务科室的业务信息系统（management information system，MIS）依据业务科室的不同，这些业务信息系统包括放射、介入、超声、超声心动、核医学、病理、口腔影像、体检影像、心导管影像、血管外科影像、泌尿影像、骨科影像、消化内科影像、术中 CT 和术中 MRI 影像、内镜、支气管镜、腔镜、耳鼻喉内镜、手术室等影像科室或者影像相关科室的业务信息系统。例如，放射科使用放射学信息系统（radiology information system，RIS）。这些业务信息系统负责准确、全面地收集影像及相关信息并对信息进行管理。通过与 PACS 系统的协同工作可以随时调阅相关患者的影像信息以及诊断报告信息，实现医疗机构内部或者医疗机构之间的所有医学影像信息和工作流程的连接集成，实现影像数据信息共享，影像业务流程互通，支持医疗机构在医疗、教学、科研、管理等各方面的工作。

一、放射学信息系统

放射学信息系统（radiology information system，RIS）是医学影像信息系统的重要组成部分，主要面向放射科科室内的影像科室医疗流程任务，是医学影像业务中工作流程管理的核心。RIS 主要实现医疗机构中影像科室的医学影像学检查工作流程的数字化、网络化控制与优化管理，同时对进行影像学检查的患者的人口统计学基本信息、影像检查信息、影像诊断信息等实施管理和利用。RIS 是负责处理检查申请单和诊断报告等文字信息的管理信息系统。

基于医疗流程的 RIS 系统具有鲜明的个性特征。不同医疗机构，由于医疗流程不同，其 RIS 系统也不同。RIS 系统的建设表面上是信息系统的建设，但从本质上说，是医疗机构医疗流程、管理流程、信息流程的优化与重构、改革与创新的过程。表面上是技术问题，本质是管理问题。

RIS 实现了放射科科室内的工作流程数字化、无纸化管理；实现了患者在整个影像业务流程中的数字化影像病例资料、质量控制可实时实地追踪；与医学影像采集设备进行对接，提供检查列表服务，管理临床开具的影像检查医嘱；为影像科提供日常医教研工作管理和量化统计的工具；为科研教学提供病例资料，使影像科室的工作实践进入到数字化、信息化管理阶段。RIS 不仅担负管理影像科室、驱动 PACS 工作流程的重任，而且负责与 HIS 交互信息、对接临床医疗流程。

二、医学影像存储与传输系统

医学影像存储与传输系统（picture archiving and communication system，PACS）是医学影像信息系统的重要组成部分，是仅仅面向医学影像、为其提供管理而设计，是医学影像业务中影像浏览、诊断与管理的核心。PACS 是与各种医学影像采集设备相连接，以数字化方式获取、压缩、存储归档、管理、传输、查询检索、显示浏览、处理、发布医学影像信息和相关病历资料的管理信息系统。

应用 PACS 的意义不仅仅是数字化管理医学影像信息，而更重要的是改变了影像工作流程，提高了工作效率。PACS 可以连接医学影像成像设备（例如：DR、CT、MRI、DSA、超声、核医学等）并传输、存储与管理 DICOM 医学影像，实现无胶片化、数字化的医学影像管理。放射学医师可以通过 PACS 图像浏览工作站上的医用 DICOM 显示屏上阅读数字化影像"软拷贝"的数字工作模式进行读片，也称为"软读片"工作模式。在软读片过程中，还可以进行患者影像的前后对比、医学影像的后处理、定量化分析等功能。临床科室的专科医师，更可以通过多样化的 PACS 浏览工具，随时随地查看患者的影像检查图像。实现影像信息资源的最大化共享。医学影像信息的海量存储为研究人体的解剖生理，以及有效地发现病灶提供可靠、共享的科学依据，为疾病的诊断与治疗提供可靠、共享的医学影像学资料。

三、放射科基本工作流程

放射科工作流程（radiology workflow）包含登记、分诊、检查、写报告、审核报告几个步骤，步骤与步骤之间为时间顺序模式，即后一步依赖前一步的工作。

按图 5-2 所示，放射科业务流程具体包括：

1. 临床医生给患者开具检查申请单（医嘱）。

2. 患者来到放射科预约登记，到检后进入分诊队列。

3. 放射技师按分诊队列为患者进行影像检查，检查完成后，医学影像会自动传输到 PACS 系统。

4. 报告医师（初级医师、一线医师）获取到报告任务，在 RIS/PACS 影像诊断工作站打开图像，按照医学影像在报告中书写描述（影像所见）与印象（诊断），在 RIS 系统完成录入并提交。

5. 审核医师（高级医师）获取到审核任务，在 RIS/PACS 影像诊断工作站打开提交报告，同时参照医学影像对报告医师提交的报告内容进行审阅，审核后的影像诊断报告即为最终报告。

6. 患者回到临床科室，医生从工作站打开患者检查图像和报告，根据检查结果做出进一步医疗处置。

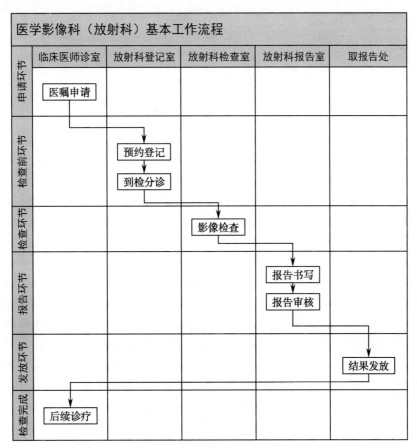

图 5-2 放射科业务流程示意图

在以上工作流程中，报告从第 4 步完成初步报告、第 5 步审核报告、再到第 6 步供临床医生参考，RIS 的报告内容和影像数据是该过程的核心数据，也是最终"产品"。临床医师在面对具体的临床问题时，需要部分或主要依赖放射科医师出具的影像诊断报告来对患者病情做出临床判断。

四、医学影像信息系统硬件的基本组成

医学影像信息系统的硬件体系由数据交换设备、硬件服务器、存储系统、影像专业诊断工作站、临床浏览终端五个类别硬件系统构成。

医学影像信息系统使用的数据交换设备包括核心层设备与接入层设备。核心层设备是服务于 RIS/PACS 数据库服务器、PACS 在线存储管理服务器、PACS 近线存储管理服务器、RIS 应用服务器、RIS/HIS 集成平台服务器、影像胶片与报告集中 / 自助打印服务器、影像后处理服务器、远程放射学服务器、域控制器与后备域控制器以及网络授时服务器等网络设备。

硬件服务器是为 RIS/PACS 提供数据服务的高效能计算机系统,需要拥有高性能计算、长时间可靠运行、强大的外部数据吞吐等能力。它接收和处理来自客户端的请求信息和工作任务,同时对整个系统进行管理、配置、调度、运算、请求响应等。

存储系统是长时间保存图像数据的硬件系统,分为在线存储系统与近线存储系统。存储系统通常使用存储局域网络(storage area network,SAN)架构的在线存储系统点对点直接光纤连接;或者与网络附属存储(network attached storage,NAS)架构的在线存储系统直接网络连接。影像数据信息保存量大,数据信息量增长速度快,作为归档存储的数据信息,需要安全保存和随时随地方便调用。随着医疗机构数据量的渐进式增长,需采用分级存储的架构与策略。影像数据信息存储系统的设计需要具备扩展性和灵活性,需要支持容量可持续增长的可扩展架构,支持异构存储环境,以实现无缝扩容,而且不增加因扩容带来的管理开销。

影像诊断医师在影像诊断报告工作站上通过网络系统调阅患者当前的和历史的检查影像进行对比观察和诊断,并书写影像学检查报告,同时也可在影像诊断报告工作站上通过网络系统向影像后处理服务器发出影像后处理和重组、重建的请求,影像后处理服务器完成任务后将结果返回工作站。

临床浏览终端是专门针对临床医师日常的影像浏览和阅读工作而设置的工作站,也可通过网络系统与影像后处理服务器连接、协同工作,完成影像后处理和重组、重建等任务。在现实世界中,临床医师是在影像医师的诊断报告的提示和辅助下,浏览和阅读相关影像。该影像的诊断工作已经由放射学医师完成读片,并附有影像诊断报告,临床医师仅是简单浏览影像,因此该终端一般配备普通显示器或浏览级的医用 DICOM 影像显示器即可。该工作站一般与门急诊医师工作站和住院医师工作站融合为一体化的临床医学信息终端。其硬件平台选用能够满足 PACS 和 RIS 终端软件运行要求的台式个人计算机即可,也可选用平板电脑等掌上移动式电脑。

第六章 医学影像图像质量控制

第一节 医学影像图像质量控制

医学影像质量是成像链各个质量环节的综合体现，其中任何一个环节出问题都会影响最终的图像质量。

一、质量控制的内涵

医学影像图像质量是密度、对比度、模糊度、噪声、伪影等多种因素的综合体现，取决于设备性能、摄影参数以及被检者配合等因素。医学影像技术管理的质量应包括三个层次的内容，即影像质量、工程质量和工作质量。

（一）影像质量

不同的设备成像方法各异，最终形成的影像要通过显示器或图像反映出来。对此，评价的内容和标准也不尽相同。如 CR、DR 影像的分辨力、线性度、灵敏度、动态范围等；CT 影像的密度分辨力、空间分辨力、噪声与伪影、容积效应与周围间隙现象等；MRI 影像的信噪比、空间分辨力、均匀度及畸变率、对比度与对比噪声比等；DSA 影像质量取决于减影方式、电视链特性、蒙片选择、采集帧率、造影参数等。总之，影像质量的确定和评价是建立在信息理论及多种学科基础上的复杂系统工程。

（二）工程质量

"工程"是指为保证获得高质量影像而必须具备的全部条件和手段，工程质量则是指它们实际达到的水平，影响因素包括影像技术人素质、影像设备性能、材料的选择、评价方法、检测手段和环境等，其中人的因素最重要。

（三）工作质量

工作质量就是指影像技术人员的技术工作、组织管理工作和思想工作对获得高质量影像的保证程度。围绕影像质量这个中心，全面推进质量管理工作。

二、质量控制的方法

质量保证（quality assurance，QA）和质量控制（quality control，QC）是医学影像质量管理（quality management，QM）的两个重要组成部分。QA 是一个整体性概念，包含制定的所有管理实践，力求在尽可能减少 X 线辐射剂量和医疗费用的同时，不断改进医学影像技术，以获得最佳影像质量来满足临床诊断的需要。QC 是一系列独立的技术步骤，以确保获得满意的影像，即通过特定的方法和手段，对影像诊断设备及其附属设备的各项性能指标进行检测和维修,以及对影像制作过程进行监测并加以校正,从而保证获得高质量的影像。

(一)建立质量保证体系

1. **成立组织机构**　质量管理组织人员应包括科室行政管理者、影像诊断医师、主管质量工作的技术人员、工程师和医学影像物理师等。QA 程序的首要部门是质量保证委员会(quality assurance committee,QAC),负责 QA 程序的整体规划和评估等。

2. **建立质量信息系统**　质量信息是质量保证体系的基础,通过多方面的信息反馈,做出决策、组织实施,并通过质量控制,达到提高影像质量的目的。

3. **制定质量保证计划**　为执行 QA 所制定的一个详细计划,称 QA 计划(quality assurance plan,QAP),主要包括质量目标、功效研究、继续教育、质量控制、预防性维护、设备校准和改进措施等。通过制定质量保证计划并组织实施,达到提高诊断质量,确保患者和工作人员的辐射剂量达到规定的最低水平,有效地利用资源,节约医疗费用,并确保有关影像技术质量管理及放射防护的各项法令、法规严格执行。

4. **实行管理工作的标准化、程序化**　①科室全体人员参与,实行岗位责任制;②对各类诊断设备及其附件必须实行质量控制;③购买新设备的程序及验收要求;④对设备使用期间的检测和维修计划;⑤技术资料档案的保存和各种数据的收集与汇总分析;⑥规定各类专业人员的培训与考核;⑦对检测结果的评价及采取的行动;⑧制定相关影像质量标准与被检者的辐射剂量限值;⑨对质量保证计划实施情况的检查和效果的最终评价。

(二)实施质量控制技术

质量控制的主要内容包括:设备检测、影像质量标准监测、质量控制效果评价几部分。

1. **设备检测**　主要包括三种检测。

(1)验收检测(acceptance test):设备安装调试或大修后,应根据要求对设备的各项性能指标按设备的验收规范进行检测验收。

(2)状态检测(status test):设备在使用过程中应对其基本性能进行确定,同时要进行状态检测,即对其现状定期进行各种性能指标的检测。

(3)稳定性检测(constancy test):在设备影响放射诊断以前进行性能改变的判断,即在使用期对其稳定性进行检测(一致性检测)。

每一种检测都有一定的具体要求、适用范围及所需的测试工具。检测后,必须对设备性能的劣化原因进行分析并加以校正。

2. **影像质量标准监测**　制定医学影像质量标准,以最优的成像技术条件为保证,使设备达到合理的最低辐射剂量水平,为临床提供满足诊断要求的高质量影像。

X 线影像质量标准包括两部分内容:人体各部位影像质量标准和标准图像必须遵循的一般准则。

(1)人体各部位影像质量标准:包括影像显示标准、体位显示标准、患者剂量标准、图像影像特定点的密度值、成像技术标准等。

(2)标准图像必须遵循的一般准则:①影像显示必须能够满足临床的诊断学要求;②图像影像中的注释完整、齐全、无误,包括检查日期、影像序号、定位标志及单位名称等;③无任何技术操作缺陷,包括无划伤、污染、粘片、脱膜、指痕、漏光、静电及伪影等;④用片尺寸合理,分格规范,照射野大小控制适当;⑤影像整体布局美观,无失真变形;⑥对检查部位之外的辐射敏感组织和器官应尽可能加以屏蔽；⑦图像影像的诊断密度值范围应控制在 0.25～2.0 之间。

3. 质量控制效果评价 通过检测发现设备性能超过了所规定的误差限，必须及时维修，重新检测，并对检测结果加以评价，使设备保持良好的稳定状态。

通过对人体各摄影部位影像质量标准的检验并加以评价，进行分析和总结，找出工作中的失误并加以改进，不断提高影像质量。

（三）运用 PDCA 循环方法，实施全面质量管理

全面质量管理方法由密切相关的四个阶段组成，即计划（plan）、实施（do）、检查（check）、总结（action），简称 PDCA 循环方法，并把它应用于影像质量管理活动中，效果显著。

1. 计划（plan）阶段 包括工作目标、人员组织分工、设备材料购置方案、技术路线与方法、质量控制标准和目标管理项目等。计划的制订要保证可行性、科学性、稳定性、可定量性和严肃性。

2. 实施（do）阶段 按计划内容进行具体工作，形成惯性运行。必须做到：各级各类人员在整个计划中的任务、职责要明确具体，规章制度合理可行，人员任务配置合理，良好的工作作风。

3. 检查（check）阶段 利用客观的物理评价和统计学手段，将实施结果与计划相比较，了解进展情况，及时发现问题。

4. 总结（action）阶段 对上一阶段提供的数据、图表及反映出的问题进行分析，找出问题的主次并加以纠正。对于暂时不能解决的问题，拟定改进措施，制订新的计划，争取在下一级 PDCA 过程中完善。

第二节　常用医学影像设备图像质量控制

一、数字 X 线成像设备图像质量控制

（一）CR 图像质量控制

CR 定期进行质量控制检测与维护，对于 CR 检查系统性能和维持最优化影像质量是必需的。

1. 操作人员的应用培训 放射技师需要至少一周的应用培训，温习规范化投照体位及根据具体情况合理选择摄片条件，根据摄影部位及临床检查目的不同，选择影像处理算法，同时与工程人员一起接受简单预防性维护任务和恢复简单错误的培训。

2. 日维护 在开始使用 CR 前，要全面检查整个系统的工作状况，包括各系统显示、连接是否正常，成像板的常规维护和残影的消除状态，存储系统的工作状态以及与 RIS/HIS 系统的连接状况等。观察系统的运行情况，包括阅读仪、ID 终端和影像观察监视器。

3. 周维护 每周的维护清洁包括 CR 系统和激光相机的过滤器和通风孔，擦除所有很少使用的成像板，验证软拷贝观察工作站的监视器校准，观察暗盒和成像板，必要时按照生产商的指导对暗盒和成像板进行清洁及采集测试模体影像，并在计算机数据库中编入目录。当超出预设定的界限时，核查系统性能并采取措施。

4. 月维护 每月的维护包括执行量化 QC 模体分析（如低对比分辨率、空间分辨力、信

噪比等的抽查），检查照片重拍率、曝光指数，确定不可接受影像的产生原因，检查 QC 数据库，确定问题的原因并执行校正措施，对所有成像板执行线性测试，评估影像质量，抽查影像处理算法的适用性，重新建立基准值及检查重拍现象、受检者曝光量趋向、QC 记录和设备维修记录。

（二）DR 图像质量控制

DR 的成像是通过数字平板探测器（FPD）将通过人体的 X 线转换为数字信号，经过计算机进行传输、处理、存储而获得。DR 图像质量控制与传统影像及 CR 图像相比，具有一些特殊性。

1. 评价 DR 图像质量的常用参数

（1）探测器调制传递函数（modulation transfer function，MTF）：MTF 是用于衡量系统如实传递和记录空间信息的能力（固有的空间分辨力）。DR 系统是将光电管发出的 X 线光子直接转换成电信号，没有中间介质的加入和损耗，故其 MTF 性能较好。但 DR 系统的 MTF 受采样频率的限制，由平板探测器像素决定，其极限分辨率完全决定于像素的大小。探测器的 MTF 值并非越高越好，如何选择适当的 MTF 分布是在探测器分析中需要仔细考虑的问题。

（2）空间分辨力与像素：空间分辨力是图像中影像细节结构的分辨能力，是衡量数字影像质量的重要参数之一。数字成像系统的空间分辨力与结构的像素量有关，图像上的空间分辨力主要由像素尺寸和像素之间的间隔决定。理论上讲，更小的像素尺寸可以获得更高的空间分辨力。但是在数字 X 射线摄影系统中，像素尺寸越小、像素越多并不意味着更高的图像分辨率。由于 X 线和光子散射现象的影响，过小的像素尺寸会造成噪声增加，进而引起图像模糊。目前，DR 的像素尺寸最小可达 127μm。

（3）量子检出效率（DQE）：量子检出效率（DQE）是成像系统的有效量子利用率，平板探测器的 DQE 被定义为输出信噪比的平方与输入信噪比的平方之比，通常用百分数来表示，用以表征探测器对于图像信噪比的传递性能。量子检出效率（DQE）综合了空间分辨力和图像噪声等各种因素，描述了将入射 X 线转换为数字信号的曝光效率，提供了在不同分辨率情况下的测量图像信噪比的方法。

$$DQE = (SNR_{out})^2 / (SNR_{in})^2$$

其中 SNR 代表图像的信噪比，表明系统检测 X 线光子的能力，是系统噪声与对比度的综合评价指标，噪声是影响 DQE 的主要因素。如果系统的 DQE 低，就妨碍了细小的低对比物体的检出，就没有好的分辨率图像质量。DQE 越高，图像质量越好。因而 DQE 是全面评估 DR 系统的一个最重要参数，是衡量平板图像质量的"金标准"。

（4）噪声：DR 系统的噪声水平是影响最终成像质量的关键因素，因此对探测器噪声及其相关因素的分析和控制，亦成为系统设计及质量评价的重要指标。探测器的噪声主要来源于探测器电子学噪声和 X 线图像量子噪声两个方面。

（5）动态范围：动态范围是指平板探测器所能检出的最强信号和最弱信号之间的范围，动态范围越大，表明探测器所能检出的信息越多。

（6）线性（linearity）：平板探测器的线性通常用以下几个参数来表示：

1）最大的线性剂量（X-ray maximum linear dose）：表示探测器可达到线性程度要求的剂量范围限值。

2）非线性度（non-linearity）：用百分比来表示在最大的线性剂量之间输出的非线性程度，通常包含微分非线性度（linearity-differential-FT）、积分非线性度（linearity-integral-FT）与空间非线性度（linearity-spatial-FT）三个参数。

2. **影响 DR 图像质量的因素** DR 图像的产生包含图像信息的产生、获取和表达三个过程，其中的任何一个环节都可能对 DR 图像质量产生严重影响。

（1）X 线机的性能：除一般 X 线机共有的 X 线管焦点大小、机器结构的精度等因素影响图像质量外，对于数字式图像的质量则又与矩阵大小、图像基础模糊度、位深及噪声有直接关系。图像矩阵小，数字图像的分辨率低；反之，矩阵大，分辨率高。一般数字图像的矩阵大小以 256×256、512×512、$1\,024 \times 1\,024$ 和 $2\,048 \times 2\,048$ 较为常见。构成图像矩阵的单元是像素，像素数量少、尺寸大，观察到的原始图像细节就少；像素尺寸小，观察的图像细节就多。

（2）X 线摄影体位

参照人体各部位的 X 线摄影标准，正确的体位应包括：

1）影像能在显示器上显示被摄体的解剖组织的形态、大小、外形的二维性。

2）能显示被摄体的重要影像解剖细节、大小及与诊断有关的关键解剖结构的影像特征。

3）要求目标人体组织影像全部在影像上显示，重点组织界限清楚。

4）脊柱应该包含相邻椎体，四肢包括邻近关节，肋骨应包括第一或第二肋骨。

5）被摄的组织影像显示应符合正常解剖投影而无失真变形。

（3）摄影参数：合理选择电压、电流、时间这三个重要参数是获得优质影像的关键。

（4）射线防护：X 线不仅能使闪烁体感光成像，同时具有很强的穿透性，能影响到采集和传输的电路部分，产生电子噪声，在原始图像上形成白色噪点，降低图像质量。因此，需要在采集电路部分增加铅防护，大大减弱 X 线对信号部分的干扰，减少噪点，提高图像质量。

（5）DR 图像后处理技术：数字图像的显示媒介是显示器，荧屏图像的质量取决于最佳成像技术参数和后处理技术。后处理技术系指借助计算机功能对获取的原始影像进一步完善。数字摄影图像后处理技术一般有：

1）调整窗宽与窗位：显示器上仅能显示为 256 个灰阶，但数字摄影图像的灰阶远远大于 256 个灰阶，为了观察特定部位、特定灰阶的影像，图像的窗宽，窗位需要调至最佳。

2）调整锐利度：通过锐利度调整使图像上非常细小的细节得到增强，利用不同的锐利度曲线抑制特定区域从而避免噪声增加。

3）调整对比度：调整对比度能够平衡经 DR 技术处理的图像，可以在不改变图像整体效果的情况下使细小的图像结构显示清楚，大的动态范围及对比度平衡使细小结构有良好的对比度表达。

4）组织均化：在某些应用中，要成像的部位既有较厚区域又有较薄区域，通常相关的主要区域将被充分显现，而身体部位的其余部分则可能曝光不足或曝光过度。组织均化算法用于在保持相关主要区域的适当对比度的前提下，提高厚薄区域的对比度。值得注意的是，要充分显示密集区域中较厚或密度高的区域的信息时，必须使用充分的剂量。

5）其他后处理技术：根据图像诊断的需要，调节相应的内容，如黑白翻转、放大缩小、蒙片选择等，效果以荧屏屏幕图像主观评价为依据。

3. DR图像的质量控制

（1）影响图像质量的因素有很多，主要包括以下方面：

1）设备的性能和稳定性：数字摄影图像质量的优劣与机器的性能和设备参数的稳定性有关，除一般X线机共有的X线球管焦点大小、机器结构的精度等因素外，还与数字图像的质量与矩阵大小、图像基础模糊度、位深及噪声有关。如果矩阵小，数字图像分辨率低。像素的密度由不同位数的二进制数位深表示，像素太少或位深太小都会影响图像的质量。探测器像素尺寸和矩阵尺寸确定了图像的最大空辨率。采用非晶硒材料的直接转换探测器，它的空间分辨力要比采用闪烁材料的间接转换探测器的空间分辨力高一些。

2）人为因素：检查信息录入的错误、摆位不正确、曝光参数选择不正确、照射野使用不恰当、中心线使用不当、标记错误等都会影响图像质量。

3）摄影条件：DR系统图像具有动态调节的优越性，但其动态调节也具有一定的范围。当曝光条件过大时，所得图像曲线就会变窄，图像偏黑并且失去层次感，即使调节也不能获得满意图像；当曝光条件过小时，图像颗粒感强噪声大，病变部位不能清晰显示。

4）后处理技术：图像后处理参数设置不恰当或调用不正确的参数组合，一定程度上会影响照片质量的好坏。

5）伪影：包括异物、平板探测器伪影、激光打印机伪影、后处理伪影等。

6）滤线栅：DR设备一般都配有不同焦片距下使用的固定高密度滤线栅，使用不当可影响图像质量。

7）屏幕显示一致性：显示一致性是医用电子显示系统的先决条件。临床工作要求医用电子显示系统中相同的图像在不同显示装置上必须显示一致或非常相似。

8）激光打印机输出：激光打印机参数设置与屏幕显示存在差异，多棱镜的灰尘，热鼓过热损坏，胶片存放不当等可导致打印输出的图像质量下降。

此外，环境灰尘的污染、温度、湿度等对机器设备特别是平板探测器的影响都会不同程度地降低整个系统的性能，使图像质量的稳定性变差。

（2）图像质量控制措施

1）提高技师素质：提高操作者的思想素质和专业技术水平，定期培训，建立完善的管理制度和操作规范，严格按照操作规程进行操作。同时建立评读片制度，及时纠正技术操作中的错误。

2）曝光参数的选择：数字摄影曝光参数的合理选择和正确运用是提高照片质量的一项重要技术。参数的选择是以改变kV、mA及曝光时间三个参数为基础，结合数字成像的特点进行参数调整，避免过度曝光和曝光不足。数字摄影X线曝光量宽容度虽然大，也可以通过窗宽窗位调整，但参数选择超出一定的限度，也难以得到优良的图像质量。

3）后处理技术的运用：后处理技术是借助计算机功能对获取的原始影像作进一步完善，只有在适宜的照射条件下，充分利用后处理功能，才能提高输出影像的信息量。DR影像后处理技术是以增大诊断信息，弥补摄影中的不足为目的。通过改变影像的对比度和调节影像的整体密度，从而实现影像的最佳显示。图像处理程序在使用中有可能被人为修改，要定期检查和修正参数的设置与组合，在实际工作中不断探索和总结改进。

4）消除伪影：伪影是影响DR影像质量的重要因素，除了加强操作者的责任心，在检查前除去被检者身上的金属物、毛衣、膏药、电极片等异物外，还应针对伪影出现的其他情况进行分析和总结,以及时纠正。

5)显示器校准:电子显示技术的一个重要特点是,在不同的显示系统中,从计算机中的数据资料到显示器的亮度都可能不同,定期调整和校准非常必要。一般专业显示器都配备外接控制器或内置校准软件,普通显示器则根据使用时间和衰减程度进行亮度和对比度的调整,以保证图像在不同地点的终端工作站上显示一致。

6)激光打印机校准:激光打印机的质量控制是得到优质图像的重要环节,应认真做好激光打印机的调试和校准。激光打印机与主机监视器图像的一致性尤为重要,注意图像的输出与激光相机匹配的问题,力求做到所见即所得。建立激光打印机验收检测及质量控制的概念,调整好激光打印机背景密度、灰阶响应、图形几何结构等指标,调整好最大密度值,而且还应该注意激光相机的密度调节与胶片的感光度相协调。

7)机器设备的日常维护和保养:实行合理的维护和保养措施可以使系统保持最佳的工作状态,从而能最大限度地减少系统可能出现的故障。平板探测器为高精密仪器,是 DR 系统的核心技术,对环境要求较高,机房内应配置空调和抽湿机,温度保持在 20～24℃,湿度保持在 40%～70%,做好防尘,保持环境整洁,减少仪器静电对灰尘的吸附。定期对设备进行检测和校准,出现故障时记录故障的情况和代码,及时通知维修工程师。

(三)乳腺X线图像质量控制

质量控制的分工 乳腺 X 线摄影,无论是屏 - 片系统,还是数字乳腺摄影的质量控制,目的都是提供一种有效的、一致性的检测和识别影像质量的方法,使得放射技师在放射医师、医学物理师及专门的设备维修人员的协助下,能够在这些故障对患者产生影响之前将其排除,通过一系列独立的技术步骤以确保产出高质量的乳腺 X 线影像。在乳腺摄影检查中,主要质量控制人员包括:登记员、放射诊断医师、摄影技师和质控技师。

1)登记员的职责:登记员是乳腺摄影检查流程中患者接触到的第一个人。登记员要向患者提供即将检查的有关指导,告知患者检查中需要去除上身衣物,并且需要加压,以消除患者紧张心理。登记员的另一项工作是填写统计学调查表,统计学调查表的主要信息有:人口统计学、体重、身高、生育史、哺乳史、用药史、化妆品、曾经做过的活检或者外科手术(包括隆胸手术)、乳腺癌家族史、乳房异常情况或者临床症状、上次乳腺摄影检查的时间及医院。完备的患者信息有利于技师按患者的实际情况进行检查,也有利于诊断医师理解图像,同时为乳腺摄影普查数据库的建立打下基础。

2)放射技师的职责:从事乳腺摄影检查工作的放射技师必须得到国家专门机构的特许或者注册证明。摄影技师的职责是,以患者管理和影像质量为中心,包括患者体位、乳房压迫、影像产生和后处理,同时执行 QC 检测程序:模体影像、设备可视性检查、重拍片分析、IP 背景噪声、压迫等。

3)质控技师的职责:质控技师的职责与设备性能相关,包括影像质量评估、患者剂量评价和操作者安全。特殊检测包括:乳腺设备的配置评价、准直评估、系统分辨率评价、自动曝光控制系统性能评估、伪影评价、kVp 准确度和重复率、线束质量评估(半价值的测量)、乳房边缘曝光量和平均腺体剂量、观片灯照度和室内杂散光线。

安装新设备,重装现有设备,置换 X 线球管或对乳腺设备进行大型维修后,应当重复进行适当的测试。

4)放射医师的职责:放射医师督促乳腺摄影质量控制的所有方面。放射医师在乳腺摄影检查中的质量控制职责主要包括：乳腺摄影影像的质量评估、乳腺摄影影像的阅读和诊断报告的书写、乳腺癌发病信息的记录和患者随访、乳腺摄影检查结果的评估（包括影像解释精确度的评估和医学审计两方面）。

（四）质量控制的内涵

定期的质量控制检测，对于检查系统的性能稳定和最优化的影像质量维持是必需的。每天、每周、每年推荐的检测步骤都是执行 QC 程序的一部分。除此之外，当机器进行大型维修后或者更换了新的机器时，检测频率都应该加大。

1. 每天质量控制的实施项目　清洁机房灰尘，用防静电抹布拭擦机器；观察系统的运行情况，确定运行状态；观察阅读面板，确定运行正常；在影像中寻找是否存在灰尘微粒、刮擦痕迹以及其他伪影。

2. 每周质量控制的实施项目　擦除很少使用或者没有流通的成像板；检测平板探测器的背景噪声；验证软拷贝观察工作站的监视器校准（对比度/亮度设定在 0～5% 和 95%～100% 小斑块都可见）；采集 QC 测试模体影像，并在计算机数据库中编入目录。当超出预设定的界限时，核查系统性能并采取措施。

3. 每季度质量控制的实施项目　观察探测器或者成像板，必要时按照生产商的指导进行清洁或者视具体情况而定；对平板探测器进行校准程序；执行量化模体分析（如低对比、空间对比、信噪比等的抽查）；几何畸变和高宽比的检测；检查照片重拍率，概观曝光指数，确定不可接受影响的产生原因；检查 QC 曝光指示器数据，确定曝光不足或过度的原因并执行校正措施，书写季度报告。

4. 每年质量控制的项目　观察评估影像质量；抽查影像处理算法的适用性；执行验收检测步骤以确定或者重新建立基准值；检查重拍现象，患者曝光量趋势，设备维修史，并进行总结；QC 技师、维修人员都应该参与到质量控制程序中。除了定期测试外，所有的检测都应该在一个视为需要的原则下进行，尤其是在设备大修或者硬件、软件发生变化时。

（五）质量控制的方法

1. 模体影像检测　无论是传统的屏-片系统乳腺摄影，还是全数字化乳腺摄影，模体影像的检测都是十分重要的一项工作。乳腺模体的 X 线照片用于评估影像密度、对比度和一致性。应该在成像设备校准、维修或者任何怀疑影像质量发生变化的情况下，进行模体影像检测试验。

乳腺模体相当于 50% 腺体，50% 脂肪，且在压迫后为 4.2cm 厚度的乳房。乳腺模体中应该含有团块，微粒群和纤维等模拟组织。QC 技术人员评估模体影像，并记录可见目标的数量，同时与以前的模体影像对照，要特别检查伪影及不一致的区域。美国放射测量协会的 RMI-156 型乳腺模体为 ACR 推荐的模体。在模体影像检测中，还需要一块厚 4mm，直径为 1cm 的丙烯酸圆盘置于模体上方，用来检测背景光密度。

（1）模体影像检测的目的

1）确定乳腺 X 线光机是否正常。

2）确定胶片及暗盒是否搭配正常。

3）确定胶片的解像能力。

4）确定影像在胶片的表现是否均匀。

（2）检测频率：每周一次。

（3）检测步骤

1）将模体放在探测器上，模体与探测器胸壁边缘对齐，并左右居中。

2）压迫器与模体正好接触。

3）选择摄影参数，使得背景光密度的操作标准至少为1.40，且变化在0.20之内，记录mAs值。

4）打印胶片，并测量三个位置的密度值。

5）把背景光密度和密度差值记录在控制表上。

6）把每次测试不可见的纤维、斑点及团块数记录在控制表上。

（4）结果评价与分析：

ACR建议执行的标准：①至少可见4条最大的纤维，3个最大的斑点群，3个最大的块状物，而且数目的减少不能超过一半；②模体影像背景密度标准为1.40，且变化在0.20之内；③对直径1cm，厚度4mm的丙烯酸圆盘而言，其圆盘内外密度差（DD值）标准至少是0.40，变化范围在0.2之间。

2. 压迫检测

（1）目的：确保乳腺摄影系统在手动和电动模式下，都能够提供足够的压力，且不会压力过大。适当的压迫对保证高质量的乳腺摄影很重要。压迫减少了射线穿透的组织厚度，这样在减少乳腺所受曝光量的同时，也减少了散射线，提高了对比度，同时也可使患者移动引起的组织模糊降到最低。

（2）检测频率：此检测应该在机器最初安装时做，以后每6个月一次，并当出现问题时立即减少压力。

3. 观片灯和观察条件 确保观片灯和观察条件是最理想的，并能维持在最佳水平即观片灯的亮度应在3 000cd/m² 以上，照度在50lux以下。该程序必须每周执行一次。

4. 探测器的背景噪声检测 所有的成像板闲置24h以上必须首先进行擦除处理，以消除由于背景辐射或其他原因造成的所有残留信号。擦除装置的子系统是由高压钠或荧光灯组成。擦除后，用固定算法扫描成像板，应该产生清洁、一致、无伪影的影像。对于DR乳腺摄影系统，可在乳腺放置平台上覆盖1mm的铅版，手动选择远低于临床摄影的条件进行曝光，进一步观察系统重建出来的影像。系统自动计算处理的曝光指示器数值应该指示为无入射曝光的基准值。任何输出影像中出现明显伪影，区域阴影或不一致性，都应该进一步评估。当测试的成像板超过两块出现问题时，所有的成像板都应该立即进行测试。极限值控制在验收检测时所得背景噪声的指示器数值10%范围内。

5. 系统线性和自动动态范围控制检测 此测试可以确定超过三个数量级的曝光变化时，探测器和读出系统的响应。建议的技术参数为28kVp和0.3mmMo滤过，线束准直在整个接收器区域内。设定摄影技术为0.1mGy、1.0mGy、10mGy的IP接收器表面剂量。每种一次曝光，采集三种独立的影像，在曝光和处理之间使用10min的固定延迟时间。曝光值的校准使用生产商指定的读出算法，并确定每个接收器适当的入射曝光量，对整个过程重复三次（九幅图像）。对于任何一个接收器，根据曝光指数的换算公式计算出到达IP的剂量值，在实际测量入射曝光量的20%偏差范围内，在平均值的10%范围内。

6. 金属网测试和探测器分辨率一致性 此测试利用屏-片密着测试工具验证接收器整体视野的聚焦状况。金属网测试工具置于乳腺摄影平台上，用28kVp约5mGy的入射剂量曝光,量子斑点较低。使用增强影像对比度的处理算法,结果影像应该在整个视野内无畸变且清晰。如果在某一成像板上金属网存在畸变或模糊区域,说明成像板应该清洁或维修。平板探测器上出现重复的畸变或模糊则说明扫描装置出现故障。

7. 剂量检测 使用专用的乳腺摄影剂量检测装置,记录每个被检者每次曝光时的皮肤入射剂量,进而计算出平均腺体剂量(AGD)。同时记录加压后乳房的厚度,管电压值,用于AGD的计算。

8. 伪影评估 伪影可以产生于硬件、软件和成像体。硬件伪影主要产生于CR系统的成像板和影像阅读仪,DR系统的平板探测器。最普遍的是IP的暂时性缺陷,诸如灰尘、污物和幻影(擦除不完全),这些伪影可以通过擦除屏和成像板进行矫正,持久的伪影可以追踪到刮擦痕或屏的使用寿命,必要时可进行更换。影像阅读仪故障可以导致缺损扫描线和影像畸变,激光功率也会随时间推移而减弱至校正范围外,这时就需要更换激光子系统。柱状反光镜或激光装置的尘粒可以显示为影像衰减伪影。平板探测器存在的残影,一致性差,坏像素点等可以通过校准程序得以消除。如果出现严重的不可修复的图像伪影,应更换平板探测器。

处理菜单的不当选择会导致不正确的直方图标准化、动态范围定标和输出影像像素值,这是软件伪影的主要原因。被照体伪影的产生通常是由于被照体摆位错误,扫描线与滤线栅形成明显的干涉图,偶然信息丢失,或由高通频率处理引起。如果调整不正确,模糊覆盖技术会使被照体边缘出现"晕影"效果。

(六)数字X线图像评价实施

数字X线图像评价规范 为了规范放射科技师临床操作、提升技师业务水平,特制订以下质量控制规范:

1)数字X线图像评片坚持一周进行一次,每月进行分析汇总。必要情况下可进行科内公示,并对于甲片率的高低采取相应的奖惩措施。

2)评片要在3名(或以上)质控小组成员共同出席下进行,由质控小组组长进行监督指导。

3)质控小组应随机抽取机房,每月抽取的机房要覆盖全面,且每个机房抽取的照片数不低于30张。

4)由3名质控小组成员进行独立评价,3人分别以"摄影前""摄影中""摄影后"为各自评价项目,最后一起进行三项总分,甲片率>40%者为及格(具体评价项目见表6-1~表6-3)。

表6-1 数字X线评片项目

成员1(摄影前)	成员2(摄影中)	成员3(摄影后)
核对受检者信息	体位及中心线	合理使用平滑锐化
取出异物	合适的探测器	合理的窗宽窗位
训练呼吸体位	铅字标示摆放	图像方位
屏蔽防护	摄片条件	合理的裁剪
		胶片尺寸及布局合理
		胶片注释信息规范
		图像放大率合理

表 6-2 数字 X 线图像质量评价表

X线号及部位	摄片前			摄片							后处理		显示	照相				评定			
	核对信息	呼吸训练	防护	★体位	★中心线	★条件参数	异物伪影	运动模糊	铅字	协议选择	方位	裁剪		尺寸	布局	胶片信息	放大率	甲片	乙片	丙片	废片

评片人： 设备型号(机房)： 摄片人： 摄片时间：

评片时间： 甲片率：

注：1. 在相应评价栏目框里划"√"。

2. 为甲、乙、丙、废片，星号项目出现一次降低两个档次，其他项目出现降低一个档次。

3. 甲片率40%为合格。

表 6-3　数字 X 线图像评片小结表

摄片人		机房		摄片时间	
评片时间		备注		甲片率	
非甲片原因汇总					
非甲片原因分析					
改进意见					
质控人员签名					

二、CT 图像质量控制

（一）图像质量控制内容

1. **诊断学标准**　诊断学标准（diagnostic standards）包括影像解剖学标准和物理学影像标准。影像解剖学标准必须满足临床提出的诊断学要求，这些标准可通过解剖特征的"可见度"和"清晰显示"来表述。对于以解剖学标准为依据的 CT 影像质量评价，还应考虑对病理改变的探查和检查区域的解剖结构与不同组织之间的对比状况。物理学影像标准是采用客观方法对 CT 图像质量进行测试，CT 影像质量可用物理参数来表述，如一致性、线性度、层厚、空间分辨力、对比度分辨率、伪影和噪声等。它依赖于 CT 设备的技术性能和扫描参数。CT 影像质量可通过体模测试对以上参数进行量化测定，通过伪影的显现来评估。为了保证在使用期间 CT 设备性能的一致性，须对以上参数进行定期测试，同时还应对 CT 设备的 CT 值进行校准。

2. **成像技术条件** CT检查的成像技术条件（image technique conditions）包括层厚、层间隔、视野、扫描架倾斜角度、曝光参数、检查体积、重建方法、窗宽和窗位等参数。

3. **临床相关的性能参数** 临床和相关的性能参数（clinical and relative function indexes）包括CT检查应回答临床的问题、受检者准备（包括合作、交流、禁食、体位、运动、造影剂的服用、防护屏蔽等）、检查技术方法、影像观察条件、照片打印等。临床和相关的性能参数在CT检查的正当化和成像最优化方面起着重要作用。这些参数是为了确保CT检查正当进行，并在合理的辐射剂量下提供满意的诊断质量。

4. **受检者辐射剂量** CT检查的辐射剂量（radiation dose）相对较高，故对受检者在CT检查中的辐射剂量控制应予以特别重视。在不影响单次检查的诊断价值的前提下，受检者的辐射剂量应低于正常参考值。

（二）影响CT图像质量的因素

CT作为一个复杂的成像系统，其图像质量影响因素众多，如图像质量参数、扫描技术参数、机器的安装调试与校准等，而这些因素又存在着相互影响的辩证关系。了解这些因素及其相互关系对提高图像质量非常必要。

1. **图像质量参数**

（1）CT的分辨率：分空间分辨力和密度分辨力，是判断CT性能和说明图像质量的两个重要指标。空间分辨力（spatial resolution）指图像中可辨认的临界物体空间几何尺寸大小的最小极限，即对细微结构的辨别能力，指密度分辨力>10%时，影像中能显示的最小细节。空间分辨力主要是由像素大小决定的，像素越小，数目越多，空间分辨力越高，图像越清晰。密度分辨力（density resolution）指图像中可辨认的邻接物质密度差别的最小极限，即对细微密度的辨别能力。被检体的几何尺寸越大，信噪比越低，密度分辨力越差；反之被检体的几何尺寸越小，信噪比越高，密度分辨力越差好。空间分辨力和密度分辨力二者是密切相关并相互制约。提高空间分辨力必然增加像素数量，而像素增多势必造成每个单位容积所获得的光子数量比例减少，使噪声加大，最终导致密度分辨力下降。

（2）噪声：是指CT影像中随机出现的亮度水平的波动，表现为图像的均匀性差，呈颗粒性，密度分辨力明显下降。其主要来源有：

1）探测器：包括探测器的灵敏度、像素尺寸和准直器的宽度。

2）系统元件：如电子线路元件和机械振动等。

3）图像重建方法。

4）X线散射线：增加X线光子量可降低影像中亮度或密度的随机波动，使图像的噪声减低，密度分辨力提高。反之，减少X线光子量可增加影像中亮度或密度的随机波动，使图像的噪声增高，密度分辨力降低。

（3）伪影：是指CT图像上出现的非真实图形，主要表现形式为同心圆形、直线形、栅格形、放射状或不规则形等。其主要来源有：

1）机器固有。

2）硬件系统故障，如球管、探测器、射线硬化效应等。

3）人为因素，包括受检者运动、异物和扫描条件设置不当等。

（4）部分容积效应和周围间隙现象：部分容积效应（partial volume effect）是指CT图像上各个像素的数值代表相应单位组织全体的平均CT值，它不能如实反映该单位内各种组织本身的 CT 值。CT 扫描中,凡小于层厚的病变,其 CT 值受层厚内其他组织的影响,所测出的 CT 值不能代表病变的真正 CT 值。

周围间隙现象是指在同一扫描层面上与层面垂直的两种相邻且密度不同的结构,测其边缘部的 CT 值也不准确,密度高者其边缘 CT 值小,而密度低者边缘 CT 值大,两者交界边缘也分辨不清,这是扫描线束在这两种结构的邻接处测量互相重叠造成的物理现象,是部分容积效应的一种特殊现象。

2. 扫描技术参数

(1)X 线剂量:在 CT 扫描过程中,应根据组织的厚度和密度选择不同的 X 线剂量。X 线剂量主要是由管电流和扫描时间决定的。减少 X 线剂量,则图像噪声加大,图像质量下降。反之,增加 X 线剂量,则图像噪声减少,图像质量变好。对于密度较大的组织或微小结构,必须增加 X 线剂量,以提高图像的密度分辨力和空间分辨力。

(2)层厚(slice thickness):是指断层所代表的实际解剖厚度,它是影响图像质量的重要因素。层厚越薄,图像的空间分辨力越高,但是,由于探测器所获得的 X 线光子数减少,故 CT 图像的密度分辨力下降。增加层厚,则密度分辨力增加,但空间分辨力下降。对于小病灶或微小结构,必须采用薄层扫描或薄层加重叠扫描。

(3)视野(field of view,FOV):即观察的范围,可分为扫描观察范围和显示观察范围。扫描观察范围即根据观察部位的大小选择合适的扫描野。显示观察范围根据病变位置、大小和性质决定,使重建的图像显示更清楚,能突出病灶的细微结构。重建像素在显示观察范围不变的情况下与矩阵呈反比,在矩阵固定不变的情况下与显示观察范围呈正比。

(4)滤波函数(filter function):又称重建算法(algorithm of reconstruction),是图像重建时所采用的一种数学计算程序。在扫描和图像重建过程中,应根据不同组织病变的对比和诊断需要选择合适的滤波函数,获得最佳显示图像。CT 图像重建常采用标准数学算法、软组织数学算法和骨细节数学算法三种算法。

标准数学算法使图像的密度分辨力和空间分辨力相均衡,是为对分辨力没有特殊要求的部位而设定的重建算法,常用于脑与脊柱的重建。软组织数学算法更强调图像的密度分辨力,常用于密度差别不大的组织,使图像柔和平滑,如肝脏、脾脏、胰腺、肾脏和淋巴结等。骨细节算法强调图像的空间分辨力,主要用于骨细节和密度相差很大的组织显示,使图像边缘清晰锐利,如内耳、肺和骨盆的显示。

3. 机器的安装、调试和校准 机器安装、调试和校准的好坏直接影响 CT 的图像质量。首先,CT 机房设计要严格按照防护原则设计射线防护,布局既要考虑发挥 CT 设备各部件的功能,又能合理利用有效的空间开展日常的检查工作。其次,还要有一个较好的机器工作环境。CT 机房和计算机房的温度控制在 18~25℃,湿度控制在 40%~65%。电源功率要足够大,工作频率要稳定。室内必须防尘,保持一个清洁的工作环境。再次,CT 机的安装必须注意:

(1)开箱时必须对照装箱清单的内容核对名称和数目,检查有无元器件外表损伤。

(2)避免多次搬动造成损坏,各部件的放置尽量一次到位。

(3)必须检查电源电压、频率和功率是否符合设备的要求,电缆线和各连线的布排是否合理。

CT 机的调试和校准是用软件来完成的，内容包括 X 线的产生、探测器信号的输出、准直器的校准、检查床的运行、图像显示系统以及照相机的调试等。所有的调试内容完成后，再利用测试水模进行测试，目的是测试横断面照射野范围内射线剂量的均匀一致性和 CT 值的准确性。射线剂量一致性的测试由 CT 机的附带软件完成，要求在圆形水模的图像中心及离水模边缘 1cm 的 12 点钟、3 点钟、6 点钟和 9 点钟位置各设一个测试区。照射野范围内射线剂量不均一的产生原因是机架扫描圆孔的范围内处于中间部分的射线路径较长，导致扫描过程中 X 射线硬化。X 射线束的硬化通常由 CT 机内软件来校正。在摆放受检者体位时，尽可能将受检者置于机架扫描孔的中央。

（三）图像质量控制方法

1. 提高空间分辨力　提高空间分辨力，即提高每厘米内的线对数。提高空间分辨力方法有：

1）探测器的孔径要尽量窄，探测器之间的距离要尽量小，探测器的数量尽量多。

2）在扫描视野不变的情况下，增加矩阵，减小层厚。

3）在图像重建中采用特殊的滤波函数，如边缘增强或骨算法，使图像边缘更加清晰锐利。

2. 增加密度分辨力　密度分辨力主要取决于每个体素所接受的 X 线光子量，即探测器吸收的 X 线光子数。增加密度分辨力的方法有：

1）增加 X 剂量。

2）增大像素，增加层厚，使单位体积的光子量增加。

3）采用特殊的过滤方法，提高信噪比，相对降低噪声。

3. 降低噪声　噪声大小受层厚、X 线剂量大小和重建算法等因素的影响。降低噪声的方法有：

1）减小层厚，提高 CT 值的测量精度。

2）提高 X 线的曝光条件，增加曝光量。

3）增大像素，提高单位体积的光子质量。

4）提高探测器的质量。

5）采用恰当的滤波函数进行图像重建，如标准的数学算法或软组织算法。

4. 消除伪影　伪影常见原因有系统硬件故障、相关部件性能衰变、数据采集及处理系统误差，以及人为因素等。减少机器伪影的产生，除对机器进行严格的性能测试外，CT 设备安装后还要进行调试和校准、定时维护和保养，使 CT 设备处于良好的运行状态，同时还必须保持周围环境的稳定。消除伪影的措施有：

1）探测器及电路的稳定性好，探测器的几何尺寸及间隙尽量小。

2）CT 设备安装好后，必须进行调试、空气校准以及定期维护保养。

3）匹配的外部环境，如专用稳压电源、合适室内温度、湿度等。

4）人为因素造成的伪影，必须找到原因加以消除。

5. 减少部分容积效应和周围间隙现象　部分容积效应容易造成疾病漏诊和误诊。减少部分容积效应的方法：一是正确设置标准体位；二是对小于层厚的病灶，必须采用薄层扫描；三是力求在病灶中心测量 CT 值，感兴趣面积要小。通常，扫描层厚越薄，部分容积效应越小，扫描层厚为被扫病灶直径一半时，可以最大限度地避免部分容积效应的影响。

总之,图像质量的控制方法很多,X 线剂量、扫描层厚、扫描野、滤波函数等任意一个或多个参数改变,图像质量也将随之改变,只有真正理解它们对图像质量的作用原理和导致结果,才能真正掌握图像质量控制的方法。

(四)CT 图像评价实施

CT 图像评价规范 为了规范放射科技师临床操作、提升技师业务水平,特制定以下质量控制规范:

1)CT 图像评价坚持每半个月进行一次,每月进行分析汇总。必要情况下可进行科内公示,并根据甲片率的高低采取相应的奖惩措施。

2)评片要在 3 名(或以上)质控小组成员共同出席下进行,由质控小组组长进行监督指导。

3)质控小组指定每次评价的部位,随机抽取某日的扫描图像及胶片,控制每季度评价的部位覆盖全面,且每个部位抽取的患者数不低于 5 人。

4)由 3 名质控小组成员进行独立评价,3 人分别以"扫描前""扫描中""扫描后"为各自评价项目,最后一起进行三项总分,优秀率 >40% 者为及格。(具体评价项目见表 6-4~表 6-6)

表 6-4 CT 评片项目

成员 1	呼吸训练及患者是否配合	扫描前
	去除检查部位异物和是否有胃肠道准备,体位是否标准,必要时做体表标记	
	辐射敏感器官的防护屏蔽	
	恰当的定位扫描范围和方位	
成员 2	扫描方法是否正确(是否按申请单要求扫描)或是否达到诊断要求	扫面中
	检查是否能满足临床医生开单要求	
	扫描条件、扫面序列是否恰当	
	造影剂的浓度、注射速率、延长时间、增强期相和总量是否恰当	
	是否有签名和特殊备注	
成员 3	后处理(窗宽窗位选择、图像大小和成像中心、标记等)是否恰当	扫描后
	解剖部位显示清晰,病变特征突出,重点观察区域和病变无遗漏	
	目标器官结构显示清晰和 / 或增强效果满意	
	胶片图像排版美观,符合解剖观察习惯,节约胶片	

表 6-5　CT 图像质量评片表

日期、机房	影像号、部位	扫描前			扫描中			后处理			照相				评定				扫描者
		★体位	异物伪影	肠道准备	运动模糊	扫描范围	病变显示	时像准确	窗宽窗位	后处理	序列传送	布局	胶片张数	放大率	锐化情况	甲片	乙片	丙片	废片	

评片人：

注：1. 在相应评价栏目框里划"√"。

　　2. 为甲、乙、丙、废片，星号项目出现一次降低两个档次，其他项目出现降低一个档次。

　　3. 甲片率 40% 为合格。

表 6-6 CT 图像质量评片小结表

扫描时间		机房	
评片时间		备注	
甲片率统计			
姓名	甲片张数	乙片张数	丙片张数	甲片率

姓名	甲片张数	乙片张数	丙片张数	甲片率
非甲片原因汇总:				
非甲片原因分析:				
改进意见:				
质控人员签名:				

三、DSA 图像质量控制

详见第四章第五节内容。

四、MRI 图像质量控制

（一）MR 成像参数间相互影响

脉冲序列是由一系列成像参数构成，了解这些参数的作用及其彼此间的相互关系是重要的。只有合理的调整脉冲序列的成像参数，才能够采集到所需要的图像，并尽可能地缩短扫描时间，满足临床诊断需要。

1. 扫描相关参数

1）图像权重: CT 图像仅仅依靠 CT 值来反映不同组织间的差别，磁共振图像能够反映组织间更多的信号差别,包括不同的组织可能存在的质子含量(质子密度)、T_1 值及 T_2 值等方面的差别。还有一些特殊的成像序列,是针对某一类疾病有特定的成像效果,应该在可疑的情况下使用。比如 DWI 序列对脑缺血病变的早期诊断有很大价值。SWI 对微量出血有很好的检出效果等。但是我们在扫描时不可能包括全部的权重图像,而应该选取有针对性的序列。一般情况下,扫描序列中应该包括 T_1WI 及 T_2WI,如故有病变部位周围有脂肪或水,应该加扫脂肪抑制序列或水抑制序列。对于一些特殊序列,如 DWI、SWI 及血管成像序列等,可以在有适应证的情况下使用。

2) 扫描方位:MRI 可以采用任意方位的扫描,扫描方位的选择对于充分显示病灶及其特征非常重要。横断位扫描是大部分脏器最常用的扫描方位,但是 MRI 检查一般要求 2 个以上的扫描方位,才能显示 MRI 任意断面成像的优势。由于扫描序列较多,不可能在每个方位都全部进行扫描,因此应该根据不同的解剖部位及病变特征选择有效而简洁的扫描方位组合。不同的解剖结构及病变采用的扫描方位不同,这里仅介绍选择 MRI 扫描方位的基本原则。

长短轴原则,扫描时应该沿着器官或病变的长轴及短轴进行扫描,这样能够得到最大截面,便于观察器官或病变的大小。

垂直切线位原则,如果病变在脏器边缘或与相邻脏器关系密切,扫描时应该垂直病变和脏、器的交接面,这样便于观察病变和脏器的关系及病变浸润情况。

最优方位原则,核磁图像由于不同权重图像较多,扫描方位多,所以不可能在每个扫描方位上扫描所有权重的图像,因此只能在显示病变较好的方位上着重扫描,或者在不同方位上扫描不同权重的图像,相互补充。

3) 视野(field of view, FOV):FOV 指成像区域的大小,应该根据不同的患者体型、不同的检查部位而确定。在 FOV 设置时,需要注意以下原则:①由于人体结构前后略扁,所以一般将 FOV 设为矩形,同时出于节省时间的考虑,应该把短轴方向设为相位编码方向;②当对小的脏器进行靶扫描时,应该选择较小的 FOV,这时,应该选择施加防止卷褶伪影技术;③在设置 FOV 时,需要注意空间分辨力和信噪比的改变,在矩阵不变的情况下,FOV 越大,图像的信噪比越高,但空间分辨力越低。在临床检查时,应该根据图像的信噪比、空间分辨力要求,结合图像的采集矩阵来合理设置 FOV。

4) 矩阵:这里指的是采集矩阵,也就是频率编码和相位编码方向上需要采集的点阵。在一般序列中,相位编码的点阵总是小于或等于频率编码方向的点阵。矩阵影响图像的空间分辨力、信噪比及采集时间,在设置时应该根据检查需要进行平衡。需要注意以下几点,①在 FOV 不变的情况下,矩阵越大空间分辨力越高;②矩阵越大,图像的信噪比越低;③相位编码方向矩阵越大,扫描时间越长;④在其他参数不变的情况下,频率编码方向的矩阵增大,一般不会增加采集时间,但是由于每个回波的采样点增多,可造成短 TR 序列的最短 TR 时间延长,或一个 TR 时间内允许采集的图像层数减少。

5) 相位编码方向:相位编码方向的选择是 MRI 非常重要的技术,影响到图像采集时间及伪影的产生。二维 MRI 扫描时选择相位编码的基本原则如下,①从减少扫描时间考虑,我们扫描的 FOV 一般为矩形,为缩短扫描时间,我们一般选择 FOV 的短轴方向做为相位编码方向,可以在保证分辨力的情况下缩短扫描时间;②考虑减少伪影的影响,因为除化学伪影外,多数伪影特别是运动伪影多出现在相位编码方向上,所以选择相位编码方向时应该尽量避免伪影重叠在欲观察区域。如胸腰椎横断面扫描时，为避免主动脉波动伪影重叠在脊髓上影响观察，应该选择左右方向为相位编码方向。

6）层厚和层间隔：层厚主要影响图像的分辨力及信噪比，选择时要考虑多种因素，包括解剖结构、扫描序列、信噪比及分辨力要求等。层厚越厚，产生的信号越多，信噪比越高。但层面内空间分辨力越低，而且部分容积效应会增大。一般临床应用中，垂体和眼眶扫描层厚一般在 3mm，常规头部扫描层厚一般在 5mm 左右，体部成像的层厚要更厚。三维扫描，层厚可以很薄，可达 1mm 甚至更薄，这是因为三维成像 RF 脉冲同时激发整个容积，产生的信号较多，信噪比较高。

层面间距是指层面之间的间隔。理想的成像是无间隔连续扫描，但是这对 RF 脉冲的形状（或包络）有一定的要求，而实际产生的 RF 脉冲并不像理想的那样精确。在对目标层面激励时，由于射频脉冲的非理想性，将引起相邻层面内的质子受到额外的激励，形成层面交叉干扰。这种额外激励使得层面所经历的有效 TR 比设置的 TR 要短（因为先受到前面层面脉冲的激发，比设置的时间早），磁化向量恢复不足，会导致信号强度降低。TR 的缩短对信号的影响还与脉冲序列有关，这种作用对 T_2 加权像的影响要大于 T_1 加权像。因此，在 T_2 加权像上层面间距一般选用层厚的 20%～50% 可去除层面间的交叉干扰；T_1 加权像上层面间距一般选用层厚的 10%～30% 可去除层面间的交叉干扰。

2. 序列相关参数　在一般的脉冲序列中，决定图像对比的参数主要有 TR、TE、射频脉冲的偏转角度，而在一些特殊的序列中，影响对比度的参数还有磁化准备脉冲的使用与否及其参数、组织饱和脉冲等。相关参数调整在不同的序列中对图像的影响有很大差别。

SE 类序列是临床常用的序列之一，可以得到 T_1WI、T_2WI 及 PDWI。其主要可调整的参数有 TR、TE、ETL、ES 等。

单纯 SE 序列由于采集时间长，目前，SE 序列极少用于 T_2WI 及 PDWI，而主要用于 T_1WI。为尽量去除 T_2 弛豫对图像对比的"污染"，SE T_1WI 一般选择最短的 TE。如果射频脉冲角度固定在 90° 不能调整，则只能通过 TR 来改变图像对比，一般 TR 在 300～800ms 进行调整。一般在此范围内，TR 越长，图像的信噪比越高。在一些设备上，SE 序列的射频脉冲角度可以修改，则可以通过 TR 与激发角度的配合进行调整，以获得较好的 T_1 对比。一般情况下当 TR 大于 600ms 时，可以通过增加偏转角到 100°～120° 来增加 T_1 对比；而当 TR 小于 300ms 时，可以把偏转缩小到 60°～80°。但是由于大于或小于 90° 的脉冲所产生的横向磁化向量都不及 90° 脉冲，因此非 90° 脉冲获得的图像的信噪比均有所下降。

FSE 序列是目前常用的 MRI 脉冲序列，除了 TR、TE 外，FSE 序列与图像对比相关的可调整参数还有射频脉冲角度、ETL、ES 等。

FSE T_1WI 多用于对 T_1 对比要求较低的部位，其主要调整参数为 TR 和 TE，TE 尽量选择最短 TE，TR 可以适当延长，但是原则上不超过 800ms。

FSE T_2WI 及 PDWI 需要调整的参数较多，TR 时间一般较长，至少大于 2 000ms，根据所用的 ETL、ES 及采集层数的不同，一般为 2 500～6 000ms。PDWI 的 TE 应该小于 30ms。而 T_2WI 的 TE 时间根据不同的检查部位及检查目的而不同。由于连续的 180° 聚焦脉冲，组织的 T_2 值会有所延长，因此对一般脏器而言，T_1WI 的有效 TE 值应该比该脏器的 T_2 值偏高 30% 左右。

FSE 射频脉冲角度一般为 90° 脉冲，典型的聚焦脉冲角度为 180° 脉冲，后者可以在 120°～

180°调整,聚焦脉冲降低后可以大大降低射频脉冲能量,从而降低 SAR 值,虽然图像信噪比会有所下降,但在 120°～170°之间调整,对图像质量影响不大。

ETL 及 ES 对图像的影响较大,在 ES 不变的情况下,ETL 增加,会使有效 TE 增加,增加图像 T_2 权重。另外,ETL 越长,脂肪的信号会进一步增高,有时需要施加脂肪抑制技术。ES 的缩短可以缩小回波之间的幅度差别,间接提高图像的信噪比和对比度,而且可以允许适当延长 ETL,从而缩短图像的采集时间;但是同时会增加磁化转移效应、脂肪组织信号并增加 SAR 值。实际工作中,ES 往往不能直接调节,需要通过改变其他参数来调整,比如增加采样带宽或降低频率编码方向的采集点阵,但是这样会降低图像的信噪比和频率编码方向的空间分辨力。

GRE 类序列是如今临床最常用的序列。使用不同的扫描定时参数和翻转角,可分别获得 T_1WI、T_2*WI 和 PDWI。其参数复杂多样,临床经常调整的包括 TR、TE、偏转角、采集带宽、射频模式等。

扰相 GRE 序列最常用于 T_1WI,而 TE 的设置对于扰相 GRE T_1WI 序列非常重要。为了减少 T_2 弛豫对图像对比的污染,原则上应该选择尽量短的 TE。在 TE 较短的情况下,扰相 GRE T_1WI 序列的 T_1 对比取决于 TR 和偏转角的合理设置。

稳态(static state)GRE 序列又称为重聚焦 GRE(refocused GRE)序列,属于广义的快速 GRE 序列,也是目前 GRE 类序列的重要组成部分。稳态 GRE 序列的最主要特征是使用短于组织 T_2 的 TR,TR 越短越好,而最佳 TE 为 TR 的一半或略短于 TR 的一半。偏转角一般设置为 40°～80°;较大的偏转角可以得到较高的信号强度,但是可能会延长 TR。因此原则上在不改变 TR 的前提下,尽量采用较大的偏转角。

(二) MRI 图像质量控制措施

MRI 原理复杂,成像技术包括物理、化学、数学等知识,很多因素都会影响 MRI 图像的质量。如何做好 MRI 的质控是一件很复杂的工作,作为 MRI 技师不可能全面掌握 MRI 的质控措施,但是应该了解一些常规的质控指标及其影响因素。下面从四个方面介绍与图像质量有关的主要成像参数:①信噪比;②对比噪声比;③空间分辨力;④扫描时间。

1. 信噪比 信噪比(signal-to-noise ratio,SNR)是 MRI 最基本的品质参数。SNR 是指图像的信号强度与背景噪声比值。其计算公式为:

$$SNR = SI_{组织}/SD_{背景}$$

式中 $SI_{组织}$ 为组织内感兴趣区信号强度的平均值;$SD_{背景}$ 为背景信号的标准差。MRI 信号强度是指图像中感兴趣区内各像素信号强度的平均值,而像素信号强度是净磁向量在横向平面进动时接收线圈内感应出的电流,这些信号是成像的基础。噪声是指相同感兴趣区各像素信号强度的标准差,主要来源于磁体内患者的体质结构、检查部位和设备系统固有的电子学噪声,这些是对成像的一种干扰。

对每一例患者进行 MRI 扫描都存在噪声,并在频率和发生时间上具有随机性。显然,高的 SNR 是获得优质图像的基本条件之一。在成像操作中,除保证系统本身的状态良好外,为了增加 SNR,主要应设法增加接收的信号量,因为噪声是不可避免、始终存在的。增加信号量将使 SNR 增高,反之将使 SNR 降低。影响信号量的主要因素包括:扫描硬件;检查序列;被检查区内质子密度;体素的大小;NEX;接收带宽等。

1)扫描硬件的影响:SNR 与主磁场强度呈正比。一般情况下,主磁场越高,SNR 越高。

表面线圈采集的图像 SNR 高于体线圈采集的图像；多通道表秒相控阵线圈采集的图像信噪比更高。

2）检查序列及参数的影响：SE 类序列的 SNR 一般高于 GRE 类序列；多数序列中 TR 延长，SNR 升高；TE 延长，SNR 降低。因为 TR 决定着纵向磁化恢复的量，因而也决定着下一次激励时能有多少纵向磁化翻转为横向磁化并产生信号。长 TR 时，全部纵向磁化得到恢复，因而在下一次激励时将有更多的横向磁化，产生的信号量多；短 TR 则相反，仅有部分纵向磁化得到恢复，并在下一次激励时翻转为横向磁化，产生的信号量少。因而长 TR 增加 SNR，短 TR 降低 SNR。TE 决定着采集信号前横向磁化的衰减量。长 TE 时，已有相当多的横向磁化被衰减，产生的信号量少，SNR 下降；而短 TE 时则相反，SNR 增高。翻转角度同样影响着将有多少纵向磁化能翻转为横向磁化，并在接收线圈内感应出信号。翻转角度为 90°时，纵向磁化完全翻转为横向磁化，产生的信号量最大，SNR 最高；反之，角度越小，产生的信号量越少，SNR 越低。

3）质子密度影响：被检查区内质子的密度影响信号量。质子密度低的区域如致密骨、肺，仅能产生低信号，因而 SNR 低，MRI 图像对显示这些结构有局限性；质子密度高的区域如脑、软组织，能产生高信号，故 SNR 高，MRI 检查具有优越性。

4）体素大小的影响：图像中具体像素的亮度代表一定容积的组织，或称体素的信号强度，体素容积＝像素面积×层厚。图像的 SNR 与体素容积呈正比，因为容积较大的体素所含质子数量比容积较小的体素多，因而 SNR 高。任何可改变体素容积大小的参数，也都将影响 SNR 的增减。FOV、层厚与体素容积呈正比，因而与 SNR 也呈正比；像素面积与体素容积呈正比，因而也与 SNR 呈正比；矩阵大小与体素容积呈反比，因而与 SNR 呈反比。

5）NEX 数：NEX 又称平均次数（number of signal averages，NSA），指数据采集的重复次数。在采集的数据中，既有信号成分也有噪声成分。信号是由被扫描物体的固有特征决定的，具体信号总是发生在同一空间位置上；而噪声在发生时间上具有随机性，因而发生的位置可能不同。通过增加数据采集次数（即增加 NEX），可降低噪声对图像的影响，增加 SNR。但增加 NEX 不一定是增加 SNR 的最好方法，因为 SNR 的变化仅与 NEX 的平方根呈正比。例如，当 NEX 从 1 次增加到 4 次时，才能使 SNR 增加 1 倍（即原来的 2 倍），而扫描时间则需延长至原来的 4 倍。

6）接收带宽：接受带宽是指读出梯度采样的频率范围或单位时间内频率编码方向上的采样次数。减少接收带宽，将使采样速度减慢，但接收到的噪声量相对减少，SNR 增高。例如将接收带宽减少到原来的一半时，SNR 大约增加 40%，但同时需延长采样时间（延长 1 倍），并增加化学位移伪影。一般情况下，系统的接收带宽是固定的，例如 ±16kHz，仅在少数情况下需作调整。

2. CNR　为获取较好质量的图像，仅 SNR 高还不够，还需要获得满意的影像对比度。两种组织信号差别越大，则图像对比越好。在临床上，对比度常用对比噪声比（contrast to noise ratio，CNR）表示。CNR 是指图像中相邻组织、结构间信号强度差值的绝对值与背景噪声的比值。其计算公式为：

$$CNR = |SI_{病灶} - SI_{组织}| / SD_{背景}$$

式中 $SI_{病灶}$ 为病灶的信号强度，$SI_{组织}$ 为病灶周围正常组织的信号强度，$SD_{背景}$ 为背景噪声。显然，CNR 决定着成像区内不同组织、结构以及病变的可辨认性，是影响图像质量的重要因素之一。良好的 CNR 依赖于不同组织、结构及病变之间在 MRI 信号特征上的差异，例如在 T_1、T_2、T_2^* 和质子密度等方面的差异。这些差异需要通过适当的脉冲序列和图像信号的加权才能显示在图像上。因此，选用合适的脉冲序列和决定图像信号加权的成像参数（主要包括 TE、TR、TI 和翻转角度）对 CNR 有直接影响。除此之外，CNR 也受 NEX、体素容积、接收带宽以及线圈类型的影响，这些因素对 CNR 的影响与对 SNR 的影响相同。

在 MRI 中，图像的对比分辨力是指图像中可辨认的信号强度差别的最小极限，又称为低对比度分辨力（low contrast resolution）。在设备条件一定时，主要取决于图像的 SNR 和 CNR。

3. **空间分辨力**　图像的空间分辨力是指图像中可辨出相邻空间关系的最小物体的几何尺寸，即对细微结构的分辨力。在设备性能和其他成像参数一定的情况下，图像的空间分辨力取决于体素的大小。当体素容积小时，能分辨出的细节多，空间分辨力高；当体素容积大时，能分辨出的细节少，空间分辨力低。

体素的大小取决于成像层厚、FOV 和像素矩阵的大小。成像层面越薄，则空间分辨力越高；成像层面越厚，则部分容积影响越显著，空间分辨力就越低。当 FOV 一定时，像素矩阵越大，则空间分辨力越高；像素矩阵越小，则空间分辨力越低。当像素矩阵一定时，FOV 越小空间分辨力越高；FOV 越大则空间分辨力越低。

必须指出，当选用薄层面、大矩阵、小 FOV 而其他成像参数不变时，在空间分辨力提高的同时，将总是伴随着 SNR 的下降。此外，为了获取薄层面、大矩阵和小 FOV，则需要增加空间编码梯度的斜度，使梯度上升时间相对延长，从而使 TE、层面选择和数据编码时间延长，TR 期内可激励的层数减少。

4. **扫描时间**　扫描时间是指完成数据采集的时间。每种序列影响扫描时间的参数不同，以 SE 序列为例，扫描时间＝TR × 相位编码次数 × NEX。因此扫描时间与 TR、相位编码次数、NEX 呈正比。由于核磁扫描时间一般较长，扫描时间越长，则发生运动伪影的机会越多。在 2D 连续采集（sequential acquisition）方式时仅影响正在采集的层面，而在 3D 容积采集时，将影响所有层面。所以在评价图像质量时一定要结合扫描时间，在尽可能短的情况下得到能够满足诊断要求的图像即为好图像。

理想的图像质量应当具有尽可能高的 SNR 和 CNR，尽可能高的空间分辨力以及尽可能短的扫描时间。然而一种因素的改善总是不可避免地伴随另一种、甚至一种以上因素的损失。因此需要根据具体检查部位、检查目的权衡选择成像参数。表 6-7 列出图像质量与成像参数之间的关系。

在实际工作中，由于各种型号的 MRI 设备性能存在差异，因此具体成像参数的选择没有统一的标准，应该参照机器给出的参考序列，结合实际需求调节参数。为了保证良好的图像质量，在选择成像参数时应当注意以下基本原则：①应根据检查目的和检查部位选择合适的脉冲序列、图像信号的加权参数和扫描方位。合适的成像序列和图像信号的加权参数是检出病变的基础，尤其是一些特别有针对性的序列，比如 DWI、SWI、MRS 及灌注成像、血管成像等。②尽量采用短的扫描时间。不应为追求过高的 SNR 或空间分辨力而使扫描时间延长。因为患者在磁体内很难长时间保持不动，咳嗽、打喷嚏、微小的移动均可使图像质量显著下降，尤其是针对急症患者，更应该注意缩短扫描时间。对于一些临床已经高度怀疑，仅是进行验证的 MRI 检查，可以选择有针对性的序列，而非常规序列的扫描。③在设置成像参数时，应注意 SNR 是影响图像质量的最重要因素。不应为追求过高的空

表6-7　图像质量与成像参数

	选择参数	不利影响
最佳SNR	NEX ↑	扫描时间↑
	矩阵↓	空间分辨力↓
	层厚↑	空间分辨力↓
	接收带宽↓	最短TE ↑，化学位移伪影↑
	FOV ↑	空间分辨力↓
	TR ↑	T_1加权↓
	TE ↓	T_2加权↓
最佳空间分辨力	层厚↓	SNR ↓，扫描范围↓
（方形FOV）	矩阵↑	SNR ↓，扫描时间↑
	FOV ↓	SNR ↓，扫描范围↓，包裹伪影↑
最短扫描时间	TR ↓	SNR ↓，成像层数↓
	相位编码次数↓	空间分辨力↓
	NEX ↓	SNR ↓
	容积采集层数↓	SNR ↓

间分辨力而牺牲 SNR，有时层厚减少 1mm 并不能明显提高空间分辨力，却可能造成 SNR 严重下降；而当 SNR 很低时，图像的对比分辨力也将很低，再高的空间分辨力也将失效。④应当注意人体不同解剖部位信号强弱的差异。信号较强的部位，如头部，使用较大的矩阵、很少的 NEX 即可以获得满意的 SNR 和 CNR；而信号较弱的部位，如肺，则应当使用较小的矩阵并增加 NEX 的次数。

第七章　放射防护规范

一、放射防护的意义

放射线普遍存在于我们所生活的环境中，如宇宙射线，存在于土壤、岩石、水、大气甚至食物中的放射性核素，这些辐射被我们称之为本底辐射。除此之外还有人为制造的辐射，称为人工辐射，目前已应用于各个领域，如工农业、科研、教学及国防建设等，而医疗照射是最大的人工辐射源。正确合理地使用放射线可为人类造福，不恰当地使用则会对人类造成伤害。

电离辐射指能量较高，能使物质发生电离作用的辐射，可使电中性的原子或分子得到或释放电子。电离辐射可以引起肌体细胞电离、肌体损伤，使遗传细胞传递错误信息导致遗传效应，严重的还会引起癌症或急性死亡。我们要做到科学合理地使用，严格地加强防护，从而使人体免于或者尽量少的受其危害。

国际放射防护委员会（ICRP）1990 年建议书（60 号出版物）将辐射生物效应分为确定性效应和随机性效应两类。

（一）确定性效应

大剂量射线照射人体全部或局部组织，能杀死相当数量的细胞，而这些细胞又不能由活细胞的增殖来补充，则这种照射可引起人类的确定性效应。效应的严重程度与剂量的大小有关，而且存在一个阈剂量。当辐射剂量很小时，产生这种危害的概率为零，只要剂量大于阈值，确定性效应就一定会发生。如血液和造血器官的变化、晶状体的改变、放射性皮肤损伤等。

1. **血液和造血器官的变化**　包括白细胞数量的变化、白细胞分类的变化、白细胞形态的变化、血小板和红细胞的变化、淋巴细胞染色体畸变增加。

2. **晶状体的改变**　晶状体对射线比较敏感。部分受照人员可引起晶状体混浊，绝大多数表现为粉尘状、颗粒状、片状、条状及斑块状。放射性晶状体混浊的发生有一定的潜伏期，并与放射性质和受照剂量有关。

3. **放射性皮肤损伤**　电离辐射对皮肤直接作用所引起的损害称为皮肤放射损伤。根据受照时间不同可分为急性皮肤损伤和慢性皮肤损伤。

（二）随机性效应

电离辐射的随机性效应被认为无剂量阈值，其发生的概率与剂量的大小有关，而严重程度则与剂量大小无关,如致癌作用、遗传效应等。

1. 致癌作用 国际放射防护委员会认为,辐射诱发癌症已成为主要的躯体性照射危险,因而也成为辐射防护的主要问题,其中射线引起的皮肤癌在放射性癌症中历史最久。早年的统计报告中,分析射线工作者的死亡原因,皮肤癌占多数。

2. 遗传效应 生殖细胞染色体或基因发生变化时可能传给子代,以致产生某种程度异常的子孙或致死性疾病。

遗传物质的突变一般可分为两类:一类为染色体畸变,一类为基因突变。实验证明,辐射可以使细胞染色体发生断裂、畸变,可以使染色体上某些基因脱失、增加或移位,从而导致突变,使后代发生畸形、遗传性疾病甚至死亡。

二、电离辐射的来源

(一)本底辐射

1. 宇宙射线 宇宙射线又分为初级宇宙射线和次级宇宙射线。初级宇宙射线是从宇宙空间进入地球的高能粒子流,主要由质子、α 粒子和电子构成。初级宇宙射线与大气中的原子核(氮、氧等)相互碰撞而释放出次级质子、中子、介子、重子等,形成次级宇宙射线。宇宙射线的强度随海拔高度的增加而增大,因此,高原地区的人群受到的宇宙射线照射剂量比平原地区的人群高。

2. 天然放射性核素 天然放射性核素包括大自然中广泛中存在的天然放射性核素(铀-238、钍-232、镭-226、钾-40 等),以及镭衰变产生的放射性气体氡。宇宙射线与大气原子核相互作用而产生的(氚-3、碳-14 等)放射性核素。

(二)人工辐射

1. **核武器** 原子弹、氢弹、核弹头等。

2. **核电站及其废弃物**。

3. **农业** 电离辐射诱导基因等。

4. **工业探伤** 利用 X 射线或 γ 射线在穿透被检物各部分时强度衰减的不同,检测被检物中缺陷的一种无损检测方法。如反应堆组件的无损评估、钢板焊缝的无损检测、水泥制品的质量检查、电力电容器的质量检验等。目前,已将 CT 技术应用于火箭发动机、导弹等部件的检测。

5. **医疗照射** X 线透视、CR、DR、CT、介入、核医学、放疗等,医疗照射所产生的世界人口年均有效剂量占人工辐射源总年均有效剂量的 80% 以上。

6. 其他人工辐射。

第二节 电离辐射防护的基本原则和标准

一、电离辐射防护的基本原则

放射防护的目的在于防止发生有害的确定性效应,并将随机性效应的发生率限制到可以接受的水平。《放射卫生防护基本标准》提出,放射防护的基本原则是:

1. **实践的正当化(justification of practice)** 产生电离辐射的任何实践要经过论证,或确认该项实践是值得进行的,其所致的电离辐射危害同社会和个人从中获得的利益相比是可以接受的。

2. **辐射防护最优化**(optimization of radiation protection) 在考虑社会、经济因素后,由实践中的辐射源引起照射的可能性、导致的照射水平和受照人数保持在可以合理做到的尽可能低的水平,即 ALARA(as low as reasonably achievable)原则。

3. **个人剂量限值**(dose limits) 在实施正当化与最优化两项原则时,要同时保证个人所受照射的剂量不超过规定的限值。

二、电离辐射防护的标准

(一)放射工作人员的剂量限值

放射工作人员连续 5 年间的年平均有效剂量为 20mSv,且任何单一年份的年有效剂量不超过 50mSv,眼晶状体的年当量剂量限值是 150mSv,四肢或皮肤的年当量剂量为 500mSv。

特殊职业人员的剂量限值:

1. 16 岁以下的任何人均不得接受职业性照射。

2. 年龄在 16～18 岁之间的接受职业照射就业培训的学徒工和在学习过程中需要使用放射源的学生,年有效剂量为 6mSv,眼晶状体的年当量剂量为 50mSv,四肢或皮肤的年当量剂量为 150mSv。

3. 怀孕放射性工作人员,腹部表面剂量不得超过 2mSv,且放射性核素摄入量不得超过年摄入量限值的 1/20。

4. 连续 3 个月内一次或者多次接受的总有效剂量不得超过年有效剂量限值的一半(25mSv)。

5. 对于事先有计划的特殊照射,其有效剂量在一次事件中不得超过 100mSv。

(二)公众的个人剂量限值

对于公众的个人所受的辐射年有效剂量为 1mSv,特殊情况下,若连续 5 年平均有效剂量不超过 1mSv,其中的某一年的有效剂量可以提高到 5mSv,眼晶状体的年当量剂量为 15mSv,四肢或皮肤的年当量剂量为 50mSv。

第三节 辐射的监测与管理

一、辐射监测

随着科学技术的发展,放射性核素和射线装置应用越来越广泛,辐射监测尤为重要。

根据辐射监测的不同对象,可分为三类:辐射环境监测、辐射工作场所监测、辐射工作人员监测。

(一)辐射环境监测

辐射环境监测即通过现场瞬时、连续测量、采集样品进行实验室测量等方法,对设施周围环境的放射性污染水平,以及向环境的释放情况所进行的测量活动。一般来说,检测的对象包括贯穿辐射、空气、土壤、气溶胶、降水、降尘以及生物等。

(二)辐射工作场所监测

工作场所的辐射监测是利用固定的或可移动的测量设备,对工作场所中的外照射水平、空气污染和地面、设备污染所进行的监测,包括外照射监测和表面放射性污染监测。

1. 工作场所的外照射监测　工作场所的外照射监测的目的是测定工作人员所处的辐射水平,检查屏蔽防护的效果和发现屏蔽防护及操作过程中的问题。测量结果可以用来判断工作人员在监测位置大致受到多大剂量,用以控制、安排和指导人员的操作。

(1)密封源核子仪:对于核子仪,工作场所外照射监测一般包括中子、γ射线、β射线的外照射监测。

工作场所的辐射监测的内容和频率应根据场所的辐射水平及其变化和潜在照射的可能性与大小进行确定,并应保证能够评估所有工作场所的辐射状况;可以对工作人员受到的照射进行评价;能用于审查控制区和监督区的划分是否得当。

对于工作场所监测的测量结果应予以记录和保存。对结果的评价,由于工作场所辐射场不均匀或随时间而变,因此工作场所的测量结果不可能给出每个人不同位置、不同姿势和取向时各个器官的器官当量。为了安全和方便起见,可假定工作人员整个工作都处于剂量当量率最高的那一点,而不考虑他在工作场所的活动情况。

(2)X射线探伤

1)对于固定式探伤作业场所的监测

周围辐射水平巡测:在进行探伤室的放射工作防护监测特别是验收检测时,首先应进行周围辐射水平巡测,以发现可能出现的高辐射水平区。巡测范围由探伤室设计特点、照射方向以及建造中可能出现的问题决定。

定点监测:一般应监测的点包括通过巡测发现的辐射水平异常高的位置;探伤室门外30cm、离地面高度1m处,测门的左、中、右3个点和门缝四周;探伤室墙外或邻室墙30cm、离地面高度1m处,每个墙至少测3个点;人员可能达到的探伤室屋顶或探伤室上层外30cm处,至少包括主射束达到范围的5个监测点;人员经常活动的位置。

监测周期:凡属下列情况之一,应由有资质的服务单位进行场所监测,包括探伤室建成后;投入使用后每年至少进行1次常规监测;当放射源活度增加时。

结果评价:在额定工作条件下,探伤室屏蔽墙外30cm处空气比释动能率不大于2.5μGy/h。

2)对于移动式探伤作业场所的监测

分区:探伤作业前,通过巡测划出控制区和监督区,并在相应的边界设置警示标示;X射线探伤控制区边界外空气比释动能率应低于15μGy/h,控制区边界外空气比释动能率在1.5μGy/h以上的范围划为监督区;当探伤装置能量、照射方向、屏蔽等条件发生变化时,应重新进行巡测,确定新的划区界线。

监测周期:凡属下列情况之一,应由有资质的服务单位进行场所监测,包括新开展现场射线探伤的单位;每年抽检1次;在居民区进行的现场探伤;发现个人剂量超标5mSv/3个月。

(3)其他射线机:其他X射线机主要是指宠物医院、牙片机、安检仪以及其他检测情况应用的Ⅱ、Ⅲ类X线机,这些射线机虽然在正常使用过程中对人员的环境影响很小,却具有使用场所多、数量大等特点。

1)Ⅲ类X线机

辐射水平巡测:测量重点是在关机和开机正常运行时,分别在距表面5cm的前、后、左、右以及上侧面进行巡测测量,给出各个面测量结果的范围。

监测周期:凡属下列情况之一,应由有资质的服务单位进行场所监测,包括每年至少抽检 1 次；增大工作电压或者电流；更换 X 线管；改变仪器屏蔽；变更使用场所；工作人员个人剂量有较大幅度增加时。

2）Ⅱ类 X 线机

辐射水平测量：在关机和开机正常运行时，分别对工作人员操作位、房间四周、门口以及周围其他人员活动频繁重点场所进行定点测量，测量时要求探测器距离墙面 30cm 且距离地面 1m。

监测周期：凡属下列情况之一，应由有资质的服务单位进行场所监测，包括每年至少抽检 1 次；增大工作电压或者电流；更换 X 线管；改变仪器屏蔽；变更使用场所；工作人员个人剂量有较大幅度增加时。

2. 工作场所表面污染监测 在容易发生放射性污染的场所，对地面、设备表面等进行常规污染监测。还应在更衣室和工作区出口处对工作人员体表进行污染监测，防止污染发生扩大。一般应采用表面污染仪进行测量，或者用擦拭法进行间接测量。

（三）辐射工作人员监测

对辐射工作人员的个人监测是利用个人所佩戴的器件或者其他的测量设备，对人员受到的外照射、内照射和皮肤污染所进行的监测。

用人单位应负责安排工作人员的职业照射监测和评价。对职业照射的评价主要应以个人监测为基础。

（1）应进行个人监测的人员：包括对于任何在控制区工作的工作人员；有时进入控制区工作并可能受到显著职业照射的工作人员；其职业照射可能大于 5mSv/a 的工作人员。

（2）应尽可能进行个人监测的人员：包括在监督区工作，其预计的职业照射剂量在 1～5mSv/a 范围内的工作人员；偶尔进入控制区工作，其预计的职业照射剂量在 1～5mSv/a 范围内的工作人员。

对于上述这几类人员的职业受照进行评价，应以个人监测或工作场所监测的结果为基础。

二、辐射管理

（一）放射工作人员从事工作的条件

《电离辐射防护与辐射源安全基本标准》明确规定不得以特殊补偿、缩短工作时间或以休假、退休金或特种保险等方面的优待安排代替为符合标准要求所需要采取的防护与安全措施。这表明保护职业放射工作人员权益的关键在于，全面、认真地执行基本标准所有要求采取的防护与安全措施。应按照放射防护体系三原则来实施职业照射的控制。审管部门或健康监护机构认定某一工作人员由于健康原因不再适于从事涉及职业照射的工作时，用人单位应为该工作人员调换合适的工作岗位。

（二）职业健康监护

职业健康监护是放射工作人员防护管理的组成部分。按照有关法规规定，安排工作人员进行相应的职业健康监护是用人单位的责任。《电离辐射防护与辐射源安全基本标准》规定，职业健康监护应以职业医学的一般原则为基础，其目的是评价工作人员对于其从业工作的适应性和可否持续适合担任该工作。职业健康监护还为可能发生的事故照射及职业病诊断等提供宝贵资料。

（三）个人防护用品的配备与应用

个人防护用品是工作人员职业照射防护的一种手段。用人单位应根据实际需要为工作人员配备适用、足够和符合有关标准的各种个人防护用品，例如各类防护围裙、防护手套等；并应对工作人员正确了解和使用有关防护用品进行培训、指导和督查。个人防护用品应有适当备份，以备用。所有个人防护用品均应妥善保管，并应对其性能进行定期检验。当然，必须加强适当的防护手段与安全措施，包括良好的工程控制装置和满意的工作条件等，尽量减少正常运行期间对行政管理和个人防护用品的依赖。

（四）加强职业照射的管理

良好的放射防护技术措施必须通过有效的防护管理来实现，因而防护技术要求与防护管理要求并重，已成为我国《电离辐射防护与辐射源安全基本标准》的特点之一。实施职业照射的控制当然离不开职业照射的管理。用人单位应制定和实施用以控制与管理本单位职业照射的书面规则和程序，以确保工作人员和其他人员的防护与安全水平符合基本标准要求。所制定的规则和程序中，应包括有关调查水平和管理水平的具体数值及超过这些数值时应执行的程序，也必须加强防护与安全培训和安全文化素养的培训，提高工作人员和其他有关人员对所制定的规则、程序和防护与安全规定的理解以及执行的自觉性。培训记录应妥善存档保管。

第四节 常用放射防护装置

一、放射防护的主要方法

（一）对不同照射方式的防护方法

放射线对人体的照射方式有内照射和外照射两种。内照射是放射性核素进入人体内，在体内衰变释放出粒子、光子作用在人体上的照射。而外照射是辐射源在人体外部释放出粒子、光子作用在人体上的照射。因而所采取的防护措施与方法也是不同的。

1. 内照射防护 放射性物质通过吸入、食入、皮肤渗入、伤口侵入四种途径进入人体，从而造成放射性核素的体内污染。其防护原则是采取各种有效措施，阻断放射性物质进入人体的各种途径，在最优化原则范围内，使摄入量减少到尽可能低的水平。进入人体的放射性核素，可以通过呼出、汗、尿、粪几条途径排出体外。

（1）防止放射性物质由呼吸道进入体内：避免空气受放射性核素的污染，加强通风，使用通风橱，降低空气中放射性物质的浓度。

（2）防止放射性物质由口进入体内：防止食物、饮水受到放射性污染，在开放源工作场所不进食、饮水、化妆和吸烟，注意放射性物质经手转移到口内。

（3）防止放射性物质经皮肤进入体内：放射性蒸气或者液体可以通过皮肤进入体内，应穿戴防护器材，如工作服、鞋、帽、手套、气衣等，避免皮肤直接接触放射性蒸气或液体。

（4）防止放射性物质通过伤口侵入进入体内：当皮肤有破损时，放射性物质可能透入皮下组织，然后被吸收入人体，应做好防护，避免破损皮肤直接接触放射性物质。

2. 外照射防护 外照射防护的基本原则是尽量减少或者避免射线从外部对人体进行照射，使所受照射不超过国家标准所规定的剂量限值。主要措施为时间防护、距离防护和屏蔽防护。

（1）时间防护：时间防护指在不影响工作质量的前提下，应尽量减少人员受照射的时间。因为在其他条件不变的前提下，辐射剂量与受照时间呈正比。

（2）距离防护：距离防护指在不影响工作质量的前提下，应尽量延长人员与辐射源或散射体之间的距离。对于点状放射源，剂量与距离的平方呈反比，增大与辐射源的距离可以有效地降低剂量。

（3）屏蔽防护：屏蔽防护指在辐射源和人员之间放置能有效吸收放射线的屏蔽材料，其能有效遮挡原发射线以及散射线，以达到减少或消除射线对人体危害的目的。

（二）对不同射线防护的方法

1. 对 X 射线的防护　采用外照射防护三原则，即缩短受照时间，增加人员与放射源的距离，使用高原子序数的铅、混凝土等材料进行屏蔽防护。

2. 对 α 射线的防护　α 射线穿透能力极弱，在空气中的射程约为 4cm，因此适当使用距离防护，一般不需要特殊的外照射防护。但 α 射线的传能线密度很高，一旦进入人体，便会对局部造成损伤，因此，要重点防止对皮肤表面沾污和进入人体造成的内照射。

3. 对 β 射线的防护　对 β 射线的最佳防护措施为采用双层屏蔽。内层用原子序数较低的材料，如塑料、有机玻璃等屏蔽 β 射线；外层用原子序数较高的材料，屏蔽穿过内层材料后能量降低的 β 粒子及内层屏蔽材料产生的韧致辐射。

4. 对 γ 射线的防护　γ 射线的穿透能力很强，辐射危害很大，其防护方法与 X 线防护方法基本一致，应当缩短受照时间，增加人员与放射源的距离，使用高原子序数的铅、混凝土等材料进行屏蔽防护。

5. 中子　对中子的外照射防护，主要是对快中子的屏蔽。中子在物质中的衰减也是按照指数规律衰减。用重金属物质屏蔽中子将会产生很强的 γ 射线，因此最好使用水或石蜡等来屏蔽。由于中子源通常伴有 γ 射线，因此在外层还需要使用铅等重金属进行屏蔽。混凝土中同时含有水和重金属物质，在中子防护中得到广泛应用。

二、放射防护的常用装置

（一）对于内照射的常用防护装置

1. 通风橱、手套箱等　将放射性物质密封起来，与工作场所的空气隔绝。

2. 连体防护服、手套、安全鞋和鞋套等　避免操作人员直接接触放射性物质。

3. 呼吸面具等　防止放射性气体通过呼吸道进入体内。

（二）对于外照射的常用防护装置

1. 屏蔽防护墙和防护门　对于放置 X 线设备的机房墙壁，尽量避免开窗（如必须开窗，窗口必须开向空旷而无行人走动的方向），并有良好的通风设备。机房墙壁应由一定厚度的砖、混凝土、水泥钡粉或铅皮构成，以达到能防护 X 射线为准。防护门以能完全密封门口为度，要求见表 7-1。

2. 移动式防护屏、悬吊式防护屏　供介入、X 线、CT 等检查使用。

3. 铅橡皮手套、铅围裙及铅玻璃眼镜等　供 CT 引导下穿刺等近台操作人员使用。

4. 铅衣、铅帽子、铅围脖、铅围裙等　供患者以及必须在放射机房内的陪护人员使用。

5. 铋屏蔽等　对于患者扫描范围中的表浅辐射敏感器官如眼晶状体、腺体等部位，在不影响诊断的前提下可以适当使用。

表 7-1　不同类型 X 射线设备机房的屏蔽防护铅当量厚度要求

机房类型	有用线束方向铅当量 /mm	非有用线束方向铅当量 /mm
标称 125kV 及以上的摄影机房	3	2
标称 125kV 及以下的摄影机房、口腔 CT、牙科全景机房（有头颅摄影）	2	1
透视机房、全身骨密度仪机房、口内牙片机房、牙科全景机房（无头颅摄影）、乳腺机房	1	1
介入 X 射线设备机房	2	2
CT 机房	2（一般工作量）* 2.5（较大工作量）*	2（一般工作量）* 2.5（较大工作量）*

* 按 GBZ/T 180—2006 的要求

第八章　放射科交叉感染防护规范

第一节　放射科交叉感染防护概述

随着现代医学影像技术不断发展,影像学检查为患者们的诊断和治疗提供了科学、可靠的依据,从而得到广泛应用。临床各学科许多疾病都必须通过放射科设备检查达到明确诊断和辅助诊断,是医院中十分重要的诊疗部门,为医院的医疗保健科研教学工作提供依据。

因其环境的特殊性,选址和布局与其他医疗诊断单位不同,需保持24h工作制,人流量大,工作人员、患者及陪护人员来往过于密集,易感人群集中,患者接诊率高,仪器设备使用率高,工作状态饱和,使仪器、环境的清洁、消毒通常无法有效进行。加之放射科环境的特殊性,检查室防止电离辐射泄漏的需要,检查室密闭,仅有通风通道及空调系统,空调的风道及扇叶内因环境潮湿或者清理不及时,极易滋生真菌。由于X线产生的电离气体,也会导致环境内空气质量下降,为了保证各种设备的正常运行,房间内温度和湿度常年都是恒定的,这也为细菌的繁殖提供了便利。

经空气和物体表面的病原微生物传播疾病是交叉感染的主要途径。医院内空气中的微生物来源于患者的飞沫、分泌物和皮屑。空气传播性疾病的流行是一个复杂的过程,受宿主、环境因素及病原体多重作用的影响,且病原微生物来源多样、容易变异、感染广泛,是传播感染人体的主要原因。各种疾病的患者、外伤及手术前后的患者混合候诊,同时检查室的环境因工作量大,做不到每位患者就诊后进行彻底消毒,工作人员个体卫生状况也存在差异,使放射科具备了医院感染的三大要素:传染源、传播途径和易感人群。也就在很大程度上存在交叉感染的风险。

一、放射科交叉感染的定义

放射科交叉感染一种外源性感染,是指患者间、患者与医务人员间的直接感染。通常是指引起患者发生医院放射科内感染的病原体是来自患者以外的个体或环境中的病原体的感染,如其他患者、病原携带者,包括医务人员、陪护人员,科室内环境、用物,污染的医疗器械等,以细菌、病毒、真菌、寄生虫等病原体侵入人体所引起的局部组织和全身性炎症反应,造成放射科内患者之间发生相互感染,其主要发生的区域和范围与放射科的检查室、治疗室、办公区域的消毒隔离制度和管理制度等密切相关。在放射科内就诊等候时人与人直接的接触,科室内的空气,人员在讲话、喧哗、咳嗽时产生的飞沫等是交叉感染的主要传播途径。其中,以人与人之间的接触传播为多见,而医务人员的手是主要的传播因素。因此,交叉感染可通过加强科室内环境的消毒、灭菌、隔离和医务人员在进行侵入性治疗时严格执行无菌操作等措施,进行有效的预防和控制。

二、放射科交叉感染防护的意义

医院感染的管理是医院医疗安全和医患关系和谐的重要组成部分,是医院领导和每一个医务人员的重要职责,同时也是衡量医疗质量及医院管理水平的重要指标。随着医疗技术的进步,各种抗菌药物和医疗器械广泛应用,人口老龄化等因素,导致交叉感染已成为急需解决的普遍问题。

放射科的交叉感染是由病原微生物经由一个宿主经过一系列相关的传播途径侵入易感宿主体内而引起的感染。通过有效的预防和控制,可降低交叉感染的发生率。因为发病机制的不同而有不同的传播过程,但是必须具备三个基本环节,即感染源、传播途径和易感人群,这三者共同构成一个感染链,缺少其中任何一链,将不会发生医院内感染。预防和控制医院放射科内感染的目的是加强放射科感染控制,确保患者获得安全的医疗卫生服务。

世界卫生组织(World Health Organization,WHO)的调查表明,发达国家的感染率普遍低于发展中国家。医院内发生感染不仅会造成患者住院时间延长,给患者的身体和心理造成危害和创伤,增加患者的痛苦,也会给患者造成一定程度的经济损失。加强交叉感染的防护工作可减少病患家庭不必要的经费支出。

更新交叉感染的防控意识和提高干预效果,掌握不断变化的、导致交叉感染的危险因素,采取针对性的防护措施,从而为保障医疗安全和医患安全起到强大的促进作用。

三、放射科交叉感染的来源和常见类型

1. 放射科的交叉感染分类方法很多,根据感染发生的部位不同可以分为不同部位的感染,如呼吸道感染、泌尿系感染、血液系统感染及手术部位感染;根据发生的感染对象不同分为医务人员感染和住院患者感染。

2. 医院放射科交叉感染的来源包括生物性的传染源及非生物性的传染源两类。生物性传染源包括病原携带者和患者等,而衣物、食品、医疗器械、科室内环境等则属于非生物性传染源。

(1)医院的放射科作为患者集中地,通过与患者的直接接触,各种不同疾病的患者则成为交叉感染的传染源,包括患者的唾液、排出的脓液、分泌物中的病原体。被患者细菌污染的飞沫或灰尘可通过空气传播,致病力较强。

(2)病原携带者的致病菌黏附与呼吸道黏膜和手的表面。从外界环境中进入人体的条件致病菌,可寄居在人体,但一般不会出现感染症状,当机体免疫机能降低时,则可发生感染。

手是交叉感染最主要的传播媒介,来源于医护人员以及与感染患者接触的人员。接触时手上的细菌种类和数量与其接触的面积、频率相关。手所携带的细菌一般为常居菌和暂居菌。

1)常居菌是一种固有细菌,寄居于皮肤毛囊和皮脂腺开口处,也常寄存与皮肤深层,是能从大部分人手上分离出来的微生物。因个人卫生习惯、年龄、健康状况、当地气候、寄居的身体部位不同,普通洗手无法将其清除,需要使用一定消毒剂方可将其清除,一般不致病,但是当宿主身体的免疫功能极为低下时有可能导致感染。

2)暂居菌则是一种污染菌,是医务人员通过手直接接触患者或接触其他物品而附着到

皮肤表层的微生物。其种类变化和数量差异与接触的物品污染程度、环境范围以及被接触患者的清洁习惯密切相关。如大肠埃希菌，葡萄球菌和铜绿假单胞菌等，其主要经手传播，经常洗手即可将其清除。但如不经常洗手或彻底进行手消毒，暂居菌则会进入皮脂腺内转化成常居菌。

手作为直接导致病原微生物在医患之间交叉感染的主要传播媒介，是引起交叉感染的主要危险因素，大量流行病学研究也证明了医院感染主要由手直接或间接传播，危险性较高。而为保证放射科内仪器和电源的用电安全，避免发生漏水，检查室内不设水池，同时就诊量大，患者接连检查，中间无间断，工作人员手卫生不到位，细菌通过工作人员的手传播给受检者则发生交叉感染。

（3）鼠类是医院交叉感染中主要的动物传染源。鼠伤寒沙门菌、变形杆菌、梭状芽孢杆菌、流行性出血热病毒等均可在医院内由鼠传播。空调通风管道和科室内生活垃圾的堆放与处理都存在鼠传播的隐患。因此放射科内注意防鼠、灭鼠十分必要。

（4）放射科内一些环境潮湿的部位或者有水的地方常存有病原体，如空调通风口、水池、地面甚至是已开封的盛放消毒剂的器皿均适合病原体包括假单胞菌、不动杆菌、分歧杆菌的存活和繁殖。有的病原体还能繁殖，称为"环境储源"。由它们引起的院内感染也称环境感染。它们能黏附在如被服、护理过程中使用的器具和物品上。环境中细小的尘埃和人咳嗽或说话产生的飞沫都能够传播病原体，直径小于 5μm 的飞沫细菌能在空气中存活几个小时，能像细小的尘埃一样被吸收。放射科地面、各种仪器和检查床没有及时进行消毒，环境被患者呕吐物和排泄物污染后造成交叉感染概率较大，对受检患者没有进行感染患者和未感染患者的有效区分，再加上受检患者病情复杂，仪器设备未及时进行消毒，很容易造成病原微生物传播导致交叉感染。因此，保持环境的清洁干燥是减少细菌的数量的关键所在。

3. 在放射科环境和格局的特殊性影响下，不同病种、不同部位与不同感染程度的患者共同集中在密闭的环境中候诊待检，环境嘈杂、空气不流通，各种检查操作频繁进行，极易造成交叉感染。常见的类型包括：

（1）呼吸道感染：肺部感染为医院内获得的最常见的感染，主要是由病原体通过飞沫或者呼吸的方式侵入呼吸道黏膜进入人体后，大量生长繁殖，引起具有传染性的疾病。特别是呼吸道疾病的危重患者，由于气管插管及气管切开使人体的正常防御屏障被破坏，呼吸道分泌物黏稠，利于繁殖细菌。在放射科进行相关疾病的诊疗过程中，通过呼吸、说话、咳嗽、咳痰等方式将飞沫中的病原微生物播散于放射科相对密闭的空气中，极易引起其他免疫功能低下的人的肺部感染。

（2）泌尿系感染：泌尿系感染同样是医院感染控制的重点，其发生率仅次于呼吸道感染。泌尿系感染与患者年龄、性别、基础疾病以及住院时间长短等因素相关。患者留置导尿管，在置入的过程当中改变了尿道的生理屏障作用，护理操作的不规范，留置尿管时间长，操作者未严格落实手卫生，患者会阴部分泌物增多，清洁不到位等均可将周围细菌置入膀胱导致感染；在检查的过程中，医务人员对患者管道进行摆放，接触到患者的管道，其他带有管道的患者接连就诊，则会造成交叉感染。

（3）血液感染：侵入性操作造成血液感染的主要途径。患带有输液、输血及营养支持所建立的静脉通道置管，至放射科进行诊疗过程中，医护人员为患者更换输注液体；放射科内使用造影剂的血管通路，使有创伤口增多；进行介入治疗；进行 PICC 等中心静脉导管发生异位，需在放射科 X 线显影的状态下进行调整等，只要有机会接触到患者创面的诊疗过程，都会增加患者血流相关性感染和菌血症发生的概率。

第二节 放射科交叉感染防护的内容及防护的措施

一、放射科交叉感染的防护原则

1. 感染的病原体以条件致病菌为主，致病性虽不强，但是也不能忽视其多重耐药性。在交叉感染中，人起到关键的作用，不仅是微生物的主要来源和储源，同时也是主要的传播者。隔离传染源，切断传播途径，保护易感人群在预防交叉感染方面发挥着非常重要的作用。

手卫生是控制交叉感染的首要措施。严格按照《医务人员手卫生规范》和我国《消毒技术规范》《医院感染管理学》等标准进行手卫生的相关操作，使用专用的快速手消毒剂，改进洗手设施，执行多步洗手法，配置感应式手烘干机或者抽取式擦手纸，禁止使用公共毛巾等。

2. 放射科交叉感染的防护原则如下：

（1）放射科工作人员着装应符合职业要求，室内尽量控制人员流动以及进入检查室内陪护人员的数量。

（2）所有工作人员要坚持手卫生的原则，严格执行多步洗手法，在处理不同患者或同一患者的不同部位前、后均需洗手或用快速手消毒剂，使用感应式手烘干机或者抽取式擦手纸干手，严禁使用公共毛巾擦手。

（3）所有患者用过的被服必须更换，不可与别的患者混用。

（4）放射科内必须储备一定数量的防辐射铅衣，并定点放置。每位患者使用完后应用物表消毒喷雾进行消毒待干备用。被血液、体液、呕吐物、排泄物等污染过的铅衣应单独存放，清洗消毒后待干备用。

（5）地面应每日用消毒液消毒两次，并由专人填写消毒登记本。

（6）室内环境每日用空气消毒机定时消毒两次，并由专人填写消毒登记本；每周由专人检查空气消毒机是否处于备用状态。

（7）外出会诊的仪器及铅板回放射科存放之前必须对物表进行消毒。

（8）仪器安装通风防护设备，定期排气，检查性能。

（9）各类仪器设备的操纵杆及按钮每日均应进行物表消毒。

（10）明确的传染病患者使用过的检查室在检查完毕后要对环境、物表进行消毒后方可再次使用。

二、放射科交叉感染防护的主要内容

《中华人民共和国传染病防治法》中明确规定，医疗机构必须严格执行国务院卫生行政部门规定的管理制度、操作规范，防止传染病的医源性传播和医院感染。为此，放射科必须采取有效措施，预防和控制交叉感染。主要内容包括：

1. 对放射科医护人员定期进行交叉感染的预防与控制知识的培训，掌握相关技术，增强医院感染控制意识，严格遵守相应的处理措施，以便更高效的预防放射科内交叉感染的发生。

2．对有侵入性和介入性检查治疗的患者，要采取严格的消毒灭菌措施和隔离措施，切断放射科交叉感染的传播途径，对诊室内的空气质量要进行严格把控，对环境物品的清洁消毒灭菌质量要做到严密监测，同时还要避免医务人员手接触污染。

3．针对感染性疾病传播的三个环节，即传染源、传播途径和易感人群，采取隔离传染源，切断传播途径和保护易感人群，在预防感染性疾病的传播方面发挥着非常重要的作用。

（1）控制传染源：在放射科就诊时，传染病患者与普通患者严格分开进行诊疗；感染患者与非感染患者分区或分室安置；感染患者与高度易感患者分别安置。同时，将清洁区、潜在污染区和污染区划分明确。医务人员在于患者接触时，应严格按要求佩戴工作帽、医用口罩；在接触患者及其体液、血液、分泌物时应戴手套，必要时应佩戴护目镜及穿防护服。

（2）切断传播途径：根据不同微生物的传播方式不同，需采取切断传播的途径也不相同。医务人员的手是最直接的传播途径，因此手卫生的观念和实施十分重要；其次，是环境，患有呼吸道疾病的患者检查后检查室内需进行环境消毒；再次，医疗废物的存放与处理。

（3）保护易感者：如老人、儿童或放化疗后的患者普遍免疫功能低下，应尽可能减少接受检查的次数和时间。放射科应保持环境无粉尘积存，被检者应戴口罩避免发生交叉感染。

4．放射科交叉感染常见防护措施

（1）严格执行无菌操作，医务人员严格落实手卫生。

（2）检查床床单应一人一换，如被血液、体液或排泄物污染，应及时更换。

（3）保持放射科室内空气流通是降低空气中微生物密度最有效的措施。墙面、门窗和地面应保持无尘和清洁，卫生员应每日擦拭两次，当被血液或体液污染时应立即用 $500\sim1\,000mg/L$ 的含氯消毒剂擦拭消毒。各个检查室内的抹布及拖布应分开使用，使用后清洗消毒，分开晾晒。

（4）工作区域每天要进行清洁消毒，尤其是手常接触的键盘、操作台、电话等。

（5）医务人员定期参加医院感染管理知识培训，要求掌握手卫生和个人防护用品的正确使用，掌握常见病原体的传播方式及相应的防护措施。

（6）发生职业暴露时，要及时进行处理，并按应急预案和管理办法进行处理和上报。

第三节　放射科交叉感染的监测与管理

放射科交叉感染监测的目的是控制交叉感染的发生和传播，是医院在放射科感染管理的根本所在。如能正确的监测感染，则能降低对医院感染管理和控制的盲目性。交叉感染的监测是一个长期、系统、持续地收集和分析的过程。分析在放射科发生的相关感染因素所产生的影响，再将对放射科交叉感染的监测结果进行系统的报送，可为放射科感染的预防、控制和管理提供科学的、客观真实的数据。因此针对放射科交叉感染的监测需要有一个长期的监测计划和系统进行有效管理。

一、放射科交叉感染的监测

放射科交叉感染监测的目的是控制放射科交叉感染，减少交叉感染的危险因素；建立发病率的基线，为放射科的感染提供所需的本底率；指导医务人员遵守感染控制的指南和规范，利用监测数据增强医务人员对交叉感染的警觉性，改进预防措施，降低交叉感染率。

1. **监测的方法**　应制定监测计划。在确定目标人群后,针对监测过程和结果指标,明确监测的准确性,收集监测资料,根据资料对危险因素进行比较分析,对提供监测资料和能改进放射科医疗质量的工作人员及时进行反馈,对监测系统进行评价。

2. **放射科交叉感染监测的项目**　主要包括消毒灭菌卫生学监测,对物表、环境、工作人员的细菌学监测,医务人员手卫生依从性以及职业暴露的监测等。

(1) 卫生学监测:消毒是预防和控制医院内感染、保障医务人员和患者健康的主要措施。医院定期安排经过专业培训并掌握设备维护知识和消毒剂效能以及检验方法的工作人员对放射科进行全面的消毒效能监测,严格无菌操作。消毒效能监测是评价其消毒的设备、药剂、效果等是否发病的方法,对放射科消毒、灭菌工作非常重要。

消毒剂的消毒效果易受到消毒剂种类、浓度和配比方法的影响,环境的温湿度、环境中的有机物以及微生物的种类和数量都可能对消毒效果产生影响。

监测方法:必须使用在有效期内,并且已取得由原卫生部消毒产品许可批件的浓度试纸检测所用消毒剂的有效成分浓度。方法是将试纸条放于含氯消毒剂内浸湿取出,在 30s 内、自然光下与标准色块进行比较,确定其有效浓度,在 1min 内读取,以辨别溶液所含有效成分的浓度值。也可对门把手、仪器操作台和操纵杆等不规则的物体进行采样监测,可用含有 0.9% 氯化钠溶液或者无菌 0.03mol/L 磷酸盐缓冲液的棉拭子在物体表面直接涂抹采样,把采样管充分振荡后,取不同稀释倍数的洗脱液 1ml 滴入器皿,每皿注入 15~20ml 的冷却营养琼脂,在 (36 ± 1)℃恒温箱内培养 48h,计数菌落数,再进行细菌菌落数的计算。放射科的标准菌落数为≤10CFU/cm²。

(2) 环境消毒监测:放射科检查室内空气、物体表面消毒可选择用紫外线或空气消毒机进行消毒。

紫外线是一种低能量的电磁辐射波,常用的安装数量为平均 1.5W/m³,波长在 250~270nm 时灭菌能力最强。一般对室内空气消毒时,照射剂量为 100 000~600 000μW·s/cm²,照射时间不少于 30min,可达到消毒、灭菌的效果。但是紫外线在直接照射时会损害人的眼睛和皮肤黏膜,其照射期间所产生的臭氧也直接危害人体,因此应在患者检查完后,检查室空置时进行紫外线消毒。

监测方法:

1) 指示卡监测:将紫外线灯开启 5min 后,将化学指示卡垂直放置在需要被监测的紫外线灯下 1m 处,照射 1min,然后观察指示卡中间光敏涂料的颜色与标准色块进行比较,普通 30W 直管型紫外线灯,合格范围是新灯辐射强度≥90μW/cm²,而使用中的紫外线灯则应≥90μW/cm²。此种指示卡检测的方法快速便捷,但其检测结果因不能直接得到福照度值,因此,只能作为间接指标。

2) 空气消毒监测:提前关好门窗,采样前 20min 禁止人员在室内走动。采样布点距墙壁 1m 处,高度距地面 0.8~1.5m 处,将普通营养琼脂平板放置在采样处,暴露至规定时间后盖好送检,将送检平板放置于 (36 ± 1)℃温箱内培养 48h,计数菌落数,空气中的菌落数应 <4CFU/cm²。

(3) 手卫生监测:应在接触患者进行诊疗活动前或进行诊疗活动前采样,一般监测可每季度进行一次手卫生监测采样,特殊监测时可随时进行采样。

监测方法:手卫生采样有棉拭子涂抹法、洗脱法和直接压印法三种。

1）棉拭子涂抹法：用浸有无菌洗脱液的棉拭子以旋转式在被检者双手指屈面从指根到指端往返进行两次擦拭，每只手的擦拭面积约为 $30cm^2$，剪去操作中棉拭子接触的部分后投入到含 10ml 无菌洗脱液试管内，送检计数菌落总数。

2）洗脱法：取 0.9% 氯化钠无菌溶液 200～300ml，将手侵入溶液中浸泡搓洗 1～2min，再用棉拭子采样。

3）直接压印法：采样时五指并拢，直接将手掌根部至指端屈面压贴在平皿的培养基表面，压贴 10～20s 后送检。

一般放射科医务人员的要求是手卫生消毒后，手表面菌落总数应≤$10CFU/cm^2$。

（4）医务人员职业暴露监测：对放射科的医护人员在工作中意外被乙肝、艾滋病、梅毒等患者的血液、体液污染了皮肤或者黏膜，或被沾染病毒的锐器刺破皮肤等，根据暴露的程度、日期、时间、暴露情况、暴露人员以及是否采取保护性措施进行监测。

二、放射科交叉感染防护的管理

1. 放射科要将医院内感染控制纳入科室考核标准，并将其作为改善医疗服务、提升医疗措施的重要手段，要做到规范管理，职责明确，分工有致，并建立完善的管理体系和相关规定。

医务人员在交叉感染的管理中的职责如下：

（1）严格执行技术操作规程。

（2）掌握医院内交叉感染的诊断标准。

（3）合理使用医院内抗感染药物，掌握其应用原则。

（4）发现交叉感染病例时及时送检，及时上报，控制感染蔓延。

（5）定期组织科室成员参加医院感染的预防与控制等专业知识培训。

（6）掌握职业防护知识，预防职业暴露。

2. 原卫生部 2006 年颁布的《医院感染管理办法》第二十三条指出："各级卫生行政部门和医疗机构应当重视医院繁荣管理的学科建设，建立专业人才培养制度，充分发挥医院感染专业技术人才在预防和控制医院感染工作中的作用。"因此，医院感染管理知识的培训对于医院开展交叉感染的预防和控制管理工作非常重要。

（1）对工作人员的管理：科室内工作人员必须穿戴整齐，着装规范，佩戴口罩，给患者检查前后均应用流动水按七步洗手法进行洗手或者用快速手消毒液进行洗手。医务人员需了解消毒剂的作用和性质、作用时间、配比方法、有效浓度，确保消毒液使用时在有效期内，并定期检测。

（2）对患者的管理：传染病患者与普通患者需分开就诊，医务人员在接触传染病患者时应戴手套进行操作，患者检查完后应立即更换床单，物体表面用含有效氯 500～1 000mg/L 的消毒剂进行消毒。由于放射科候诊及陪护人员较多，在候诊区应设置预防交叉感染的宣传栏，加强健康教育，提高候诊患者和陪护人员的自我保护意识，注意个人卫生。同时应采用预约机制和叫号系统，避免人员过多，减少候诊患者和陪护人员在室内停留时间和聚集机会。

（3）对环境的管理：定时通风，保证检查室内物品清洁干净，每天用消毒剂擦拭检查床、铅门及操作杆，表面消毒剂拖地，传染病患者检查完后应及时对检查室进行物表消毒，用紫外线灯或者空气消毒剂照射半小时。普通检查室应每天用过紫外线灯或者空气消毒机进行环境消毒,每月对检查室内的空气和物体表面以及医务人员的手进行细菌培养一次,并做好记录。

(4)对医疗废物的管理:感染性医疗废物应弃置于黄色医疗废物专用包装袋内,不得超过包装袋的3/4,并有效封口。损伤性锐气应放于锐器盒内,在收集医疗废物时,收集人员同样要做好自身防护措施,医疗废物储存不超过2天,收集医疗废物时也应做好记录,记录资料应保存3年。医疗废物桶必须有盖,保证其随时处于关闭状态。

三、放射科交叉感染事件的处置

制定放射科交叉感染应急预案,落实上报管理制度,争取做到三早,即早识别、早控制、早上报。

1. **早识别** 医院感染发生率监测是最直接的方法。当医院内住院患者发生感染率明显增多,且共同特征是在放射科检查后相继出现相同感染,院感控制工作人员就要警惕并进行相关调查。明确感染患者及疑似感染患者,主要依据患者的临床资料、流行病学调查数据和实验室各项检查,如发现某种感染的被病原体增多,在详细了解感染发生的例数,感染患者到放射科检查的时间,所检查的项目,相对应的检查室,检查的仪器设备等后,再由微生物实验室的工作人员对相关的标本进行采样。院感工作人员对医务人员的手、各种检查床及诊疗仪器、一次性使用无菌物品等进行采样,分析。

2. **早控制** 加强对感染患者和疑似感染患者的隔离防护工作,积极治疗。对放射科内所有的环境物品、医疗用物的清洁、消毒、灭菌,医务人员的手卫生和无菌操作,一次性医疗物品的管理和环境、器械消毒的环节严格管理控制。同时做好医疗废物的处理工作。

发现放射科发生交叉感染时,查找感染源、感染途径,控制感染蔓延,尽快送检并积极治疗患者,填表上报;发现有医院感染流行趋势时,及时报告感染管理部门,协助调查。发现法定传染病,按《中华人民共和国传染病防治法》的规定进行报告与控制。

3. **早上报** 发生交叉感染事件,应立即向科室负责人汇报,24h内上报院感办公室和院领导。报告内容包括交叉感染的范围,蔓延程度;交叉感染控制的情况和调查进展;所采取的应急措施和各部门的支持体系。开会进行讨论,总结处理事件中的不足和暴露的问题。

第九章 放射科护理安全规范与管理

第一节 放射科护理安全管理

护理安全是指患者在接受护理过程中,不发生法律和法定规章制度允许范围以外的心理、机体结构或功能上的损害、障碍、缺陷或死亡。护理安全管理是指对护理对象提供安全护理,对不安全因素进行有效控制。影响护理安全的因素包括人员因素、管理因素、技术因素、患者因素、物质因素(设备等)、环境因素等方面。

一、放射科常见护理风险与护理应急预案

放射科常见的护理风险有造影剂不良反应、造影剂渗漏、金属异物吸入磁体、患者识别错误(导致检查错患者、检查错部位)、检查中坠床事故、检查中患者突发病情变化处置不及时导致病情加重或死亡、检查前或后跌倒事故以及医护人员自身的安全问题等。

护理应急预案是在原国家卫生和计划生育委员会、医院镇整体应对突发事件预案基础上,针对护理工作的专业性、特殊性所造成的风险而制定的有效措施及处理流程。护理应急预案的制定在很大程度上规范了护士在遇到紧急情况时应采取的措施,将危及患者健康和安全的风险降到最低、最小,能有效规避风险,并培养护士的应急能力。根据放射科常见护理风险,制定以下护理应急预案。

(一)放射科碘造影剂及钆造影剂不良反应的应急预案

见碘造影剂及钆造影剂不良反应预防与处理流程(见第四节)

(二)碘造影剂及钆造影剂外渗的应急预案

见碘造影剂及钆造影剂不良反应预防与处理流程(见第四节)

(三)患者发生跌倒及坠床时的应急预案

放射科扫描床离地高度约为120cm,宽度约为50cm,对于年老体弱患者要预防跌倒及坠床。

1. 放射科患者发生跌倒、坠床的原因及临床特点

(1)年龄因素:人体器官因年龄增长而退化,如体力衰退、心肺功能不良、骨质疏松、认知减退以及感觉反应能力减退、纠正失衡能力降低等,均易导致跌倒、坠床事件的发生。

(2)疾病因素:①心脑血管疾病,脑卒中患者由于肢体肌力下降、肌肉萎缩、平衡功能受损、关节运动受限、肌痉挛肌张力障碍、步态姿势异常等,移动速度及控制能力下降,在上下检查床时易引起跌倒。心脑缺血可诱发头晕、黑矇、晕厥而致跌倒。②低血糖反应,糖尿病患者使用降糖药物及患者空腹时间过长均容易导致患者头晕、疲乏无力等,从而引起跌倒。

③体位性低血压,当患者检查结束由扫描床坐起时,动作过快可导致患者头晕、体力不支而坠床。④各种原因引起的肌无力、肥胖、意识障碍(躁动患者)、认知障碍患者都易引起坠床。

(3)药物因素:使用镇静催眠药、抗精神类药、降糖、降压、扩管类药等,都可以引起视物模糊、头晕,从而增加跌倒、坠床风险。

(4)其他因素:①检查间光线昏暗、路面有障碍物、防滑设施不足等。②搬运卧床患者时,方法不正确。③扫描床无防坠床栏板等。

2. 预防措施

(1)保持诊室和周围环境安全,无杂物,地面干燥避免湿滑。

(2)(告知)患者检查结束下床活动的动作宜缓慢,先在床边坐 $1\sim2$ min,无头晕等不适时再下床活动,以防体位性低血压的发生。

(3)行动不便、偏瘫者需在亲人看护下下床活动。

(4)避免穿着过于宽大的衣物,协助患者穿着合适的衣物。

(5)(告知)患者不宜坐在检查床上勾腰穿鞋,预防摔倒。

(6)(告知)当有需要而亲属不在旁时请呼叫护理人员协助。

(7)患者烦躁不安、意识不清时,应与保护性的约束,反应迟钝者应加强观察。

(8)诊室内保持光线充足。

(四)防止患者身份识别信息错误及检查部位信息错误的预防措施

严格执行查对制度、核对患者姓名、性别、年龄、ID(住院号或门诊就诊卡号)、检查部位。在扫描床边进行检查前,护士拿检查单再次核对患者信息,采用开放式问答方式进行核对。如:请问您叫什么名字?

(五)预防金属异物吸入磁体及应急预案

防止金属异物吸入磁体是磁共振安全工作的重中之重。金属异物吸入磁体指检查前未严格执行操作规程,使金属异物吸入磁体而引起的一系列后果,轻者出现金属伪影,重者导致工作人员、患者受到伤害或设备损害。

1. 做好患者安全宣教,在磁共振走道,准备间张贴安全宣教内容,等候大厅循环播放安全宣教视频。

2. 一旦出现金属异物吸入磁体,工作人员应立即暂停检查,现场评估严重程度,判断有无人员受伤及设备受损,保证患者安全,并拍摄现场。

3. 若是患者受伤,评估患者受伤状况,观察患者病情,快速将患者从磁体间转移到抢救室,若受伤严重,立即通知放射科医生,同时通知急诊科进行对症处理,心电监护,心理护理,记录临床症状、生命体征、处理方法等,迅速将患者转入急诊或病房进行下一步治疗。

4. 评估设备能否正常运行,报备工程师。

5. 填报不良事件报告表,记录不良事件发生原因、时间、处理措施等。

6. 召开不良事件分析讨论会,提出整改措施,杜绝事故再次发生。

(六)检查中患者突发癫痫应急预案

1. 检查中患者突发癫痫,应立即停止扫描,将检查床调至方便实施抢救的位置,保护患者,防止坠床。

2. 就地抢救,禁止将金属类抢救物品带入磁体间,去除患者身体上线圈,将软枕垫于患者头下,癫痫大发作时,注意保护患者舌头,防止舌咬伤。必要时迅速将患者转移到磁共振抢救室进行下一步处理。

3. 观察病情,保持呼吸道通畅、给予高流量吸氧(5~8L/min)。

4. 一旦发作终止,立即检查生命体征,如果患者有自主呼吸,将患者置于稳定侧卧位,保持患者安静;如患者呼吸停止,立即心肺复苏。

5. 记录发作持续时间、临床表现、生命体征、处理措施、结果等。

(七)带管患者引流管脱落应急预案

1. 检查中由于移动患者,引流管放置不当易导致脱落(如胸腔闭式引流管、T管、脑部引流管、胃管、尿管等)。

2. 若患者胸腔闭式引流管脱出,应立即用手捏闭伤口处皮肤;若胸引管连接处脱开,应迅速用手将管折叠或用双钳夹闭胸腔引流管,立即通知临床医生处理,更换引流装置;若患者腹腔引流管滑脱,应立即用无菌纱布覆盖引流口,防止发生感染。

3. 安抚患者及家属,缓解紧张情绪。

4. 密切观察患者病情变化及生命体征,若病情稳定,快速完成扫描。若病情严重,立即送回病房进行对症处理,与临床护士做好交接班。

5. 上报医院护理不良事件报告平台,组织技术员与护士对管道滑脱不良事件进行分析,认真总结经验教训,制定防范措施。

(八)磁共振失超应急预案

失超是指超导磁体由于某种原因使得磁体内部超导条件被破坏,储存在线圈里面的大电流在形成电阻的地方迅速转化成热能,并使磁体里面的液氦大量蒸发的过程。一旦失超,就意味着需要重新加装液氦,做除冰、励磁、匀场等一系列安装调试过程。医院面临巨大经济损失的同时,机器也还要停机一周到十几天时间。更严重的后果是,磁体有一定的概率在失超过程中彻底损坏,无法恢复,医院的损失可能达到数百万元人民币。

1. 导致磁共振失超事故发生原因

(1)大型金属异物吸入磁体,人力无法取出。

(2)因金属异物飞入导致人员卡在磁体与金属间,并危及生命。

(3)发生火灾地震等突发状况。

2. MRI失超事故发生后应急方案

(1)立即终止MRI检查,启动磁场紧急停止按钮,MRI系统立刻发生警报。

(2)工作人员立即进入体间,解除患者与设备的连接、固定,撤离患者至安全区域。

(3)迅速撤离所有人员,警告所有人员勿触摸排气管,禁止站在排气管下,禁止明火。

(4)若有人员因液氦挥发导致冻伤,谨记:不要摩擦冻伤皮肤,小心去除衣物,用微温水冲洗冻伤皮肤,使用无菌纱布覆盖冻伤皮肤,立刻就医。

(5)发生火灾时,用非磁性二氧化碳灭火器。

(6)及时报告医院消防部、医务处、设备处。

二、放射科急救管理

随着医学影像学学科的发展,放射检查已经成为疾病诊断的主要手段之一,增强CT/MRI检查的患者比例也日益增加。放射科常常遇到"急、危、重"的患者在检查中突发紧急事件或者造影剂不良反应事件,因此要求放射科一线护士与技术员不仅要具备较强的专业知识及操作技能,还必须具备很强的分析能力和应急能力。对放射科的护士与技术员来说,造影剂不良反应的处理流程、急救相关知识的掌握、急救仪器的使用和良好的沟通技巧等技能尤为重要。

(一) 放射科急救用品的准备 (图 9-1)

1. 急救物品

(1) 监测生命体征物品(听诊器、血压计、体温表、电极片)。

(2) 吸氧物品(氧气面罩、吸氧管、简易呼吸气囊);吸痰物品(吸痰管、吸引连接管、玻璃接头);静脉通道用品(各种型号注射器、静脉留置针、头皮针、输液器、输血器、肝素帽、连接管);气管插管用物(舌钳、开口器、压舌板、气管插管包、布胶布);基础盘(聚维酮碘、棉签、胶布、敷贴、手套、剪刀);其他(应急灯、插线板)。

2. 急救设备　急救车、氧气筒、中心供氧、电动吸痰器、中心吸引、心电监护仪、除颤仪、氧气枕、简易呼吸机。

3. 急救药品　各种急救药品根据需要备 5 支,药品盒有醒目标志,包括药名、剂量,备有急救药品登记本,内容包括:药品、剂量、有效期。

(1) 呼吸兴奋期:尼可刹米、洛贝林。

第一层:药品

去甲肾上腺素	阿拉明	盐酸异丙嗪	50%GS20ml	专科特殊用药
异丙肾上腺素	洛贝林	地塞米松	0.9%氯化钠针	专科特殊用药
肾上腺素	尼可刹米	西地兰	利多卡因	专科特殊用药
多巴胺	阿托品	速尿	氨茶碱	专科特殊用药

第二层

麻醉盘:压舌板2个、牙垫2个、舌钳1个、开口器1个、心内注射针2个、无菌纱布5包(无菌单包装存放)	**工具**:手电筒1个、备用电池1节、剪刀1个、绷带1卷、启瓶器1个

第三层

治疗盘:敷贴1包、头皮针2个、砂轮2个、碘伏1罐、棉签2包、止血带2根、纸胶布1卷、弯盘	**一次性物品**:留置针2个、留置针敷贴2个、肝素帽2个、电极片5个

第四层

■ 平衡液500ml×1瓶/袋 ■ 0.9%氯化钠250ml×1袋 ■ 10%GS250ml×1袋 ■ 5%碳酸氢钠250ml×1瓶 ■ 5% GS250ml×2袋 ■ 专科自备抢救药物	**一次性物品**:空针(1ml、2ml、5ml、10ml、20ml、50ml)各2支、输血器2支、输液器2支、连接管2支、吸痰管3根

第五层

氧气装置1套 氧气管1根 输氧卡 供氧湿化水500ml×1瓶	血压计、听诊器 中心吸引器装置1套、吸引导管1根 呼吸气囊盒(人工呼吸面罩+呼吸气囊+吸氧面罩1套+一次性通气导管1个)

图 9-1　抢救车药品、物品放置示意图

（2）拟肾上腺素：肾上腺素、去甲肾上腺素、异丙肾上腺素。

（3）升压药：多巴胺。

（4）强心药：毛花苷 C（西地兰）。

（5）抗心律失常药：利多卡因、心律平。

（6）H_1 受体阻滞剂：盐酸异丙嗪注射液（非那根）。

（7）利尿药：呋塞米（速尿）。

（8）激素类药：地塞米松、氢化可的松。

（9）抗胆碱类药：阿托品、山莨菪碱。

（10）抗惊厥药：地西泮。

（11）其他药品：50% 葡萄糖注射液、20% 甘露醇注射液、5% 碳酸氢钠注射液、10% 葡萄糖酸钙注射液、各种大输液液体（0.9% 氯化钠注射液、平衡液）。

（二）放射科急救管理

1. 各检查间配备完善的抢救物品及药品，做到定位置、定数量、定人管理、定期消毒。

2. 急救车备急救物品、药品清点登记本、口头医嘱登记本。每周检查并登记。

3. 急救药品标签清楚、准确。

4. 建立急救设备仪器维护保养制度，定期保养检查维修，并有记录，确保急救设备功能完好。

5. 定期对放射科医技护人员进行急救技术操作（徒手心肺复苏、吸氧）以及急救仪器的使用（心电监护仪、简易呼吸气囊使用、除颤仪）培训，定期进行造影剂不良反应急救演练。

（三）放射科急救培训及考核

1. **培训对象**　放射科医生、技师、护士，低年资的医生、技师、护士是重点培训对象。

2. **培训目标**　根据放射科的工作特点及工作性质（比如夜班时单独值班的技术员遇到癫痫患者发作时该如何处理，对心搏骤停患者如何实施抢救等）制定相应的培训计划及目标，要求通过培训演练，能够使低年资护士与技术员尽快熟悉放射科的工作环境、布局要求、岗位职责及危急重症患者的管理。

3. 医技护人员急救意识与应变能力的培养，急救技能与操作的培养，团队合作能力的培养。

4. **培训内容**　《危重患者抢救预案及人员分工》《吸痰器的使用》《中心吸氧的操作》《造影剂不良反应的判断及急救措施》《心肺复苏的操作》《造影剂外渗处理办法》《癫痫发作患者的急救》等。

5. **考核**　成立放射科科室培训考核小组，由主任、护士长、技师长分别担任组长、第一副组长、第二副组长，职责为全面监管职工培训，另外，由专职培训老师负责各项操作技术的流程标准。

6. **培训模式**　PDCA＋情景教学模式，本培训模式共范围四个阶段，包括计划阶段、实施阶段、检查阶段与处理阶段。

（1）计划阶段（plan）：了解医技护人员的培训需求。特别对新入科低年资医生、护士、技师的基本情况进行基线调查，包括技能操作情况、急救理论知识、临床工作能力和应急能力等，了解个人对培训内容的需求，做到有的放矢、因材施教。同时，对于低年资医生、技师、护士，在本科室轮转 3 个月后，对本专科工作已经有一定了解，具备相应的急救相关知识后开始培训演练，培训每半个月一次，持续时间为 3 个月。培训期间，每人轮流扮演技师、护士、医生、患者。演练过程中如若发现问题，需要及时提出问题并进行针对性指导，对个别问题进行现场解决，对共性问题需要经考核小组老师讨论后再统一培训。

（2）实施阶段（do）：科室完成案例选择之后，要求参与培训者认真学习相关知识，并熟练掌握该病的临床表现和治疗原则，逐步了解疾病的病因病理和辅助检查等，演练前培训老师利用 PPT 课件进行理论授课，授课前制作好课件并熟练讲授。

（3）情景模拟训练场景设计：由培训老师撰写剧本，设置符合逻辑的病情演变场景，能够充分反映实际工作中患者的病情变化以及可能出现的意外情况，设立三级负责制的应急预案。演练采用情景剧的形式、书面编排的案例，剧本写好后由科室专家技术组进行评估完善，审阅后定稿。

（4）情景模拟训练：模拟训练安排在上班空闲或业余时间，在科室进行演练，设置 1 2 3 4 制的护士抢救配合分工急救护理流程。此 1 2 3 4 制的抢救配合分工流程符合我科实际情况，即将受训人员分组，分别扮演医生 1、护士 2、技师 3、护士 4。患者增强 CT 检查结束后，突然血压下降、休克、气管、支气管水肿痉挛，这种情况属于造影剂重度不良反应，应启动三级应急预案。演练时，医生 1 负责指挥抢救、联系急诊、麻醉科值班医生、科主任和护士长，就地实施抢救；护士 2 负责各种医疗管道，比如输液、注射、导尿等；技术员 3 负责快速安装各种仪器，比如吸氧装置、心电监护仪、生命体征的监测、吸痰装置的准备；护士 4 负责配置各种药物，配合医生进行心肺复苏，必要时协助医生进行气管插管。这样，在抢救过程中大家明确分工，积极合作，能够在最短时间内完成整个抢救过程。在模拟训练过程中，培训老师使用摄像机录制整个演练现场。

（5）检查阶段（check）：定期检查培训计划和工作的落实情况，通过提问、理论考试及操作技能考核等形式，由考核组长、副组长及培训老师检查培训效果，考核合格后方能进入下一阶段的培训。对于不能通过考核者，需要继续培训相关内容；对培训中表现优秀者给予适当表扬，并适当缩短培训时间。

（6）处理阶段（action）：组织参与培训者观看培训老师拍摄的演练短片，对于演练过程中出现的问题进行详细分析，并制定改进措施，共同讨论流程之外还有哪些可能发生的意外情况及处理办法，对考核结果进行总结分析。

第二节　放射科 CT 检查护理

一、CT 检查适应证及禁忌证

CT 增强检查的禁忌证见第四章造影剂不良反应。

（一）CT 检查适应证

1. 头部病变　颅脑外伤、脑梗死、脑肿瘤、炎症、先天畸形等，属于常规和首选检查方法，可清楚显示脑挫裂伤、急性脑内血肿、硬膜外及硬膜下血肿、颅面骨骨折等。CT 诊断急性脑血管疾病，如高血压脑出血、蛛网膜下腔出血、脑动脉瘤动静脉畸形破裂出血、脑梗塞等有很高价值，急性出血可考虑作为首选检查，但急性脑梗死特别是发病 6h 内者，CT 检查不如 MRI 检查成像敏感。

2. **颌面部、颈部** 颌面部肿瘤、骨折、炎症等。

3. **胸部病变** 对于肺部病变（创伤、感染性病变、肿瘤等）包括纵隔内病变有很高的诊断价值。

4. **腹部器官** 可清晰显示实质性器官（肝、胆囊、脾脏、肾脏、肾上腺等）；能清晰显示这些器官部位的肿瘤、感染及创伤解剖位置的病变程度及病变分期，对于腹部内肿块的诊断与鉴别诊断价值大。

5. **盆腔脏器** CT 扫描是卵巢、宫颈和子宫，膀胱、精囊、前列腺和直肠肿瘤诊断、临床分期和放射治疗设计的重要检查手段。

6. **骨骼系统** 颅骨及脊柱轻微骨折、椎间盘病变、椎管狭窄、骨肿瘤、骨结核及炎症等，并能对病变部位进行三维成像（多层面成像）及冠、矢状位的重建。对于膝关节关节软骨、韧带、半月板、滑膜病变等，以磁共振检查为宜。

（二）CT 检查禁忌证

1. **CT 平扫检查的相对禁忌证** CT 平扫检查无绝对禁忌证。婴幼儿、可能妊娠或已经妊娠的女性、危重患者生命体征不稳定、对 X 线高度敏感或不宜接触 X 线患者（如再生障碍性贫血）为 CT 检查的相对禁忌证。

2. **CT 增强检查禁忌证** 见第四节造影剂不良反应相关内容。

二、CT 平扫检查护理常规

（一）检查前护理

1. **患者检查信息登记** 门诊患者凭检查单到放射科登记室进行登记预约，每位患者需留下本人或家属联系方式，以便特殊情况下联系患者及家属。住院患者由管床医生在 PACS 系统进行患者放射检查的申请，由放射科登记室工作人员进行网上预约登记。检查当日，患者持预约单到预约指定的相关检查室进行检查。

2. **核对、确认患者信息** 接检护士仔细阅读检查申请单，核对患者信息（姓名、性别、年龄、检查部位、临床医生扫描要求等）。详细询问病史、评估患者病情、检查部位等，对检查目的与检查部位不相符的检查单，应与临床申请医生核准确认。

3. **健康宣教** 检查前，需对患者进行健康宣教，宣教方式可分为：口头宣教、健康教育宣传书册、视频宣教等。告知患者检查所需时间、检查注意事项以及需要患者配合的相关事宜。

4. **呼吸训练** 胸部、腹部检查的患者在检查前要进行呼吸训练，对于胸部检查患者，指导患者先闭紧嘴巴，用鼻子轻轻吸一口气，对于年老患者，可以用"闻花香"的动作进行吸气。吸气末屏住气，保持胸、腹部静止。腹部检查患者，在扫描过程中嘱咐患者直接屏气。

5. **镇静** 对不配合检查的婴幼儿、躁动、精神异常患者，需镇静后检查，镇静方式及镇静剂选择，需遵医嘱。

（二）检查中护理

1. 再次核对患者信息，采用开放式问答进行核对，如：请问您的姓名是？协助患者上检查床，预防跌倒或坠床，有引流管患者妥善放置，防止脱落。

2. 按照检查部位要求，正确摆放体位，交代患者扫描过程中勿移动身体变换体位。

3. 做好患者非照射部位 X 线防护。

4. 通过观察窗,随时观察患者病情变化。

(三)检查后护理

1. 检查结束后,询问患者有无不适,协助下床。

2. 告知患者及家属领取胶片、报告的时间、地点及方式。

三、CT 增强检查护理常规

(一)检查前护理

1. **患者检查信息登记**　门诊患者凭检查单到放射科登记室进行登记预约,每位患者需留下本人或家属联系方式,以便特殊情况下联系患者及家属。住院患者由管床医生在 PACS 系统进行患者放射检查的申请,由放射科登记室工作人员进行网上预约登记。检查当日,患者持预约单到预约指定的相关检查室进行检查。

2. **核对、确认患者信息**　接检护士仔细阅读检查申请单,核对患者信息(姓名、性别、年龄、检查部位、临床医生扫描要求等)。详细询问病史、过敏史、评估患者病情、检查部位等,对检查目的与检查部位不相符的检查单,应与临床申请医生核准确认。

3. **健康宣教及心理护理**　在常规宣教基础上告知患者增强检查的意义及注意事项,注射造影剂后人体可能出现的正常反应(口苦、口感、全身发热、有尿意等)及不良反应(恶心、呕吐、皮疹),消除患者紧张、焦虑情绪。

4. **增强检查前安全筛查**　具体内容见第四节造影剂不良反应

5. 安全筛查合格的患者,签署碘造影剂使用知情同意书。

6. **注意患者高压注射通道的建立**　注射室留置静脉留置针。

(二)检查中护理

1. 再次核对患者信息,采用开放式问答进行核对,如:请问您的姓名是?协助患者上检查床,预防跌倒或坠床,有引流管患者妥善放置,防止脱落。

2. 按照检查部位要求,正确摆放体位,交代患者扫描过程中勿移动身体变换体位。

3. 做好患者非照射部位 X 线防护。

4. **高压注射通道的确认**　连接高压注射器管道,试推盐水,确保在高压注射状态下,穿刺血管完好通畅。

5. **严密观察**　通过监控观察窗,随时观察患者病情变化及患者静脉穿刺处皮肤状况,防止造影剂渗漏,注意防范造影剂不良反应,做到及时发现、及时处理。

(三)检查后护理

1. 检查结束后询问患者情况,评估有无不良反应,协助下床。

2. 交代患者在观察区休息 15~30min,无不适后在注射室去除静脉留置针,如有不适,立即告知护士。

3. **指导患者进行水化**　具体内容见第四节,造影剂不良反应。

4. 告知患者及家属取片与报告的时间、地点,以及已经回家后出现造影剂迟发反应后的处理对策并及时联系我科。

5. 造影剂不良反应处理办法参照造影剂相应内容(第四节)。

四、CT 常见部位检查护理常规

（一）中枢神经系统 CT 检查护理常规

1. 检查前护理

（1）确认核对患者信息：仔细核对患者信息和检查单信息。

（2）健康宣教与心理护理：主动热情与患者沟通，消除患者紧张焦虑情绪。并进行相关内容知识宣教。

（3）去除头颈部所有金属异物（包括活动性义齿）。

（4）告知患者在扫描时，保持头颈部及身体保持静止。

（5）告知鼻咽部及颈部检查的患者在检查时平静呼吸，扫描时不要做吞咽动作。

（6）增强检查患者需进行高危因素安全筛查，签署 CT 增强检查知情同意书，留置静脉留置针。

2. 检查中护理

（1）合理摆放体位：患者仰卧位，头先进，头置于头架上，保持正中位，人体长轴与检查床长轴一致，双手置于身体两旁。

（2）眼眶单次多层扫描时，需患者闭眼，尽量保持眼球固定不动；不能闭眼患者，指导患者眼睛盯住一目标保持不动。婴幼儿做眼部 CT 需要在睡眠状态下进行。

（3）甲状腺检查患者，一手置于身体旁边，一手上举置于头顶，可减少搏动伪影对图像的影响。

（4）注意保暖。

（5）增强检查患者需观察注射造影剂后有无不良反应发生。

3. 检查后护理 参照 CT 普通检查和增强检查后护理。

（二）胸部及纵隔 CT 检查护理常规

1. 检查前护理

（1）确认核对患者信息：仔细核对患者信息和检查单信息．

（2）健康宣教与心理护理：主动热情与患者沟通，消除患者紧张焦虑情绪，并进行相关内容知识宣教。

（3）去除胸部所有金属异物（包括女性患者的文胸、项链及带有金属拉链与金属扣的衣服）。

（4）婴幼儿或不配合患者需检查前镇静。

（5）指导患者平静呼吸，听从技术员口令进行屏气，并尽量保持身体处于静止状态。

（6）增强检查患者需进行高危因素安全筛查，签署 CT 增强检查知情同意书，留置静脉留置针。

2. 检查中护理常规

（1）合理摆放体位：患者仰卧位，头先进或足先进，保持正中位，人体长轴与检查床长轴一致，双手上举置于头上方。

（2）扫描时配合技术员口令进行屏气，嘱咐患者尽量避免咳嗽，并保持身体静止状态。

（3）注意保暖：因为诊室温度较低，需要给患者加盖被子保暖。

（4）增强检查患者需观察注射造影剂后有无不良反应发生。

3. 检查后护理常规 参照 CT 普通检查和增强检查后护理。

（三）冠状动脉 CTA 检查护理常规

1. 检查前护理常规

（1）环境及物品准备：患者候诊及检查环境安静、清洁、舒适。物品准备：便携式脉搏血氧饱和度仪、心电监护仪、氧气、计时器或手表等。药品准备：美托洛尔（倍他乐克）。

（2）评估患者、核对患者信息：核对患者检查申请单信息，明确检查目的及要求，评估患者病情、心理状态、配合及沟通能力，详细询问患者病史（既往史、检查史、用药史、现病史、过敏史等）、筛查高危人群，查阅患者心电图或超声心电图检查结果，并记录于申请单上。

（3）健康教育与心理护理：接检护士热情接待患者，向患者介绍环境并解释检查目的及注意事项，消除患者紧张焦虑情绪，避免患者因紧张、恐惧而导致心率加快。患者饮食要求如下：①检查前 12h 禁止摄入茶、咖啡等含有咖啡因类的饮食。②患者检查当日可适当进食、不需禁水，避免空腹或饱餐状态下检查，因为空腹时间过久易出现低血糖，引起心率加快或心率不稳（尤其针对糖尿病患者）；胃内食物过多时，血液重新分配，改变心肌供血，从而影响心率，也易导致不良反应时发生呕吐。

（4）心率准备

1）患者在准备间静息 10～15min 后用脉搏血氧饱和度仪检测心率。

2）64 排 CT 心率控制在 75 次 /min 以内，双源 CT 或其他高端 CT 可适当放宽。

3）对静息心率 >90/min、心律失常，且对 β 受体阻滞剂无禁忌者，可在医师指导下服用 β 受体阻滞剂，以降低心率和 / 或稳定心律，服药后再面罩吸氧 5～10min，采用心电监护仪持续心电监护，观察服药及吸氧前后心率或心律变化状况，训练吸气、屏气，心率稳定后可扫描。对于心率 >120 次 /min 或服药后仍心律不齐的患者，放弃检查。

（5）呼吸训练：指导患者进行有效的吸气、吐气、屏气。呼吸训练方法分四种：①嘴巴紧闭，用鼻子轻轻吸一口气，就像吸花香一样轻轻吸一口气到腹部，然后如游泳屏气一样把气屏住。②平静状态下直接屏气。③直接用手将鼻子嘴巴捂住屏气。根据患者不同情况采取不同训练方式，强调呼吸幅度保持一致，切勿呼吸过深或过浅，屏气时，胸、腹部保持静止状态，避免产生呼吸运动伪影。

（6）留置 18G 静脉留置针，选择"粗直"肘正中静脉和前臂静脉，尽量避开手背静脉和掌前静脉。

2. 检查中护理常规

（1）摆放体位：仰卧位、足先进、身体置于检查床正中，两臂上举。

（2）心电监测：正确安放电极片，连接心电门控，观察心电图情况。

（3）连接高压注射器：试推盐水，确保血管通畅。

（4）告知患者注意事项（身体和穿刺肢体保持不动），推药时会有尿意及全身发热情况属于正常情况。对于高度紧张患者，可以通过扫描间话筒呼叫给予安慰和鼓励。

（5）通过监测显示器仔细观察患者情况，有无造影剂渗漏及造影剂不良反应等，一旦发现，立即停止注药和扫描，进机房查看患者。

（四）主动脉夹层患者 CT 检查护理常规

主动脉夹层（aortic dissection，AD）是一种急性的、对生命造成极大威胁的疾病，其主要特点是主动脉壁内侧撕裂和纵裂而引起相应脏器灌注不足、填塞等综合征或瓣叶关闭不全等症状。据相关报道显示,AD患者急性发病在24h内的病死率为60%左右,在7d内的病死率为70%~75%,在3个月内的病死率为90%左右,只有少数患者的生存期大于1年。主动脉夹层CT征象是主动脉夹层诊断的主要影像学依据,采用CT影像技术能够判断患者病变的范围、内膜瓣的走行特点以及内膜破口的准确位置。

1. **开通急救检查绿色通道** 对怀疑有主动脉夹层的患者,临床医生提前电话预约检查室,做好检查准备,并有临床医生陪同检查。

2. CT室护士准备好急救器材、药品、物品,做好急救准备。

3. 嘱病房护士尽量建立两条静脉通道,选用至少20G的留置针,在上臂选择弹性较大的肘静脉或桡静脉进行静脉穿刺,保证穿刺成功,以防止造影剂外漏及高压注射下血管发生破裂。留置针穿刺处应严格消毒,防止继发感染。AD患者需保持呼吸道通畅,给予高流量吸氧,吸氧浓度40%~50%,潮气量810ml/kg。护理人员应随时观察患者氧气吸入情况。

4. 搬运患者至检查床时轻抬轻放,避免振动和多次搬动,发现病情变化及时处理,仔细检查输液通道及氧气管道是否通畅,防止搬运过程中折断或脱落,协助患者采取舒适卧位。

5. **病情评估** 严密观察患者血压、心率、呼吸、意识的变化,持续心电及血压监测,并根据血压情况遵医嘱调整降压药物的剂量。

6. **加强心理护理** AD患者病情危重,有较强的濒死感,多数患者存在恐惧等心理反应,也会由于疼痛剧烈而出现烦躁不安的情绪,这对检查前控制血压非常不利。护理人员要及时对患者给予心理疏导和安慰,对检查的必要性进行解释,简单介绍CT检查的方法及用药等,以减轻患者焦虑、恐惧心理,并且做好家属的心理护理。

7. **正确摆放检查体位,遵医嘱给药** 患者进入CT室后需摆好检查体位,双手上举摆放置头顶处(无法上举的患者,手可以放身体两侧),身体制动,再次检查输液通道及氧气管道是否通畅。

8. **使用造影剂的护理** 连接高压注射器,试推10~15ml生理盐水,以确保管道通畅后再进行检查。向患者说明注射药物时会出现轻度恶心,伴全身发热、喉咙烧灼感,这些反应属于正常药物反应,嘱患者不必惊慌,同时嘱患者在检查中应配合医生指令随着机器憋气。

9. **注意保暖** 避免因受凉引起咳嗽而导致夹层破裂。

10. **严密监测患者病情** 严密监测患者生命体征,当出现脉搏细速、呼吸困难、面色苍白、皮肤发冷、意识模糊等症状,提示动脉瘤破裂出现失血性休克,应立即停止扫描,应启动急救应急预案。同时联系急救手术室,遵医嘱立即给予哌替啶100mg肌内注射,通过静脉通路并快速补液及静脉使用多巴胺,控制血压在110/60~120/70mmHg,给予高流量吸氧,维持机体心、脑、肾灌流量的最低程度(组织正常血供的25%~30%),并立即通过绿色转运通道将患者转急救手术室在全身麻醉、低温体外循环下施行手术治疗,在转运过程中护理人员应密切关注患者的意识、心率、血压及呼吸,检查各种管道是否通畅等。

11. 扫描中若发现有主动脉夹层应按照放射科危急值处理,立即告知临床医生及病房检查结果,禁止患者擅自离开检查室,须由专人陪同,用平车将患者护送至病房或急诊科。

12. 告知家属取片、报告的方式及时间。

(五)肺栓塞CT检查护理常规

肺动脉及其分支被栓子堵塞引起一部分肺组织供血障碍,称为肺栓塞。栓子多数来自下肢深静脉,其次为盆腔静脉、上肢静脉及颈部静脉。久病卧床、大手术后、妊娠和心功能不全易发生静脉血栓,也是肺栓塞的常见病因。临床上对于肺栓塞的诊断需依靠辅助检查,CT检查具有扫描快、图像清晰、安全、迅速等特点,完全适用于肺动脉栓塞的临床检查,特别对于急、重症患者,更为安全、方便,在协助肺栓塞的诊断中起到重要作用。

1. **开通急救检查绿色通道**　对怀疑有肺栓塞的患者,临床医生提前电话预约检查室,做好检查准备,并由临床医生陪同检查。

2. CT室护士准备好急救器材、药品等物品,做好急救准备。

3. 嘱病房护士尽量建立两条静脉通道,选用至少20G的留置针,在上臂选择弹性较大的肘静脉或桡静脉进行静脉穿刺,保证穿刺成功以防止造影剂外漏及高压注射下血管发生破裂。留置针穿刺处应严格消毒,防止继发感染。

4. **病情评估**　核对患者检查的信息,严密观察患者有无口唇发绀、呼吸急促、胸闷气短、胸痛、咯血等症状。心电监护监测患者生命体征及血氧饱和度变化。

5. **吸氧**　给予高浓度氧气吸入,保持呼吸道通畅,及时吸痰,以防痰液阻塞。

6. **呼吸训练**　指导患者正确呼吸及屏气,屏气要求在患者能承受的范围内,切忌过度屏气导致强烈疼痛不适,以致栓子脱落。

7. 搬运患者至检查床时轻抬轻放,避免振动和多次搬动,发现病情变化及时处理,仔细检查输液通道及氧气管道是否通畅,防止搬运过程中折断或脱落,协助患者采取舒适卧位。

8. **正确摆放检查体位**　仰卧位、足先进、身体置于检查床面中间,两臂上举(无法上举的患者可以将手放于身体两侧)。

9. 注意保暖,避免受凉引起咳嗽,防止咳嗽引起栓子脱落。

10. **严密监测**　严密观察患者病情及监测生命体征,重点观察患者呼吸频率和血氧饱和度的变化,并做好记录。

11. 扫描中若发现有肺栓塞应按照放射科危急值处理,立即告知临床医生及病房检查结果,禁止患者擅自离开检查室,须由专人陪同,用平车将患者护送至病房或急诊科。

12. 告知家属取片、报告的方式及时间。

(六)腹部CT检查护理常规

CT腹部检查分上腹、中腹、盆腔、全腹,包括肝、胆、脾、胰、肾、肾上腺、肠、膀胱、子宫和附件等。腹部脏器复杂、相互重叠,空腔脏器(胃、肠、膀胱)因含气体和/或液体及食物残渣,位置、形态、大小变化较大,可影响图像质量和检查效果,因此做好腹部CT检查前的准备工作至关重要。

1. **评估患者**　询问患者病史、既往史、过敏史,查看患者其他检查的阳性体征和结果,如B超、肝肾功能、胃镜、肠镜、甲胎蛋白等。确定患者能否饮水(因疾病原因禁食水的患者在腹部检查时要特别注意)。

2. **胃肠道准备**　①检查前一天清淡饮食,检查前禁食4h,不禁饮(此要求急诊患者除外);②检查前一周禁止行胃肠钡餐检查。

3. **心理护理**　护理人员针对不同文化层次及心理状态患者进行解释和疏导,缓解患者紧张情绪。

4. **患者准备**　患者着无金属的衣裤,须去除金属饰品,解除腹带及外敷膏药。

5. **呼吸训练**　扫描时呼吸伪影会引起病灶遗漏和误诊,对于判断胃肠道走向和分析病变性质有很大影响。因此检查前对患者进行屏气训练,保持呼吸均匀平稳。

6. **检查前饮水** 水可用于上、中腹的胃肠充盈,可与胃壁构成良好的对比,有利于病变的诊断和分期,是胃部 CT 检查最理想的造影剂。同时胃充盈使肠道下移,可充分暴露肝、胆、脾、胰。①上腹部检查前 0.5h 饮纯水 200～300ml,检查前 10min 再饮水 200～300ml。②中腹检查前 1h、30min 各服用 300ml,检查时加饮 200～300ml。③下腹及全腹检查前 1h 饮水 300ml,患者自觉膀胱充盈后加服 300ml,立即行 CT 检查。

7. **正确摆放体位** 仰卧位、足先进、身体置于检查床面中间,侧面定位线对准人体正中冠状位。两臂上举(无法上举的患者可以将手放于身体两侧)。

8. 腹水严重的患者因横膈受压迫平卧困难,可垫高胸部高度,高度以不影响扫描床进出为宜。

9. 神志不清患者及婴幼儿,需家属陪同,防止坠床。同时注意保暖。

10. 因腹部检查前禁食,检查结束后须协助患者下检查床,防止因低血糖、体位性低血压造成跌倒及坠床。

11. 膀胱过度充盈者,小便时不宜过快、过多,防止发生虚脱和低血压。

(七) 特殊患者 CT 检查护理常规

1. **气管切开患者 CT 检查护理常规**

(1)清理呼吸道:护士准备好吸痰装置和吸痰盘,进入 CT 检查室前充分吸氧、吸痰,保持呼吸道通畅,防止患者检查时痰液堵塞致缺氧,也防止检查时患者呛咳致检查失败。

(2)吸氧:备好氧气枕给氧,维持有效的血氧饱和度。

(3)其他参照普通或增强 CT 护理常规。

2. **多发伤患者 CT 检查护理常规**

(1)开放绿色通道:急诊科或病房医生须评估患者能否配合 CT 检查,并电话通知 CT 室接检,须有临床医生陪同。

(2)急救准备:备好急救药品和器材,随时启动急救程序。

(3)严密观察病情,检测生命体征,保持呼吸道通畅,确保静脉通道及各类引流管通畅。

(4)心理护理:多发伤清醒的患者多半处于极度恐惧状态,护士应给予鼓励和安全。

(5)医护人员做好自身防护,戴好口罩、帽子、手套,防止患者血液、体液污染,检查床上铺一次性床单、看护垫。接触患者后及时洗手。

(6)患者转移:调整检查床与平车或病床平行,利用平车或床上床单将患者平移到检查床上。对于有骨折的部位重点保护,妥善保护好各种管道,防止牵拉、脱落。

(7)防止坠床:对于躁动、神志不清患者妥善固定,防止坠床。

(8)及时将患者危及生命的阳性结果报告临床医生。

(9)告知医生或家属取片和报告的时间、地点。

3. **多重耐药菌患者 CT 检查护理重点** 多重耐药菌是指对临床使用的三类或三类以上抗菌药物同时出现耐药的细菌。通过各种医源因素多重耐药菌的耐药质粒能够在各科室的菌株间形成播撒,造成耐药菌株在院内流行。放射科作为患者流动性较强的科室,预防多重耐药菌传播是放射科工作重点。

(1)成立多重耐药菌患者专用检查间:检查间内备多重耐药菌专用物品(一次性床单、帽子、口罩、手套、隔离衣等),不能专用的物品用后严格消毒,检查床表面用消毒剂及时消毒。

(2)检查前临床医生提前电话通知 CT 室做好相关准备。

（3）做好职业防护：接触多重耐药菌患者时做好职业防护，穿好防水的一次性隔离衣，戴帽子、口罩、手套。

（4）终末消毒：检查结束，患者离开扫描间后，进行终末消毒，对检查床进行彻底消毒，医疗废物按照相关规定处理。

（八）小儿镇静护理常规

磁共振成像（MRI）检查技术具有无创，无 X 线辐射的优点，已广泛应用于临床，成为诊断儿童疾病的重要检查手段。但 MRI 的特殊性，患儿的不合作均会造成伪影，影响诊断。故患儿镇静制动的方法及效果在 MRI 检查中起着重要作用。

1. **实施规范的镇静评估方法**　镇静前签署镇静同意书。向婴幼儿家长详细讲解镇静的全过程、给药方法及在使用药物过程中可能出现的情况，减少家长的担忧，取得婴幼儿家长的理解与配合。

2. 选择合适的 MRI 检查前婴幼儿镇静评估工具　结合 2013 版儿童重症监护治疗病房镇痛和镇静治疗专家共识，选择 Ramsay 镇静评分法作为 MRI 检查前婴幼儿的镇静评估工具。评分 2～4 分认为可以完成检查。

3. 制订睡眠计划，针对婴幼儿镇静前缺乏睡意实施针对性睡眠剥夺　睡眠剥夺（sleep deprivation，SD）是指人因环境影响丧失正常所需睡眠量的状态。即在日常所需睡眠量的基础上人为的使婴幼儿失去部分正常的睡眠量。研究证明，短时间睡眠剥夺并不会对婴幼儿产生明显的不良影响。根据检查的时间结合婴幼儿的作息习惯制订适宜的睡眠计划。

4. 在临床医生的指导下可给予口服、静脉、灌肠镇静药物等方法促进患儿配合检查，镇静的过程中注意对患儿面色、呼吸频率、节律、动度的观察。

5. 镇静患儿检查结束后需在观察室观察 1h，等患儿完全苏醒后方可离开。

（九） CT 增强检查，各部位对应留置针型号选择（禁止穿刺手背及掌腕近侧静脉），见表 9-1。

表 9-1　各部位对应留置针型号选择

头、颈部 CTA	右上肢 18G
冠状动脉血管成像 肺动脉血管成像 胸腹主动脉 CTA 肝门静脉血管成像 肾动脉血管成像 下肢静脉血管成像	上肢 18G
胸部、腹部增强	成人：至少 22G（体重超过 75kg 者至少 20G） 婴幼儿：24G

第三节　放射科 MRI 检查护理

MRI 已越来越广泛应用于临床各系统的检查治疗中，现将 MRI 检查的适应证、禁忌证叙述如下。

一、MRI 检查适应证及禁忌证

（一）MRI 检查适应证

1. **头颅疾病** MRI 对脑实质病变的显示及诊断优于 CT 检查。头颅外伤的显示及诊断，MRI 检查不及 CT 敏感，MRI 难于发现新鲜出血。

2. **脊柱和脊髓疾病** MRI 是诊断脊柱和脊髓疾病的首先检查方法。

3. **头颈、颌面部疾病** 尤其适用于头颈部肿瘤和肿瘤样病变的诊断与鉴别诊断，是鼻咽癌、喉癌的首先影像学检查方法。

4. **胸部疾病** 肺部疾病首先 CT 检查，但胸膜病变、肺门病变、邻近纵隔和胸壁的肺病变可选用 MRI，MRI 是诊断纵隔肿瘤及肺小结节的首先检查，也是诊断乳腺疾病的重要方法。

5. **心脏、大血管疾病** MRI 在心脏大血管检查中独具优势，心脏、大血管病变首先 MRI 检查。MRI 诊断心肌梗死、心肌病、瓣膜病、心包病变、先天性心脏病及心脏肿瘤，优于其他影像学检查方法。

6. **腹部和盆腔疾病** 腹部和盆腔器官是 MRI 检查的优势部位，是子宫、前列腺病变的首选影像学检查。

7. **骨关节和软组织病变** 关节内软骨盘、肌腱、滑膜损伤与病变，MRI 是首先检查方法，同时也是股骨头缺血性坏死的首选检查。

（二）MRI 检查的禁忌证

1. **绝对禁忌证**

（1）安装有胰岛素泵及 Medtronic EnRhythm 起搏系统之外的心脏起搏器者。

（2）安装有神经刺激器者。

（3）眼球内有金属异物者。

2. **相对禁忌证者**

（1）体内有金属异物（义齿、节育环、金属植入物等）。

（2）幽闭恐惧症患者及易发心跳骤停者。

（3）孕妇和婴儿应需医生仔细评估收益 / 风险后再检查。

二、MRI 检查的安全准备

1. MRI 室工作人员在上岗前需进行严格的岗前培训，学习并掌握相关应急预案。

2. 制订安全检查操作流程并严格执行。

3. MRI 操作间和设备间的钥匙由专职护士或指定专职人员负责保管。

4. MRI 工作人员应具备高度责任心和慎独精神，认真做好检查前健康教育，组织患者观看健康宣教视频，并严格执行检查前筛查工作。

5. 患者需签署《磁共振检查者知情同意书》，在无法确定患者是否可以安全进行 MRI 扫描的情况下，严禁进行检查。

6. 进入 MRI 扫描间的患者或家属，必须经过严格安全检查，使用金属探测仪进行排查。去除身上的手机、磁卡、手表、硬币、钥匙、打火机、皮带、项链、耳环、纽扣等金属物品。

7. 严禁各类大型金属物体进入磁体间，如铁制的平车、担架、轮椅，以及氧气瓶、消毒灯、非抗磁性高压注射器、患者病床等，以防止吸入磁体造成严重的设备损害，甚至危及人身安全。若是需转运卧床患者进扫描间，须配置 MRI 室专用抗磁床。

8. 体内有任何电子装置（如心脏起搏器、胰岛素泵）的患者及家属，禁止进入 MRI 检查室。

9. 体内有植入物或金属异物的患者需向 MRI 工作人员说明，并经查证此金属物可进相关场强的磁共振，方可进行 MRI 检查。根据体内植入物在磁场中的表现，一般可分为铁磁性和非铁磁性两大类，非铁磁性植入物又有金属性和非金属性之分，见表9-2。

表9-2　体内植入物根据磁性分类

体内植入物	铁磁性		不宜做磁共振检查，除非有资料表明该铁磁性
	非铁磁性	金属性	可以做磁共振检查，但会导致图像出现严重的金属伪影。
		非金属性	可以做磁共振

体内植入物根据含电路与否又分为"主动"和"被动"。"被动"体内植入物指不含电路或磁化激活元件的植入物，如骨科材料、动脉支架、血管瘤夹、吻合器等，反之就是"主动"的电子刺激器类植入物，如心脏起搏器、脑深部刺激器等。

三、常见体内植入物的磁共振安全性

1. 钢板、钢钉等磁性材料（特别是早期的国产骨科材料）类骨科植入物属于 MRI 检查禁忌。目前骨科植入物大多是采用钛（无磁）或钛合金（弱磁性），如果确认则可以安全接受 MRI 检查。

2. 心脏支架由不锈钢和钛、钽做成，Hug 等专家对 19 个不同支架在 1.5T 场强中进行铁磁性和热改变检测，结果表明 MRI 不会造成支架松脱或显著温度改变，故冠状动脉内支架在静磁场环境下的诱导电流和加热不足以对人体造成危害，心脏支架植入后做 1.5T MRI 检查是安全可行的。

3. 动脉瘤夹常用于颅内动脉瘤和动静脉畸形的治疗，动脉瘤夹中铁磁含量达到多少就会在 MRI 检查时对患者产生危害，目前尚无定论。有些类型的动脉瘤夹仍禁止用于 MRI 检查。只有非铁磁性或弱铁磁性材料制造的动脉瘤夹才可进行 MRI 检查，一些由非铁磁性或弱铁磁性物质制成的动脉瘤夹被认为是安全的，可以接受 1.5T 或 1.5T 以下磁场强度的 MRI 检查。

4. 起搏器（pacemaker，PM）曾作为 MRI 检查的绝对禁忌证，但随科技发展，材质改进，这一检查指南应重新给予审定，以利于需要检查 MRI 但已安置了起搏器的患者得到必需的检查，以免只能用有创或其他替代方式检查，增加患者风险和延缓诊疗，对患者健康造成重大影响。如 Medtronic EnRhythm 起搏系统是目前全球第一个在产品说明中标示可以安全进行 MRI 检查的起搏器，该系统已在欧洲上市，并获得美国 FDA 批准开展临床安全性研究。美国心脏协会（American Heart Association，AHA）于 2007 年发布了心血管装置患者行 MRI 的声明，欧洲心脏病学会（European Society of Cardiology，ESC）也于 2008 年发布相关建议，建议非起搏器依赖患者 MRI 不要冒然检查，而且应当仅考虑那些有强烈临床指征且获益明确大于风险的病例。起搏器依赖患者原则上不做 MRI 检查，除非非做不可的情况并且获益明确大于风险。考虑到目前这方面研究结果还比较少以及潜在的风险,在为此类患者行 MRI 检查时,建议:①告知患者并获同意;②有熟悉起搏器功能的专科医生场;③检查 MRI 前后询问起搏器参数;④如为 PM 依赖者程控 PM 改为非同步起搏后再行检查;⑤对 SAR 能量进行限制;⑥心电监测和准备好抢救设备及药物。

四、体内植入物磁共振安全的对策

1. 建立详细而有效的安全筛查措施,这是保证每一个患者安全接受 MRI 检查的最重要环节,也是从事 MRI 检查工作的相关医疗机构每日面临的挑战和担负的重大责任。体内植入物相关的磁共振扫描不良事件大部分是由于没有认真有效地筛查造成的。

2. 加强体内植入物管理及登记。手术医生应负责将体内植入物生产厂商、类型印刷在产品标签上,以防没有及时记录,时间久了很难再查证,导致检查科室难以做出准确判断,从而影响患者的检查。

3. 由于不同 MRI 设备的静磁场强度和梯度磁场强度的差异、所采用的线圈、患者摆放的体位、患者体内金属植入物相对于扫描机的方位等因素在很大程度上将影响 MRI 检查的安全性,因此在风险评估时必须考虑植入物的位置和扫描部位,例如头部扫描对胸部的心脏脉冲发生器会产生最大感应电流,对下肢植入物的影响就比较小,也就是说磁共振检查的禁忌证对于某些扫描部位可以例外,最好是咨询有关安全专家再决定是否给予扫描,曾经安全接受 MRI 检查并不能作为下一次接受 MRI 检查的安全保证。

4. MRI 工作人员必须接受磁共振相关安全训练。患者准备时应详细询问每一位受检者病史,体内是否有植入物,问清植入物类型及植入时间等,并详细填写磁共振安全筛查表,由患者或其亲属签字确认。若无法确定植入物是否安全,而且病情需要要求扫描时,应尽量在磁场强度较低的设备上进行扫描,以减少风险。检查过程中如果发现患者体内存在植入物,应马上停止扫描,检查或询问清楚,再决定是否继续扫描。

5. 体内植入物患者的 MRI 检查应采用优化的脉冲序列,一方面缩短扫描时间,另一方面避免采用弥散等梯度切换率很高的序列,尽可能减低风险。

6. 大多数体内植入物安全性检测是在 1.5T 甚至更低的静磁场中进行的。1.5T 磁场表现为弱磁性的材料在更高场强中可能出现明显的磁场相互作用,随着超高场 3T MRI 逐年增多,其安全性的影响值得密切关注。体内植入物患者的 MRI 检查应尽量避免在超高场 MRI 上进行,以免更高强度磁场、射频场和梯度带来更大的潜在风险。

7. 妊娠 3 个月内的孕妇应尽量避免进行 MRI 检查,若病情需要,则需咨询相关专家进行获益 / 风险相关评估,若是获益大于风险,需取得患者及家属同意,签署知情同意书后方可进行检查。

8. 危重患者进行 MRI 检查前需进行评估,检查中需持续监测生命体征,需有专科医生在场,备好抢救物品及药品,病情出现变化时,立即停止检查。

9. 婴幼儿、躁动、精神异常、幽闭恐惧症患者,必要时需给予镇静剂,由专人陪同完成检查。

10. 摆放患者体位时,严禁患者体位形成回路(双手不能交叉放在检查床上,双手皮肤不能与身体其他部位皮肤直接接触,其他部位裸露的皮肤不能相互接触,以免产生回路)。患者皮肤不可直接接触磁体内壁及各种导线,以防被灼伤。

11. 婴幼儿口服镇静剂时,应在 MRI 护士的指导与协助下喂服,防止呛咳引起窒息。

12. MRI 技师与护士在患者检查中需密切观察患者病情变化,定时询问患者感受。

五、MRI 检查护理常规

1. 简化预约流程,分时段预约及便民措施的实施 由于磁共振成像扫描检查时间较长,往往导致患者的等候时间延长,同时未实施分时段预约检查前,患者不知晓具体的等候时间,只能按照自己的习惯,一早就到 MRI 检查室门口排队守候,造成检查室门口人满为患,不仅给医务人员带来很大压力,而患者在嘈杂的环境中等待,尤其是候诊时间较长,更加重了患者的烦躁焦虑情绪。分时段预约检查是目前大型综合医院广泛推行的预约方式,患者可根据自己的时间安排,合理选择时间段或时间点,就诊当天按时赴约,即可轻松完成检查。由于腹部增强患者需要禁食 4h,而针对衰弱及低血糖患者,由于禁食时间过长,会加重患者不适感,在科室准备糖果及热水,给患者提供人文关怀,提高患者对检查的依从性。

2. 全面评估患者的病情 询问病史,核对患者检查信息,了解患者有无严重心功能不全[美国纽约心脏病协会(NYHA)Ⅲ~Ⅳ级],肺功能障碍。患者及家属仔细阅读《磁共振成像增强扫描知情同意书》并签字。

3. 心理护理及健康宣教 检查前 1d,护理人员持检查预约单访视患者,介绍环境,了解患者心理状况和对磁共振成像这种检查技术的了解。向患者介绍检查医生及 MRI 检查的注意事项,帮助患者对磁共振成像检查技术有正确的认识,腹部检查患者须告知检查前禁食 4h。针对幽闭恐惧症患者,提前适应环境,可缓解患者紧张恐惧情绪,提高检查的依从性。同时可用渐进放松法帮助患者消除紧张恐惧(双眼轻闭,全身放松,依次为头、双手、身躯、下肢、双脚,休息一会,如此反复),可分散其注意力,同时配合肢体穴位按摩:用大拇指尖端掐压患者双侧合谷、内关穴位,每处连续按摩至少 30s,并交替进行,可减少患者痛苦及恐惧,减少恶心、咳嗽等症状。对于严重幽闭恐惧症患者,由家属陪同进入扫描间,家属可手握患者双手,给予心理支持。

4. 呼吸指导及呼吸训练 腹部及胸部检查患者需配合呼吸,磁共振检查呼吸配合和 CT 检查呼吸配合过程不一样,所以需特别注意。指导患者进行腹式呼吸,一只手放在胸部,另一只手放在上腹部,嘱其用鼻吸气,吸气时让腹部鼓起,然后再缓慢吐气,患者在 3s 左右完成一次平静的呼吸气过程,吸气与呼气的时间比例为 1:2,每组持续 3min 左右,间断训练多次。并根据屏气口令进行屏气,屏气时间一般为 15~20s,可将此屏气的方法与游泳屏气相比较,告知患者游泳屏气是先吸气再屏气,而此检查是先吐气再屏气,为"吸气—吐气—屏气"三步,患者屏气时开始进行射频脉冲的激发和采集,屏气扫描可明显减少运动伪影,提高图像质量。采用深呼吸末即刻屏气的呼吸控制方法,可以有效地控制呼吸动度,保证胸腹各器官的准确扫描定位,又能延迟呼吸控制时间,为临床诊断提供更广泛可靠的有利条件,对于年纪大、认知欠佳的老年患者可以利用通俗易懂的话语比如用"闻花香"的动作吸气,"吹蜡烛"的动作吐气,吐气末屏住呼吸,并强调在屏气过程中避免咳嗽、打嗝、说话及吞咽动作。腹式深呼吸不仅有利于数据采集,还能促进人体与外界的氧气交换,使心跳减缓、血压降低,转移人在压抑环境中的注意力,并提高自我意识。根据呼吸门控波形制定扫描计划可以人为地调整患者的呼吸频率,缩短(TR)时间,以减少因扫描时间过长导致患者依从性降低，影响检查效果。对一些屏气较差的患者，扫描期间，通过对答系统询问患者的配合情况，可给患者倒数屏气时间，使其有心理准备，并用鼓励性的语言进行安慰，使其积极配合，并及时观察扫描图像质量。对于屏气不成功的患者，采取捂住口鼻的方法，使其被动屏气，可取得满意效果。

5. 听力保护及预防跌倒、坠床　MRI检查在成像过程中，由于梯度磁场和射频脉冲规律性的开启和关闭，造成梯度线圈的规律性振动而形成噪声。目前使用的0.2~4.0T的MRI设备，其噪声范围在82~93dB，一般不会对人体产生有害影响，但某些患者也可产生短暂性的听力降低、烦躁和不适，通常均可恢复。使用耳塞可帮助降低噪声10~30dB，因此在作MRI检查时推荐使用耳塞。因磁共振成像扫描床离地高度约为120cm，宽度约为50cm，对于年老体弱的患者要预防跌倒及坠床：①将扫描床调至方便患者上下床的高度。②保持地面干燥，无障碍物。③必要时专人陪同检查（取得家属同意）。④上下检查床要询问患者有无不适，防止因直立性低血压、低血糖导致跌倒风险。⑤行动不便的患者应搀扶进出检查室。

6. MRI钆造影剂的临床不良反应观察及护理　近年来，我国曾有MRI钆造影剂引起不良反应的相关报告，并呈逐渐上升趋势，且国内外也曾有严重不良反应甚至死亡的病例报告，故做好MRI造影剂不良反应的观察与护理、保证患者安全是我们工作的重中之重。在增强检查过程中、检查后30min，由责任护士全程观察患者。如注射过程中出现不良事件，则立即停止注射、结束扫描，按照相关处理预案进行处理。当患者主动告知医务人员或护士巡视中发现异常时，由接诊医师判断是否为造影剂不良反应，并判断其严重程度，给予相应的处理或抢救措施。由医师根据患者的主诉、体征检查及实验室检验结果明确诊断。

7. MRI钆造影剂外渗的处理

（1）轻度渗漏：多数损伤轻微，无需处理，但需要嘱咐患者注意观察，如果有加重，应及时就诊。对个别疼痛较为敏感者，局部给予普通冷湿敷。

（2）中重度渗漏：可能引起局部组织肿胀、皮肤溃疡、软组织坏死和间隔综合征。处理措施：①抬高患肢，促进血液回流。②早期使用50%硫酸镁保湿冷敷，24h后改为硫酸镁保湿热敷，或者黏多糖软膏等外敷；也可以用0.05%地塞米松局部湿敷。③造影剂外渗严重者，在外用药物基础上口服地塞米松5mg，每天3次，连续服用3d，必要时，咨询临床医师用药。

8. 肾源性系统性纤维化（nephrogenic systemic fibrosis，NSF）的预防　NSF是一种罕见的、可致命的全身疾病，以广泛组织纤维化为特征，发展到最后常引起关节固定和挛缩。为减少NSF的发生，每个磁共振成像增强检查的患者在检查前需检查肾功能并评估，对于肾小球滤过率小于30ml/（min·m²）的患者及需要透析的患者行MRI增强检查前，要权衡利弊，利大于弊的情况下才可能考虑，并积极预防NSF的发生。且钆造影剂尽可能在满足诊断要求的情况下使用最低剂量，如有关研究推荐的1/4剂量（0.025mmol/kg），此外尽量减少钆造影剂暴露次数，减少其在患者体内的累积剂量，寻求替代造影剂或技术，如锰造影剂或无造影剂增强的核磁共振成像血管成像技术。其他如控制炎症、改善患者全身状况等，并于检查结束后，嘱咐患者多饮水，加速体内残余造影剂排出体外。

第四节　造影剂不良反应

一、造影剂概念

以医学成像为目的，将某种特定物质引入人体内，以改变机体局部组织的影像对比度，这种物质被称为"造影剂（contrast media）"。

二、放射科造影剂种类

X线造影剂：①钡类造影剂，硫酸钡干粉、硫酸钡混悬剂；②碘类造影剂，按在溶液中是否分解为离子，又分为离子型造影剂和非离子型造影剂；按分子结构分为单体型造影剂和二聚体型造影剂；按渗透压分为高渗造影剂、低渗造影剂和等渗造影剂；③CO，造影剂。

MRI造影剂：①静脉内使用钆类造影剂、锰类造影剂、铁类造影剂；②胃肠道内使用铁类造影剂。

1. 碘造影剂分类　碘造影剂通常有三种分类方法：①按照在溶液中是否电离出离子分为离子型和非离子型造影剂；②按照渗透压分为高渗、低渗和等渗造影剂；③按照化学结构分为单体和二聚体型造影剂。

碘造影剂自研发以来，经历了从离子型到非离子型、从高渗到低渗直至等渗的发展过程：①高渗造影剂为离子型单体，其渗透压高达血浆渗透压的5～7倍；由于不良反应相对较多，目前已很少使用。②低渗造影剂是由于其相对于离子型高渗造影剂（如泛影葡胺）渗透压明显降低而命名，包括非离子型单体和离子型二聚体两种造影剂剂型，其渗透压约为血浆渗透压的2倍。③在低渗造影剂之后进一步降低渗透压研发出了等渗造影剂，等渗造影剂为非离子型二聚体，其渗透压与血浆渗透压相等。

目前常用的碘造影剂以低渗或等渗造影剂为主，具体分类（按单体至二聚体类别排序）见表9-3。

表9-3　国内上市的常用含碘造影剂明细

类别	通用名	商品名	分子量/MW	浓度/mgI·ml^{-1}	渗透压/mosm·kg^{-1}	37℃黏度/（mPa·s）
非离子低渗单体	碘海醇	欧乃派克	821	300 350	672 844	6.3 10.4
	碘帕醇	碘比乐	777	300 370	616 796	4.7 9.4
	碘普胺	优维显	791	300 370	590 770	4.7 10.0
	碘佛醇	安射力	807	320 350	702 792	5.8 9.0
离子低渗二聚体	碘克酸	海赛显	1 270	320	600	7.5
非离子等渗二聚体	碘克沙醇	威视派克	1 550	320	290	11.8

2. **钆造影剂定义** 目前应用于临床的含钆磁共振造影剂，简称钆造影剂（gadolinium based contrast agent，GBCA）。

3. **钆造影剂分类** 按照其配体结构不同分为大环类和线性类两类。又可以分为离子型和非离子型，离子型和非离子型在增强效能及临床应用的副作用方面无显著差别。离子型螯合物比非离子型螯合物稳定，大环类螯合物比线性螯合物稳定。

三、造影剂不良反应定义

按照 WHO 国际药物监测合作中心规定，将正常剂量的药物用于预防、诊断、治疗疾病或调节生理功能时出现的有害和与用药目的无关的反应称为药物不良反应（adverse drug reaction，ADR）。随着造影剂在疾病诊疗中的应用不断增多，造影剂引起的不良反应及其危险性已备受关注。

碘造影剂 ADR 分类及临床表现

1. **按照发生机制分类** 碘造影剂不良反应按照发生机制分为：①特异性/过敏样反应（非剂量依赖性），这类不良反应与碘造影剂的剂量、注入方式和速度无关，其临床表现通常与一种药物或其他过敏原的过敏性反应相同，但是在多数发生反应的患者中无法识别出抗原 - 抗体反应，因此被归类为过敏样或特异性反应；②非特异性/类生理反应（剂量依赖性），类生理反应不同于过敏样反应，是机体对造影剂的一种生理性应答。这类不良反应与碘造影剂的剂量、注入方式、速度和理化性质相关，一般表现为造影剂对器官或系统所产生的反应，最常累及的器官或系统为肾、心血管系统和神经系统。

2. **按照严重程度分类** 碘造影剂不良反应按照严重程度分为轻度、中度和重度不良反应。①轻度：体征和症状具有自限性且无进展依据；②中度：体征和症状更明显；③重度：体征和症状通常会危及生命。

3. **按照发生时间分类** 碘造影剂不良反应按照发生时间分为：①急性不良反应，发生在造影剂注射后 1h 内；②迟发性不良反应，发生在造影剂注射后 1h 至 1 周内；③晚发性不良反应，发生在造影剂注射 1 周后。其中急性不良反应可表现为所有严重程度的不良反应，迟发性和晚发性不良反应以轻、中度不良反应为主，但也有发生造影剂诱导的急性肾损伤、碘源性甲状腺功能亢进（甲亢）和严重过敏样反应的风险。

四、降低碘造影剂 ADR 的处理原则

（一）患者选择和准备策略

严格适应证，排除禁忌证：①根据不同碘造影剂产品说明书中的适应证和禁忌证合理使用各种碘造影剂。②有明显甲状腺功能亢进的患者及严重不良反应史的患者禁用。③嗜铬细胞瘤患者，建议在对嗜铬细胞瘤患者静脉注射碘造影剂前，在临床医生指导下服用肾上腺素受体阻滞药。④骨髓瘤和 γ- 球蛋白血症患者，此类患者注射碘造影剂后易发生肾功能不全。若由于病情需要进行注射碘造影剂，在使用造影剂前后检测肾功能及充分补液，进行水化。⑤重症肌无力患者，碘造影剂可能加重重症肌无力患者症状。⑥高胱氨酸血症患者，碘造影剂可能引发此类患者血栓形成及栓塞，应警惕。

（二）风险评估

在使用碘造影剂前应注意询问病史，收集患者的危险因素，对其进行危险分层，评估其

风险 / 获益。包括以下方面：

1. 对既往发生过碘造影剂中度过敏样反应的患者，或曾有过需要治疗的过敏史的患者，其发生过敏反应的危险性增加，须进行特别谨慎的风险 / 获益评估。

2. 碘造影剂可引起急性肾损伤，注射碘造影剂前应对患者进行相关风险评估，并进行肾功能筛查。对于肾功能异常的患者，要特别谨慎的进行风险 / 获益评估。

3. 一些药物的使用可能会增加碘造影剂不良反应发生的危险，如精神安定及抗抑郁药、白介素 -2；β 受体阻滞剂能够降低造影剂不良反应的阈值，增大反应强度，同时也能降低肾上腺素治疗过敏样反应时的应答性；正在接受二甲双胍治疗的患者，使用碘造影剂后可能引起肾功能受损或使已有的肾损伤加重，可能导致药物蓄积引起乳酸性酸中毒，故注射碘造影剂前需停止服用二甲双胍 48h，检查结束后，复查肾功能。

4. 甲亢的患者使用碘造影剂后可能引起甲亢加重甚至甲状腺危象，此类患者应进行谨慎的风险 / 获益评估，必要时需要咨询内分泌专科医师。

5. 重症肌无力患者使用碘造影剂后可能加重症状，需要进行谨慎的风险 / 获益评估。

6. 高胱胺酸血症患者使用碘造影剂可能引发血栓形成及栓塞，应进行谨慎的风险 / 获益评估。

7. 患有肺及心血管疾病的患者，如肺动脉高压、心力衰竭、支气管哮喘。对于此类患者应慎用，须仔细评估，并向临床医生、患者及家属说明存在的风险，建议使用低渗造影剂或等渗造影剂，严格控制注射剂量及注射速度，注射中严密观察患者生命体征，短期内避免重复使用碘剂。

8. 妊娠和哺乳期患者。妊娠期患者慎行 X 线和 CT 检查，慎用碘造影剂，应进行谨慎的风险 / 获益评估。妊娠期间母亲使用造影剂，胎儿出生后应注意其甲状腺功能。有文献显示大部分碘造影剂极少分泌到乳汁中，但安全起见，需参照碘造影剂药品说明书。

9. 骨髓瘤和 γ- 球蛋白血症患者注射碘造影剂后易发生肾功能不全。此类患者应进行谨慎的风险 / 获益评估，在使用造影剂前后检测肾功能并充分补液，进行水化。

（三）知情同意，安抚患者，减轻其焦虑紧张情绪

由于碘造影剂过敏样不良反应的不可预测性和诊断用药的特殊性，建议在使用碘造影剂前与患者及其家属或监护人签署"使用含碘造影剂患者告知并知情同意书"，告知造影剂使用的适应证、禁忌证、可能发生的不良反应和注意事项，并耐心解答患者及家属的疑问，消除其疑虑，缓解其紧张焦虑，这样有利于减少不良反应的发生。

（四）充分水化

根据患者个体情况进行充分水化，有利于减少碘造影剂对患者肾功能的损伤。因无法避免碘造影剂的细胞毒性，目前最有效的预防策略是尽量减小碘造影剂通过肾小管时的尿液黏度，加速造影剂排泄来减少造影剂的细胞毒性带来的不良效应，而通过水化即可达到这一目的。建议在患者使用碘造影剂前 4h 至使用碘造影剂后 24h 给与合理水化。水化方法分为以下两种：①口服补液，注射造影剂前 4～6h 开始，持续到使用对比机后 24h 口服白开水或生理盐水，饮用量为 100ml/h。②静脉补液，在注射前 6～12h 静脉内补充 0.9% 生理盐水，或 5% 葡萄糖加 154Eq/L 碳酸氢钠溶液，不少于 100ml/h；注射造影剂后应连续静脉补液与口服补液以加强效果。但在水化时有以下注意事项：①天气炎热或气温较高的环境下，根据患者液体额外丢失量的多少，适当增加液体摄入量；②在特殊情况下（如心功能不全等），应咨询临床医生。

（五）碘比剂存放及加温

碘造影剂存放条件必须符合产品说明书要求，注射造影剂前加温造影剂至 36.5～37℃，以减少不良反应发生。

五、碘造影剂不良反应的预防与处理

针对碘对比剂不良反应处理措施

（一）预防

1. 建议使用非离子型碘造影剂，不推荐预防性用药（目前尚无确切的证据表明，预防性用药可以降低过敏反应或不良反应的发生概率，故不推荐预防性用药）。

2. 患者注射造影剂后需留观 30min 才能离开检查室。

3. 建立应急通道　建立与急诊室或其他临床相关科室针对碘造影剂不良反应抢救的应急快速增援机制，确保不良反应发生后，需要的情况下，临床医师能够及时赶到抢救现场进行抢救。

（二）不良反应的处理措施

1. 对于轻微的不良反应，根据情况给与对症治疗。

2. 对于需要使用药物治疗的不良反应，及时呼救临床医师参与处理。

3. 对于出现气管、支气管痉挛、喉头水肿或休克等症状者，应立刻通知临床医师参与抢救。临床医师到现场前，影像检查室的医护人员应判断患者的意识和呼吸情况，保证患者呼吸道通畅，必要时，使用球囊通气；如果患者心跳停止，应迅速进行体外心脏按压，并根据具体情况，适当给予急救药品。

六、钆造影剂使用指南

（一）使用钆造影剂前的准备

1. **钆造影剂过敏试验**　如产品说明书无特别要求，无需过敏试验。

2. **建议签署知情同意书**　签署知情同意书之前，医师和护士应当：

（1）向患者或其监护人详细告知造影剂使用的适应证、禁忌证、可能发生的不良反应和注意事项。

（2）询问患者是否有使用锐剂出现重度不良反应及与现疾病治疗有关的用药过敏病史。

（3）需要高度关注的相关疾病：①肾功能不全患者，使用扎造影剂需要谨慎处理并采取必要措施；②糖尿病患者是否可以注射钆造影剂需要咨询内分泌专科医师。

（二）推荐"钆造影剂使用患者知情同意书"内容

1. 既往无使用钆造影剂不良反应史。

2. 无严重肾功能不全。

3. 可能出现的不适和不同程度的过敏或不良反应。轻度不良反应：一过性胸闷及鼻炎、咳嗽、恶心、全身发热、荨麻疹、疼痒、血管神经性水肿、结膜炎、喷嚏。重度不良反应：喉头水肿、反射性心动过速、惊厥、震颤、抽搐、意识丧失、休克等。迟发性不良反应：肾功能不全的患者注射钆造影剂后可能会引起四肢皮肤增厚、硬化，最后可造成关节固定、挛缩，甚至可能引起致死性肾源性系统性纤维化（NSF）。

4. 注射部位可能出现造影剂漏出，个别患者可能引起皮下造影剂累积，造成皮下组织肿胀、疼痛、麻木感，甚至溃烂、坏死等；极个别患者可能发生非感染性静脉炎。

5. 使用高压注射器时，存在注射针头脱落、注射部位血管破裂的潜在危险。

6. 注射部位及全身可能出现其他不能预测的不良反应。

7. 如果出现不良反应，请与相关医师联系。

8. 我已详细阅读以上告知内容，对医护人员的解释清楚和理解，经慎重考虑，我同意做此检查。

9. 签署人包括患者或监护人；监护人与患者关系；谈话的医护人员。

10. 签署时间。

不适合上述情况，又需要使用钆造影剂者，建议签署"钆造影剂使用患者知情同意书"时，在上述内容基础上增加针对该患者具体情况的相关条款。

七、钆造影剂不良反应及处理

1. 一般不良反应　出现不良反应者极少，并且绝大多数症状轻微。常见症状有头痛、恶心、发热感、味觉改变等。可自行缓解，严重不良反应罕见，症状包括寒颤、惊厥、低血压、喉头水肿、休克等。处理参照碘过敏处理措施。

2. 不良反应的预防　①严重肾功能不全患者应慎用钆造影剂，如果不用增强 MRI 就可以提供足够的诊断信息，应避免增强，只进行平扫即可；②使用剂量不能超过造影剂产品说明书推荐的剂量；③避免短期内重复使用；④患者诊断为 NSF 或者临床怀疑 NSF，不主张使用任何钆类造影剂；⑤孕妇不要使用钆造影剂；⑥注射造影剂时，尽量避免药液外渗。

3. 肾功能不全患者使用钆造影剂原则

（1）肾功能不全患者只有权衡利弊后，在确有必要的情况下才能使用钆类造影剂。

（2）尽量选择其他替代的影像检查方法，或者选择能够提供临床诊断所必须信息且潜在危险比较小的非影像检查方法。

（3）如果必须使用钆造影剂进行 MRI 检查，建议使用能达到诊断需求的最低剂量。

（4）建议与患者或其监护人签署除了常规的知情同意书内容外，还应包括使用钆造影剂的价值、危险性和可能的替代检查方法。如果出现可能与钆造影剂有关的异常反应，及时与相关的医师联系。GFR 在 $15\sim30\mathrm{ml}/(\mathrm{min}^{-1}\cdot1.73\mathrm{m}^{-2})$ 之间的患者，需谨慎进行血液透析（但目前还没有足够的证据支持肾功能不全患者进行透析可以预防或治疗 NSF）。

4. 钆造影剂与透析　建议需要血液透析维持的患者，使用钆造影剂 3h 内行血液透析，在临床安全允许条件下 24h 内行第 2 次血液透析。

第五节　门诊婴幼儿行磁共振检查流程

门诊婴幼儿行磁共振检查流程见图 9-2。

温馨提示：

1. 检查前确认检查时间及地点。

2. 检查当日请不要给宝宝穿含金属的衣裤。

3. 为了保证镇静剂的疗效，请于检查当日取药并保管好镇静服药单。

4. 请自备服药用具，如奶瓶、小匙、滴管、水杯等，建议尽量采用奶瓶喂服。

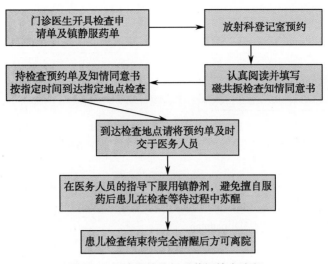

图9-2　门诊婴幼儿行磁共振检查流程

5．根据患儿年龄和睡眠习惯于药物镇静开始前数小时令患儿处于清醒活动状态，一般新生儿1～2h，婴儿2～4h，幼儿4～6h，在这段时间内与其说话交流、活动其肢体、给予玩具、看喜欢的电视节目、户外活动等。

6．为了避免喂服镇静剂时患儿发生咳呛，建议患儿服药前禁食2～3h。

7．镇静剂在当日不可重复使用，服用镇静剂后请家长注意看护好宝宝，当天不可让宝宝独自玩耍。

8．行增强或灌注检查的患儿，在确定肾功能正常的前提下，再行静脉留置针（20～24G）穿刺后服用镇静剂。请妥善保护好宝宝的留置针，避免意外脱出给宝宝增加穿刺痛苦。

中英文名词对照索引

K

L

M

N

P

Q

Y

Z

参考文献

[1] 石明国. 医学影像设备学. 北京：人民卫生出版社，2016.

[2] 朱云霞，丁承宗，刘淑玲. 临床常见疾病 CT 诊断. 吉林：吉林科学技术出版社，2009.

[3] 于兹喜. 医学影像检查技术学. 2 版. 北京：人民卫生出版社，2010.

[4] 周康荣，严福华，曾蒙苏. 腹部 CT 诊断学. 上海：复旦大学出版社，2011.

[5] 卢光明. 临床 CT 鉴别诊断学. 江苏：江苏凤凰科学技术出版社，2011.

[6] 程晓光，李娜. 美国放射学院（ACR）关于定量 CT（QCT）骨密度测量操作指南. 中国骨质疏松杂志，2013，19（09）：991-997.

[7] 唐光健，秦乃珊. 现代全身 CT 诊断学. 3 版. 北京：现代全身 CT 诊断学，2014.

[8] 高扬，王成英，周艳丽，等. 负荷动态 CT 心肌灌注结合冠状动脉 CT 血管成像对冠心病心肌缺血的诊断价值. 中华放射学杂志，2017，51（04）：246-250.

[9] 石明国. 放射师临床工作指南. 北京：人民卫生出版社，2013.

[10] 孙立忠. 主动脉外科学. 北京：人民卫生出版社，2012.

[11] 张兆琪. 临床心血管病影像诊断学. 北京：人民卫生出版社，2013.

[12] 伍建林，金征宇，吕滨，等. 心脏冠状动脉 CT 血管成像技术规范化应用中国指南. 中华放射学杂志，2017，51（10）：732-743.

[13] 王鸣鹏. CT 检查技术学. 上海：复旦大学出版社，2004.

[14] 王俊. CT 成像基本原理、伪影与误区. 天津：天津科技翻译出版有限公司，2015.

[15] Douwes J，Thome P，Pearce N，et al. Bioaerosol health effeects and eaposure assesment: progress and prospect. Ann Occup Hyg，2003，47（3）：187-200.

[16] Srikanth P，Sudharsansam S，Steunberg R. Bio-aerosol in indoor environment: composition，health effects and analysis. Indian J Med Microbiol，2008，26（4）：302-312.

[17] 马智群. 唐刘红，沈回春，等. 大中型综合医院护理安全管理系统的建立与应用研究. 现代预防医学，2011，38（12）：2292-2296.

[18] 李雪，曾登芬. 医学影像科护理工作手册. 北京：人民军医出版社，2014.

[19] 凌云霞，赵升阳，殷春红. 护理应急预案与安全指引. 北京：军事医学科学出版社，2012.

[20] 中国造影剂安全使用委员会. 造影剂使用指南. 北京：人民卫生出版社，2008.

[21] Juluru K，Vogel-Claussen J，Macura KJ，et al. MR imaging in patients at risk for devoloping nephrogenic systemic fibrosis: protocols，practices，and imaging techniques to maximize patient safety. Radiographics，2009，29（1）：9-22.

[22] Thomsen HS，Marckmann P，Logager VB. Update on Nephrogenic Systemic Fibrosis. Magn Reson Imaging Clin N Am，2008，16（4）：551-560.

[23] 陈韵岱, 陈纪言, 傅国胜, 等. 碘造影剂血管造影应用相关不良反应中国专家共识. 中国介入心脏病学杂志, 2014, 6(22): 341-348.

[24] Solomon RJ, Natarajan MK, Doucet S, et al. Cardiac angiography in renally impaired patients (CARE) study: a randomized double-blind trial of contrast-induced nephropathy in patients with chronic kidney disease. Circulation, 2007, 115: 3189-3196.

[25] Lang DM, Alpern MB, Visintainer PF, et al. Elevated risk of anaphylactic reaction from radiographic contrast media is associated with both beta-blocker exposure and cardiovascular disorders. Arch Intern Med, 1993, 153: 2033-2040.

[26] 赵健斌, 吴登轩, 陈世群, 等. 造影剂诱导急性肾损伤的机制与预防策略. 国际心血管病杂志, 2016, 43(5): 280-282.

[27] 叶海荣, 吴振华, 许旭光, 等. 磁共振成像系统 1.5T 失超故障应急处理及失超管改造. 医疗装备, 2017, 30(21): 50-51.

[28] 李基臣, 顾人东. 增强CT在结肠肿瘤诊断中的灵敏度与特异度研究. 中国实用医药, 2016, 11(2): 21-22.

[29] 王红燕. 动态增强MRI在前列腺癌诊断中的临床价值分析. 深圳中西医结合杂志, 2015, 25(24): 69-70.

[30] 彭莉, 夏黎明, 朱文珍, 等. PDCA + 情景模拟教学在放射科低年资护士与技术员急救培训中的应用. 放射学实践, 2016, 31(09): 890-892.

[31] 严秀芳. 应用情景模拟训练提高低年资护士急救能力的实践及其效果评价. 中国护理管理, 2012, 12(4): 79-80.

[32] 陈秀荣, 张利岩, 王颖, 等. 突发群体食物中毒的急救护理流程设置. 中国急救复苏与灾害医学杂志, 2006, 1(1): 56-57.

[33] Wehrschuetz M, Wehrschuetz E, Schuchlenz H, et al. Ac curacy of MSCT coronary angiography with 64row CT scanner-facing the facts. Clin Med Insights Cardiol, 2010, 8(4): 15-22.

[34] Ebner L, Huber A, Christe A. Right aortic arch and kommerel's diverticulum associated with acute aortic disection and pericardial tamponade. Acta Radiol Short Rep, 2013, 2(1): 527-528.

[35] 卢佳. 急诊护理对主动脉夹层患者的临床效果. 医药前沿, 2013, (4): 221.

[36] 梁亦念, 欧桂娣. 浅谈主动脉夹层的CT影像诊断. 中外医疗, 2013, 32(15): 186-188.

[37] Taguchi S, Mori A, Suzuki R, et al. Simplicity, skils, and pitfals of ascending aortic cannulation for type a aortic disection. J Car- diothorac Surg, 2013, 8: 161.

[38] 施乾坤, 章淬, 牛永胜, 等. 急性重症主动脉夹层患者的 ICU 监测与管理. 山东医药, 2012, 52(20): 68-70.

[39] 林妙春, 陈凤屏, 吴永娟. 主动脉夹层的急救与护理. 现代医院, 2009, 9(1): 89-90.

[40] 卢俏娟, 罗银秋, 张辉燕. 主动脉夹层动脉瘤患者的安全转送. 齐齐哈尔医学院学报, 2007, 28(20): 2534.

[41] 中华人民共和国卫生部. 多重耐药菌医院感染预防与控制技术指南(试行). 中国危重病急救医学, 2011, 23(2): 65.

[42] 石福艳, 白亚娜, 樊景春, 等. 医院感染中金黄色葡萄糖菌耐药质粒的同源性分析. 中华医院感染学杂志, 2008, 18(4): 457-459.

[43] Hug J, Nagel E, Bornstedt A, et al. Coronary arterial stent: safety and artifacts during MR imaging. Radiology, 2000, 216(3): 781-787.

[44] Gerber TC, Fasseas P, Lennon RJ, et al. Clinical safety of magnetic resonance imaging early after coronary artery stent placement. JAm Coll Cardiol, 2003, 42(7): 1295-1298.

[45] 倪萍，陈自谦，张鲁闽，等. 体内植入物患者磁共振扫描的安全策略. 中国医疗设备，2010，25（5），17-20.

[46] 傅强，徐克. 植入新一代心脏起搏器或除颤器的患者可安全地接受 MRI 检查. 生物医学工程与临床，2008，12（1）：82-84.

[47] Levine GN，Gomes AS，Arai AE，et al. Safety of magnetic resonance imaging in patients with cardiovascular devices. Circulation，2007，116：2878.

[48] Roguin A，Schwitter J，Vahlhaus C，et al. Magnetic Resonance Imaging in individuals with cardiovascular implantable electronic devices. Europace，2008，10：336.

[49] 靳二虎，马大庆. MR 检查时人体内生物医学装置和植入物的安全性研究进展及对策. 中华放射学杂志，2004，38（9）：999-1001.

[50] Sawyer-Glover A，Shellock FG. Pre-MRI procedure screening: recommendations and safety considerations for biomedical implants and devices. J Magn Reson Imaging，2000，12：92-106.

[51] 孙艳，郭小超，黄勇，等. MR 钆对比剂全身性不良反应的研究：18 540 例连续病理研究. 放射学实践，2016，31（12）：1159-1162.

[52] 张秋霞，汪洪明，郑彩娟，等. 门诊自助挂号服务的创新与实践. 中国医药管理杂志，2011，19（5）：469-470.

[53] 彭莉，占媛，罗馨，等. 全程人文护理干预在核磁共振成像腹部动态增强扫描中的应用及效果评价. 全科护理，2017，15（27）：3372-3375.

[54] 薛正和，王永峰，赵一冰. 磁共振成像的质量控制及参数优化. 磁共振成像，2013，14（1）：441-444.

[55] Edll Gustafson UM，Heta JE. Fragmented sleep and triedness in males and females one year after percutaneous transluminal coronary angioplasty（PTCA）. J Adv Nurs，2001，34（2）：203-211.

[56] 蔡玉鸣，孙小梅. 冠心病介入治疗的心理护理. 中国医学创新，2012，9（19）：50-51.

[57] 杨永贵，刘娟，吴连伟，等. 腹部核磁共振成像规范化扫描方案的应用初探. 医学影像学杂志，2014，24（10）：1790-1791.

[58] 任益炯，陶素莉，张澄宇. 门诊预约患者满意度指标体系的建立及应用. 解放军医院管理杂志，2011，18（9）：836-838.

[59] Yamaguchi K，Katayama H，Takashima T，et al. Prediction of se- vere adverse reactions to ionic and nonionic contrast media in Japan : evaluation of pretesting. A report from the Japanese Committee on the Safety of Contrast Media. Radiology，1991，178：363-367.

[60] De Campos RO，Heredia V，Ramalho M，et al. Quarter dose（0.025mmol/kg）gadobenate dimeglumine for abdominal MRI in patients at risk for nephrogenic systemic fibrosis: preliminary observations. AJR Am J Roentgenol，2011，196（3）：545-552.

[61] 曾庆斌，郭茜旎，罗晴，等. 锰对比剂在 MRI 中的应用. 磁共振成像，2014，5（4）：315-320.

[62] 中华医学会放射学分会，中国医师协会放射医师分会. 对比剂使用指南（第一版）. 中华放射学杂志，2008，3（42）：320-323.

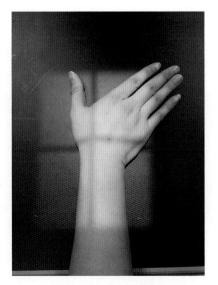

图 1-42　腕部外展位

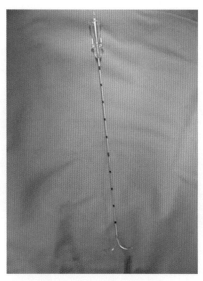

图 1-111　分叉型穿刺针

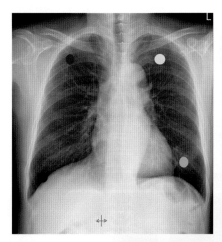

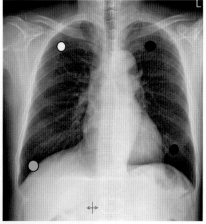

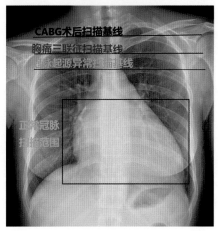

图 2-6　冠状动脉扫描基线

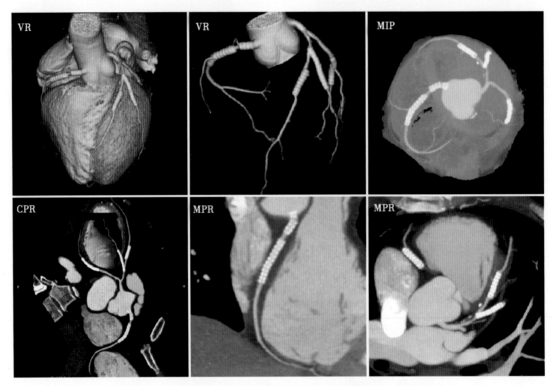

图2-7　不同后处理方式的 CCTA 图像

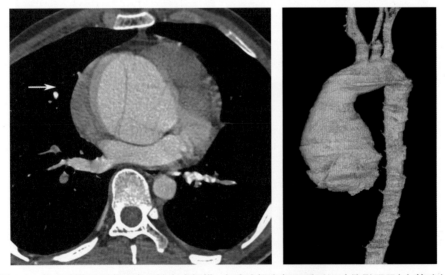

图2-9　胸主动脉采用非心电门控方式扫描,主动脉根窦部双弧形运动伪影明显(白箭头),
VR 重建胸主动脉显示"阶梯状"螺旋形运动伪影

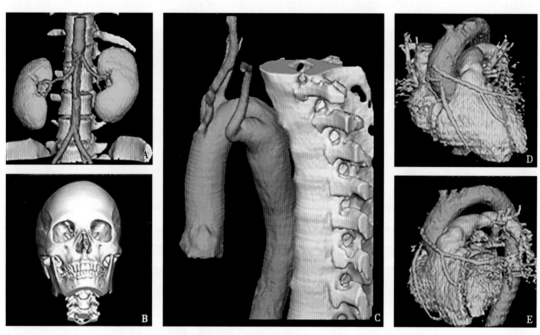

图 2-21　医学影像 SSD 图像

A. 肾动脉；B. 颅骨；C. 主动脉弓；D、E. 冠状动脉搭桥血管

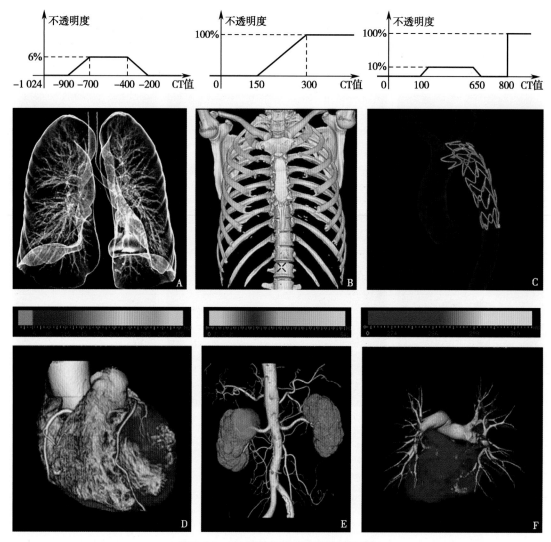

图 2-24　VR 后处理技术实际应用实例
A. 肺部结构；B. 骨结构；C. 主动脉与支架；D. 畸胎瘤；E. 肾囊肿；F. 肺血管

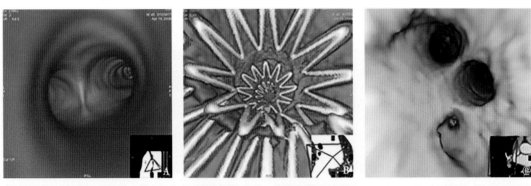

图 2-26   CT 仿真内镜实例
A. 气管内窥镜;B. 主动脉支架;C. 肺静脉开口

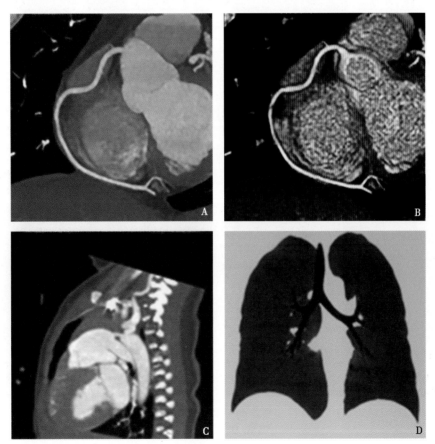

图 2-28   MPR 采用不同的显示方式的对比
A. MIP 投影形式;B. VR 形式;C. MIP 投影形式;D. MinIP 投影形式

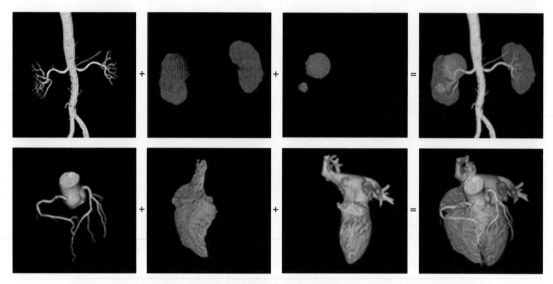

图 2-33　多对象组合显示方式

上层为肾动脉增强与肾囊肿；下层为心脏冠状动脉与心腔结构

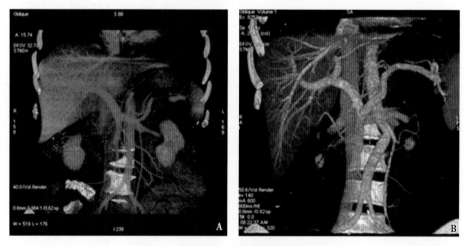

图 2-34　单能量图像

A. 混合能量；B. 60KeV 单能量显像

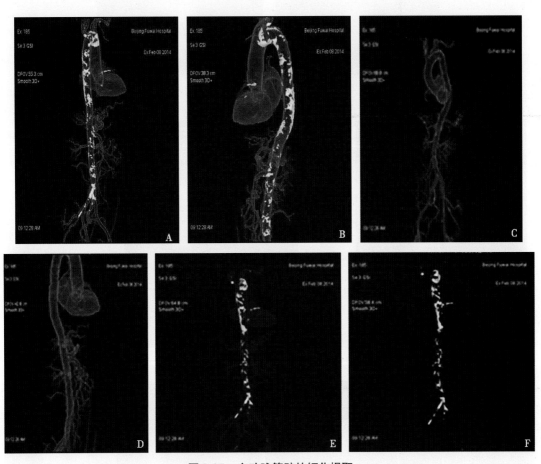

图 2-35　主动脉管壁的钙化提取

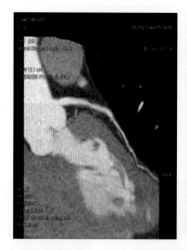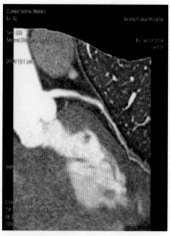

左图65KeV图像，右图为碘基图

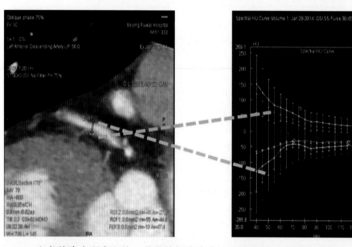

绿色：纤维斑块

蓝色：斑块含脂质成分

能谱曲线有助于分析斑块成分。

患者前降支混合斑块，节段性闭塞病变，左室前臂心肌灌注减低。

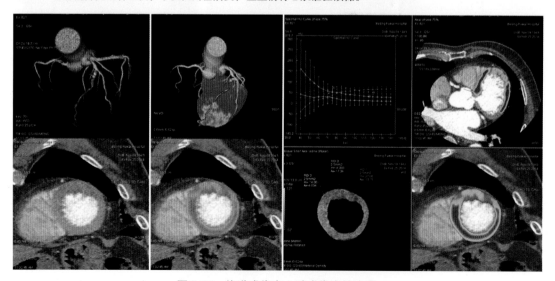

图 2-37　能谱成像在心脏成像中的应用

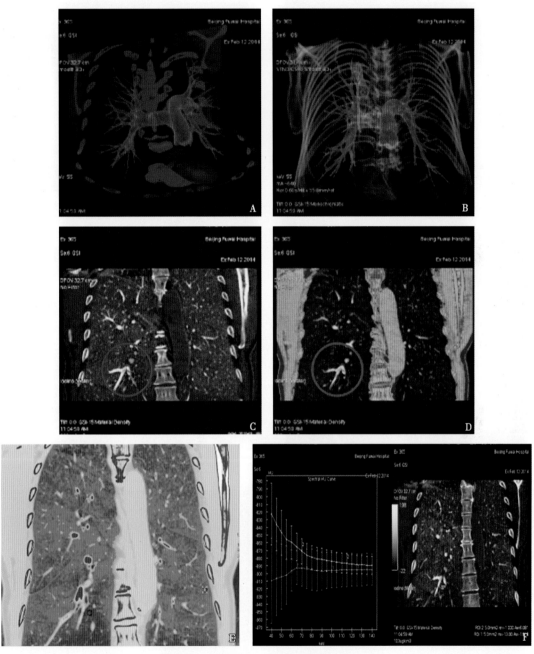

图 2-38　能谱成像在肺动脉成像中的应用
灌注成像,右肺下叶楔形灌注缺损区

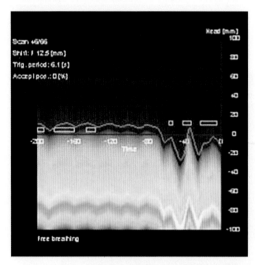

图 3-23　呼吸不均导航扫描遗漏病灶 1

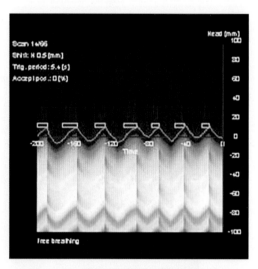

图 3-25　呼吸均匀导航扫描可见病灶 1

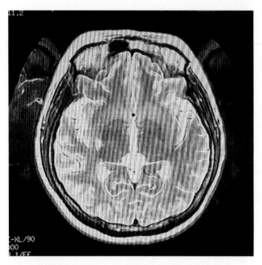

图 3-33　Asset 计算错误导致的伪影

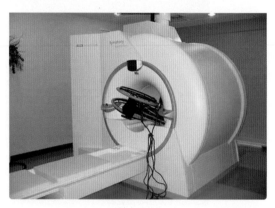

图 3-48　转运患者的铁磁性金属手推车，被磁体的强磁场吸入机架入口处

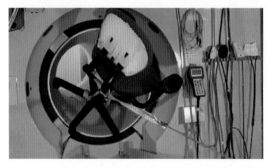

图 3-49　办公用的铁磁性金属旋转电脑椅子，被磁体的强磁场吸入机架入口处

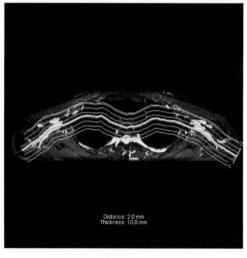

图 3-84　臂丛神经 CPR 定位

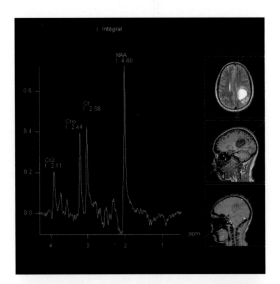

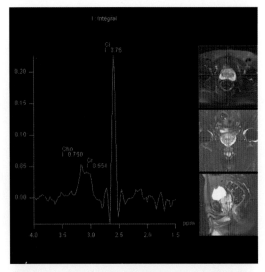

图 3-114　TE = 135ms 颅脑 MRSI 多体素图像

图 3-115　TE = 135ms 前列腺 MRSI 多体素图像

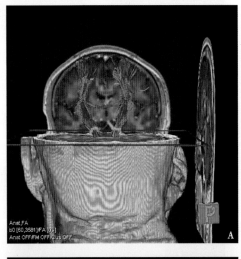

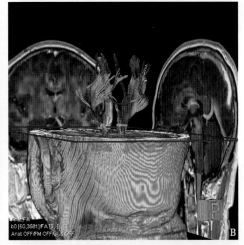

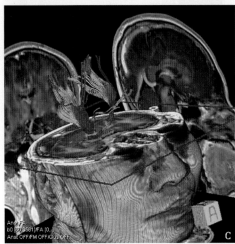

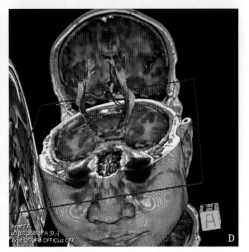

图 3-121　DTI 脑白质纤维素走行

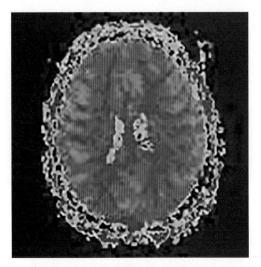

图 3-122　PWI 的 TTP 图

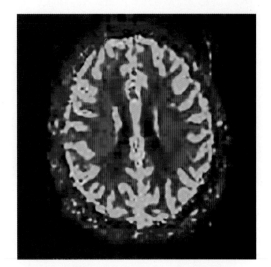

图 3-123　PWI 的 CBF 图

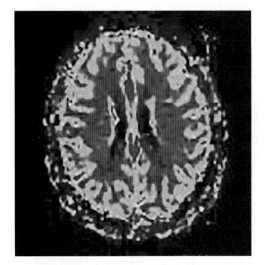

图 3-124　PWI 的 CBV 图

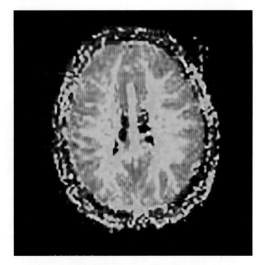

图 3-125　PWI 的 MTT 图

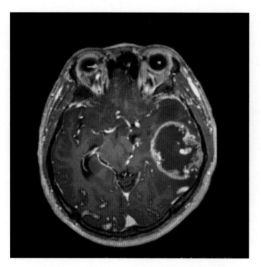

图 3-126　fMRI 任务态 BOLD 轴位图

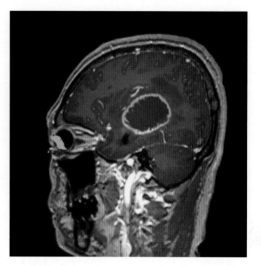

图 3-127　fMRI 任务态 BOLD 矢状位图

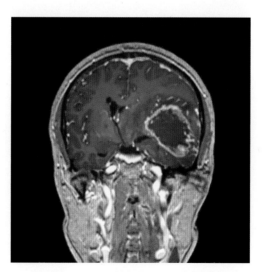

图 3-128　fMRI 任务态 BOLD 冠状位图

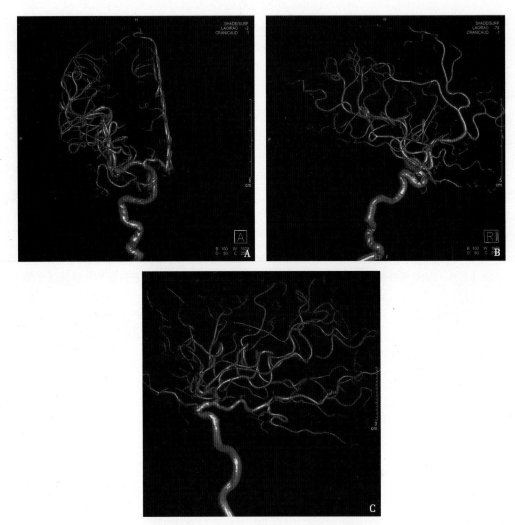

图 4-1　DSA 三维立体的血管图像